Pflege im Hospital

Beiträge zur Wissenschafts- und Medizingeschichte

Marburger Schriftenreihe

Herausgegeben von Irmtraut Sahmland

Band 2

PL ACADEMIC RESEARCH

Natascha Noll

Pflege im Hospital

Die Aufwärter und Aufwärterinnen von Merxhausen (16. – Anfang 19. Jh.)

PL ACADEMIC RESEARCH

Bibliografische Information der Deutschen Nationalbibliothek
Die Deutsche Nationalbibliothek verzeichnet diese Publikation in der Deutschen Nationalbibliografie; detaillierte bibliografische Daten sind im Internet über http://dnb.d-nb.de abrufbar.

Zugl.: Marburg, Univ., Diss., 2011

D 4
ISSN 2198-0152
ISBN 978-3-631-65952-6 (Print)
E-ISBN 978-3-653-05379-1 (E-Book)
DOI 10.3726/978-3-653-05379-1

PL Academic Research ist ein Imprint der Peter Lang GmbH.

Peter Lang – Frankfurt am Main · Bern · Bruxelles · New York · Oxford · Warszawa · Wien

Diese Publikation wurde begutachtet.

www.peterlang.com

Inhaltsverzeichnis

1. Einleitung

1.1 Aufwärter und Aufwärterinnen

Aufwärter und Aufwärterinnen waren in der Frühen Neuzeit in zahlreichen Hospitälern und verwandten Einrichtungen, wie zum Beispiel Tollhäusern, tätig, wo sie für die direkte Versorgung der Insassen zuständig waren. Aufwartung umfasste pflegerische Tätigkeiten, wie Körperpflege und Füttern, aber auch stärker haushälterische Tätigkeiten, wie die Reinigung von Unterkünften und das Waschen der Wäsche. Zusätzlich nahmen Aufwärter und Aufwärterinnen häufig Aufgaben im Wirtschaftsbereich von Hospitälern wahr, indem sie zum Beispiel Garten- und Feldarbeit verrichteten. Im Gegensatz zu Hospitälern von Orden und geistlichen Gemeinschaften, in denen die Krankenpflege zum großen Teil von Angehörigen derselben wahrgenommen wurde, verrichteten sie ihre Tätigkeit in der Regel als Lohnarbeit, gelegentlich erhielten sie aber auch nur Kost und Logis, vor allem wenn Hospitalsinsassen fest in dieser Funktion eingesetzt wurden.

Die Entwicklung von Aufwartung als Lohnarbeit stand in engem Zusammenhang mit der Entstehung von städtischen Hospitälern seit dem hohen Mittelalter, für die sich nicht mehr die Kirche, sondern die städtische Kommune verantwortlich zeigte. Auch in der Frühen Neuzeit waren Aufwärter und Aufwärterinnen vor allem in Hospitälern und verwandten Einrichtungen tätig, die in kommunaler und landesherrlicher Trägerschaft standen.

Ein einheitlicher Begriff für diese Bediensteten existierte nicht, so dass zahlreiche Bezeichnungen in Gebrauch waren, neben »Aufwärter/-in« zum Beispiel auch »Krankenwärter/-in«, »Wärter/-in«, »Krankendiener/-in«, »Siechenknecht/-magd«, »Wartweib«, »Narrenmagd«, »Siechenmutter«. Als zusammenfassende Begriffe finden sich auch »Wartleute«, »Wartpersonen« und vor allem im 19. Jahrhundert auch »Wartpersonal«. Da die Begriffe »Aufwärter« und »Aufwärterin« im Hospital Merxhausen, das im Zentrum der vorliegenden Arbeit steht, am häufigsten vertreten sind, werden diese im Folgenden vornehmlich verwendet.[1] Ergänzend wird der Begriff »Wartpersonal« gebraucht, da dieser weniger sperrig ist als das Begriffspaar Aufwärter und Aufwärterinnen.

---

1 Auch die Begriffe Krankendiener/-in, Krankenwärter/-in und Armendiener/-in waren im Hospital Merxhausen in Gebrauch. Die Vermutung, dass durch die Begriffe auch inhaltliche Unterschiede, vor allem in Hinblick auf unterschiedliche Tätigkeiten

Ein Missverständnis besteht auch in neueren Forschungen gelegentlich wegen der Bezeichnungen als »Wärter« und »Wärterin«, die heute vor allem im Kontext von Bewachung und Einsperrung in Gefängnissen gebraucht werden. Damit wird fälschlicherweise assoziiert, dass das Wartpersonal die Insassen von Hospitälern lediglich kontrollierte und bewachte.[2] »Wärter« leitet sich aber vom Verb »warten« ab, das zwar schon in der Frühen Neuzeit in der Bedeutung von »bewachen« verwendet wurde, aber jemanden »warten« und besonders auch jemandem »aufwarten« bedeutete in erster Linie, ihn zu bedienen oder allgemein für ihn zu sorgen.[3] In letzterem Sinne wurde auch der Begriff »pflegen« synonym verwendet.[4]

Offenbar wurde der Begriff »pflegen« in der Frühen Neuzeit noch seltener benutzt, setzte sich gegenüber »warten« im 19. Jahrhundert aber mehr und mehr durch.[5] Im ersten Drittel des 20. Jahrhunderts galt letzterer dann als veraltet und wurde dann stärker im engeren Sinne von beaufsichtigen gebraucht, während sich »pflegen« – sowie auch »Pflege« gegenüber »Wartung« – im Bereich der Krankenversorgung durchsetzte.[6] Damit einher ging vermutlich auch, dass der Begriff »Wärter« schließlich nur noch in der Bedeutung von Bewacher gebraucht wurde. Entsprechende Forschungen zu Begriffsfeldern der Krankenpflege und den Hintergründen solcher Bedeutungsverschiebungen stehen aber

getroffen wurden, bestätigte sich nicht. Die gleiche Person wird zum Beispiel in einer Quelle als Aufwärter, in einer anderen als Krankendiener bezeichnet.

2 Oft wird dies eher nebenbei erwähnt, wie zum Beispiel bei Seidler, Leven 2003, S. 167: »[…] teilweise erfüllten schlecht beleumdete Lohnwärter lediglich Aufseherdienste […]« oder bei Marz 2010, S. 31: »Dem Wartpersonal kam innerhalb des Krankenhausbetriebes eine eigentümliche Funktion zu. Seine Dienstaufgaben bestanden, wie es der Name sagt, in der ›Wartung‹, das meint im Beaufsichtigen der Kranken.«

3 Art. »warten« und Art. »aufwarten«. In: Friedrich Kluge: Etymologisches Wörterbuch der deutschen Sprache, 24. Auflage, Berlin 2002. Art. »warten«. In: Deutsches Wörterbuch von Jacob und Wilhelm Grimm, Bd. 27 (1922), Sp. 2125–2167, bes. Sp. 2136–2139.

4 Zum Beispiel Storch 1756, S. 13.

5 Dieser Eindruck beruht auf der Lektüre von Quellen und Sekundärliteratur, ohne dass diese systematisch auf diese Frage hin ausgewertet wurden.

6 Art. »warten«. In: Deutsches Wörterbuch von Jacob und Wilhelm Grimm, Bd. 27 (1922), Sp. 2125–2167, hier S. 2138f. Unter dem Stichwort »Wartung« wird darauf hingewiesen, dass der Begriff seit dem 15. Jahrhundert belegt ist, aber jetzt stattdessen der Begriff »Pflege« üblich ist. Siehe Art. »Wartung«. In: Deutsches Wörterbuch von Jacob und Wilhelm Grimm, Bd. 27 (1922), Sp. 2183–2187, hier bes. Sp. 2183. Siehe auch Walter 2004a, S. 46–48.

insgesamt noch aus. Festzuhalten bleibt, dass der Wärter oder die Wärterin eben nicht (ausschließlich) Wärter und Wärterin im heutigen Sinne waren, sondern mit diesen Begriffen schlicht diejenigen bezeichnet wurden, die andere Menschen versorgten.

Die bisherige Forschung zu Aufwärtern und Aufwärterinnen ist in besonderem Maße von Entwicklungen beeinflusst, die die Krankenpflege seit der Mitte des 18. Jahrhunderts kennzeichnen. Diese sind 1. das gestiegene Interesse und die damit verbundene Kritik, welche der Aufwartung von der Bildungsschicht und besonders von Ärzten seit der zweiten Hälfte des 18. Jahrhunderts entgegengebracht wurden; 2. die daraus erwachsenen Versuche, eine Ausbildung von Wartpersonal zu etablieren; 3. schließlich die Professionalisierung der Krankenpflege und ihre Etablierung als Beruf seit dem 19. Jahrhundert und 4. im Besonderen die Entwicklung zu einem Beruf, der vor allem von Frauen ausgeübt wird.

Zunächst folgt hier ein Überblick über diese grundlegenden Entwicklungen, um vor diesem Hintergrund sowohl den Forschungsstand zu charakterisieren als auch die Zielsetzung und das methodische Vorgehen der vorliegenden Arbeit zu erläutern.

Die Zeit um 1800 gilt in der Hospitals- und Krankenhausgeschichte im Allgemeinen als Umbruchszeit, in der die Grundlagen für das moderne Krankenhauswesen gelegt wurden.[7] Das Bild eines gradlinigen Fortschritts vom frühneuzeitlichen Hospital mit reinem Versorgungscharakter zum modernen Krankenhaus als Zentrum der medizinischen Heilbehandlung hat mittlerweile vielfach Risse bekommen.[8] Wenig umstritten ist jedoch, dass seit dem 18. Jahrhundert ein beschleunigter Prozess stattfand, in dem Hospitäler und neu gegründete Krankenhäuser mehr und mehr zu Orten der akademischen Medizin wurden, deren Organisation sich entsprechend an medizinischen Kriterien ausrichtete; und in dem die Ärzte mehr und mehr die medizinische Deutungsmacht und Vorrangstellung vor anderen in der Heilkunde tätigen Personen einforderten und größtenteils schließlich auch erlangten.

Kaum ist zu erwarten, dass das Wartpersonal von diesen Veränderungen völlig unberührt blieb. Tatsächlich ist zu beobachten, dass in der zweiten Hälfte des 18. Jahrhunderts Aufwärter und Aufwärterinnen sowie ihre Dienstversehung verstärkt in den Blick der aufgeklärten Bildungsschicht und besonders von Ärzten rückten. Den Hintergrund bildete der allgemeine Reformwille im Zuge

7 Jütte 1996; Labisch, Spree 1996; Murken 2007; Paul 1996.

8 Vanja 2008b, S. 23f.; Dross 2004, S. 85–87; Kappelhof 2007, S. 325, 342; Kinzelbach 1995, S. 323f., 329; Leidinger 1994, S. 69f.; Stein 2007, S. 102f.

der Gesundheitsaufklärung in verschiedensten gesellschaftlichen Bereichen, der auch eine zunehmende Kritik am bestehenden Hospitalswesen mit sich brachte, das als Teil der öffentlichen Gesundheitsfürsorge begriffen wurde.[9] Eine Flut von Schriften prangerte die desolaten Zustände, vor allem die schlechten hygienischen Bedingungen, die schlechte Versorgung und unmenschliche Behandlung nicht nur in Hospitälern, sondern auch in Irrenhäusern, Arbeitshäusern und Gefängnissen an. Auch wenn viele der vorgebrachten Kritikpunkte zutreffend waren, sollte solchen Schilderungen zugleich mit einer gewissen Skepsis begegnet werden.[10] Die Schriften waren von einem Fortschrittsglauben beflügelt, der das angestrebte Neue in hellem Licht erstrahlen ließ, während das zu überwindende Alte in den dunkelsten Farben gezeichnet wurde. Zu Letzterem gehörten zunehmend auch die Aufwärter und Aufwärterinnen als Mitverantwortliche für die schlechten Zustände bzw. als Teil der Probleme.

Entsprechend dem allgemeinen Reformwillen in der zweiten Hälfte des 18. Jahrhunderts wurde die kritische Sicht auf Aufwärter und Aufwärterinnen auch damit verbunden, die Verhältnisse jetzt ändern zu wollen. Besonders aufschlussreich sind in dieser Hinsicht natürlich Abhandlungen, die die Problematik des Wartpersonals und der Aufwartung nicht nur als Teilaspekt behandeln, sondern sie in das Zentrum der Betrachtung rücken. Dabei handelt es sich vor allem um Lehrbücher, die von Ärzten verfasst wurden und die sich gezielt an Aufwärter und Aufwärterinnen wandten, wobei mehr oder weniger vorausgesetzt wurde, dass diese das Buch nur bedingt selbst lesen konnten oder würden und die Vermittlung der Inhalte vor allem durch Ärzte stattfinden würde.

Verglichen mit der Anzahl medizinischer Schriften ist die Zahl der Lehrbücher zur Krankenwartung in der zweiten Hälfte des 18. Jahrhunderts und zu Beginn des 19. Jahrhunderts relativ gering. Zu nennen sind vor allem die Bücher der Ärzte Johann Storch (1756), Franz Anton Mai (1782), Johann Georg Reyher (1801) und Franz Christian Karl Krügelstein (1807).[11] Dass zum Ende des 18. Jahrhunderts hin ein gestiegenes Interesse an der Thematik im deutschsprachigen Raum bestand, zeigen auch zwei Übersetzungen aus dem Französischen, die 1787 herausgegeben wurden.[12]

---

9 Von Bueltzingsloewen 1992, S. 86–96; Paul 1996, S. 94, 99f.; Möller 2005, S. 25–29. Einen umfassenden Überblick über die medizinische Volksaufklärung mit einer Bibliographie medizinischer Volksschriften bietet Böning 1990.

10 Paul 1996, S. 99f.; Watzka 2005, S. 68.

11 Storch 1756; Mai 1782; Reyher 1801; Krügelstein 1807.

12 Carrère 1787; [Serin?] 1787. Letzteres wurde, da der französische Autor nicht genannt wird, häufiger dem Übersetzer Pfähler zugeschrieben. Vermutlich ist es eine

Trotz des zeitlichen Abstands und Unterschieden im Detail zwischen den einzelnen Veröffentlichungen stimmen sie in ihrem Grundtenor überein. Alle betonen die besondere Bedeutung, die einer guten Aufwartung im Heilungsprozess zukommt, bzw. dass schlechte Aufwartung im schlimmsten Fall für den Tod eines Kranken verantwortlich sein kann. Mit dieser Feststellung begründen die Autoren sowohl, dass sie sich überhaupt mit diesem Thema befassen, was ihrer Meinung nach Ärzte bisher zu wenig getan haben, als auch, dass es sehr wichtig ist, gute Aufwärter und Aufwärterinnen zu haben. Letzteres zu erreichen ist denn auch die eigentliche Zielsetzung ihrer Bücher. Hierbei geht es nicht nur um die Vermittlung von bestimmten Kenntnissen und Fähigkeiten, die die Lehrbücher ausführlich behandeln, sondern in der Regel werden im Vorwort oder im ersten Kapitel auch die Eigenschaften erläutert, die ein Aufwärter oder eine Aufwärterin mitbringen muss. Genannt werden in diesem Zusammenhang vor allem körperliche Stärke, Gesundheit, Verschwiegenheit, Geduld, Mäßigkeit, sittliches Verhalten und ein »höheres« Interesse an der Arbeit, das über den reinen Broterwerb hinausgeht.

In allen Lehrbüchern wird zudem besonderer Wert darauf gelegt, die Stellung der Aufwärter und Aufwärterinnen innerhalb der ansonsten medizinisch tätigen Personen zu verorten.[13] Äußerst kritisch wird eigenmächtiges Verhalten von Aufwärtern und Aufwärterinnen in medizinischen Belangen bewertet, sei es nun, dass sie selbst Behandlungen bei Kranken vornahmen, also in den Augen der Ärzte Pfuscherei und Quacksalberei, oftmals geleitet von Aberglauben und veralteten Vorstellungen, betrieben, oder die Anweisungen von Ärzten eigenmächtig abänderten oder gar nicht befolgten.[14] Gefordert wird stattdessen die völlige Unterordnung unter den Arzt und seine Anweisungen. Die Ärzte sind insgesamt bestrebt, Aufgabenfelder und Zuständigkeiten klar zu definieren und gegeneinander abzugrenzen, wobei sie sich selbst die oberste medizinische Kompetenz zuschreiben. Darin ist eine allgemeine Strategie von Ärzten im

---

Übersetzung von Serin 1777, zumindest legen dies die Zitate bei Francillon 1999, S. 110 nahe, die in der Übersetzung von Pfähler wiederzufinden sind. Das Werk von Serin lag mir leider selbst nicht vor.

13 Vgl. Francillon 1999, S. 112–114; Schaper 1987, S. 87f., 90, 105–107.

14 Zum Beispiel widmet Franz Anton Mai dieser Problematik ein eigenes Kapitel mit dem Titel »Von dem Unheile, welches eigensinnige, quacksalbende und abergläubische Krankenwärter unter den Kranken verursachen«. Siehe Mai 1782, S. 46–51. Parallelen sind hier zu der medizinischen Volksaufklärung zu sehen, in deren Schriften »Schilderungen einer durch Aberglauben und Unwissenheit gefährdeten Gesundheit der Landbevölkerung« häufig zu finden sind. Siehe Böning 1990, S. 21.

18. Jahrhundert gegenüber anderen in der Medizin tätigen Personen wie Badern, Barbieren und Hebammen zu erkennen.[15]

Die Parallele zu den Hebammen ziehen einige Autoren der Lehrbücher auch selbst, allerdings in anderer Hinsicht. Für Hebammen setzte sich im 18. Jahrhundert, wie für die anderen medizinisch tätigen Personen – Ärzte, Wundärzte, Bader und Apotheker –, die staatliche Vereidigung zunehmend durch.[16] Damit einher ging eine Hierarchisierung innerhalb dieser Gruppen, an deren Spitze dem Anspruch nach die akademischen Ärzte standen, die auch die Prüfungen für die medizinischen Handwerksberufe abhielten. Mit der Abgrenzung von Aufgabenfeldern und Zuständigkeiten wurde der Bereich der Medizin zwischen den verschiedenen Personen aufgeteilt und von diesen abgedeckt.[17] Die Aufwärter und Aufwärterinnen kamen in diesem Kanon jedoch nicht vor, nicht zuletzt deshalb, weil ihre Tätigkeit – darauf weisen einzelne Autoren der Lehrbücher auch hin – von vielen eher als Haushaltstätigkeit wahrgenommen wurde, deren Aufgabenspektrum mit dem von Mägden oder Knechten vergleichbar war. Genau hier setzten aber die Autoren der Lehrbücher an, indem sie betonten, wie wichtig die Aufwartung für den Heilungsprozess sei. Und in der Folge plädierten sie dafür, Aufwärtern und Aufwärterinnen einen ähnlichen Status zukommen zu lassen wie den Hebammen. Damit einher ging die Forderung nach einer stärkeren Unterweisung sowie einer offiziellen Vereidigung. Dies hätte durchaus eine Höherbewertung der Stellung von Aufwärtern und Aufwärterinnen bedeutet, die aber letztendlich nicht stattfand.

Der Arzt und Hebammenlehrer Franz Anton Mai versuchte im Gegensatz zu den übrigen Autoren der genannten Lehrbücher seine Ideen auch in die Praxis

---

15 Stolberg 2008, S. 88; von Bueltzingsloewen 1992, S. 97f., 101f. Die Strategien der Ärzte, ihren Führungsanspruch in der Medizin durchzusetzen, wurden verschiedentlich untersucht: Frevert 1984; Huerkamp 1985; Göckenjan 1985. Speziell zu Hebammen Labouvie 2001.

16 Vor allem auf dem Land waren Hebammen bis in das 19. Jahrhundert auch weiterhin teilweise nicht vereidigt tätig. Siehe Labouvie 2001, S. 31–34; Linzbach 2001, S. 108.

17 Broman 2003, S. 94f.; Hardy 2005, S. 47f.; Hähner-Rombach 2003, S. 1148–1150. In der Landgrafschaft Hessen-Kassel wurden durch die »Erneuerte Medicinal-Ordnung« und die »Accouchier- und Hebammenordnung«, beide von 1767, entsprechende Vorgaben getroffen. Unter anderem wurde den Physici die Aufsicht über die Tätigkeit der Chirurgen, Apotheker und Hebammen übertragen und ein Unterricht für Hebammen in Kassel eingeführt. Gedruckt in: Sammlung Fürstlich Hessischer Landes-Ordnungen und Ausschreibungen, 1767–1816, Bd. 6, S. 469–493.

umzusetzen.[18] 1782 gründete er eine Wartschule in Mannheim, die auch der Anlass dafür war, sein Lehrbuch zu verfassen. Als Vorbild dienten Mai wohl die bereits erfolgten Gründungen von Hebammenschulen.[19] Die Wartschule in Mannheim bestand bis zum Wechsel Mais 1797 an die Universität Heidelberg, wo er fortan auch Vorlesungen über die Krankenwartung zunächst für Studenten der Medizin abhielt. Von 1801 bis 1806 unterrichtete er ebenfalls Frauen in der Krankenwartung. Die Gründung einer zweiten Krankenwärterschule in Karlsruhe 1784 ging ebenfalls auf Mai zurück. Hier wurde vermutlich mit einer Unterbrechung zwischen 1786 und 1790 bis 1811 unterrichtet.

Gegen die Initiativen Mais regte sich durchaus Widerstand unter Ärzten, die die theoretische Ausbildung von Wartpersonal, zumal im universitären Umfeld, für unangemessen hielten und den Verdacht äußerten, dass hier »medizinische Pfuscherei« gefördert werde, anstatt sie zu beheben.[20] Über die Unterrichtung von Wartpersonal, mit der auch implizit die Anerkennung desselben als medizinisch Tätige einherging, herrschte somit unter Ärzten keineswegs ein Konsens.

Dennoch gab es durchaus auch positive Reaktionen auf die Krankenwartschulen und das Lehrbuch von Mai. Ein anonymer Rezensent besprach es schon kurz nach der Veröffentlichung positiv und begrüßte die Initiative Mais, für die er auf viele Nachahmer hoffte.[21] Krünitz widmete den Wartschulen einen längeren wohlwollenden Abschnitt in seiner Enzyklopädie.[22] Und an der Charité in Berlin sollte 1800 ebenfalls eine Krankenwartschule nach dem Vorbild von Mai eingerichtet werden, was aber zunächst nicht geschah.[23] Unklar ist bisher, inwieweit noch weiterer Unterricht von Wartpersonal und Gründungsversuche von Wartschulen um 1800 stattfanden.[24]

---

18 Zu Franz Anton Mai und den Krankenwärterschulen siehe Schweikardt 2008, S. 45–50; Wolff, Kastner 2002; Schaper 1987, S. 66–76.

19 Eine kurze Auflistung von erfolgten Gründungen bei Labouvie 2001, S. 32. Ausführlich zur 1751 an der Charité in Berlin gegründeten Hebammenschule Loytved 2001.

20 Ebd., S. 73.

21 Anonym, Rez. von: May, F. [Mai, Franz Anton]: Unterricht für Krankenwärter. In: Allgemeine deutsche Bibliothek, Bd. 54, 2 (1783), S. 383–385.

22 Art. »Kranken=Wärter«. In: Oekonomische Encyklopaedie von Johann Georg Krünitz, Bd. 47 (1789), S. 597–637, hier S. 619–627.

23 Schweikardt 2008, S. 50.

24 Einige Hinweise deuten darauf hin, dass entsprechende Versuche parallel bzw. vielleicht auch in Nachahmung von Mai weiter verbreitet waren, als bisher bekannt ist. Zum Beispiel wurde im neuen Allgemeinen Krankenhaus in Mainz in den 1780er Jahren angestrebt, eine Wärterschule einzurichten. Siehe Hoffmann 1788, S. 157. In Prag wollte der Arzt Václav Joach. Vrabec, der in Freiburg und Prag Medizin studiert

Im 19. Jahrhundert setzte sich zunehmend die Vorstellung durch, dass Krankenpflege einer besonderen Unterrichtung bedurfte. Weitere Wartschulen bzw. Unterricht für Wartpersonal wurden eingerichtet, so 1814 in Magdeburg, 1818 am Allgemeinen Krankenhaus in Berlin, 1832 an der Charité in Berlin, 1836 in Göttingen.[25] Auch für das 19. Jahrhundert ist bisher unklar, wie weit verbreitet solche Initiativen insgesamt waren oder ob sie eher vereinzelt stattfanden. Sicher ist, dass eine Unterrichtung des Wartpersonals immer nur punktuell stattfand. Selbst an Orten, an denen Wartschulen existierten, wurde keineswegs das gesamte dort vorhandene Wartpersonal unterrichtet. Eine allgemeine und verbindliche Ausbildung wurde auch im weiteren Verlauf des Jahrhunderts nicht annähernd etabliert.[26]

Im 19. Jahrhundert ist außerdem eine zunehmende ideelle Verknüpfung von Frauen mit der Pflegetätigkeit zu erkennen, die im Zusammenhang mit der Konstruktion des bürgerlichen Frauenbilds steht. Vorstellungen von »natürlichen« weiblichen Eigenschaften sowie Tugenden, die Frauen besonders kultivieren sollten und die sie besonders geeignet für die Krankenpflege machten, finden sich schon im 18. Jahrhundert. Heraufbeschworen werden Sanftmut, Geduld, die Fähigkeit zum Mitleid; insgesamt das Sich-Sorgen um andere. Trotzdem wurde bis weit in das 19. Jahrhundert die Frage, ob Frauen besonders geeignet für die Krankenpflege seien, weiterhin kontrovers diskutiert.[27] Dennoch entwickelten gerade Frauen aus bürgerlichen, teilweise auch aus adeligen Kreisen ein besonderes Interesse an der Krankenpflege. Sie engagierten sich nicht nur als Geldgeberinnen und Organisatorinnen, sondern verrichteten auch eigenhändig die bisher wenig angesehenen Tätigkeiten bei der Pflege von Kranken. Damit einher ging eine ideelle Aufwertung der Krankenpflege als »Liebestätigkeit«. Dies war gerade aus Sicht des Christentums alles andere als neu, wurde nun aber in Abgrenzung zur Krankenpflege als reiner Lohnarbeit, die damit deklassiert wurde,

hatte, an der Universität öffentliche Vorträge für Wartpersonal abhalten. Seine Probevorlesung stieß auf ähnlichen Widerstand wie die Vorlesungen Mais, und in der Folge wurde der Unterricht gar nicht erst genehmigt. Siehe Walter 1994, S. 76f. Auch Heinrich Balthasar Wagnitz schlug in seiner Reformschrift zu Zuchthäusern vor, an diesen jeweils ein »Seminarium« für die Ausbildung von Zuchthausverwaltern, Lazarett- und Gefangenenwärtern einzurichten. Siehe Wagnitz 1792/1794, S. 99. Inwieweit vielleicht auch in Zuchthäusern und Gefängnissen entsprechende Initiativen stattfanden, ist ebenfalls noch unklar.

25 Wolff, Wolff 2008, S. 131–144; Schweikardt 2008, S. 50–57.

26 Ebd., S. 60.

27 Bischoff-Wanner 1992, S. 78; Dorffner 1998, S. 104–106.

gesehen. Krankenpflege wurde auch außerhalb der religiösen Krankenpflege zu einer Berufung erklärt.[28]

In den Frauenvereinen, die im Zusammenhang mit den Befreiungskriegen (1813–1815) entstanden, zeigt sich zum ersten Mal das verstärkte Interesse bürgerlicher Frauen an der Krankenpflege. Frauen riefen zu Spendenaktionen vor allem für verwundete und kriegsversehrte Soldaten auf und setzten es sich zum Ziel, die Situation in den Lazaretten zu verbessern. Einige dieser Frauen wurden auch selbst pflegerisch tätig.[29] Die meisten dieser Frauenvereine überdauerten jedoch das Ende der Befreiungskriege nicht lange und lösten sich in der Folgezeit wieder auf. Die konfessionelle Krankenpflege, in der ebenfalls bürgerliche Frauen die bestimmende Kraft waren, erlebte hingegen seit der ersten Hälfte des 19. Jahrhunderts einen beständigeren Aufschwung.[30]

Zum Ende des 19. und Beginn des 20. Jahrhunderts waren es auch außerhalb der konfessionellen Bewegungen vor allem bürgerliche Frauen, die eine bessere Ausbildung und Organisation der Krankenpflege vorantrieben und die vor allem bestrebt waren, weitere Frauen für diese Tätigkeit zu gewinnen. Die bekannteste Protagonistin ist in diesem Zusammenhang sicherlich Florence Nightingale (1820–1910), die schon während ihres Lebens internationale Bekanntheit erlangte.

In Deutschland erhöhte sich der Organisationsgrad der weltlichen Pflege zunehmend. Mit den Rot-Kreuz-Schwesternschaften, die seit 1866 entstanden und in Deutschland das Mutterhausprinzip der konfessionellen Pflege adaptierten, und mit der Gründung der »Berufsorganisation der Krankenpflegerinnen Deutschlands« (B.O.K.D.) durch Agnes Karll 1902 als Zusammenschluss von »freien« Schwestern entstanden große, überregionale Frauenverbände für die Krankenpflege. Auch der Begriff der »Schwester« wurde aus der konfessionellen Krankenpflege übernommen und diente nicht zuletzt der Abgrenzung vom weiterhin kaum ausgebildeten Wartpersonal.

Wartpersonal war noch um 1900 in zahlreichen Einrichtungen tätig, es wurde aber durch die Konkurrenz der konfessionellen und der weltlichen Schwestern

---

28 Diese Verbindung erwies sich als folgenreich für die Entwicklung der Krankenpflege als Beruf, denn sie erschwerte Diskussionen um Arbeitsbedingungen und Lohnfragen zu Beginn des 20. Jahrhunderts. In diesem Zusammenhang ist auch von Seiten der bürgerlichen weiblichen Krankenpflege das Bestreben zu erkennen, Krankenpflege stärker als Erwerbstätigkeit zu charakterisieren.

29 Riesenberger 2003, S. 19f.

30 Zur Entwicklung der konfessionellen Pflege seit der ersten Hälfte des 19. Jahrhunderts siehe Büsche-Schmidt 1993/1994.

zunehmend verdrängt. Diese waren in der Regel besser ausgebildet und erhielten vor allem im Vergleich zum männlichen Wartpersonal oftmals eine geringere Entlohnung. 1909 gehörten in Preußen noch etwa 17 % des statistisch erfassten Pflegepersonals keinem konfessionellen oder weltlichen Verband an. Vor allem in dieser Gruppe ist das mittlerweile dem Proletariat zuzurechnende Wartpersonal zu suchen. Während die konfessionelle und die bürgerliche Krankenpflege mit großer Mehrheit von Frauen getragen wurden, war der Männeranteil beim Wartpersonal weiterhin hoch. Aber hierbei scheint es regional sowie von Einrichtung zu Einrichtung große Unterschiede gegeben zu haben. Auch beim Wartpersonal wurde der Frauenanteil tendenziell immer größer.[31]

Trotz einiger Ansätze gelang es dem Wartpersonal nicht, sich in Verbänden oder Gewerkschaften überregional zu organisieren. Versuche von sozialdemokratischer Seite, die Arbeitsbedingungen des Wartpersonals zu verbessern und eine einheitliche Ausbildung und staatliche Anerkennung für die Krankenpflege insgesamt zu etablieren, wurden auf Reichsebene Anfang des 20. Jahrhunderts zunächst abgeblockt. 1907 wurde zwar das Krankenpflegeexamen als staatliche Prüfung im Deutschen Reich eingeführt, jedoch gab es keine reichsweite, alle Länder umfassende einheitliche Regelung. Zudem wurde das Examen zunächst auf freiwilliger Basis abgenommen, was ein Zugeständnis an die konfessionellen Verbände darstellte. Eine flächendeckende Ausbildung gerade des Wartpersonals wurde weiterhin nicht erreicht, da auch die neuen Krankenpflegeschulen vor allem auf Schwestern eingestellt waren.[32] Damit einher ging, dass immer weniger Männer in der Pflege tätig waren. Lediglich in der Psychiatrie waren Männer weiterhin umfangreicher tätig. Hier waren die Schwesternschaften von Anfang an weniger vertreten, da die größere körperliche Stärke von Männern als notwendig für den Umgang mit psychisch Kranken angesehen wurde.[33] Weiterhin

31 Schweikardt 2008, S. 120f., 126–130. Von dem statistisch erfassten Pflegepersonal, das keinem Verband angehörte, waren in Preußen 1909 4.712 Männer und 6.701 Frauen, während in den weltlichen Verbänden 5.594 Frauen 1.502 Männern gegenüberstanden. In den evangelischen und katholischen Verbänden war der Männeranteil noch geringer. Walter 2004a, S. 72–75, 82 stellt für den Wartdienst am Wiener Allgemeinen Krankenhaus eine stetige Abnahme des Männeranteils fest. Schon zur Mitte des 19. Jahrhunderts standen hier 214 Wärterinnen nur 24 Wärter gegenüber. Damit einher ging eine gleichzeitig bessere Besoldung der Wärter. Einen Vergleich der Besoldungen von Wärtern, Wärterinnen und Schwestern am Anfang des 20. Jh. bietet Bischoff-Wanner 1992, S. 113–118.

32 Schweikardt 2008, S. 262–264; Walter 2004a, S. 82–84.

33 Vgl. Schweikardt, Wieking 2004/2005, S. 150.

waren Männer in größerem Umfang in der Kriegskrankenpflege tätig. Abgesehen von diesen Sonderbereichen wurde die Krankenpflege nicht nur ideell, sondern auch in der Praxis zu einer Tätigkeit, die vor allem von Frauen ausgeübt wurde. Der Begriff Wartpersonal verschwand im weiteren Verlauf des 20. Jahrhunderts ebenso wie die Aufwärter und Aufwärterinnen selbst.

1.2 Forschungsstand und Forschungsgeschichte

1.2.1 Schwerpunkte der Forschung

Der Forschungsstand zum Wartpersonal zeigt deutliche Schwerpunkte. Bislang spielt der Zeitraum vor dem Ende des 18. Jahrhunderts kaum eine Rolle, und in der Zeit danach wird das Wartpersonal vor allem im Zusammenhang mit Reformen in der Krankenpflege behandelt.

Allgemein lässt sich ein gewisses Desinteresse gegenüber Aufwärtern und Aufwärterinnen in der Frühen Neuzeit beobachten. Insgesamt scheinen diese durch das Raster der Forschungsdisziplinen zu fallen, die am ehesten eine Beschäftigung mit dem Themenbereich Aufwartung erwarten ließen. In der Geschichtswissenschaft und der Medizingeschichte sind Hospitäler und Krankenhäuser ein gut untersuchtes Gebiet. Zahlreiche Studien beschäftigen sich mit der Verwaltung und Wirtschaftsführung, mit Reformen, der Entstehung des modernen Krankenhauses, der medizinischen Behandlung, der Etablierung der studierten Ärzte usw. Die Aufwartung kommt dabei aber, wenn überhaupt, nur am Rande vor. Nicht institutionalisierte Krankenpflege, zum Beispiel in der Familie oder der Gemeinde, aber auch durch die private Anstellung von Wartpersonal, sind insgesamt noch kaum untersuchte Themenfelder, im Übrigen auch in der neueren Geschichte.

Bei der Pflegegeschichte, deren genuines Interesse die Erforschung von Pflege und Pflegepersonal in der Vergangenheit ist, überrascht es vielleicht am meisten, dass Aufwärter und Aufwärterinnen kaum eine Rolle spielen. Aber Pflegegeschichte versteht sich traditionell vor allem als Berufsgeschichte, was nicht zuletzt damit zu erklären ist, dass es nach wie vor heute in der Pflege tätige Personen sind, die Pflegegeschichte betreiben. Eine Identifikation findet hier vor allem mit der modernen Krankenpflege statt, wie sie im 19. und 20. Jahrhundert entstand, während die Zeit davor kaum beachtet wird. Dieses Phänomen findet sich nicht nur in der deutschsprachigen, sondern auch in der angloamerikanischen Pflegegeschichtsforschung. Barbara Mortimer stellte in ihrer Bestandsaufnahme der englischsprachigen Pflegeforschung 2005 die »virtual exclusion of consideration of nursing prior to the nineteenth century« fest.[34] Tatsächlich ist die Tendenz zu erkennen, die Tätigkeit von Aufwärtern und Aufwärterinnen nicht als »richtige« Pflege einzustufen, die vor dem 19. Jahrhundert eher im Umfeld der Orden und Pflegegemeinschaften angesiedelt wird.[35] Die Aufwärter und Aufwärterinnen mit ihrer geringen sozialen Stellung und einem Tätigkeitsfeld, das noch wenig medizinische Aufgaben beinhaltete, dafür aber einen großen Anteil an haushälterischen Tätigkeiten umfasste, bieten hier offenbar wenig Identifikationsfläche.

Am ehesten werden Aufwärter und Aufwärterinnen bis zum 18. Jahrhundert in Abhandlungen zur Geschichte einzelner Hospitäler behandelt, meist im Rahmen eines Überblicks über die Bediensteten des Hospitals und deren jeweilige Aufgaben.[36] Nur selten gehen die entsprechenden Abschnitte über einige Seiten hinaus. Gelegentlich wird eine Dienstinstruktion abgedruckt, um das Aufgabenspektrum zu verdeutlichen. Teilweise liegt diese knappe Abhandlung an der Quellenlage in den einzelnen Hospitälern, die zu den unteren Bediensteten nur wenige Informationen bietet. Nicht zufällig nehmen Wirtschaftsführung und Verwaltung in Darstellungen zu frühneuzeitlichen Hospitälern einen großen Raum ein. Aber nur die Quellenlage allein erklärt nicht, warum Aufwärter und Aufwärterinnen in der Frühen Neuzeit wenig untersucht sind. Die Hinweise auf Wartpersonal in verschiedenen Arbeiten zur Hospitalsgeschichte zeigen zumindest, dass diese Art von Bediensteten ein fester Bestandteil der frühneuzeitlichen Hospitals- und Versorgungslandschaft war. Bisher sind jedoch kaum Aussagen möglich, wie viele Personen zum Beispiel in einer Stadt oder Region als Wartpersonal in Institutionen und vor allem auch in Privathaushalten tätig waren. Stärker vergleichend angelegt sind für den Zeitraum der frühen Neuzeit bisher nur zwei Aufsätze von Christina Vanja.[37]

Erst den Reformversuchen am Ende des 18. und im Verlauf des 19. Jahrhunderts brachte die Forschung bisher mehr Interesse entgegen. In dem Maße, in dem Aufwartung in den Blick der aufgeklärten Zeitgenossen kam, gewinnt sie offensichtlich auch an Bedeutung für die Forschenden. Zu den Krankenpflegebüchern und den ersten Wartschulen von Franz Anton Mai liegen Arbeiten vor.[38] Auch Studien, die sich mit der Krankenpflege in einer Stadt oder bestimmten

---

34 Mortimer 2005, S. 2.

35 Siehe dazu ausführlich die weiter unten folgenden Ausführungen.

36 Zum Beispiel: Braum 1986; Knefelkamp 1989; Reddig 1998; Röschner 2002; Wellschmied 1963.

37 Vanja 1992b; Vanja 1992a.

38 Olbrich 1986; Schaper 1987; Wolff, Kastner 2002.

Einrichtung befassen, legen den Schwerpunkt vor allem auf die Reformen in der Krankenpflege. Dabei ist das 19. Jahrhundert grundsätzlich besser erforscht. Zu betonen ist dennoch, dass Krankenpflegegeschichte in der historischen und medizingeschichtlichen Forschungslandschaft allgemein ein randständiges Gebiet ist.[39] Noch mehr gilt dies für die Erforschung des Wartpersonals. Zum 19. und beginnenden 20. Jahrhundert liegen eher Arbeiten zur konfessionellen Krankenpflege und zu den Schwesternschaften vor.[40] Das Wartpersonal wird hier nur gelegentlich am Rande erwähnt.

Die Fragestellung, die sich durch die meisten Veröffentlichungen sowohl zum Wartpersonal als auch zur Krankenpflege bis zum 19. Jahrhundert insgesamt zieht, ist grundsätzlich auf Fortschritte in der Krankenpflege bzw. die Berufsentwicklung gerichtet. Allein in zahlreichen Titeln spiegelt sich das wider, indem sie Begriffe wie »Entwicklung«, »Beruf«, »Professionalisierung« oder »Verberuflichung« enthalten. Dies betrifft die deutschsprachige[41] ebenso wie die fremdsprachige Forschung.[42]

Die Entwicklung der Krankenpflege zu einem Beruf, der seit dem 20. Jahrhundert vor allem von Frauen ausgeübt wird, hat nicht zuletzt dazu beigetragen, dass auch in historischer Perspektive der Schwerpunkt auf der Konstruktion der Krankenpflege als spezifisch weibliche Tätigkeit lag, gelegentlich mit dezidiert feministischem Ansatz.[43] Bei letzterem spielte auch die These eine Rolle, dass seit dem Mittelalter Frauen aus Heilkunde und Medizin zunehmend verdrängt wurden. Damit einher geht gelegentlich eine idealisierende Vorstellung

---

39 Eine Bestandsaufnahme der Forschung zur Geschichte der Krankenpflege bietet Schweikardt 2004. Seit einigen Jahren ist die Pflegegeschichte in Deutschland im Aufschwung begriffen, was die steigende Anzahl von Veröffenltichungen zeigt. Siehe hierzu auch Hähner-Rombach 2009, S. 7f. In organisatorischer Hinsicht spiegelt sich dies in der Gründung der Fachgesellschaft Pflegegeschichte im Jahr 2014 wider. Dass die Pflegegeschichte auch in der Medizingeschichte mittlerweile wahrgenommen wird, zeigt der medizinhistorische Forschungsüberblick von Thießen 2013, der der Pflegegeschichte einen eigenen Abschnitt widmet.

40 An dieser Stelle nur ein Hinweise auf zwei Arbeiten, die auch die erste Hälfte des 19. Jahrhunderts behandeln: Meiwes 2008; Paul 1998.

41 Walter 2004a; Walter 2004b; Walter 2006; Steppe 1998; Braunschweig 2004; Sammet 2004; Weber-Reich 2002; Weber-Reich 2003; Klein 2002/2003; Dorffner 2001; Falkenstein 2007; Falkenstein 2000; Hummel 1986; Kruse 1995; Schweikardt 2008; Stahler-Gey 2002.

42 Carré 2005; Helmstadter 2002; Huntsman et al. 2002; Tallberg 1990; Francillon 1999.

43 Bischoff-Wanner 1992; Bolognese-Leuchtenmüller 1997; Hummel 1989; Fritzschi 1989.

von medizinisch tätigen Ärztinnen, weisen Frauen und Hebammen, deren Tätigkeit zuerst durch die Hexenverfolgung und dann durch die studierten Ärzte ein Ende gesetzt wurde. Die Zuschreibung der Krankenpflege als spezifisch weibliche Tätigkeit sowie die Klassifizierung der Krankenpflege als unselbstständige Hilfstätigkeit des Arztes seit dem 19. Jahrhundert wird darauf aufbauend im größeren Rahmen der Unterdrückung von Frauen interpretiert. In der deutschen Forschung wurde vor allem die Arbeit von Claudia Bischoff, die diesen Ansatz verfolgt, breit rezipiert.[44] Wenig problematisiert wird, inwieweit Frauen selbst entsprechende Rollenbilder antizipierten bzw. selbst an deren Konstruktion teilhatten.

Eine geschlechtergeschichtliche Perspektive, die Männer- und Frauenrollen in der Pflege untersucht und den Blick weniger einseitig nicht nur auf Unterdrückung, sondern auf die Entstehung und Verschiebung von Machtverhältnissen sowie die daran beteiligten Prozesse legt, wurde innerhalb der Pflegegeschichte bisher wenig verfolgt.[45] Weiterhin dominiert der Blick auf die weibliche Pflege und damit wurde gerade dem männlichen Wartpersonal bisher wenig Interesse entgegengebracht. 1998 wies Hilde Steppe auf die »Verdrängung der proletarischen Wärterinnen und Wärter« aus der Geschichtsschreibung zur Krankenpflege hin, die sich vor allem auf die »Konstruktion des bürgerlichen Frauenberufs Krankenpflege« konzentriere.[46] Steppe selbst ging in den darauf folgenden Ausführungen allerdings vor allem auf die Heilgehilfen des 19. Jahrhunderts ein und kaum auf das Wartpersonal.

Besonders hervorzuheben ist die Arbeit von Christoph Schweikardt zur Entwicklung der Krankenpflege im 19. und frühen 20. Jahrhundert in Preußen. Er verschafft dem Wartpersonal neben der konfessionellen und bürgerlichen Pflege in seiner Darstellung Raum und zeigt Bezüge und Abgrenzungsmechanismen auf.[47]

Umfassende empirische Untersuchungen zum Wartpersonal fehlen jedoch gerade für die Zeit bis zum beginnenden 19. Jahrhundert fast vollständig. Einzig die Arbeit von Ilsemarie Walter untersucht die Wärter und Wärterinnen vor allem an den Wiener Krankenanstalten seit dem Ende des 18. Jahrhunderts.[48]

---

44 Die Arbeit erschien zuerst 1984 und wurde 1997 in der 3. überarbeiteten und erweiterten Neuauflage herausgegeben: Bischoff-Wanner 1997. Kritisch zur englischsprachigen Forschung, in der vor allem in den 1970er Jahren ähnlich argumentiert wurde und auf der Bischoff teilweise aufbaut: Melchior 2004, S. 343f.

45 Bullough 1994; Dorffner 1998.

46 Steppe 1998, S. 23.

47 Schweikardt 2008.

48 Walter 2004a.

Die Ausrichtung der Forschung auf Kritik und Reformen in der Krankenpflege um 1800, die von Bildungsschicht und Ärzten getragen wurden, hat zur Folge, dass die eigentlichen Protagonisten, das Wartpersonal selbst, bisher kaum in den Fokus gerückt sind. An diesem Punkt setzt die vorliegende Arbeit an.

1.2.2 Bewertung des Wartpersonals in der Forschung

Mit der Kritik am Wartpersonal seit dem 18. Jahrhundert ging oftmals eine Bewertung desselben einher. Die Ansichten der Kritiker haben zusammen mit weiteren Bewertungsmustern, wie sie vor allem durch die frühe Geschichtsschreibung zur Krankenpflege aufgebracht wurden, großen Einfluss bis in die neueste Forschung. Von zeitgenössischen Kritikern wie von Historikern werden in diesem Zusammenhang grundsätzliche Aussagen über das Wartpersonal getroffen, zu seiner sozialen Herkunft, seinen spezifischen Verhaltensweisen und seinen Arbeitsbedingungen. Auf diese Aussagen wird im Laufe der vorliegenden Arbeit ebenso wie bei der Darstellung der abschließenden Ergebnisse immer wieder Bezug genommen werden. Daher werden diese Bewertungs- und Interpretationsansätze zum Wartpersonal im Folgenden vorgestellt.

Die stereotype Beschreibung des Wartpersonals

In der Beschreibung des Wartpersonals durch die Zeitgenossen des 18. und 19. Jahrhunderts, die sich für eine Verbesserung der Krankenpflege einsetzten, herrschen Stereotype vor, die auch in anderen Zusammenhängen gebraucht wurden, wenn Obrigkeit und Bildungsschicht sich über die sogenannten unteren Schichten äußerten.[49] Die Kritik richtete sich generell gegen die Herkunft der Aufwärter und Aufwärterinnen aus der ärmeren Bevölkerung und somit gegen ihren niedrigen sozialen Status und ihren geringen Bildungsstand. Damit verbunden wurden verallgemeinernde Aussagen über rohe Umgangformen, Alkoholismus, Habgier und Gleichgültigkeit gegenüber den von ihnen versorgten Personen. Dadurch stand für die Kritiker die grundsätzliche Eignung der bisherigen Aufwärter und Aufwärterinnen für die Krankenpflege in Frage.[50]

Die ersten historischen Arbeiten zur Krankenpflege, die noch relativ zeitnah am Ende des 19. Jahrhunderts von Ärzten und von in der Krankenpflege tätigen Frauen verfasst wurden, nutzten die Aufwärter und Aufwärterinnen weiterhin als Negativfolie, um die bis zu diesem Zeitpunkt erreichten Neuerungen zu

49 Vgl. Voltmer 2008, S. 239–241.
50 Vgl. Schaper 1987, S. 57–59.

betonen. Typisch für diese frühe Geschichtsschreibung zur Krankenpflege ist die enge Verbindung der historischen Darstellung mit aktuellen Problemstellungen. Um 1900 waren es gerade die bürgerlichen Frauen, die Reformen in der Krankenpflege vorantrieben. Sie waren bestrebt, sich vom bisherigen Wartpersonal deutlich abzugrenzen, das sich in Bildung und sozialer Herkunft von ihnen unterschied und das für die schlechte Krankenpflege stand, die überwunden werden musste.

Abb. 1: Bildliche Umsetzung der Entwicklung der Krankenpflege von der »servant-nurse« zur modernen Krankenschwester in der Zeitschrift »Nursing Record« von 1888. Dass hier Mrs. Gamp aus dem Roman von Charles Dickens die Vorlage für die »servant nurse« bildete, zeigt auch der Regenschirm (engl. gamp = alter Regenschirm), der ständiger Begleiter der Romanfigur ist. Zusammen mit einer Alkoholflasche bildet er die Form eines Kreuzes. Dieses tritt an die Stelle des Kreuzes als Zeichen von Nächstenliebe und karitativer Gesinnung bei der modernen Krankenschwester und verdeutlicht die charakterlichen Schwächen von Mrs. Gamp.

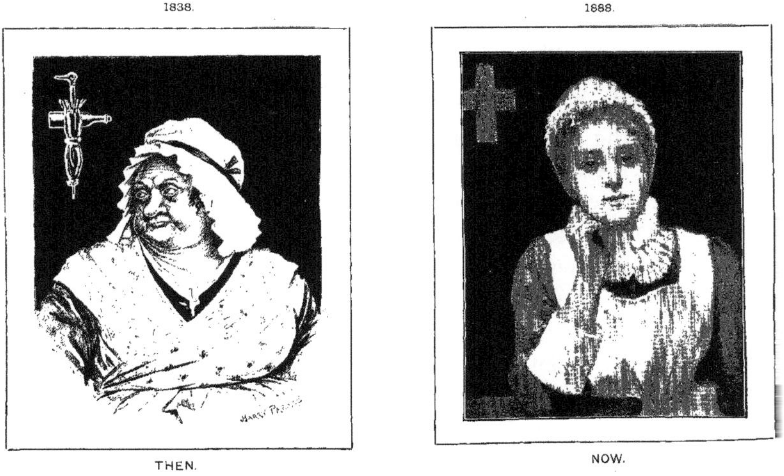

Im englischsprachigen Raum wurde eine literarische Figur, nämlich die faule, eigennützige, alte und alkoholabhängige Mrs. Gamp aus einem Roman von Charles Dickens[51], zum Sinnbild der »servant-nurse«. Diese Figur schaffte gewissermaßen den Sprung in die Realität, da sie so wunderbar plakativ das auf den Punkt brachte, wovon sich die bürgerliche Krankenpflege am Ende des

51 Dickens [1843/44] 1984.

19. Jahrhunderts abzusetzen suchte. Die erste Ausgabe der Zeitschrift »Nursing Record« von 1888 setzte dies bildlich um, indem sie Mrs. Gamp dem idealisierten Bild der modernen Krankenschwester gegenüberstellte (Abb. 1). Aufwärterinnen wurden schon zu Beginn des 19. Jahrhunderts in ähnlicher Weise überzogen in Karikaturen dargestellt.[52] Dass die frühe Geschichtsschreibung zur Krankenpflege solche Schilderungen und Darstellungen auf das reale Wartpersonal bezog, erwies sich als weitreichend für dessen Bewertung in der Forschung insgesamt.

So ist Mrs. Gamp auch in dem wohl bekanntesten Werk der frühen Geschichtsschreibung über Krankenpflege präsent, das sehr großen Einfluss auf die weitere Forschung ausübte. 1907 wurde die »History of Nursing« von Mary Adelaide Nutting und Lavinia Dock, zwei amerikanischen Krankenschwestern, die schon im neu etablierten System der »Training Schools for Nurses« ausgebildet worden waren, in vier umfangreichen Bänden veröffentlicht. Für die Zeit vor 1850 stellten sie fest: »The drunken and untrustworthy Gamp was the only professional nurse.«[53] Dass dieses Bild auch Eingang in die deutsche Forschung zur Krankenpflege fand, zeigt unter anderem, dass die Diakonisse Anna Sticker die Schilderung von Mrs. Gamp in ihre Quellensammlung zur »Entwicklung der neuzeitlichen Krankenpflege« von 1960 mit der Begründung aufnahm, dass »Charles Dickens [...] in dem Bild von Sarah Gamp und ihrer Kollegin Betsey Prig so anschaulich die Verkommenheit des Wärterinnenstandes«[54] wiedergebe. Wie weit verbreitet Mrs. Gamp als Sinnbild für das Wartpersonal auch in Deutschland in neuester Zeit ist, verdeutlicht ein Buch für den Unterricht an Krankenpflegeschulen von 1998, in dem sich als Lehrerbegleitmaterial ein Rollenspiel zu »Mrs. Gamp's Nachtwache« findet, um den Themenkomplex Krankenpflege im 18. und 19. Jahrhundert zu behandeln.[55]

---

52 Bei Donahue 1985, S. 213 ist eine Karrikatur von 1807 abgebildet, die auffällig einer fast zeitgleichen Darstellung einer Hebamme gleicht, ebd. S. 203. Abgebildet sind zudem weitere Darstellungen von Mrs. Gamp vom Ende des 19. Jahrhunderts und Anfang des 20. Jahrhunderts (S. 231–233), teilweise Illustrationen des Romans von Dickens.

53 Nutting, Dock (1907–1912) 1937, S. 502. In der 1920 von Lavinia Dock and Isabel Maitland Stewart veröffentlichten Short History of Nursing wird Mrs. Gamp weiterhin als das Sinnbild für schlechte Krankenschwestern herangezogen, unter anderem auch, um schlechte Krankenpflege in modernen Zeiten zu kennzeichnen. Siehe Dock, Maitland Stewart 1920, S. 364f.

54 Sticker 1960, S. 13.

55 Metzger et al. 1998, S. 18f.

Neben der Schilderung von Mrs. Gamp floss auch die Sichtweise der Kritiker des 18. und 19. Jahrhunderts häufig in die historische Forschung ein, ohne hinterfragt zu werden. Während in anderen Forschungsgebieten, die sich mit Personen der sogenannten Unterschichten sowie Randgruppen befassen, die oftmals stereotypen und diffamierenden Aussagen der gebildeten Schichten kritisch reflektiert werden, ist dies in Bezug auf die Aufwärter und Aufwärterinnen bisher nur teilweise der Fall. Gelegentlich werden zeitgenössische Bewertungen einfach übernommen, um das Wartpersonal zu beschreiben.[56] Dabei werden diejenigen Autoren besonders oft zitiert, die durch plakative Aussagen herausstechen.[57] Ein markantes Beispiel ist ein Zitat von Johann Friedrich Dieffenbach, der sich als Arzt an der Charité in Berlin für eine Ausbildung des Wartpersonals einsetzte und dort 1832 mit Anregung weiterer Ärzte eine Wartschule gründete.[58] In seiner für den Unterricht verfassten »Anleitung zur Krankenwartung« schilderte er das bisherige Wartpersonal, nicht zuletzt um die Dringlichkeit der Unterrichtung zu unterstreichen:

> »Es ist ein wahrer Jammer anzusehen, welche Menschen man als Krankenwärter und Wärterinnen anstellt. Jeder Alte, Versoffene, Triefäugige, Blinde, Taube, Lahme, Krumme, Abgelebte, jeder, der zu nichts in der Welt mehr taugt, ist dennoch nach der Meinung der Leute zum Wärter gut genug. Menschen, die ein unehrliches Gewerbe getrieben haben, Faulenzer, Taugenichtse, alle die scheinen vielen noch außerordentlich brauchbar als Krankenwärter.«[59]

Da der Blickwinkel der Forschung sich häufig auf die Reformen in der Krankenpflege richtet, erscheinen derartige Charakterisierungen des Wartpersonals oftmals ausreichend, um im Anschluss dann die Neuerungen zu behandeln. Der Entstehungshintergrund und die Intention der entsprechenden Aussagen werden dabei häufig nicht reflektiert und mit einbezogen.

---

56 Donahue 1985, S. 213f.; Dorffner 1998, S. 104; Höll, Schmidt-Michel 1989, S. 23f.; Hummel 1989, S. 141f.; Kruse 1995, S. 13f.; Stahler-Gey 2002, S. 18–23.

57 Neben Aussagen aus den genannten Lehrbüchern zur Krankenpflege sind dies vor allem Ernst Horn (1778–1848), der Arzt der Irrenabteilung der Berliner Charité war und sich 1818 rückblickend über seine Dienstzeit äußerte sowie der Gesundheitsreformer Johann Christian Reil 1803 in seinen »Rhapsodien«. Siehe Horn 1818, S. 81; Reil 1803, S. 14f.

58 Wolff, Wolff 2008, S. 134–140.

59 Dieffenbach 1832, § 3. Zitiert u. a. bei Sticker 1960, S. 88–95; Hummel 1986, S. 23; Kruse 1995, S. 13f.; Beierle 1997, S. 131. Mit durchaus kritischer Sicht zu den Äußerungen: Wolff, Wolff 2008, S. 139; Sammet 2004, S. 217.

Das dunkle Zeitalter der Krankenpflege

Nutting und Dock stellten in der »History of Nursing« einen Niedergang der Krankenpflege im 17. und 18. Jahrhundert fest, den sie im Kapitel »The Dark Period of Nursing« schilderten.[60] Auch das Nachfolgewerk von Dock, das 1920 erschien und in gestraffter Form für den Unterricht in Krankenpflegegeschichte konzipiert war, enthielt ein entsprechendes Kapitel.[61] Die negative Darstellung des Wartpersonals ist in diesen Werken eng mit der Feststellung dieses Niedergangs verknüpft. Laut der Autorinnen begann das dunkle Zeitalter mit dem Rückgang der Ordenskrankenpflege im Zuge der Reformation und des vermehrten Einsatzes von (schlechtem) Wartpersonal in Hospitälern. Letztendlich blieb aber auch die verbleibende Ordenskrankenpflege nicht dauerhaft verschont. Auch sie habe immer mehr auf Personen aus unteren Schichten zurückgreifen müssen, was zu einer Verschlechterung der Pflege geführt habe. Besserungen fänden erst mit der Wiederbelebung der religiösen Krankenpflege statt – besonders die Diakonissen von Kaiserswerth erfahren an dieser Stelle besondere Wertschätzung -, sowie schließlich mit der modernen nicht konfessionellen Krankenpflege, als deren leuchtende Figur Florence Nightingale erscheint.

In den späteren Auflagen der »Short History of Nursing« ist eine bildliche Darstellung abgedruckt, die die Entwicklung der Krankenpflege zeigt, wie sie von den Autorinnen geschildert wird (Abb. 2). Den Bodensatz der Krankenpflege bilden hier die »Secular Servant Nurses«. Sie stehen am Ende eines Niedergangs der Krankenpflege, der bereits im Mittelalter nach den religiösen Bewegungen der Beginen und Franziskaner einsetzte, und der offenbar selbst von den Barmherzigen Brüdern und Schwestern nicht aufgehalten werden konnte. Erst mit den Diakonissen von Kaiserswerth und im Anschluss der »Modern Professional Nurse« geht es wieder aufwärts, letztere mit ikonographischer Anspielung auf Florence Nightingale mit erhobener Lampe. Demgegenüber trägt die »Secular Servant Nurse« einen Eimer, der eher auf haushälterische Tätigkeiten und eben nicht auf die Krankenpflege verweist.

60 Nutting, Dock (1907–1912) 1937.

61 Dock, Stewart 1925.

Abb. 2: Entwicklung der Krankenpflege, dargestellt bei Dock, Maitland Stewart 1936, entnommen aus Malchau 2005, S. 4731.

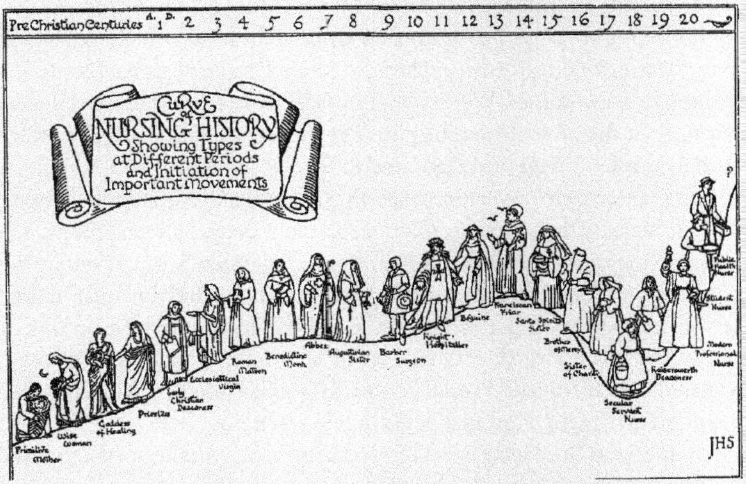

Die These vom dunklen Zeitalter der Krankenpflege fand weite Verbreitung bis in neueste Forschungen, auch wenn der Begriff »dunkel« weniger ausdrücklich verwendet und eher ein Niedergang festgestellt wird.[62] Das weit verbreitete Überblickswerk von Seidler und Leven zur Geschichte der Medizin und der Krankenpflege, das 2003 in der 7. überarbeiteten Auflage erschien, konstatiert als Folge des verstärkten Einsatzes von »Lohnwärtern«, die quasi als Notlösung aufgrund eines steigenden Bedarfs in Hospitälern eingesetzt worden seien, ein »Absinken im Niveau des pflegenden Standes.«[63] Auch die neue Einführung in das Studium der Geschichte der Krankenpflege von Horst-Peter Wolff und Jutta Wolff,

62 Ein amerikanisches Überblickswerk über die Pflegegeschichte von 1985 schildert die Frühe Neuzeit weiter unter der Kapitelüberschrift »The Dark Period and the Dawn of Modern Times« und stellt fest: »Hospitals became places of horror, since there was no qualified group to take the place of the nursing religious orders. […] This ›Dark Period of Nursing,‹ between 1550 and 1850, saw nursing conditions at their worst.« Donahue 1985, S. 193. Von einem Niedergang spricht hingegen zum Beispiel Dorffner 1998, S. 103. Siehe zu ähnlichen Aussagen auch die folgenden Anmerkungen.

63 Seidler, Leven 2003, S. 167, siehe auch S. 169.

die grundsätzlich das Wartpersonal differenzierter bewertet, geht davon aus, dass sich das Hospitals- und Krankenhauswesen im 18. Jahrhundert so schnell entwickelte, dass nicht ausreichend Pflegekräfte gewonnen werden konnten, die den wachsenden ärztlichen Ansprüchen genügten. Daraus sei die »bis dahin schwerste Krise ihres [= der Krankenpflege] Leistungsvermögens« erwachsen.[64]

Wenn eine Epoche als dunkel« bzw. im Niedergang beschrieben wird, stellt sich grundsätzlich die Frage nach dem Aussagewert jenseits der Feststellung, dass die Zustände irgendwie schlecht(er) waren. Der These eines Niedergangs der Krankenpflege vom Mittelalter bis zur Frühen Neuzeit müssten sowohl quantitative Kriterien (wie die Dichte der pflegerischen Versorgung im institutionellen und privaten Rahmen, Anzahl der pflegerisch tätigen Personen) als auch qualitative Kriterien (die Art und Qualität der pflegerischen Leistungen) zu Grunde gelegt werden. Anhand der bisherigen Forschungslage sind allgemeine Aussagen zu den genannten Kriterien aber kaum zu treffen, und vornehmlich für die Zeit des Mittelalters ist fraglich, ob die Quellenlage diese überhaupt ermöglicht. Es existiert somit bisher kaum eine gesicherte Grundlage dafür, einen Niedergang der Krankenpflege in der Frühen Neuzeit festzustellen. Dass im 19. Jahrhundert positive Entwicklungen diesbezüglich stattfanden, steht allgemein weniger in Frage. Die Annahme eines gradlinigen Fortschritts von einem Schlechter zu einem Besser, wie er meist angenommen wird, wird dem Wartpersonal und der Aufwartung sowie den Veränderungen, denen die Pflege unterworfen war, aber nicht gerecht.

Keine »richtige« Krankenpflege durch Wartpersonal

Weniger eine klare These, sondern eher etwas, das sich unterschwellig in der Forschung manifestiert, ist der Zweifel, ob Aufwärter und Aufwärterinnen überhaupt als pflegerisch tätige Personen anzusehen sind, bzw. ob aufgrund der konstatierten schlechten Pflege überhaupt von einer solchen gesprochen werden kann. Grundlage für Zweifel dieser Art bildet außerdem das Aufgabenspektrum des Wartpersonals im haushälterischen Bereich und dessen Status als Dienstboten.

Auch diese Sichtweise findet sich zuerst in der frühen Pflegegeschichtsschreibung. Die »Short History of Nursing« nennt die haushälterischen Tätigkeiten und gesteht den Aufwärterinnen lediglich den Anschein von Pflege zu. Im

64 Wolff, Wolff 2008, S. 89.

Grunde hätten diese nur so getan, als ob sie pflegen würden.[65] Als wirkliche Pflege erschien den Autorinnen die Arbeit des Wartpersonals offenbar nicht.

Dass Aufwärter und Aufwärterinnen nicht als pflegerisch tätige Personen wahrgenommen wurden, zeigt sich auch daran, dass die Entwicklung der modernen Krankenpflege häufiger ausschließlich aus der christlichen Krankenpflege heraus erklärt wird. Anna Paula Kruse formuliert dies folgendermaßen:

> »Die neuzeitliche Krankenpflege – etwas ab 1840 – hat ihre Wurzeln in der christlichen Verpflichtung zur Nächstenliebe. [...] Krankenpflege und die Vorbereitung für den Krankenpflegedienst waren über Jahrzehnte, ja über 100 Jahre lang überwiegend Dienstleistungen, die von Angehörigen christlich geprägter Lebensgemeinschaften erbracht wurden. [...] Krankenpflege gehörte nicht zu den beruflichen, d. h. erwerbsmäßigen Dienstleistungen, sie hatte keinen Anteil am gewerblichen Geschehen.«[66]

Obwohl Kruse im weiteren Verlauf auf das Vorhandensein von Wartpersonal hinweist, das ja gerade erwerbsmäßig Kranke pflegte, werden auch im Kapitel über die »Anfänge der Ausbildung in der neuzeitlichen Krankenpflege« die Wartschulen nicht erwähnt, sondern nur die Ausbildung im Bereich der katholischen Orden sowie konfessionellen und nichtkonfessionellen Schwesternschaften behandelt. Wartpersonal wird hierbei aus dem Spektrum der in der Pflege tätigen Personen gewissermaßen ausgeblendet.

Auch im deutschsprachigen Standardwerk zur Pflegegeschichte von Seidler und Leven ist dies der Fall. Im Kapitel »Krankenpflege im Hospital im 16. und 17. Jahrhundert« behandeln sie die Barmherzigen Brüder und Schwestern neben anderen katholischen Pflegegemeinschaften ausführlich. Genannt werden nur an einer Stelle eine Spitalsfrau bzw. eine Spitalsmeisterin, allerdings ohne näher auf deren Funktion einzugehen. Im Anschluss betonen die Autoren, dass Ärzte und Wundärzte nur zeitweise und beratend in Hospitälern tätig waren und ihre Anweisungen auf den Beobachtungen des *»Pflegepersonals«* beruhten. Was darunter genau zu verstehen ist, wird allerdings nicht erläutert, so dass der Eindruck bestehen bleibt, der Personenkreis derjenigen, die Kranke pflegten sei mit Angehörigen religiöser Gemeinschaften gleichzusetzen. Für das 18. Jahrhundert erscheinen dann *»Lohnwärter«* als diejenigen, die aufgrund eines steigenden Bedarfs in Hospitälern quasi als Notlösung eingesetzt wurden, was die bereits erwähnte negative Wirkung auf das pflegerische Niveau gehabt hätte. Lediglich

65 »She divided her time between housework, laundry, scrubbing, and a pretendence at nursing of the most rough and ready kind.« Dock, Maitland Stewart 1920, S. 95.

66 Kruse 1995, S. 7f.

Franz Anton Mais Initiative wird ausführlicher geschildert.[67] Für das 19. Jahrhundert vollziehen Seidler und Leven die weitere Entwicklung des Wartpersonals nicht nach, sondern sie behandeln Ordenskrankenpflege, Diakonie und die Krankenpflege bürgerlicher Frauen. [68]

Auch in Forschungen, die das Wartpersonal behandeln, ist gelegentlich ein gewisses Zögern vorhanden, von Pflege durch das Wartpersonal zu sprechen. Pflege wird hier mit einer bestimmten Qualität der pflegerischen Tätigkeit gleichgesetzt. Auf diese Weise wird zum Beispiel angesichts schlechter hygienischer Verhältnisse oder der Feststellung, dass Insassen über lange Zeit sich selbst überlassen waren, das Vorhandensein von Pflege grundsätzlich in Frage gestellt wird.[69] Aber wo ist hier die Grenze zu ziehen? Ist das Waschen von Hospitalsinsassen Pflege, wenn es jeden Tag stattfindet und keine Pflege, wenn es nur alle vier Wochen stattfindet? Die Grenzziehung zwischen Pflege und Nichtpflege erscheint in diesem Zusammenhang methodisch problematisch.

Schlechtes Wartpersonal als Ergebnis des Systems

Schon im 18. und 19. Jahrhundert suchten die Kritiker nach Gründen für das von ihnen konstatierte schlechte Wartpersonal und die unzureichende Aufwartung und führten die niedrige Besoldung und die harten Arbeitsbedingungen an.[70] Auch in der Diskussion über die Qualität des Wartpersonals um 1900 wurden weiterhin die Arbeitsbedingungen und die Lohnverhältnisse kritisiert und zudem als Grund dafür gesehen, dass sich ungeeignete und nicht vorgebildete Personen für den Krankenwärterberuf entschieden.[71]

---

67 Seidler, Leven 2003, S. 151f., 167–171.

68 Ebd., S. 209–230.

69 Zum Beispiel wird bei Höll, Schmidt-Michel 1989, S. 13 für die Zeit von 1650 bis 1800 festgestellt: »Die Pflege, wenn davon überhaupt die Rede sein konnte, geschah durch sogenannte Zuchtwärter und Strafgefangene.« Für das 19. Jahrhundert kommt Weber-Reich 2003, S. 189 für das städtische Hospital in Göttingen angesichts der schlechten Zustände und Verwahrlosung einiger Insassen zu dem Ergebnis: »Beide, Wärterpersonal und Arzt, hielten den Asylcharakter aufrecht. Krankenpflege und Krankenbehandlung fanden hier nicht statt. Das so genannte Städtische Hospital diente lediglich zur Aufbewahrung chronisch Kranker [...].«

70 Krügelstein 1807, S. 14f.; Mai 1782, S. 16. An der Berliner Charité forderten sowohl der lutherische Prediger Wilhelm Prahmer als auch der Arzt Ernst Horn besseren Lohn und bessere Arbeitsbedingungen für das Wartpersonal. Siehe Höll, Schmidt-Michel 1989, S. 23f. und Schneck 1998/1999, S. 16f.

71 Zum Beispiel argumentierte das Kaiserliche Gesundheitsamt 1902 auf diese Weise in einer Stellungnahme zur Situation der Krankenpflege. Siehe Schweikardt 2008, S. 230f.

Allgemein lassen sich zwei Varianten der Argumentation unterscheiden. Die erste machte die Bedingungen dafür verantwortlich, dass sich nur ungeeignete Personen für die Stellen finden ließen. Die Intention dieser Argumentation war es, andere Personen – d.h. in der Regel mit einer höheren sozialen Herkunft und mehr Bildung – für die Tätigkeit als Wartpersonal zu gewinnen. Die zweite Argumentationslinie betonte hingegen eher, dass die Arbeitsbedingungen mit dafür verantwortlich waren, dass das Wartpersonal schlecht arbeitete oder sogar schlechte Verhaltensweisen ausbildete. Ingesamt zielte sie mehr auf eine Verbesserung der Arbeitsbedingungen für das bereits vorhandene Wartpersonal ab. Dennoch konnten beide Argumentationslinien auch miteinander kombiniert werden.

In der Geschichtsschreibung zur Krankenpflege werden ebenfalls beide Sichtweisen vertreten, um Defizite in der Krankenpflege und im Verhalten des Wartpersonals zu erklären. Die Aussage, dass die schlechten Arbeitsbedingungen dazu führten, dass sich von vorneherein nur völlig ungeeignete Personen für den Dienst als Aufwärter oder Aufwärterin fanden, wird in verschiedenen Veröffentlichungen getroffen.[72] Ebenso ist aber auch die These vertreten, dass nicht unbedingt die fehlende Eignung des Wartpersonals zu einer schlechten Dienstversehung führte, sondern häufig ungünstige Arbeitsbedingungen der Grund für Defizite bei der Aufwartung waren.[73]

---

72 »These attendants or servant-nurses, men and women, among whom have indeed been found some excellent and faithful characters, though the majority were of a sadly inferior type, have probably had a labour history as wretched as any in the long tale of wagedom. Poorly housed, or rather roomed, in dark, unhealthy dormitories or cupboards; ill-fed, overworked, and underpaid, ignorant, unthaught, and unorganised, they were kept in a state of abject degradation from which there was no chance to rise, so that it cannot seem strange that no more intelligent personnel should offer itself for such service.« Nutting, Dock (1907–1912) 1937, S. 503.
»In den meisten öffentlichen Anstalten war die soziale Lage des ›besoldeten Personals‹ derart schlecht, daß man keine hohen Anforderungen stellen konnte […]. Wenn aber der Verwalter darauf sehen mußte, möglichst billige Arbeitskräfte einzustellen, konnte er kaum erwarten, mit Bildung und Wissen ausgestattete Menschen zu bekommen. Selbst die primitivsten Vorkenntnisse fehlten.« Bauer 1965, S. 138. Siehe auch Höll, Schmidt-Michel 1989, S. 9; Bischoff-Wanner 1992, S. 76f.

73 »Die Schuld an diesen Zuständen trifft natürlich die für die Verwaltung und die Leitung der Krankenhäuser zuständigen Stellen und nicht die bedauernswerten Pflegerinnen, die die Opfer erbärmlicher Unterkunftsverhältnisse, übertriebener Anforderungen und elender Bezahlung waren. Unter solchen Verhältnissen war es kein Wunder, wenn sie tranken oder von den Kranken Trinkgelder forderten! Es wäre auch

Ein differenzierterer Blick auf das Wartpersonal
Obwohl sich die einseitig negative Bewertung des Wartpersonals und das Bild des dunklen Zeitalters der Krankenpflege teilweise in der Forschungslandschaft weiterhin behaupten, wurden sie auch schon früh in Frage gestellt. Abel-Smith, der zum ersten Mal die Entwicklung der modernen Krankenpflege als Aushandlungsprozess zwischen verschiedenen Interessen und Akteuren untersuchte, äußerte auch Zweifel an der These vom Niedergang. Er betonte, dass sich unter den »servant-nurses« auch fähige Personen befanden, die über Erfahrungswissen verfügten und wies auf die informelle Weitergabe dieses Wissens hin.[74]

Gerade die angloamerikanische Pflegegeschichtsschreibung tat sich lange schwer, die Selbstdarstellung und Zielsetzungen der geradezu als Heldinnen stilisierten Reformerinnen wie Nightingale, Nutting und Dock auf dem Hintergrund der politischen und geistesgeschichtlichen Entwicklung ihrer Zeit zu hinterfragen, und damit auch deren Sicht auf das Wartpersonal. Eine kritische Revision leistete schon 1980 Williams, die herausarbeitete, wie tendenziös die Krankenpflegegeschichtsschreibung seit dem Ende des 19. Jahrhunderts war.[75] Neuere Forschungen zeigen, dass die Geschichtsschreibung zur Krankenpflege um 1900 mittlerweile differenzierter betrachtet wird.[76]

Abel-Smith stellte außerdem einen engen Zusammenhang zwischen neuen medizinischen Ansprüchen und daraus erwachsenden sich verändernden

---

ungerecht, wenn man annehmen wollte, daß alle diese Pflegerinnen minderwertig waren: manche überwanden alle Hemmungen und Unwissenheit und der Überanstrengung und wurden erfahrende und tüchtige, wenn auch nicht geschulte Pflegerinnen.« Seymer 1936, S. 69.
»Such evils as there were, arose largely from the system under which the old nurses where expected to work.« Abel-Smith 1960, S. 5. Siehe auch Jütte 1996, S. 42.

74 »The nurses of this period [= servant-nurses] are roundly condemmed by nursing writers. According to the standard histories, nursing had fallen by the nineteenth century into a trough of inefficiency and immorality. This view was taken from the nursing reformers, who were not moderate in their criticisms. For example, Miss Nightingale stated that nursing was generally done by those ›who were too old, too weak, too drunken, too dirty, too stolid, or too bad to do anything else‹.« Abel-Smith 1960, S. 4f., siehe auch S. 2, 9.

75 »For these writers, nursing variously progressed during the nineteenth century from a system that was morally bad and inadequate for its purpose to a system that, in the eyes of the nursing historian, required little more by 1897 than that the state should legitimate it.« Williams 1980, S. 41. Ähnlich schon Abel-Smith 1960, S. 4f.

76 Melchior 2004, S. 243. Zur »History of Nursing« von Nutting/Dock besonders die Einleitung von Lori Williamson in der Neuauflage: Nutting, Dock 2000.

Anforderungen an die Krankenpflege heraus.[77] Auch neuere Forschungen betonen die Konsequenzen für das Wartpersonal aufgrund der Veränderungen innerhalb des Hospitals- und Krankenhauswesens im 18. und 19. Jahrhundert.[78] Die Schriften von Reformern und Kritikern erscheinen vor diesem Hintergrund als Ausdruck eines veränderten Anspruchs und weniger als reale Beschreibung des Wartpersonals.[79] Auch die Gleichsetzung von Wärterinnen mit Mrs. Gamp wurde bereits häufiger demontiert.[80] Vor allem die wenigen Studien, die sich konkreter mit dem Wartpersonal befassen, weisen häufiger als Überblickswerke auf die tendenziöse Darstellung in den Aussagen der Zeitgenossen hin bzw. behandeln das Wartpersonal unter bestimmten Fragestellungen aus einem grundsätzlich neutraleren Blickwinkel.[81]

---

77 Abel-Smith 1960, S. 1f.

78 Jütte 1996, S. 41f.; Höll, Schmidt-Michel 1989, S. 8; Sammet 2004, S. 218; Steppe 1997, S. 44f.
Von einigen Autoren wird die Feststellung neuer Ansprüche an die Krankenpflege damit verbunden, einen gleichzeitig erhöhten Personalbedarf in der Pflege festzustellen, so dass nicht genügend qualifizierte Personen zur Verfügung gestanden hätten. »Zweitens hatte sich [...] das Hospital-, besonders aber im 18. Jahrhundert das Krankenhauswesen, schneller entwickelt als die Gewinnung zahlenmäßig ausreichender Pflegekräfte möglich gewesen war. Diese waren aufgrund ihrer sozialen Herkunft entweder nicht genügend vorgebildet oder sittlich erzogen, um den wachsenden ärztlichen Ansprüchen an die Krankenpflege gerecht werden zu können.« Wolff, Wolff 2008, S. 89f.; »Die aus allen diesen Faktoren [= v. a. Wandel des Hospitals zum Krankenhaus, der Patientenstruktur, des Ärztestands] erwachsenden Ansprüche an die Pflegetätigkeit wurden durch das dritte große Problem der Zeit im Grunde durchkreuzt: der Mangel an hierzu vorbereitetem Pflegepersonal.« Seidler, Leven 2003, S. 168. Siehe auch Kruse 1995, S. 18. Diese Sichtweise setzt voraus, dass die jeweiligen Einrichtungen jeweils mehr (qualifiziertes) Personal anstrebten, dies aber nicht erreichten. Eine Grundlage für diese Feststellung bietet die bisherige Forschungslage jedoch kaum. Auch erscheint die enge Verbindung zwischen ärztlicher Kritik und tatsächlichen Defiziten des Wartpersonals, die hier als gegeben angenommen werden, weiterhin problematisch.

79 Davon war natürlich nicht nur die Sichtweise auf das Wartpersonal bestimmt, sondern auf Hospitäler und Krankenhäuser insgesamt. Siehe Paul 1996, S. 99f., der darauf hinweist, dass entsprechende Äußerungen von Ärzten »wenig geeignet für eine Bewertung der medizinischen Leistungsfähigkeit damaliger Krankeneinrichtungen« sind.

80 Williams 1980; Steppe 1998.

81 Sammet 2004, bes. S. 218; Walter 2004a, bes. S. 38–46; Schweikardt 2008; Schweikardt, Wieking 2004/2005; Aumüller 2008a.

1.3 Methodik und Zielsetzung der Arbeit

Ziel der vorliegenden Arbeit ist es, das Bild von der Versorgung und Pflege in Hospitälern der Frühen Neuzeit und zu Beginn des 19. Jahrhunderts zu erweitern. Im Zentrum stehen Aufwartung und Wartpersonal, und damit rücken ein bisher wenig beachteter, aber dennoch für große Teile der institutionellen Krankenfürsorge elementarer Personenkreis und dessen Tätigkeit in den Fokus.

Die praktische Umsetzung der Versorgungsleistung von Hospitälern und die Pflege im Alltag sind bisher wenig untersuchte Themengebiete.[82] Wir haben kaum konkrete Erkenntnisse darüber, aus welchen gesellschaftlichen Schichten das Wartpersonal tatsächlich stammte, wie es in den Wartdienst gelangte und welche Voraussetzungen es dafür mitbrachte. Die Aufwartung selbst ist als Tätigkeitsfeld bisher nur relativ vage umrissen. Welche Aufgaben sie umfasste und wie sie sich im Alltag gestaltete, ist ebenso wenig erforscht wie die Faktoren, die sie beeinflussten. Zu letzteren sind zum Beispiel das in einem Hospital vertretene Spektrum an Krankheiten, die räumlichen Bedingungen oder auch ökonomische Zwänge zu zählen.

Dass die Pflege seit dem Ende des 18. Jahrhunderts verstärktes Interesse erfuhr, haben die bereits dargestellten zeitgenössischen Schriften gezeigt. Aber wurden die dort vorgebrachten Kritikpunkte und die damit verbundenen Verbesserungsvorschläge in den Hospitälern selbst thematisiert? Gab es vielleicht sogar eine direkte Rezeption der Schriften? Wie Reformprozesse innerhalb eines Hospitals vonstatten gingen und wovon sie beeinflusst wurden, ist in Bezug auf die Pflege noch kaum untersucht. Dabei können Faktoren zum Tragen kommen, die im zeitgenössischen Schrifttum schlichtweg keine Rolle spielten. Zudem gilt es, auch Entwicklungen nicht aus dem Blick zu verlieren, die vielleicht schon vor der zweiten Hälfte des 18. Jahrhunderts zu erkennen sind.

Die soeben skizzierten Themen stehen im Mittelpunkt der vorliegenden Arbeit. Als methodischer Ansatz für die Untersuchung dient dabei die Mikrogeschichte. Die Verkleinerung des Untersuchungsgegenstands auf den überschaubaren Rahmen eines einzigen Hospitals ermöglicht es, das Wartpersonal und das Tätigkeitsfeld der Aufwartung in ihrem unmittelbaren institutionellen und sozialen Kontext umfassend zu analysieren.

Im Zentrum der Untersuchung steht die quellennahe Rekonstruktion des Lebens und Arbeitens im Hospital. Diese geschieht in dem Bewusstsein, dass, »so dicht der Forscher oder die Forscherin an die Wirklichkeit herankommt, [...] die heraufbeschworene Welt eine Konstruktion [bleibt], die nur annähernd der

82 Hähner-Rombach 2009, S. 8; Vanja 2008b, S. 31.

Realität entsprechen kann.«[83] Gleichzeitig erfolgt diese Rekonstruktion aber auch in der Überzeugung, dass die Schreibung von Geschichte nicht reine Fiktion ist, weil sie auf Quellenbelegen gegründet ist, auch wenn diese Belege mehrere Interpretationen zulassen.[84]

Mit dem mikrohistorischen Ansatz ist die Auffassung verbunden, dass durch das »Schauen im Kleinen« Erkenntnisse gewonnen werden, die nur auf diese Weise erlangt werden können. In diesem Sinne stellte Giovanni Levi fest: »The unifying principle of all microhistorical research is the belief that microscopic observation will reveal factors previously unobserved [...].«[85]

Dabei sind vor allem zwei unterschiedliche Ansätze der mikrohistorischen Forschung zu erkennen.[86] Die eine Richtung setzt bei einem ungewöhnlichen Ereignis oder einer ungewöhnlichen Person an, bei etwas, das nicht in das »normale« Bild zu passen scheint.[87] Die andere Richtung stellt eher kleinräumige Einheiten und die alltägliche soziale Praxis in den Mittelpunkt, indem sie zum Beispiel ein Dorf über einen längeren Zeitraum untersucht.[88]

Die vorliegende Arbeit schließt sich an letztere Richtung an, wobei die Untersuchungseinheit das Hospital Merxhausen ist. Für eine mikrohistorische Studie eignet sich dieses in verschiedener Hinsicht. Die Betrachtung eines längeren Zeitabschnitts ist möglich, da es seit seiner Gründung im 16. Jahrhundert bis

---

83 van Dülmen 2001, S. 109.

84 Friedrich 1983, S. 4–5 Ähnlich wie Dülmen argumentiert Brown, dass die Realität der Vergangenheit auch in der Mikroperspektive nur annäherungsweise dargestellt werden kann. Realität wird hier jeweils nicht als einzige, feststehende Realität verstanden, sondern durchaus als variabel interpretierbar, aber eben auch nicht als beliebig interpretierbar. Brown nennt hierzu als anschauliches Beispiel, dass niemand in Bezug auf die Geschichte der ersten amerikanischen Republik auf die Idee kommen würde, zu behaupten, dass Frauen, Schwarze, Indianer oder Arme die Hebel der Macht in der Hand hielten und den Staat lenkten.

85 Levi 2007, S 97. Ähnlich u. a. Ulbricht 1994, S. 353 und Sabean 2006, S. 280.

86 Brown 2003, S. 10f.; ähnlich Ulbricht 1994, S. 352; Gribaudi und Chiappori 2001, S. 283f., zu letzterem siehe auch Tanner 2004, S. 107f.

87 Das Konzept des »außergewöhnlich Normalen« wurde vor allem von Carlo Ginzburg geprägt. Siehe Ginzburg und Poni 1985, bes. S. 51. Seine Studie über den Müller Menocchio (Ginzburg 1979) ist als die wegweisendste Arbeit in dieser Hinsicht anzusehen. Siehe auch Peltonen 2001, S. 349.

88 Zu den einflussreichsten Studien gehören Schlumbohm 1994; Medick 1996; Sabean 1998. Troßbach 2000 behandelt ausführlich den Einfluss mikrohistorischer Studien auf die Dorfgeschichte als Forschungsfeld.

heute besteht.[89] In der Studie wird der Zeitraum vom 16. Jahrhundert bis zum Beginn des 19. Jahrhunderts betrachtet, da der inhaltliche Schwerpunkt auf der Pflege vor ihrer Entwicklung zu einem Beruf liegt.

Merxhausen gehörte zu den so genannten vier, später drei hessischen Hohen Hospitälern, die als landesherrliche Einrichtungen einer gemeinsamen Leitung unterstanden.[90] Eine Besonderheit stellt dar, dass es nur für Frauen vorgesehen war. Das Hohe Hospital Haina, das der Aufnahme von Männern diente, bildet in dieser Hinsicht das Gegenstück. Während Haina bereits umfassender erforscht wurde, ist dies für Merxhausen bisher kaum der Fall. Hier schließt die vorliegende Arbeit auch eine Lücke in der Erforschung der Hohen Hospitäler.

Bei diesen Hospitälern handelte es sich um vergleichsweise große Einrichtungen. Merxhausen nahm meist über 100, teilweise über 200 Personen auf. Die Größe und die gemeinsame Leitung der Hohen Hospitäler bedingten eine umfangreiche Verwaltung und Wirtschaftsführung, was sich auch für Merxhausen positiv auf die Quellenlage auswirkt.[91] Es ist daher möglich, tiefer gehende Einblicke in den Hospitalsalltag zu gewinnen.

Institutionen, wie Hospitäler es waren, eigenen sich gleichermaßen wie Dörfer als abgrenzbare und gleichzeitig überschaubare Einheiten für mikrohistorische Studien.[92] Hospitäler erscheinen dabei als besondere Räume, die sich unter anderem hinsichtlich ihrer sozialen Zusammensetzung, der dort verrichteten Arbeiten und ihres gesellschaftlichen Stellenwerts von ihrer Umgebung abhoben. Das Hospital als Institution gab somit grundsätzliche Strukturen vor, innerhalb derer sich das Leben und Arbeiten der dort untergebrachten Personen und der Bediensteten abspielten.

Das frühneuzeitliche Hospital wird hier aber ausdrücklich nicht als Institution verstanden, die vornehmlich durch einen disziplinierenden Charakter gekennzeichnet ist. Die Rezeption des Konzepts der »Sozialdisziplinierung« sowie der Arbeiten von Michel Foucault und (in geringerem Maße) von Erving Goffman haben dazu beigetragen, dass Disziplinierung häufig als ein Schlüsselkonzept für

89 Heute ist es eine psychiatrische Klinik in der Trägerschaft des Landeswohlfahrtsverbandes Hessen.

90 Siehe zur Verwaltungsstruktur der Hohen Hospitäler und zur Geschichte des Hospitals Merxhausen Kap. 2.

91 Siehe Kap. 1.4.

92 Dies zeigen auch gerade in den letzten Jahren erschienene Dissertationen, zum Beispiel Hilber 2012 zu Gebärhäusern in Österreich oder Lerche 2009 zum Landarmenhaus Benninghausen.

die Analyse von Hospitälern oder zumindest für deren schlagwortartige Kennzeichnung als »Verwahranstalten« oder ähnliches diente.

Mit Bezug auf die »Sozialdisziplinierung« wurden Hospitäler als Teil eines immer ausgereifteren Zugriffs des Staates auf seine Untertanen begriffen. Hospitäler erscheinen als geordnete Institutionen, die zwar auch der Fürsorge dienten, die mit dieser Fürsorge aber immer eine Disziplinierung der Hospitalsinsassen verbanden.[93]

Erving Goffman hingegen prägte den Begriff der »Totalen Institution«, mit dem er unter anderem Waisenhäuser, Armenasyle, Leprosorien und Klöster kennzeichnete.[94] Laut Goffman lässt sich eine totale Institution »als Wohn- und Arbeitsstätte einer Vielzahl ähnlich gestellter Individuen definieren, die für längere Zeit von der übrigen Gesellschaft abgeschnitten sind und miteinander ein abgeschlossenes, formal reglementiertes Leben führen.«[95] Eine »fundamentale Trennung«, so Goffman, bestehe zudem zwischen Insassen und (Aufsichts)personal, die gegenseitige Wahrnehmung geschehe »durch die Brille enger, feindseliger Stereotypien.«[96]

Foucaults These von der »großen Einsperrung« schließlich, mit der er für das 17. Jahrhundert ein neues Zeitalter im Umgang der Gesellschaft mit dem Wahnsinn einläutet, sowie seine Gleichsetzung von Hospitälern mit Gefängnissen haben ebenfalls erheblich zur Kennzeichnung von Hospitälern als »Disziplinaranstalten« beigetragen.[97] Auch wenn die Kritik an den genannten Konzepten keineswegs neu ist, hält sich die Vorstellung von Hospitälern als

93 Grundlegend hierfür ist mit durchaus auch kritischer Sicht auf die These der Sozialdisziplinierung der Sammelband »Soziale Sicherheit und Disziplinierung« von Christoph Sachße und Florian Tennstedt: Sachße und Tennstedt 1986, insbesondere die Beiträge von Jütte 1986 und Breuer 1986.

94 Goffman 1972, S. 16. Goffman entwickelte den Begriff zunächst für psychiatrische Anstalten, die er anhand teilnehmender Beobachtung in den 1960er Jahren erforschte. Die Kennzeichen, die er dort ausmachte, weitete Goffman zu einem Konzept der »Totalen Institution« aus, das er auch auf andere Institutionen wie die oben genannten übertrug.

95 Goffman 1972, S. 11.

96 Goffman 1972, S. 18f. Ausdrücklich auf die Thesen Goffmans greifen in jüngster Zeit Beiträge in den Sammelbänden Ammerer 2010 und Bretschneider 2011 zurück, die in der Reihe »Geschlossene Häuser. Historische Studien zu Institutionen und Orten der Separierung, Verwahrung und Bestrafung« erschienen sind.

97 Foucault 1973, bes. S. 68–98.

»Verwahranstalten« oder der Verleich mit Gefängnissen hartnäckig, wenn es um die Kennzeichnung von Hospitälern geht.[98]

Mit dem von vorneherein angenommenen Disziplinierungscharakter von Hospitälern geht die Gefahr einher, sie auf Instrumente der Machtausübung zu reduzieren. Die Insassen von Hospitälern, aber auch die Bediensteten erscheinen in dieser Perspektive leicht nur als Objekte, die der Institution Hospital und den dort vorherrschenden Mechanismen unterworfen waren oder deren Handlungen sich zumindest in ständiger Auseinandersetzung mit diesen befanden.

Die Beschäftigung mit der Pflege und dem Wartpersonal stellt eine Möglichkeit dar, die Perspektive zu verschieben und die fürsorgerische Leistung von Hospitälern in den Blick zu nehmen, ohne sie direkt mit dem Gedanken der Disziplinierung zu verbinden. Dass Disziplinierung auch in Hospitälern eine Rolle gespielt hat, wird in der vorliegenden Arbeit nicht grundsätzlich in frage gestellt, nur wird sie nicht als wesentliches Kennzeichen für die Institution Hospital anerkannt.

Das Hospital fasse ich zunächst relativ offen als Lebens- und Arbeitsort auf. Was das Hospital ausmachte, zeigt sich erst in dem komplexen Zusammenspiel von vorgefundenen Regeln, ihrer Ausgestaltung im Alltag und konkreten Handlungsweisen. Die Menschen, deren Alltag nicht nur vom Hospital bestimmt wurde, sondern die diesen Alltag auch mitbestimmten, spielen dabei eine wichtige Rolle. Konflikte und Freundschaften, die Kommunikation im Hospital oder Strategien zur Durchsetzung eigener Interessen, dies alles sind Ebenen, die von normativen Quellen nicht erfasst werden. Nur selten sind diese Ebenen zudem von klaren Konzepten geprägt, sondern sie offenbaren sich vor allem in den alltäglichen Handlungs- und Denkweisen.

Ein solches Geflecht zu entwirren und analytisch zu erfassen, erfordert auch eine umfassende und sorgfältige Lektüre der Quellen.[99] Auch hierin liegt eine Begründung für die Wahl des mikrohistorischen Ansatzes. Die Tatsache, dass mit der Suche und Auswertung von Quellen ein erheblicher Zeit- und Arbeitsaufwand verbunden ist, führt auch dazu, den Bereich der Betrachtung einschränken zu müssen, zumindest wenn man gleichzeitig eine detaillierte Betrachtung des Kontextes, in dem die Personen und ihre Tätigkeit standen, vornehmen möchte.[100] Dass zudem gerade Personen aus den ärmeren gesellschaftlichen Schichten häufig in mikrohistorischen Arbeiten im Zentrum der Betrachtung stehen,

---

98 Kritisch u. a. Lutz 1997, S. 249 u. 271; Schott und Tölle 2006, S. 237; Watzka 2008, S. 37.
99 Ulbricht 2012, S. 22f.
100 Peters 1999, S. 36f.

obwohl der Ansatz keineswegs darauf beschränkt ist, ist gleichermaßen kein Zufall.[101] Diesen Personen ist aufgrund der über sie erhaltenen Quellen oftmals nur in einem verkleinerten Betrachtungsraum nahe zu kommen. Dies ist ebenfalls für die Aufwärter und Aufwärterinnen zutreffend. Hinweise sind innerhalb der Überlieferung von Hospitälern und auch darüber hinaus in vielfältigen Quellen verstreut zu finden. Hingegen gibt es – wenn man von den in der Einleitung beschriebenen Lehrbüchern zur Aufwartung absieht – keine »Schlüsselquellen«, die einen schnellen Zugang zur Thematik ermöglichen würden.

Den Kontext des gesamten Hospitals in die Untersuchung mit einzubeziehen, ist eine Voraussetzung dafür, Aussagen zu treffen, welche Rolle der Aufwartung als Tätigkeitsfeld und den Aufwärtern und Aufwärterinnen als Personal im Hospital zukommen konnte. Dem trägt ein sehr ausführlicher Teil in der vorliegenden Arbeit Rechnung, der sowohl den strukturellen Bedingungen des Hospitals Merxhausen und seiner Bedienstetenstruktur insgesamt (Kap. 2) als auch den Hospitalsinsassen selbst (Kap. 3) gewidmet ist.

Diese ersten Kapitel der Darstellung sind auf die grundlegenden Strukturen des Hospitals ausgerichtet. In den anschließenden Kapiteln stehen – dem mikrohistorischen Ansatz stärker folgend – die Menschen als handelnde Subjekte im Vordergrund.[102] Diese Zielsetzung wird in besonderem Maße in Kap. 6.1 durch die Schilderung einzelner Lebensläufe von Aufwärtern und Aufwärterinnen verfolgt. Die Lebensläufe ermöglichen es, das Leben einer Person in seiner Einzigartigkeit und seinen Brüchen sichtbar zu machen. Dadurch sind Lebensläufe auch besonders geeignet, verallgemeinernde Klischees zu überprüfen, wie sie im Falle des Wartpersonals existieren. Da die Quellen nur eine Außenperspektive auf die Aufwärter und Aufwärterinnen ermöglichen, ist die Selbstinterpretation des Individuums, die in der biographischen Forschung allgemein eine große Rolle spielt, jedoch kaum greifbar.[103] Dem Begriff »Lebenslauf« wurde daher auch vor dem Begriff »Biographie« der Vorzug gegeben. Der Quellenlage ist ebenfalls geschuldet, dass in den einzelnen Lebensläufen große Lücken bleiben. Dennoch werden am individuellen Lebenslauf exemplarisch Aspekte deutlich, die für das Leben des Wartpersonals insgesamt von Bedeutung waren.

Bei der an die Lebensläufe anschließenden kollektiven Untersuchung des Wartpersonals (Kap. 6.2) tritt das Individuum hingegen in den Hintergrund,

---

101 Ulbricht 1997, S. 15.

102 Ulbricht 1994, S. 350; van Dülmen 2001, S. 108f.

103 Zur theoretischen Grundlegung der Biographieforschung und ihrer Umsetzung in verschiedenen Wissenschaftsdisziplinen siehe die umfangreichen Sammelbände Fetz 2009 und Klein 2009.

denn die Fokussierung auf eine Gruppe von Personen lässt eher die Gemeinsamkeiten hervortreten. Die Aufwärter und Aufwärterinnen werden im Zusammenhang ihrer unmittelbaren Umgebung untersucht. Einzelne Punkte, die anhand der Lebensläufe deutlich wurden, werden hier vertiefend diskutiert. Dabei wird teilweise einer gruppenbiographischen Vorgehensweise gefolgt, indem möglichst viele Informationen zum Wartpersonal unter bestimmten Fragestellungen wie zum Beispiel der familiären Herkunft oder dem Alter bei Dienstantritt ausgewertet werden. Im Gegensatz zu den einzelnen Lebensläufen können hierbei auch Informationen zu Personen einfließen, über die nur wenig bekannt ist und für die daher ein Lebenslauf nicht zu rekonstruieren ist.[104] Der Rahmen der Gruppenbiographie wird in einigen Punkten überschritten, da dem Kontext des Hospitals und den übrigen Bediensteten in der Darstellung auch ein großes Gewicht zukommt.

Unter sozialgeschichtlichen Gesichtspunkten wird den Familienverhältnissen und Verwandtschaftsbeziehungen, der gesellschaftlichen Stellung des Wartpersonals und seiner Stellung innerhalb des sozialen Gefüges des Hospitals nachgegangen. Die Fragen danach, was Personen motivierte, eine Stellung als Aufwärter oder Aufwärterin anzutreten, wie Karrierewege verliefen und welche Kriterien von Seiten des Hospitals angewendet wurden, um Personen für den Wartdienst auszuwählen, setzen den Wartdienst in den Zusammenhang von Existenzmöglichkeiten und Arbeitsverhältnissen. Auf die Wechselwirkung zwischen den strukturellen Bedingungen im Hospital und den Handlungsweisen Einzelner,

---

104 Biographische Methoden wurden in den letzten Jahren in der Geschichtswissenschaft zunehmend theoretisch fundiert und auch die Gruppenbiographie wurde dabei häufig diskutiert, nicht zuletzt in ihrem Verhältnis zur individuellen Biographie. Allerdings herrscht bisher eine Vielfalt von Bezeichnungen vor, neben Gruppenbiographie werden auch Prosopographie, Kollektivbiografie, kollektive Lebensläufe und Sozialbiographie als Begriffe verwendet. Häufig werden sie synonym gebraucht, eine einheitliche Definition und klare Abgrenzungen zwischen den Begriffen hat sich bisher nicht durchgesetzt. Harders, Schweiger 2009 schlagen vor, den Begriff Prosopographie für statistisch-empirische Studien anzuwenden, die vor allem quantitativ arbeiten, während sie die Gruppen-/Kollektivbiographie für die qualitative Untersuchung einer Personengruppe vorbehalten, die auch durch eine kleinere Gruppengröße zwischen 2 und ca. 50 Personen bestimmt wird. Dabei ist nicht erforderlich, dass die untersuchte Gruppe sich selbst als solche identifizierte, sondern sie wird durch das Erkenntnisinteresse des/der Forschenden bestimmt. Im Falle der Aufwärter und Aufwärterinnen bildet ihre Tätigkeit als solche im Hospital das Kriterium für die Bildung der untersuchten Gruppe. Siehe auch Schweiger 2009. Speziell zur Frühen Neuzeit siehe Bumiller 2000; Brakensiek 2000.

auf das Eingebundensein der Personen in vielfältige soziale Zusammenhänge und auf das Wartpersonal in der Betrachtungsweise der Hospitalsverwaltung wird dabei ein besonderes Augenmerk gelegt.

Die folgenden Kapitel stellen das Tätigkeitsfeld der Aufwartung in den Mittelpunkt der Untersuchung. Zunächst werden die Gebäude des Hospitals mit ihrer inneren Struktur und Ausstattung dargestellt (Kap. 7). Die räumliche Komponente hatte grundlegenden Einfluss darauf, wie sich die Arbeit des Wartpersonals, aber auch die sozialen Beziehungen zu den Hospitalitinnen gestalteten. Zu nennen sind hier zum Beispiel die Unterbringung von Wartpersonal und Hospitalitinnen oder die Frage danach, ob das Hospital als nach außen abgeschlossener Bereich anzusehen ist. Der mikroskopische Blick auf die Zuteilung von Hospitalitinnen auf die einzelnen Unterkunftsorte, auf die unterschiedliche Ausstattung mit Dingen des alltäglichen Gebrauchs sowie ihre Zuteilung zu bestimmten Wartpersonen ermöglicht es darauf aufbauend, die Wahrnehmung von Hospitalitinnen als geschlossene Gruppe aufzubrechen und stattdessen weiter auszudifferenzieren (Kap. 7.3). Die Unterschiede, die hier festgestellt werden können, wirkten sich auch auf die Aufwartung aus.

Die Aufwartung als Tätigkeit, als durch das Wartpersonal verrichtete Arbeit darzustellen, steht im Zentrum des 8. Kapitels. Das grundsätzliche Tätigkeitsspektrum des Wartpersonals ist über Hospitalsordnungen und Dienstinstruktionen gut zu erfassen. Gerade hier zeigt sich aber der Kontrast zwischen Anspruch und tatsächlicher Umsetzung im Hospital, der bei der Darstellung der Aufgabenbereiche immer wieder aufgegriffen wird. Darüber hinaus werden die Tätigkeitsfelder des Wartpersonals nicht als statisch aufgefasst, sondern im Zusammenhang mit verschiedenen Faktoren wie dem sozialen Zusammenleben, den Interessenlagen von Wartpersonal und Hospitalitinnen und nicht zuletzt den Ansprüchen der Hospitalsverwaltung untersucht. Dabei wird auch deutlich, wie Reformmaßnahmen im Hospital das Aufgabenspektrum der Aufwartung langsam veränderten. Gleichzeitig zeigen sich geschlechtsspezifische Tätigkeitsfelder in der Aufwartung, die in Kap. 8.9 vertiefend aufgegriffen werden.

Im 9. Kap. wird nochmals eine veränderte Perspektive auf das Wartpersonal und die Aufwartung eingenommen. Zunächst werden die gegenseitige Wahrnehmung von Hospitalitinnen und Wartpersonal selbst thematisiert. Die Quellen, die hierüber Aufschluss geben, wurden zwar von Hospitalsbeamten verfasst. Dennoch verdeutlichen sie, dass Wartpersonal und Hospitalitinnen einige Dinge durchaus anders wahrnahmen und bewerteten als die Hospitalsbeamten selbst. Die Perspektive der Hospitalsbeamten wird im Anschluss unter dem Aspekt der guten und schlechten Dienstversehung dargestellt. Die Vorstellungen und

Ansprüche, die von Seiten der Hospitalsverwaltung an das Wartpersonal gestellt wurden, treten hierbei ebenso hervor wie die angewendeten Kontrollmechanismen, die eine bessere Dienstversehung gewährleisten sollten.

Der Kontextualisierung der anhand des Hospitals Merxhausen gewonnenen Ergebnisse erfolgt nach verschiedenen Aspekten gesondert. Eine Einordnung des Hospitals in die Hospitalslandschaft der Frühen Neuzeit wird in Kap. 4 vorgenommen, nachdem die Geschichte des Hospitals sowie seiner Bediensteten- und Insassenstruktur dargestellt wurden. Kap. 10 stellt die Veränderungen, denen die Aufwartung im Hospital Merxhausen unterworfen war, in den breiteren Kontext der Gesundheitsaufklärung im 18. Jahrhundert. Das Fazit schließlich diskutiert die gewonnenen Erkenntnisse im Zusammenhang mit den bisherigen Forschungsergebnissen zu Aufwartung und Wartpersonal, die einleitend bereits dargestellt wurden.

Auch hier stellt sich die im Zusammenhang mit mikrohistorischen Studien viel diskutierte Frage nach dem Wert der Ergebnisse für die historische Forschung. Die Vorstellung, dass anhand des Einzelfalls Aussagen zur Gesellschaft als Ganzes getroffen werden können oder aus vielen Einzelstudien allgemeingültige Ergebnisse gewonnen werden könnten, wird mittlerweile meist zurückgewiesen.[105] Ein historischer Erkenntnisgewinn besteht aber allein schon darin, mehr über eine bestimmte Thematik, eine bestimmte Institution oder eine bestimmte Person zu wissen als zuvor. In diesem Sinne bestehen die Ergebnisse der vorliegenden Arbeit zunächst einmal für sich. Jenseits des Erkenntnisgewinns über eine einzelne Institution hinaus, stellt die Studie einen Beitrag dazu dar, eine Lücke in der Hospitals- und Pflegegeschichtsforschung ein Stück weit zu schließen. Dies bedeutet auch, die Ergebnisse in einem weiteren Schritt in den Kontext von Ergebnissen bisheriger Forschungen und letztendlich auch in den größeren Rahmen bisher erarbeiteter allgemeiner gesellschaftlicher Entwicklungen oder bestehender Forschungsparadigmen einzuordnen.[106]

Mikrohistorischen Studien kann dadurch ein Erkenntniswert zukommen, der über den konkreten Fall hinausreicht. Sie können die oftmals geglättete Sicht auf große Entwicklungsstränge durch Widersprüchlichkeiten und andere Interpretationszusammenhänge »im Kleinen« aufbrechen, sie können die großen Entwicklungsstränge aber genausogut bestätigen und diese dadurch stärken. In vielen Fällen mag dies auf ein »ja, aber« hinauslaufen, ein »ja«, diese grundsätzliche

105 Brown 2003, S. 14f.; Peltonen 2001, S. 357; Sabean 2006, S. 283.

106 Magnússon vertritt diesen Ansatz für die Mikrogeschichte, Magnússon 2003, bes. S. 721.

Enwicklung zeigt sich auch im Hospital Merxhausen, »aber« im Detail weicht sie ab, gibt es tote Enden, die zu etwas anderem hätten führen können, stellten sich die Verhältnisse vor Ort anders dar usw. Vielleicht mag man sich fragen, ob der ganze Aufwand sich lohnt, wenn grundsätzliche Sichtweisen zum Beispiel auf die Entwicklung der Hospitalslandschaft vielleicht gar nicht in Frage gestellt werden. Das kleine, unscheinbare »aber« ist jedoch wichtig. Es erinnert daran, dass große Entwicklungslinien immer eine Reduktion darstellen, eine Reduktion, die häufig auch auf das Ergebnis dessen ausgerichtet ist, was am Ende dieser Entwicklung steht.[107] Die Pflegegeschichte ist hierfür ein gutes Beispiel, denn wie die Darstellung des Forschungsstandes in den vorherigen Kapiteln gezeigt hat, wird hier die moderne Pflege häufig als Maßstab für die deren historische Entwicklung angelegt, und Dinge, die nicht in diesen Entwicklungsstrang passen, werden leicht ausgeblendet.

Über den Einzelfall hinaus zeigt Mikrogeschichte Möglichkeiten in der historischen »Realität« auf, die dadurch als vielgestaltiger hervortritt. Sie kann neue Aspekte zu einer Thematik offenlegen und bisherige Vorstellungen in Frage stellen.[108] Diese Arbeit zum Wartpersonal und der Aufwartung im Hospital Merxhausen erhebt in diesem Sinne nicht den Anspruch, darzustellen, was Pflege in der Frühen Neuzeit bis zum Beginn des 19. Jahrhunderts war, sondern sie erhebt den Anspruch darauf, darzustellen, was Pflege in diesem Zeitraum bedeuten konnte.

1.4 Quellen

Die Überlieferung zum Hospital Merxhausen ist verglichen mit vielen anderen Hospitälern sehr gut. Relativ geschlossen sind Akten vom 16. bis 20. Jahrhundert erhalten, wobei der Umfang mit dem 18. Jahrhundert erheblich ansteigt. Aus heutiger Sicht positiv auf die Quellenlage wirkte sich aus, dass das Hospital Merxhausen zu den Hohen Hospitälern der hessischen Landgrafschaft(en) gehörte, die mit dem Obervorsteher einen gemeinsamen Vorsteher hatten. Zwischen diesem und dem Vorsteher (Vogt, später Amtmann) des Hospitals Merxhausen sowie den übergeordneten landgräflichen Behörden fand die Kommunikation auf schriftlichem Weg in Form von Schreiben, Berichten und Weisungen statt.[109] Hinzu kam, dass der Vogt bzw. Amtmann des Hospitals Merxhausen bis 1808 zugleich die Zivilgerichtsbarkeit innehatte. Daher befinden sich unter den Akten

107 Sabean 2006, S. 276, 285 u. 289.

108 Vgl. Sabean 2006, S. 284.

109 Zur Verwaltungsgliederung und den Zuständigkeiten siehe Kap. 2.4.

des Hospitals zum Beispiel auch Gerichts- und Eheprotokolle, die in einem Hospitalsbestand ansonsten nicht zu erwarten sind.

Die meisten Akten zur Geschichte des Hospitals Merxhausen sind heute im Besitz des Landeswohlfahrtsverbands Hessen, in dessen Trägerschaft die ehemaligen Hohen Hospitäler, bzw. deren Nachfolgeeinrichtungen überführt wurden. Die Akten des Hospitals Merxhausen bilden als Depositum einen Bestand im Hessischen Staatsarchiv Marburg (HStAM 229, Landeshospital Merxhausen). Die Akten des Obervorstehers und weitere Verwaltungsakten zum Hospital Merxhausen lagern im Archiv Haina des Landeswohlfahrtsverbands selbst (LWV 13). Weitere Akten für den Zeitraum bis zum beginnenden 19. Jahrhundert sind in den Beständen des Staatsarchivs Marburg innerhalb von zentralen Behörden der Landgrafschaft, bzw. des Kurfürstentums Hessen und des Königreichs Westfalen enthalten (am umfangreichsten im Bestand HStAM 5, Geheimer Rat). Weitergehende Informationen zum Wartpersonal konnten anhand der Kirchenbücher von Merxhausen im Landeskirchlichen Archiv der Evangelischen Kirche von Kurhessen-Waldeck in Kassel (LKAK) ermittelt werden, sowie in den Akten des Gerichts Niedenstein (HStAM 330 Niedenstein), die Teile der Gerichtsakten aus Merxhausen enthalten.

Die Akten des Bestands Landeshospital Merxhausen (HStAM 229), der den Hauptbestand für die vorliegende Arbeit darstellt, sind nur sehr oberflächlich nach Paketen verzeichnet. Aus dem Archiv in Haina (LWV 13) wurden auch unverzeichnete Akten verwendet.[110] Die Schriftstücke werdem daher in den Anmerkungen detailliert zitiert, um sie wieder auffinden zu können.

Der Informationsgehalt zum Wartpersonal ist in den einzelnen Quellen sehr unterschiedlich. Die Rechnungsbücher ermöglichen durch Bediensteten- und Besoldungslisten einen ersten Zugang zum Wartpersonal. Schreiben, Berichte und Weisungen innerhalb der Hospitalsverwaltung geben weiterreichende Informationen zur Aufwartung und zeigen zudem, wie die Hospitalsverwaltung hierüber kommunizierte und wie Wartpersonal und Aufwartung bewertet wurden.

Der Blick auf das Wartpersonal geschieht in den Quellen fast immer von außen, durch Personen, die ihm sowohl in der Hospitalshierarchie als auch ständisch übergeordnet waren, was entsprechende Bewertungsmuster zur Folge hatte. Dies trifft auch auf Untersuchungs- und Gerichtsprotokolle zu. In diesen

110 Mittlerweile liegt ein Findbuch vor. Die neuen Signaturen konnten für die Drucklegung jedoch nicht mehr vollständig berücksichtigt werden. Diese Quellen werden zitiert als LWV 13, Merxhausen.

kommen zwar Aufwärter und Aufwärterinnen selbst zu Wort, die Protokolle wurden aber von Beamten und Schreibern erstellt, was zu Zusammenfassungen und Glättungen des Wortlauts führte. Zu berücksichtigen ist außerdem, dass die Situation der Befragung natürlich auch die Art und Weise bestimmte, wie Personen über sich und ihr Leben Auskunft gaben.[111] Auch auf die Bittschriften, zum Beispiel in Form von Pensionsgesuchen, trifft dies zu. Da mit der Bittschrift ein bestimmtes Ziel erreicht werden sollte, beeinflusste dies natürlich, was und wie berichtet wurde. Auch im Fall der Bittschriften kamen offizielle Schreiber ins Spiel, denn aufgrund mangelnder Lese- und Schreibfertigkeit konnten Aufwärter und Aufwärterinnen sie nicht selbst verfassen. Vorsichtig interpretiert, können sie dennoch als Ego-Dokumente im weitesten Sinne angesehen werden, in denen Individuen über sich selbst Auskunft geben.[112] Sie stellen aber nur einen sehr geringen Anteil der Quellen dar.

111 Voltmer 2008, S. 255–260; Göttsch 1991.
112 Schnabel-Schüle 1996.

2. Das Hospital Merxhausen

2.1 Die Gründung des Hospitals und die wirtschaftliche Ausstattung

Im Zuge der Reformation löste Landgraf Philipp der Großmütige die hessischen Stifte und Klöster auf und führte ihren Besitz anderen Nutzungszwecken zu. Einige der Klöster wurden zu Hospitälern umgewandelt, darunter neben dem Chorherrenstift Merxhausen auch die Klöster Haina und Gronau. Sie sollten zusammen mit der ebenfalls in ein Hospital umgewandelten Pfarrei Hofheim später die sogenannten Hohen Hospitäler der Landgrafschaft bilden.[113] Im Folgenden werden nur die wichtigsten Aspekte der Gründung behandelt, die dauerhaft von Bedeutung für Wirtschaft und Verwaltung des Hospitals waren, und somit auf längere Sicht das Leben im Hospital mitbestimmten.

Merxhausen war 1213 als Augustinerchorherren-Doppelstift gegründet worden, diente aber schon kurze Zeit später nur Stiftsdamen. 1489 löste Landgraf Wilhelm II. von Hessen das Kloster wegen Verfalls auf und besetzte es anschließend mit Chorherren der Windesheimer Kongregation. 1527 wurde es schließlich von Philipp dem Großmütigen im Zuge der Reformation aufgehoben.[114] Es war wohl nicht von Anfang an geplant, hier ein Hospital einzurichten.[115]

113 Demandt 1983, S. 37.

114 Schilling 1997, S. 102–105.

115 Die Gründung der Hospitäler Haina und Merxhausen stand nicht zuletzt im Zusammenhang mit lang andauernden Auseinandersetzungen zwischen Landgraf Philipp dem Großmütigen von Hessen und den Hainaer Mönchen. Ihrer Forderung nach Rückgabe des Klosters sollte die Argumentationsgrundlage entzogen werden, indem den Mönchen ein Leben auf Kosten der Allgemeinheit unterstellt wurde, dem die Gründung der Hospitäler als christliche Einrichtungen, die zudem dem »gemeinen Nutzen« dienen sollten, entgegengestellt wurde. Siehe Schneider-Ludorff 2004, S. 56; Friedrich 2004, S. 69f.
Demandt 1983, S. 39 hat sich schon früher gegen solche Interpretationen ausgesprochen und attestiert Philipp ein rein christlich-karitatives Handeln. Ein Beschluss des Landtages von 1527 weise bereits auf den Willen zur Gründung von Hospitälern hin. Während die Universität und die Einrichtung von adeligen Stiften, die dann tatsächlich auch aus dem aufgehobenen Klostergut finanziert wurden, hier schon genannt sind, ist in Bezug auf die Versorgung von Armen lediglich von der Einrichtung eines gemeinen Kastens die Rede. Demandts Feststellung, dass letzeres schon auf den Willen zur Einrichtung von Hospitälern hindeute, ist nicht

Allerdings wurden nach der Aufhebung die Schwestern aus dem Merxhausen unterstellten Süsternhaus Immenhausen in Merxhausen untergebracht.[116] Dies könnte dazu beigetragen haben, dass Merxhausen später neben Haina zur Einrichtung eines Hospitals ausgewählt wurde, in welchem zudem nur Frauen untergebracht werden sollten, während Haina Männern vorbehalten war. Beide Hospitäler waren somit von Anfang an als sich ergänzende Einheit gedacht. 1531 wurde eine Kommission beauftragt, die Gründung der beiden Hospitäler vorzubereiten; diese wurde durch die Stiftungsbriefe 1533 abgeschlossen.[117] Erst 1535 wurde das Hospital Hofheim gegründet, während Gronau als viertes Hohes Hospital 1542 hinzukam.[118]

Zur Aufsicht über die vier Hohen Hospitäler setzte Philipp der Großmütige einen Obervorsteher ein, während die Leitung der einzelnen Hospitäler jeweils einem Spitalmeister unterstand. Die Bezeichnung Spitalmeister, wie sie die erste Hospitalsordnung von 1534/35 gebraucht, setzte sich jedoch nicht dauerhaft durch.[119] Stattdessen findet sich schon kurze Zeit später die Bezeichnung Vogt, die wahrscheinlich auf die Zeit direkt nach der Auflösung der Klöster zurückzuführen ist, als Philipp der Großmütige Vögte zur Verwaltung der Klostergüter einsetzte.[120] Zur Kontrolle von Spitalsmeistern bzw. Vögten sollte eine jährliche Rechnungsprüfung durch landgräfliche Räte dienen.

Die Stiftungsmasse bildeten in Merxhausen wie auch in Haina sowohl die Gebäude des jeweiligen Klosters als auch dessen Besitz und Rechtstitel. Die Gebäude wurden zum Teil umgewidmet, die räumliche Erscheinung des Hospitals

---

nachvollziehbar. Druck des Landtagsabschiedes bei Hollenberg 1994, S. 64–69 und Schilling 1997, S. 208f.

116 Ebd., S. 106, 109, 222; Demandt 1980, S. 178f.

117 Demandt 1983, S. 41f.; Demandt 1980, S.196; Heinemeyer 1983, S. 18. Druck des Stiftungsbriefs für Haina in: Systematische Zusammenstellung der für die Verwaltung des Bezirksverbandes des Regierungsbezirks Cassel geltenden Gesetze, Verordnungen, Reglements und sonstigen Bestimmungen, 1900, S. 296 und bei Holthausen 1907, S. 7f.

118 Zur Gründung beider Hospitäler siehe Demandt 1980, S. 188–196; Demandt 1983, S. 42–47. Die Geschichte des Hospitals Hofheim bis in das 20. Jahrhundert beleuchtet der Sammelband Sahmland et al. 2004. Da das Hospital Gronau im Dreißigjährigen Krieg zerstört wurde und danach nur noch als Wirtschaftshof diente, ist es bisher kaum untersucht worden. Ergänzend zu Demandt finden sich einige Hinweise bei Sponheimer 1928.

119 Druck der Ordnung bei Demandt 1980, S. 198–203.

120 Die Bezeichnung »Vogt« war üblich für Personen, die im Auftrag anderer Verwaltungstätigkeiten oder Gerichtsrechte ausübten. Siehe Schmidt 1977–1999.

blieb aber zunächst die eines Klosters. Noch zu Beginn des 19. Jahrhunderts ist in Quellen die Bezeichnung Kloster Merxhausen neben Hospital Merxhausen geläufig und werden die Hospitalitinnen auch als Schwestern bezeichnet. Trotz zahlreicher Gebäudeabbrüche und trotz der Neubauten seit dem 19. Jahrhundert ist der architektonische Charakter eines Klosters auch heute noch durch die Kirche und die Reste des Kreuzganges sichtbar.

Auch für die Hospitalswirtschaft war von zentraler Bedeutung, dass das Hospital Merxhausen auf Grundlage eines aufgelösten Klosters errichtet wurde. Die für ein mittelalterliches Kloster typischen unterschiedlichen Besitzungen und Rechte wurden an das Hospital übertragen und bildeten die Grundlage für dessen Finanzierung bis in das 19. Jahrhundert hinein.[121] Umfangreicher Grundbesitz in Merxhausen und den umliegenden Dörfern wurde teilweise selbst bewirtschaftet, teilweise verpachtet, teilweise verlehnt. Daneben standen Einnahmen aus Geldverleih, Forstbußgeldern oder in Form von Zehnten.[122] Das Hospital verfügte zudem über Handwerksbetriebe (u. a. Brauerei, Bäckerei und Ziegelei), mehrere Mühlen und ein Vorwerk. Seine Rolle als Grundbesitzer zeigte sich auch darin, dass die Bewohner der umliegenden Dörfer Hand- und Spanndienste leisten mussten. Einen Großteil der produzierten Naturalien verbrauchte das Hospital selbst, ein geringerer Teil wurde verkauft. Den Einnahmen standen natürlich zahlreiche Ausgaben gegenüber, wie der Einkauf von Gütern, die nicht selbst erwirtschaftet oder hergestellt wurden, die Bezahlung der Bediensteten sowie von auswärtigen Handwerkern und Tagelöhnern.

Den Grundsätzen einer Stiftung folgend, bei der die Stiftungsmasse der Erfüllung des Stiftungszwecks – hier der Versorgung der Hospitalsinsassen – diente, wirtschaftete das Hospital Merxhausen autark und losgelöst von den übrigen Finanzen der Landgrafschaft.[123] Das heißt zum einen, dass Überschüsse direkt im Hospital verblieben und für das Hospital verwendet wurden, zum anderen aber, dass das es sich bei finanziellen Engpässen verschuldete, denn zusätzliche

121 Die Jahresrechnungen des Hospitals, die seit 1546 fast lückenlos überliefert sind (HStAM 229, Jahresrechnungen), bieten einen guten Überblick über die Einnahmen und Ausgaben des Hospitals.

122 Eine kurze Übersicht über die Einnahmen im 16. Jahrhundert bietet Wolff 1913, S. 224–226.

123 Das Stiftungswesen stellte in der Frühen Neuzeit weiterhin die häufigste Finanzierungsform für Hospitäler dar. Siehe Borgolte 1977–1999; Bingener et al. 2000, S. 44; Wellschmied 1963, S. 258f. Eine ähnlich umfangreiche Ausstattung wie das Hospital Merxhausen hatte zum Beispiel das Juliusspital in Würzburg. Siehe Mettenleiter 2004, S. 164f.

Gelder aus der Landgrafschaft flossen in der Regel nicht. Unter Umständen konnten Gelder aus den anderen Hospitälern herangezogen werden, so vor allem aus Haina, da es wirtschaftlich mit Abstand am besten ausgestattet war. Am grundsätzlichen Prinzip, dass die Versorgung der Hospitalsinsassen immer auch abhängig von der jeweiligen Wirtschaftslage des Hospitals war, änderte das jedoch nichts. Brachen die Einnahmen durch Missernten oder in Kriegszeiten weg, verschlechterte sich auch die Versorgungslage oder konnten weniger Personen im Hospital versorgt werden.

Der umfangreiche Wirtschaftsbetrieb bedingte nicht zuletzt auch die Verwaltungs- und Bedienstetenstruktur des Hospitals. Ein Großteil der Bediensteten war ausschließlich oder teilweise in der Hospitalswirtschaft tätig. Gering erscheint im Vergleich dazu der Anteil derjenigen, die Aufgaben wie Kochen, Wäsche waschen oder Körperpflege übernahmen und somit direkt mit der Versorgung der Hospitalsinsassen befasst waren.[124]

Die Bediensteten wurden aus der Hospitalswirtschaft selbst finanziert, in der Regel durch eine Mischbesoldung aus Geld und Naturalien. Ein großer Teil dessen, was erwirtschaftet wurde, wurde zur Aufrechterhaltung eben dieses Wirtschaftsbetriebes benötigt. Dies sollte allerdings nicht zu der Annahme führen, die Versorgung der Hospitalsinsassen sei gewissermaßen nur ein Nebenzweig gewesen und der Wirtschaftsbetrieb der eigentliche Kern des Hospitals, das somit in erster Linie ein wirtschaftliches Unternehmen dargestellt hätte. Das Ziel des Wirtschaftsbetriebes war und blieb es, mit den Überschüssen die Hospitalsinsassen zu unterhalten.[125]

2.2 Die Entwicklung des Hospitals bis zur ersten Hälfte des 18. Jahrhunderts

Mit dem Tod Philipps des Großmütigen und der Aufteilung der Landgrafschaft Hessen unter seinen Söhnen ging die Verwaltung der Hohen Hospitäler einen besonderen Weg. Philipp verpflichtete in seinem letzten Testament von 1562 seine vier Söhne, die Hohen Hospitäler Haina, Merxhausen, Hofheim und Gronau gemeinsam zu verwalten, obwohl die Landgrafschaft unter ihnen aufgeteilt wurde.[126]

124 Siehe hierzu Kap. 2.4.

125 Vgl. Droste 2007, S. 177f.

126 Auch die Universität Marburg, das Samtarchiv und das Samthofgericht wurden der gemeinsamen Verwaltung unterstellt.

Nach dem Tod Philipps 1567 regelte die Erbeinigung der vier Brüder dann unter anderem auch die Samtverwaltung der Hohen Hospitäler.[127]

Da sowohl Philipp (Hessen-Rheinfels) als auch Ludwig (Hessen-Marburg) 1583 bzw. 1604 kinderlos verstarben, blieben lediglich die beiden Landesteile Hessen-Darmstadt und Hessen-Kassel übrig. Die beiden Landgrafen lieferten sich im »Marburger Erbfolgestreit« eine erbitterte Auseinandersetzung um die Landgrafschaft Hessen-Marburg, die in den Dreißigjährigen Krieg einmündete, in dem die Landgrafen in verschiedenen Lagern standen. 1627 wurde der Erbstreit durch einen Vergleich zunächst beendet, flammte aber 1645 wieder auf, als Landgräfin Amalia Elisabeth von Hessen-Kassel erneut Ansprüche erhob und Marburg belagern ließ. Erst 1648 wurde durch neue Verhandlungen und einen Vertrag der sogenannte »Hessenkrieg« beendet.[128]

Sowohl im Zusammenhang mit dem Vergleich von 1627 als auch nach der Beilegung des Hessenkrieges, als 1650 eine erneute Einigung zwischen Landgräfin Amalia Elisabeth und Landgraf Georg von Hessen-Darmstadt getroffen wurde, wurden die gemeinsame Verwaltung der Hohen Hospitäler durch beide Landgrafen bzw. Landgraf und Landgräfin bestätigt und zugleich feste Regelungen aufgestellt, wie diese gemeinsam zu bewerkstelligen sei.[129]

Zwar hatte man auch über den Krieg hinweg grundsätzlich an der gemeinsamen Verwaltung festgehalten, so wurde die Stelle des Obervorstehers der Hohen Hospitäler 1606 und 1618 jeweils gemeinsam neu besetzt, jedoch ist bei der Einigung zwischen den Landgrafen 1627 von Streitigkeiten und Missständen bei der Inspektion, Visitation und Administration die Rede.[130] Die Hohen Hospitäler waren demnach ein Stück weit zwischen die Fronten der Landgrafen geraten, da angesichts der Auseinandersetzungen die gemeinsame Verwaltung nur noch unzureichend funktionierte. Ähnliches ist für die drei Jahre des Hessenkrieges anzunehmen, eine jährliche Rechnungsabhörung fand schon seit 1643 nicht mehr statt.[131]

---

127 Friedrich 1983, S. 137f.; Demandt 1983, S. 73f. Druck von Testament und Erbeinigung bei Hollenberg 1994.

128 Kurze Zusammenfassung bei Hollenberg 2007, S. 11f., ausführlicher Press 1986.

129 Friedrich 1983, S. 141–143. HStAM 5, Nr. 17860: Vertrag vom 24.12.1627; Nr. 19027: Vertrag vom 06.08.1650.

130 Zu den Obervorstehern siehe Aumüller 2004, S. 82f.; abweichende Angaben bei Friedrich 1983, S. 147. Zum Vertrag von 1627 siehe Friedrich 1983, S. 141.

131 Erst 1652 wurde wieder eine Rechnungsprüfung durchgeführt. Siehe Friedrich 1983, S. 159.

Die Einigung von 1650 lenkte vor diesem Hintergrund die Verwaltung wieder in geordnete Bahnen. Aufbauend auf älteren Vergleichen wurden die Form der jährlichen Rechnungsvisitation, die Bestallung und die Aufgaben des Obervorstehers sowie die Einsetzung des Pfarrers geregelt. Neben Gerichtsbarkeit und Archiv des Hospitals wurden zudem die Aufnahmebedingungen für die Hospitalsinsassen behandelt.[132] In der Folgezeit zeichnete sich die Verwaltung der Hohen Hospitäler durch eine große Kontinuität aus. Das Bindeglied zwischen ihnen war der Obervorsteher. Ihm waren die Vögte als Leiter der einzelnen Hospitäler untergeordnet und diesen wiederum die Bediensteten vor Ort. Einmal jährlich wurde eine Rechnungsvisitation durch die sogenannte Samtkommission (auch Visitationskommission) durchgeführt, die aus jeweils zwei Räten aus Hessen-Darmstadt und aus Hessen-Kassel bestand.

Der Dreißigjährige Krieg hatte aber nicht nur innerhalb der Verwaltung der Hohen Hospitäler für Unsicherheiten gesorgt, sondern sie insgesamt in einer desolaten Lage hinterlassen. Zum Ende des 16. Jahrhunderts hatten sich schon finanzielle Schwierigkeiten gezeigt. Haina und Merxhausen waren mit Insassenzahlen um 300 Personen an die Grenzen ihrer Aufnahmekapazitäten gelangt. Die Finanzlage hatte sich zusehends verschärft und wurde durch verfehlte Investitionen noch verschlechtert.[133] Die Zeit des Dreißigjährigen Krieges beendete die Problematik der Überbelegung auf dramatische Weise, denn von der alten Größe der Hospitäler war bald nichts mehr übrig. In Haina befanden sich 1641 nur noch 24 Insassen, in Merxhausen ein Jahr später ebenso wenige.[134]

Der Dreißigjährige Krieg, der auch zahlreiche Auseinandersetzungen auf hessischem Gebiet mit sich gebracht hatte, hatte die Hospitalswirtschaft empfindlich getroffen. Die Verwüstungen waren in Nordhessen vor allem in den Jahren 1627 und 1636/37 besonders schwer. Die Folgen sind hinlänglich bekannt: Plünderungen, Verlust von Vieh und Saatgut, Seuchen und Verschuldung von Gemeinden und Bevölkerung sowie damit verbunden ein dramatischer Rückgang der Bevölkerungszahlen, in vielen Gemeinden in unmittelbarer Nähe von Merxhausen um mehr als 50 Prozent.[135] Auch die Hospitäler waren in großem Maße betroffen. Merxhausen war direkten Plünderungen ausgesetzt, für die es aufgrund seiner umfangreichen Vorräte natürlich prädestiniert war. Infolgedessen wurden

132 Ebd., S. 142–143; Aumüller 2008b, S. 273f.

133 Aumüller 2004, S. 88f.

134 Vanja 2001, S. 34. HStAM 229, Jahresrechnung 1642, Verzeichnis der Hospitalitinnen.

135 Lasch 1969, S. 30f., 38. Einen stärker sozialgeschichtlichen Ansatz verfolgt Theibault 1995, allerdings für weiter östlich im Gebiet zwischen Werra und Fulda gelegene Gemeinden.

die Viehbestände zum Teil nach Haina gebracht, wo man sich offenbar besseren Schutz versprach. Die Landwirtschaft wurde nur noch notdürftig versehen, die Ernährungslage war dementsprechend schlecht.[136] Zusätzlich brachen die Einnahmen weg, denn die Abgaben an Naturalien und Geld konnte die Bevölkerung nicht mehr aufbringen. Auch größere Kredite, die das Hospital vergeben hatte, wurden nicht mehr zurückgezahlt.[137]

Nach dem Ende des Dreißigjährigen Krieges erholten sich die Hospitäler wie das Land insgesamt nur langsam. Zum Ende des 17. Jahrhunderts wurden der Zustand der Wirtschaftsverwaltung in Merxhausen und die Versorgung der Hospitalsinsassen weiterhin als desolat beschrieben, was neben der schlechten Wirtschaftsführung des Vogtes immer noch auf die Kriegsfolgen zurückgeführt wurde. Gleichzeitig zeigt die in diesem Zusammenhang erfolgte Untersuchung, die im Auftrag der Landgräfin Hedwig Sophie von Hessen-Kassel durchgeführt wurde, dass man nun gewillt war, die Sache gezielt in die Hand zu nehmen.[138] Die Finanzlage des Hospitals Merxhausen verbesserte sich in der Folgezeit kontinuierlich. Einen Rückschlag bedeutete 1692 ein Unwetter, das zu einer katastrophalen Überschwemmung in Merxhausen führte. Innerhalb kürzester Zeit war das Flüsschen Ems, das durch Merxhausen fließt, über die Ufer getreten und hatte neben Nutzflächen ein Drittel der Gebäude zerstört, darunter auch die steinernen Hauptgebäude mit den Unterkünften der Hospitalsinsassen.[139] Der Wiederaufbau erfolgte erst nach und nach und zog sich bis in das erste Drittel

---

136 HStAM 5, Nr. 18289: Bericht des Geheimen Oberappellations- und Konsistorialrats Johann Henrich von Dauber an Landgräfin Hedwig Sophie von Hessen-Kassel, 18.12.1668. Siehe Schlieper 1983, S. 233f., 240.

137 Aumüller 2004, S. 86f.

138 HStAM 5, Nr. 18289: »Vorschläge des Pfarrers Joh. Rud. Zinck zu Merxhausen zu besserer Einrichtung des Hospitals, 1668–1680« Die Untersuchung und darauf folgende Maßnahmen wurden durch eine umfassende Beschwerde des Pfarrers Zinck veranlasst, der die Verfehlungen des Vogtes anprangerte, die neben der schlechten Finanzlage auch eine schlechte Versorgung der Hospitalitinnen zur Folge hatten. Der Geheime Oberappellations- und Konsistorialrat Johann Henrich von Dauber reiste daraufhin nach Merxhausen und berichtete an die Landgräfin. Unter anderem wurde die Zahl der Bediensteten reduziert, um die Ausgaben zu senken. Siehe auch Schlieper 1983, S. 240–242.

139 LWV 13: Kopialbuch der Korrespondenz des Obervorstehers Wilhelm Ernst v. Geismars, Eintrag 27.06.1692: Bericht an den Landgrafen. Der Bericht wird ausführlich zitiert bei Aumüller 2008b, S. 288f.

des 18. Jahrhunderts hin.[140] Gleichzeitig zeigt er jedoch, dass die wirtschaftliche Situation des Hospitals sich verbessert hatte, denn es wurden auch Neubauten finanziert.[141] In der ersten Hälfte des 18. Jahrhunderts blieben die Finanzen insgesamt stabil.

2.3 Siebenjähriger Krieg, Hungerkrise und das Königreich Westfalen – das Hospital Merxhausen im 18. und zu Beginn des 19. Jahrhunderts

Der Siebenjährige Krieg (1756–1763) stürzte die Hohen Hospitäler in eine erneute finanzielle Krise. Die Landgrafschaft Hessen-Kassel lag mitten im Kriegsgebiet, allein Kassel wurde im Verlauf des Krieges vier Mal von französischen Truppen besetzt. Truppendurchzüge verbunden mit Einquartierungen, Plünderungen, Beschlagnahmungen und Kontributionszahlungen hatten schwerwiegende Folgen für Wirtschaft und Bevölkerung.[142] Auch das Hospital Merxhausen war davon unmittelbar betroffen. Dass dabei auch versucht wurde, sich Beschlagnahmungen zu entziehen, zeigt die Schilderung des Hospitalsgärtners. Beim Versuch, die Pferde des Hospitals vor feindlichen Truppen zu verstecken, wurde er entdeckt und konnte sich nur durch den Sprung von einer hohen Mauer retten, der ihm dauerhaft ein lahmes Bein einbrachte.[143]

Neben Verlusten von Ressourcen gingen auch die Einnahmen des Hospitals stark zurück. Sparmaßnahmen, die während des Krieges getroffen wurden, betrafen dabei unmittelbar die Hospitalsinsassen. Von massiven finanziellen Problemen berichtete Vogt Fey bereits 1759 und schlug in diesem Zusammenhang auch die Kürzung von Essensrationen von Hospitalitinnen und unteren Bediensteten als Einsparungsmöglichkeit vor. Umgesetzt wurde dies aber erst 1761, als sich die Versorgungslage weiter verschlechtert hatte. 1762 führten

140 Vermutlich stehen die umfassenden Renovierungsmaßnahmen im Weberhaus zu Beginn des 18. Jahrhunderts in diesem Zusammenhang (siehe Kap. 7. 1). Der Kreuzgang wurde laut einer Inschrift offenbar erst 1733 wieder aufgebaut. Siehe Aumüller 2008b, S. 290.

141 Im Juliusspital in Würzburg lässt sich eine ähnliche Entwicklung nachvollziehen. Nach großen finanziellen Schäden im Dreißigjährigen Krieg folgte die Konsolidierung bis zum Ende des 17. Jahrhunderts, gefolgt von einer Ausbauphase im ersten Drittel des 18. Jahrhunderts. Siehe Mettenleiter 2004, S. 166.

142 Siehe allgemein zu den Folgen für Hessen-Kassel Wolff 1983, S. 137–138.

143 HStAM 229 I, B I 1 a, Paket 1: Schreiben von Gärtner Himmelmann an Obervorsteher von Haller, Merxhausen 03.12.1774 (= Anhang 37 zum Ökonomie- und Schuldentilgungsplan von 1773).

dann Getreide- und Brotknappheit dazu, dass eine ausreichende Versorgung der Hospitalitinnen nicht mehr gewährleistet war. Aufgrund der schlechten Lage in Merxhausen hatte der Vogt seine Familie mittlerweile in Kassel untergebracht.[144]

Am Ende des Siebenjährigen Krieges war das Hospital stark verschuldet. Zudem überstiegen die Ausgaben die Einnahmen des Hospitals auch in den folgenden Jahren bei weitem. Die Samtkommission errechnete ein jährliches Defizit von knapp über 932 R., so dass die Verschuldung in den Jahren nach dem Krieg weiter wuchs. 1773 war das Hospital in einer Höhe von 12 499 R. verschuldet.[145] Durch die Hungerkrise von 1771/72 wurde die Lage so sehr verschärft, dass von Seiten der Samtkommission der Fortbestand des Hospitals als gefährdet angesehen wurde. In Haina befand man sich in einer ähnlich prekären Lage. Infolgedessen wurden beide Einrichtungen 1773 einer umfassenden wirtschaftlichen Prüfung durch die Samtkommission unterzogen, die von den Landgrafen beauftragt worden war, einen »Ökonomie- und Schuldentilgungsplan« zu erstellen. Zunächst wurde Haina visitiert, kurze Zeit später Merxhausen.[146] Nach der Erfassung aller Einnahmen und Ausgaben bis in das kleinste Detail erarbeiteten die Räte einen ebenso detaillierten Plan, der Einsparungen, aber auch eine bessere Ausnutzung der Ressourcen zum Beispiel in Landwirtschaft und Küche, vorsah. Auf Dauer waren auch Besoldungskürzungen vorgesehen, die aber erst bei Neubesetzung der Stellen in Kraft treten sollten.

Die »Ökonomie- und Schuldentilgungspläne« für Haina und Merxhausen stehen im Zusammenhang mit weiteren Reformvorhaben sowohl in der Landgrafschaft Hessen-Kassel als auch in Hessen-Darmstadt. Die Missernten und die damit verbundene Teuerung von 1771/72 trafen in beiden Landgrafschaften auf eine sowieso schon angespannte Finanzlage. Hessen-Darmstadt stand 1770 wegen immenser Schulden kurz vor dem Staatsbankrott, so dass eine kaiserliche Kommission eine mögliche Zwangsverwaltung des Landes prüfte. In Hessen-Kassel war die Lage aufgrund der Subsidienzahlungen, die England für den Einsatz hessischer Soldaten im Siebenjährigen Krieg zahlte, zwar besser, jedoch endeten diese Zahlungen 1770, was auch Hessen-Kassel aufgrund hoher Ausgaben

---

144 LWV 13, Nr. 5540: Bericht von Vogt Fey an Obervorsteher von Cappelan, o. O. 09.11.1759; Nr. 6070: Schreiben (Konzept) von Obervorsteher von Cappelan an Vogt Fey, Haina 18.04.1761; Nr. 6049: Schreiben von Vogt Fey an Obervorsteher von Cappelan, Merxhausen 25.11.1761; Nr. 5530: Schreiben von Vogt Fey an Obervorsteher von Cappelan, Merxhausen 09.01.1762.

145 HStAM 229 I, B I 1 a, Paket 1: Ökonomie- und Schuldentilgungsplan von 1773.

146 Ebd. Zum Ökonomie- und Schuldentilgungsplan für Haina siehe Droste 2007, S. 192f.; Aumüller 2008b, S. 292–295.

in finanzielle Schwierigkeiten brachte. Die Verschärfung der Finanzlage bewirkte einen Reformschub in beiden Landgrafschaften, der sich vor allem auf Verwaltung und Landwirtschaft bezog.[147]

Die Maßnahmen in den Hospitälern sind als Teil dieser allgemeinen Reformvorhaben in den Landgrafschaften zu sehen. Innerhalb der Geschichte des Hospitals Merxhausen stellt die Erstellung des Ökonomieplans eine wichtige Neuerung dar. Im Sinne einer modernen Verwaltung wurde zum ersten Mal versucht, die Rechnungsführung nicht nur im Nachhinein zu betrachten, sondern eine Finanzplanung im Voraus zu unternehmen, indem genau bestimmt wurde, wie viel Geld für welchen Ausgabenposten zur Verfügung stand. In den folgenden Jahren wurde dieses Verfahren verfestigt, indem die Samtkommission für jedes Jahr einen Finanzplan aufstellte, auf den der Vogt verpflichtet wurde. Ausgaben, die die Planung übertrafen, mussten jeweils gesondert genehmigt werden.[148]

Die Sparmaßnahmen, die durch den Ökonomieplan und die darauf folgenden Plansverordnungen bestimmt worden waren, waren tatsächlich erfolgreich, denn die Finanzen des Hospitals konsolidierten sich seit den 1780er Jahren. Allerdings ließ der nächste Krieg nicht lange auf sich warten. Kurfürst Wilhelm I. von Hessen versäumte während der Koalitionskriege den Zeitpunkt für ein Bündnis und taktierte 1806 zwischen Frankreich auf der einen und Preußen auf der anderen Seite, wenn auch wenig erfolgreich. Was zunächst nur nach einem Durchzug der Truppen Napoleons in Nordhessen aussah, endete in der kampflosen Kapitulation, der Flucht des Kurfürsten und dem vorläufigen Ende des Kurfürstentums Hessen. Zunächst übernahm eine französische Militärverwaltung die Macht. Nach der Niederlage Preußens 1807 wurde das ehemalige Kurfürstentum durch die Vereinbarungen des Friedens von Tilsit ein Teil des Königreichs Westfalen,

147 In Hessen-Kassel wurde nach der Hungerkrise die Förderung der Landwirtschaft ein wichtiges Ziel der landgräflichen Politik, zu der auch die Verpachtung der Domänen gehörte. Letztere stellten neben den Hohen Hospitälern die größten Wirtschaftsbetriebe der Landgrafschaft dar. Im Zuge umfassender Behördenreformen wurden zudem flächendeckend Steuerräte und Landräte eingesetzt. Siehe Fees 1979, S. 24f.; La Bella 1995, S. 78–82; Philippi 2007, S. 74f.; Wolff 1983, S. 141. In der Landgrafschaft Hessen-Darmstadt wurden mit der Berufung Friedrich Karl von Mosers zum alleinigen Staatsminister 1772 umfassende Finanz- und Wirtschaftsreformen eingeleitet und zudem ein Schuldentilgungsplan für den Abbau der landgräflichen Schulden erstellt. Siehe Lange 1990, S. [3]; Fleck 1982, S. 95–101; Dölemeyer 1999, S. 154–159.

148 Plansverordnungen und Plansberichte im HStAM 229 I, B I 1 a und B I 1 b. Nach Unterbrechung ab 1809 in der westfälischen Zeit wurden sie in Form von Verwaltungsberichten 1816–1856 fortgeführt (HStAM 229 I, B I 2).

als dessen Hauptstadt Kassel diente. Als König wurde Jérôme Bonaparte, ein Bruder Napoleons, eingesetzt.[149]

Unter der französischen Militärverwaltung kam es zu Einquartierungen und Plünderungen in Nordhessen und es wurde eine hohe Kriegssteuer erhoben, für die sich zahlreiche Gemeinden verschulden mussten.[150] Die Folgen scheinen für das Hospital zunächst aber weit geringer als beim Siebenjährigen Krieg gewesen zu sein. Grundlegende Veränderungen brachte jedoch die westfälische Herrschaft mit sich. Die Samtverwaltung wurde 1810 zwischen dem Königreich Westfalen und dem Großherzogtum Hessen, als Nachfolgestaat der Landgrafschaft Hessen-Darmstadt[151], aufgelöst. Entsprechend ihrer territorialen Lage gehörten die Hospitäler Haina und Merxhausen nun zum Königreich Westfalen, das Hospital Hofheim und der Wirtschaftshof Gronau zum Großherzogtum Hessen. Der Auflösung waren zähe Verhandlungen vorausgegangen, da der Großherzog darauf bestand, das Gesamtvolumen des Vermögens der Hospitäler entsprechend der Bevölkerungszahlen der beiden Staaten aufzuteilen, was letztendlich bedeutete, Besitz und Einkünfte, die an die einzelnen Hospitäler gebunden waren, in ihrer Gesamtheit zu ermitteln und teilweise neu zu verteilen bzw. Abfindungen zu zahlen. Am Ende wurden der westfälischen Seite zwei Drittel zugewiesen, der großherzoglichen das übrige Drittel.[152]

Hatten sich die finanziellen Einbußen durch den Krieg in Grenzen gehalten, stellten die Reformen innerhalb des Königreichs Westfalen für das Hospital eine ernste finanzielle Herausforderung dar. Das Ziel, ein einheitliches und effizientes Steuersystem zu schaffen, führte zur Aufhebung aller bisherigen Steuerprivilegien und Immunitäten, von denen auch das Hospital profitiert hatte. Fortan waren alle direkten und indirekten Abgaben zu zahlen, die aufgrund der wirtschaftlichen und personellen Größe des Hospitals einen erheblichen Ausgabeposten darstellten. Reformen im Justizwesen führten zudem dazu, dass die Gerichtsbarkeit aus dem Hospital herausgelöst wurde und damit verbundene Einnahmen ebenfalls entfielen.[153] 1809 wurde errechnet, dass dem Hospital, hervorgerufen durch die Finanz- und Justizreformen sowie durch Zahlungen zum Unterhalt

149 Philippi 2007, S. 100–102; Seier 2003, S. 14–21.

150 Ebd., S. 17.

151 Mit dem Beitritt Hessen-Darmstadts zum Rheinbund 1806 waren Gebietsgewinne und die Erhebung zum Großherzogtum einhergegangen. Siehe Franz et al. 2003, S. 690–695.

152 Sahmland 2008a, S. 326–329.

153 Ebd., S. 324–326, 329–332. Zu den Steuerreformen allgemein Ullmann 1995, bes. S. 126f.

französischer Truppen und der Gendarmerie, jährlich 1568 R. verloren gingen, was einem Zehntel der Gesamteinnahmen entsprach. Infolgedessen reichten die Einnahmen nicht mehr aus, um die laufenden Kosten des Hospitalsbetriebs zu decken. Als Gegenmaßnahmen waren Einsparungen im Bauwesen und beim Personal, aber auch die Festlegung einer maximalen Anzahl von 150 Hospitalsplätzen vorgesehen.[154]

Trotz der finanziellen Probleme brachten die Reformen aber auch einen Modernisierungsschub mit sich. Die Verwaltung wurde vereinfacht, indem die zuvor auf Landgrafen, Obervorsteher und Räte verteilten Zuständigkeiten an einer Stelle, dem beauftragten Commissarius für die Hohen Hospitäler, zusammengeführt wurden.[155] Die Finanzierung des Hospitals erfolgte zwar immer noch über die Einnahmen aus der Stiftungsmasse, aber auch hier führte die Herauslösung der Gerichtsbarkeit zu übersichtlicheren Verhältnissen, so dass der eigentliche Kernbereich des Hospitals – die Versorgung der Insassen – stärker in das Zentrum rückte.

Das Königreich Westfalen hatte allerdings zu kurzen Bestand, um Aussagen darüber treffen zu können, ob die Verwaltung effektiver wurde bzw. inwiefern die Veränderungen sich auf das Hospital auswirkten. Nur etwa drei Jahre vergingen von der Auflösung der Samtverwaltung bis zur Vertreibung König Jérômes aus Kassel durch alliierte Truppen 1813. Die Wiederherstellung des Kurfürstentums Hessen erfolgte 1815 durch den Wiener Kongress.[156]

Aber auch nach dem Ende des Königreichs Westfalen wurde die gemeinsame Verwaltung der Hohen Hospitäler durch das Kurfürstentum Hessen und das Großherzogtum Hessen erwartungsgemäß nicht wieder aufgenommen. Auf beiden Seiten bestand wohl kaum ein Interesse, sich in der nun erlangten alleinigen Souveränität über die jeweiligen Hospitäler wieder einzuschränken. Bis zur Annektion des Kurfürstentums Hessen durch Preußen 1866 blieben die Hospitäler Haina und Merxhausen kurfürstliche Einrichtungen.

---

154 HStAM 229 I, B I 4, Paket 1: Verzeichnis der öffentlichen Abgaben des Hospitals Merxhausen, erstellt durch Küchenschreiber Scheffer, Merxhausen 20.10.1809; Regulativ für das Hospital Merxhausen, erstellt durch Appellationsrath und Commissarius der Hohen Hospitäler Hassenpflug, Kassel 21.10.1809, genehmigt vom Minister des Innern Graf von Wolffradt, Kassel 09.11.1809.

155 Siehe Kap. 2.4.1.

156 Seier 2003, S. 40f.

2.4 Verwaltungsaufbau und Bedienstete im 18. und zu Beginn des 19. Jahrhunderts

Der vorangegangene Überblick über die Geschichte des Hospitals Merxhausen hat bereits einige wesentliche Aspekte der Verwaltung der Hohen Hospitäler behandelt, wobei vor allem die Ebene eine Rolle spielte, die dem eigentlichen Hospitalsbetrieb vor Ort übergeordnet war. Dies wird im Folgenden nochmals aufgegriffen, um Kompetenzen und Zuständigkeiten vor allem im 18. und zu Beginn des 19. Jahrhunderts genauer zu betrachten. Zusätzlich wird aber die innere Verwaltung des Hospitals Merxhausen und seine Bedienstetenstruktur behandelt werden.

Mit Blick auf die Aufwärter und Aufwärterinnen erscheint eine genauere Betrachtung von Verwaltung und übrigen Bediensteten aus mehreren Gründen notwendig. Der Vergleich mit anderen Bediensteten verdeutlicht die Stellung, die den Aufwärterinnen und Aufwärtern innerhalb des Hospitals zukam und grenzt ihr Aufgabenspektrum von dem der übrigen Bediensteten ab. Zudem hatten einige Aufwärter und Aufwärterinnen zuvor andere Stellungen im Hospital inne, z. B. als Knechte oder Holzhauer. Es lohnt sich daher, den Blick auch auf diese Bedienungen zu richten, nicht zuletzt, um Karrierewege innerhalb des Hospitals nachvollziehen zu können. Im Alltag interagierten die Aufwärter und Aufwärterinnen natürlich nicht nur mit den Hospitalitinnen, sondern auch mit den übrigen Bediensteten. Auch daher ist es sinnvoll, sie zunächst in ihrer Gesamtheit kurz vorzustellen. Und zuletzt stammen die Quellen, die über die Aufwartung und über die Personen der Aufwärter und Aufwärterinnen Auskunft geben, nie von ihnen selbst, sondern wurden vor allem von den Hospitalsbeamten verfasst. Daher sollte auch auf diese Personen und ihren Hintergrund ein genauerer Blick gerichtet werden.

Im Folgenden wird ein gewissermaßen statisches Bild des Verwaltungsaufbaus und der Bediensteten des Hospitals vorgestellt. Dabei geht es um Entscheidungsbefugnisse und Aufgabenbereiche, aber weniger um deren Umsetzung innerhalb des Alltags im Hospital. In den späteren Kapiteln werden die Bediensteten verstärkt als individuelle Akteure in Erscheinung treten, deren Handlungen nur teilweise mit den ideellen Vorgaben in Einklang standen, wie sie in Hospitalsordnungen und Dienstinstruktionen niedergelegt sind. Zunächst aber soll es darum gehen, sich einen Überblick über die Verwaltungsgliederung und die Bediensteten zu verschaffen.

2.4.1 Die Samtverwaltung der Hohen Hospitäler

Die Hohen Hospitäler unterstanden als landesherrliche Einrichtungen seit ihrer Gründung im 16. Jahrhundert den hessischen **Landgrafen**. Als Stifter hatte Philipp der Großmütige ihre Zweckbestimmung in Form von Stiftungsbrief und Hospitalsordnung festgelegt. Er bzw. seine Nachfolger hatten die oberste Entscheidungsbefugnis in allen Hospitalsbelangen. Allerdings bedurfte die gemeinsame Verwaltung der Hohen Hospitäler – seit 1567 durch die vier hessischen Landgrafenlinien, seit 1604 nur noch durch Hessen-Kassel und Hessen-Darmstadt – der beständigen Abstimmung.

Die Schlüsselstellung innerhalb dieser Samtverwaltung hatte der **Obervorsteher** inne. Als höchster Beamter wurde er von beiden Landgrafen gemeinsam eingesetzt, die im Wechsel das Vorschlagsrecht besaßen und von ihnen ausgewählte Bewerber für die Stelle dem jeweils anderen präsentieren durften.[157] Seit dem 17. Jahrhundert rekrutierten sich die Obervorsteher abwechselnd aus dem hessenkasselschen bzw. hessen-darmstädtischen Adel, gelegentlich stammten sie auch aus bürgerlichen Familien. Die meisten hatten zuvor in militärischen Diensten gestanden. Zwar ist in der Regel von einer grundlegenden standesgemäßen Ausbildung auszugehen, eine fundierte juristische oder ökonomische Ausbildung spielte aber für die Besetzung ganz offenbar eine untergeordnete Rolle.[158] Nicht zuletzt scheint das Amt vor allem im 18. Jahrhundert auch der finanziellen Versorgung von älteren Offizieren gedient zu haben.[159]

Der Obervorsteher war für alle vier Hospitäler zuständig und bildete somit das Bindeglied zwischen den einzelnen Institutionen. Durch seine Position wurde die gemeinsame Verwaltung gewährleistet und ihre Kontinuität über politische Umwälzungen hinweg gesichert.[160] Gleichzeitig war der Obervorsteher eine Instanz zwischen den Landgrafen bzw. den zuständigen Räten und den einzelnen Hospitälern. Die Vögte wandten sich bei Fragen oder Problemen an ihn und nicht direkt an die landgräflichen Räte oder die Landgrafen. Der Obervorsteher war wiederum den Landgrafen gegenüber berichtspflichtig und musste sie bei wichtigen Fragen konsultieren. Er verfügte aber auch über weitreichende Entscheidungsbefugnisse, die er ohne Rücksprache mit Räten oder Landgrafen

157 Friedrich 1983, S. 149.

158 Aumüller 2004, S. 80; Aumüller 2008b, S. 274f. u. 284–96. Für die Obervorsteher seit dem 17. bis Anfang des 18. Jahrhunderts bietet Aumüller jeweils biographische Hinweise.

159 Friedrich 1983, S. 157; Aumüller 2008b, S. 290.

160 Sahmland 2008a, S. 322.

wahrnahm. Vor allem im Bereich der unteren Bedienstetenstellen, die nicht zur Beamtenschaft zählten, nahm er die Stellenbesetzung vor und verfügte über Weisungs- und Strafbefugnisse. Aufgabe des Obervorstehers war laut »Renovirter Hospitalsordnung« von 1728 die Leitung der Wirtschaftsführung unter Wahrung des Besitzstandes des Hospitals, die Vorbereitung der jährlichen Visitation, die Dienstaufsicht über das gesamte Personal, die Aufsicht über die Aufnahme von Hospitaliten und Hospitalitinnen und nicht zuletzt die ordentliche Führung von Wirtschafts- und Verwaltungsbüchern.[161]

Zunächst hatten die Obervorsteher ihr Amt von ihrem eigenen Wohnsitz aus wahrgenommen, seit dem Ende des 17. Jahrhunderts aber wohnten sie in Haina.[162] Hatte das Hospital Haina schon zuvor allein durch seine Größe und die umfangreichsten Besitzungen eine Vorrangstellung unter den Hohen Hospitälern innegehabt, rückte es mit der ständigen Anwesenheit des Obervorstehers endgültig in das Zentrum der Verwaltung.

Auch die jährliche Visitation fand in Haina statt.[163] Die Vögte der übrigen Hohen Hospitäler brachten ihre Rechnungen dorthin, um sie von der **Samtkommission** (auch Visitationskommission) prüfen zu lassen. Nur selten kamen die Räte der Samtkommission persönlich in die anderen Hospitäler, während die Obervorsteher zumindest im 18. Jahrhundert häufiger in Merxhausen waren. Die Räte der Samtkommission, je zwei aus Hessen-Kassel und aus Hessen-Darmstadt, wurden von den jeweiligen Landgrafen ernannt. Dieser Personenkreis wurde bisher noch nicht näher untersucht, daher können hier kaum allgemeine Aussagen über den Werdegang und die möglichen Qualifikationen der einzelnen Personen getroffen werden. Ein Blick auf die Räte der Samtkommission am Ende des 18. Jahrhunderts zeigt, dass sich darunter Persönlichkeiten befanden, die über den Wirkungskreis der Samtkommission hinaus für die hessische Geschichte von Bedeutung waren. Von hessen-darmstädtischer Seite ist hier zum Beispiel Georg Conrad Stockhausen[164] zu nennen, von hessen-kasseler

---

161 HStAM 5, Nr. 17862: Renovirte Ordnung von 1728, § XXI. Siehe auch Aumüller 2008b, S. 275.

162 Ebd., S. 286.

163 Holthausen 1907, S. 158.

164 G. C. Stockhausen (1749–1803) war Jurist und stand seit 1769 in hessen-darmstädtischen Diensten. Während seiner Laufbahn leitete er unter anderem das Direktorium der Landesökonomie-Deputation, der Münz-Deputation und des Oberforstamts. Siehe Art. »Stockhausen, Georg Conrad«. In: Grundlage einer Hessischen Gelehrten- und Schriftstellergeschichte von Friedrich Wilhelm Strieder, Bd. 16 (1812), S. 24–26.

Seite Johannes Hassenpflug[165], der Vater des späteren hessischen Ministers Hans Daniel Ludwig Friedrich Hassenpflug.

Zunächst diente die jährliche Visitation durch die Samtkommission vor allem der Rechnungsabhörung und damit der Kontrolle der Finanzen. Zum Ende des 18. Jahrhunderts erlangte die Samtkommission aber zunehmend Einfluss auf die Verwaltung der Hospitäler und trat damit in Konkurrenz zum Obervorsteher, dessen Entscheidungsbefugnisse sie einschränkte. Dieser Prozess wurde vor allem in Folge des »Ökonomie- und Schuldentilgungsplans« von 1773 vorangetrieben. Die Umsetzung dieses Programms und darauf aufbauende jährliche Neuregelungen durch die Samtkommission, die die Umsetzung kontrollierte, bestimmten in den nächsten Jahren die Verwaltung der Hospitäler und verstärkten den Einfluss der Samtkommission. Der Obervorsteher wurde zunehmend zu einer ausführenden Kraft, die Vorgaben der Samtkommission weitergab und durchsetzte und sich in fast allen Belangen an sie wenden musste. Obervorsteher von Stamford äußerte über diese Entwicklung nur allzu deutlich sein Missfallen.[166]

Bisher nur ansatzweise untersucht ist, wie die Kommunikation zwischen Obervorsteher auf der einen und Landgrafen bzw. den Räten auf der anderen Seite zwischen den jährlichen Visitationen stattfand, und wo genau die Zuständigkeiten lagen, die über die Aufgaben der Visitation hinaus gingen. Eine Schlüsselrolle hatte für Hessen-Kassel offenbar der **Geheime Rat** inne, aus dem sich zumindest zum Ende des 18. Jahrhunderts immer auch ein Mitglied der Samtkommission rekrutierte.

Für die Landgrafschaft Hessen-Kassel verhandelte der Geheime Rat über zahlreiche Belange der Hohen Hospitäler, wobei Haina und Merxhausen eine ungleich größere Rolle spielten als Hofheim und Gronau. Der Grund dafür ist in der territorialen Lage zu sehen. Auch wenn die Hohen Hospitäler grundsätzlich von beiden Landgrafschaften gemeinsam verwaltet wurden, lässt sich in der Praxis eine territoriale Zuständigkeit erkennen, denn der Geheime Rat befasste sich entweder mit Fragen, die die Hohen Hospitäler insgesamt betrafen, oder konkret mit den Hospitälern Haina und Merxhausen. Hingegen sind kaum Akten vorhanden, die ausschließlich Hofheim oder Gronau betreffen.

Für Merxhausen ist somit der Geheime Rat in Kassel die landgräfliche Behörde, die neben den Landgrafen selbst, der Samtkommission und dem

165 J. Hassenpflug (1755–1834) war zunächst Stadtschultheiß zu Hanau, später Regierungsdirektor zu Kassel. Siehe Wippermann, Karl: Art. »Hassenpflug, Hans Daniel Ludwig Friedrich«. In: Allgemeine Deutsche Biographie 11 (1880), S. 1–9.

166 Aumüller 2007, S. 124; Aumüller 2008b, S. 275.

Obervorsteher den größten Einfluss auf die Belange des Hospitals ausübte. Ein Blick in die Findbücher zeigt, dass der Geheime Rat vor allem für die übergeordnete Verwaltung eine Rolle spielte.[167] Die Finanzen der Hospitäler und ihre Verschuldung, die Besetzung der obersten Bedienstetenstellen der Vögte, Obervorsteher und sonstigen Hospitalsbeamten, Beschwerden gegen diese und nicht zuletzt die Verabschiedung allgemeiner Ordnungen für die Hospitäler wurden hier beraten, bevor sie durch die Landgrafen verabschiedet wurden. Häufig wurde der Geheime Rat hinzugezogen, wenn sich Missstände zeigten, betrafen sie nun die Finanzlage oder andere Probleme wie zum Beispiel die Überfüllung der Hospitäler oder die schlechte Amtsführung eines Beamten. Hingegen spielten Belange, die die niedrigere Verwaltungsebene und unteren Bediensteten – und damit auch die Aufwärter und Aufwärterinnen – betrafen, vor dem Geheimen Rat kaum eine Rolle. Sie wurden vor allem unterhalb dieser Ebene zwischen Vögten, Obervorsteher und Samtkommission verhandelt.

Eine weitere wichtige Funktion nahm der Geheime Rat bei der Aufnahme der Hospitaliten und Hospitalitinnen wahr. Zwar waren die Aufnahmegesuche an den Landgrafen gerichtet und er war es auch, der letztendlich die Aufnahmereskripte unterzeichnete und damit die Aufnahme bewilligte, aber die Vorarbeit leisteten hier wie in anderen Hospitalsbelangen wohl Mitglieder des Geheimen Rates.[168] Unklar ist allerdings, ob und inwieweit der Geheime Rat in Bezug auf Angelegenheiten der Hohen Hospitäler über eigenständige Entscheidungsbefugnisse verfügte. Insgesamt war der Geheime Rat in Hessen-Kassel wenig selbstständig, auch bei den Hohen Hospitälern scheint die endgültige Entscheidungsbefugnis bei den Landgrafen gelegen zu haben.[169]

Zusammenfassend lässt sich für die übergeordnete Verwaltungsebene festhalten: Von beiden hessischen Landgrafen wurde der Obervorsteher als oberster Beamter der Hohen Hospitäler mit der Leitung der Hospitäler betraut. Kontrolliert wurde dieser durch die ebenfalls von den Landgrafen eingesetzten Räte der Samtkommission. Hospitalsangelegenheiten, die über die Befugnisse des Obervorstehers hinausgingen, wurden von den Landgrafen persönlich bzw. für Hessen-Kassel unter Hinzuziehung des Geheimen Rates verhandelt.

Mit der **Auflösung der Samtverwaltung** im Königreich Westfalen endete 1810 diese Form der übergeordneten Verwaltung der Hohen Hospitäler. Das Amt des Obervorstehers wurde aufgehoben und der Amtsinhaber von Breidenbach mit

167 HStAM 5 Geheimer Rat.

168 Ebd. sind sowohl Aufnahmelisten als auch Verhandlungen über einzelne Aufnahmen überliefert.

169 Dülfer 1953, S. 187f.

einer Pension von 3000 R. entlassen. Die Zuständigkeit für Haina und Merxhausen lag nun beim Ministerium des Innern. Hauptverantwortlich zeigte sich der als »Commissarius« für die Hohen Hospitäler eingesetzte Johannes Hassenpflug, dem die Vorsteher der Hospitäler regelmäßig Bericht erstatten mussten, der die Hospitäler visitierte und die grundlegenden Entscheidungen traf – gegebenenfalls genehmigt durch den Innenminister.[170] Hassenpflug war schon vor der westfälischen Zeit Mitglied der Samtkommission gewesen, so dass durch seine Person eine Kontinuität in der Hospitalsverwaltung gewahrt war. Die Auflösung der Samtverwaltung bedeutete das Ende der doch recht schwerfälligen, auf langer Tradition beruhenden Verwaltung mit verschiedenen Zuständigkeiten von Landgrafen, Samtkommission und Obervorsteher, die nun einer moderneren Form wich, in der die Kommunikations- und Entscheidungswege verkürzt waren. Hassenpflug nahm in der Folgezeit äußerst aktiv Einfluss auf die Belange der Hospitäler und bestand auf seine maßgebliche Entscheidungsbefugnis. Auch in Bezug auf die Bedienstetenschaft machte er deutlich, dass nun ein anderer Wind wehte, statt ständischer Privilegien und lebenslang gesicherter Dienstzeit wurde das Leistungsprinzip stärker betont.[171]

Nach der Wiedererrichtung des Kurfürstentums Hessen schien Kurfürst Wilhelm I. zunächst gewillt, dem Vorgehen in der westfälischen Zeit grundsätzlich zu folgen. Im Regulativ von 1815 für die Hospitäler Haina und Merxhausen wird aufgrund der aufgelösten Samtverwaltung der Obervorsteher weiterhin als überflüssig angesehen. Zunächst war vorgesehen, die direktive Leitung der Hospitäler einem Mitglied der Regierung Kassel als »Commissarius« zu übertragen. Anfragen der Hospitalsbediensteten sollten sich in Zukunft an ihn richten, er sollte Personen für Stellenbesetzungen vorschlagen und die Aufsicht und Kontrolle in allen Hospitalsangelegenheiten haben. Zudem sollte er die Hospitäler jährlich visitieren und dafür sorgen, dass die Rechnungen pünktlich bei den zuständigen Stellen zur Prüfung eingereicht wurden. Weiterhin sollten somit die

170 Sahmland 2008a, S. 332f. Ergänzend: HStAM 229 I, B I 4, Paket 1: Weisung des Ministers des Innern Graf von Wolffradt an Appellationsrath und Commissarius der Hohen Hospitäler Hassenpflug, Kassel 10.09.1809; Regulativ für das Hospital Merxhausen, erstellt durch Appellationsrath und Commissarius der Hohen Hospitäler Hassenpflug, Kassel 21.10.1809, im Anschluss genehmigt vom Minister des Innern Graf von Wolffradt; Regulativ für das Hospital Merxhausen, erstellt durch Appellationsrath und Commissarius der Hohen Hospitäler Hassenpflug, Merxhausen 13.08.1812, genehmigt vom Minister des Innern Graf von Wolffradt, Kassel 21.09.1812.

171 Sahmland 2008a, S. 332f., 336f.

vorherigen Funktionen von Obervorsteher und Samtkommission in der Person des Commissarius vereint bleiben.

In der Folgezeit zeigt sich jedoch, dass man den getroffenen Vorgaben nicht in allen Punkten folgte. Zunächst wurde bereits 1815 mit J. v. Boyneburg erneut ein Obervorsteher für Haina und Merxhausen eingesetzt.[172] Das Amt bestand wohl bis zur Annektion Kurhessens durch Preußen 1866.[173] Außerdem zeigt sich nach 1815 ein Wechsel von Zuständigkeiten bei den Stellen, die dem Hospital übergeordnet waren. Der Vorsteher von Merxhausen, nun Hospitalsinspektor genannt, richtete seinen Verwaltungsbericht 1817 sowohl an den Obervorsteher als auch an eine Visitationskommission. 1818 ist von einer Hospitalsdirektion die Rede, die das Hospital auch visitierte und die wohl aus kurfürstlichen Beamten bestand.[174] Diese wurde 1822 wieder abgeschafft, so dass der Hospitalsmeister zunächst nicht wusste, an wen er sich nun wenden sollte. Auf seine Anfrage erhielt er die Antwort, das Hospital Merxhausen sei nun der Kurfürstlichen Regierung in Kassel unterstellt, aus deren Kreis ein für Merxhausen zuständiger Referent bestimmt worden sei.[175]

Zeigte sich die übergeordnete Verwaltung bis zum Beginn des 19. Jahrhunderts sehr stabil, so war sie seit der napoleonischen Zeit häufigen Veränderungen ausgesetzt. Die innere Verwaltung und die Bedienstetenstruktur in Merxhausen waren von diesen Veränderungen weit weniger betroffen. Ein Wandel erfolgte hier meist über längere Zeiträume hinweg und war insgesamt weniger politischen Richtungswechseln unterworfen.[176]

Unterhalb der Ebene gemeinsamer Entscheidungskompetenzen teilten sich die einzelnen Hospitäler in eigene Verwaltungseinheiten auf. Zwar ähnelten sich die Hohen Hospitäler in ihrem Aufbau, aber im Detail gab es dennoch

172 Aumüller 2008b, S. 296.

173 Die Angaben zum Obervorsteher im 19. Jahrhundert sind in der Literatur nur sehr vage. Siehe von Hugo 1933, S. 355; Holthausen 1907, S. 17–19. Holthausen weist außerdem darauf hin, dass der Obervorsteher in Haina zwischen 1824 und 1853 Teil einer Hospitalsadministration war, die neben ihm aus einem Sekretär und dem Rentmeister bestand.

174 HStAM 229 I, B I 2: Verwaltungsbericht 1816 von Hospitalsmeister Scheffer, Merxhausen 15.05.1817; Verwaltungsbericht 1817 (Konzept) von Hospitalsmeister Scheffer, Merxhausen 05.06.1818.

175 HStAM 229 I, B I 4, Paket 1: Schreiben von Hospitalsmeister Scheffer an die Kurfürstliche Regierung, Merxhausen 25.06.1822; Schreiben der Kurfürstlichen Regierung der Provinz Niederhessen an Hospitalsmeister Scheffer, Kassel 09.02.1822.

176 Dies hat Hatje 2002, S. 290 auch für das Hospital zum Heiligen Geist und das Marien-Magdalenen-Kloster in Hamburg festgestellt.

Unterschiede, so zum Beispiel in der Anzahl der Bediensteten oder bei der Verteilung verschiedener Aufgaben auf die Bediensteten. Im Folgenden wird das Augenmerk ausschließlich auf Merxhausen liegen.

2.4.2 Die Bediensteten des Hospitals Merxhausen und ihre Aufgaben

Wie in den anderen Hohen Hospitälern stand dem Hospital Merxhausen ein **Vogt** vor (auch Samtvogt, Amtsvogt, später **Amtmann** bzw. Samtamtmann genannt), dem alle anderen Bediensteten des Hospitals untergeordnet waren.[177] Der Vogt war verantwortlich für die gesamte Verwaltung und hatte dadurch ein weites Aufgabenspektrum zu erfüllen, das sich aus juristischen, ökonomischen und administrativen Bereichen zusammensetzte.

Die Zivilgerichtsbarkeit für das Hospital Merxhausen und das Dorf Dorla lag in seinen Händen, und er hielt die Rügegerichte und Amts- und Forstbußtage ab.[178] Der Vogt nahm somit auch Aufgaben wahr, die in anderen Ortschaften in der Regel die landgräflichen Amtmänner versahen.[179] Zum Ende des 18. Jahrhunderts wich die Bezeichnung Vogt vielleicht auch aus diesem Grund der Bezeichnung Amtmann.

Es verwundert daher nicht, dass alle Vögte bzw. Amtmänner in der zweiten Hälfte des 18. Jahrhunderts Juristen waren.[180] Anton Fey (1757–1773), Johann Philipp Fuhrhans (1773–1782) und Philipp Matthaeus Wigand (1782–1785) waren Advokaten gewesen, bevor sie Vögte von Merxhausen wurden. Carl Philipp Reinhard Wachs (1786–1801) und Wilhelm Friedrich Otto (1802-†1807) hatten eine Prokuratur betrieben und Adam Valentin Sanner (1801-†1802) war vorher Regiments-Auditeur gewesen.[181]

---

177 Die Anreden Vogt, Samtvogt oder Amtsvogt finden sich zeitgleich in verschiedenen Schreiben. Die Bezeichnungen Amtmann und Samtamtmann lösen diese hingegen Ende des 18. Jahrhundert ab, ohne dass eine Verschiebung von Aufgaben oder Kompetenzen zu erkennen ist.

178 HStAM 229 I, B I 1 a: Verzeichnis der Hospitalsbediensteten, o. D. (= Anhang 10 zum Ökonomie- und Schuldentilgungsplan von 1773).

179 Vgl. Brakensiek 2000, S. 50.

180 Zillinger 1983, S. 272. Zu Beginn des 18. Jahrhunderts war dies noch nicht der Fall, hier finden sich noch ausschließlich ökonomisch ausgebildete Vögte. Nach dem ersten Juristen Johann Friedrich Fuhrhans (Vogt 1740–1754) wurde auch bei den folgenden Stellenbesetzungen die juristische Ausbildung vorausgesetzt.

181 Zillinger 1983, S. 272. Ergänzende Angaben aus: HStAM 229, Jahresrechnungen 1773–1807.

Erst im Königreich Westfalen leitete zum ersten Mal seit Beginn des 18. Jahrhunderts ein Nichtjurist das Hospital. Nachdem die Gerichtsbarkeit aus dem Hospital herausgelöst worden war, erschien eine juristische Ausbildung nun nicht mehr notwendig. Dies ermöglichte dem vormaligen Küchenschreiber Friedrich Wilhelm Scheffer 1809 den Aufstieg zum **Hospitalsmeister** (später auch **Hospitalsinspektor**), wie das Amt nun bezeichnet wurde. Die damit verbundenen Aufgaben hatte Scheffer schon in den vergangenen zwei Jahren wahrgenommen, da nach dem Tod des Amtmanns Otto 1807 die Stelle aufgrund der politischen Umwälzungen zunächst nicht besetzt worden war. Die Küchenschreiberstelle entfiel mit der Ernennung Scheffers zum Hospitalsmeister gänzlich, so dass sich die vorherigen Aufgaben des Küchenschreibers mit der Hospitalsmeisterstelle dauerhaft verbanden.[182] Scheffer behielt seine Position noch sehr lange, denn seine Amtszeit endete erst 1845.[183]

Neben der juristischen war die ökonomische Ausbildung die zweite wichtige Voraussetzung für jemanden, der die Vogtstelle im 18. Jahrhundert erlangen wollte. Die Hospitalswirtschaft stellte für die Vögte sicherlich den arbeitsintensivsten Bereich dar. Davon zeugen nicht zuletzt die Klagen einiger Vögte vor dem Geheimen Rat, dass sie aus eigener Tasche einen Schreiber bezahlen müssten, um die Arbeit überhaupt leisten zu können. Die Einkommensverhältnisse und damit auch die Rechnungsführung waren entsprechend des Stiftungsbesitzes des Hospitals aus ehemaligem Klostergut recht kompliziert. Die Verantwortung für die Wirtschaftsführung trugen allein die Vögte, die durch die Stellung einer hohen Kaution von 1200 R. persönlich haften mussten, wenn durch ihr Verschulden dem Hospital Geld verloren ging.[184]

Über die juristischen und wirtschaftlichen Aufgaben hinaus oblag den Vögten die Aufsicht über alle Hospitalspersonen, seien sie nun Hospitalsinsassen oder Bedienstete, sowie über die alltäglichen Arbeitsabläufe und das Zusammenleben im Hospital. Zum einen sollte jeder seine Dienstaufgaben richtig versehen, zum anderen aber auch einen moralisch einwandfreien Lebenswandel führen,

---

182 Die Ernennung Scheffers zum Hospitalsmeister wurde von Hassenpflug vorangetrieben und vom Minister des Innern schließlich genehmigt. Den Hintergrund bildete nicht zuletzt die Möglichkeit, durch die Einsparung der Küchenschreiberstelle Geld zu sparen. HStAM 229 I, B I 4, Paket 1: Regulativ für das Hospital Merxhausen, erstellt durch Appellationsrath und Commissarius der Hohen Hospitäler Hassenpflug, Kassel 21.10.1809, genehmigt vom Minister des Innern Graf von Wolffradt, Kassel 09.11.1809.

183 HStAM 229, Jahresrechungen 1845–1846.

184 Zillinger 1983, S. 269, 273, 278.

was Hospitalsinsassen und Bedienstete gleichermaßen betraf. Bei Verfehlungen verfügten die Vögte über die Strafgewalt und hatten damit zum Beispiel die Möglichkeit Bußgelder oder Essensentzug bei Wasser und Brot zu verhängen. Bei schwerwiegenden Problemen wurde der Obervorsteher zur weiteren Entscheidung eingeschaltet.[185] Um die Aufsicht zu gewährleisten, waren die Vögte angehalten, sich regelmäßig selbst ein Bild zu machen. Dazu sollten sie nicht nur die einzelnen Wirtschaftsbereiche visitieren, sondern auch nach Möglichkeit täglich die Hospitalsinsassen in ihren Unterkünften besuchen, um dort die Sauberkeit zu kontrollieren oder um ihre Klagen anzuhören. Auch die Betstunde sollten die Vögte regelmäßig in Augenschein nehmen und die Hospitalsinsassen insgesamt zu einem gottesfürchtigen Leben anleiten.[186]

Sowohl bei der Rechnungsführung als auch bei der Aufsicht über das Hospital wurde der Vogt von einem weiteren Hospitalsbeamten unterstützt: dem **Küchenschreiber**. Er war für Einnahme und Ausgabe aller Naturalien der Küchenhaushaltung zuständig und fertigte die dazugehörigen Wochenrechnungen an. Ebenfalls sollte er ein Augenmerk darauf haben, dass das Essen gut zubereitet wurde und jeder seinen richtigen Anteil bekam. Außer der Küche beaufsichtigte er das Backhaus, das Brauhaus, die Hospitalsgärten, das Bauwesen und die Meierei und übte Kontrollfunktionen über die dort arbeitenden Bediensteten und deren Dienstverrichtung aus. Zudem hatte er die Aufsicht über das Kleiderwesen des Hospitals, kontrollierte in diesem Bereich den Zustand der Kleidung und des Bettzeugs der Hospitalitinnen und ihre Zuteilung.[187]

Zur Kontrolle der korrekten Rechnungsführung war ein weiterer Hospitalsbeamter eingesetzt, der **Gegenschreiber** oder **Controlleur**, wie er zeitweise auch genannt wurde. Er hatte vor allem die Aufgabe, zu überprüfen, ob die Ein- und Ausgaben richtig verzeichnet waren und die Rechnungen fehlerlos geführt wurden.[188]

Während Vogt, Küchenschreiber und Gegenschreiber/Controlleur in erster Linie Verwaltungstätigkeiten und Aufsichtsfunktionen innehatten, waren die übrigen Bediensteten ausführende Kräfte des Hospitals.

---

185 Zur Strafpraxis bei Hospitalitinnen im Hospital Merxhausen siehe Sahmland 2007.

186 HStAM 5, Nr. 17862: Renovirte Ordnung von 1728, § XXIII. Die Vorschriften behandeln hier zwar den Vogt von Haina, aber in § XLIII der Ordnung wird ausdrücklich darauf hingewiesen, dass diese Vorschriften auch für das Hospital Merxhausen gelten.

187 HStAM 229 I, B I 1 a: Verzeichnis der Hospitalsbediensteten, o. D. (= Anhang 10 zum Ökonomie- und Schuldentilgungsplan von 1773).

188 Ebd.

Ein **Förster** und zwei **Forstläufer** bewirtschafteten die Hospitalswälder, überwachten die Nutzung durch andere Personen und brachten diejenigen zur Anzeige, die sie beim widerrechtlichen Holzmachen, Jagen, Schweinemästen oder bei sonstigen Waldfreveln erwischt hatten.[189]

Der **Hospitalskoch** bereitete die Speisen für die Hospitalsinsassen sowie für einen Teil der Bediensteten zu. Dabei wurde er besonders angewiesen, reinlich und gar zu kochen und darauf zu achten, dass das Essen richtig verteilt wurde. Das Hospital beschäftigte nicht eigens einen Bäcker und Schlachter, sondern der Koch war für das Backen von Brot sowie zu Festtagen auch Kuchen ebenso zuständig wie für das Schlachten. Zudem sollte er auch im Brauhaus helfen, wenn es seine übrigen Verrichtungen zuließen.[190] Der **Braumeister** bereitete das Malz, braute das Bier für das Hospital und überwachte die Ausgabe des Biers und des Nachgetränks.[191] Bier und Nachgetränk wurden als alltägliches Getränk schlechthin genossen und in festgelegten Mengen an Hospitalsinsassen und Bedienstete ausgegeben.[192] Zudem übernahm der Braumeister auch die Faßbinderarbeit für das Hospital und sollte außerdem beim Hopfenmachen helfen.[193] Der **Hospitalsmüller** war für das Mahlen des Getreides zuständig, erledigte aber auch soweit möglich Schreinerarbeiten für das Hospital und hielt die Wasserleitungen und -gräben in Stand.[194]

Der **Gärtner** bewirtschaftete die Hospitalsgärten und Obstwiesen und lieferte die Produkte an die Küche. Zudem war er für die Aufzucht von Obst- und

---

189 Siehe auch Boucsein 1983, S. 206. Der Titel des Artikels ist irreführend, da er nicht nur das 16. Jahrundert behandelt sondern teilweise auch die Verhältnisse bis in das 19. Jahrhundert.

190 HStAM 229 I, B II a, Paket 2: Instruktion des Kochs Ludwig Heintzer (Kopie) durch Obervorsteher Wilhelm von Urff, 30.6.1738; B I 1 a: Verzeichnis der Hospitalsbediensteten, o. D. (= Anhang 10 zum Ökonomie- und Schuldentilgungsplan von 1773); B II b, Paket 5: Schreiben von Vogt Fuhrhans an Obervorsteher von Haller, Merxhausen 18.03.1775.

191 Um das Nachgetränk (auch Nachbier, Dünnbier oder Covent) zu erhalten, wurden nach dem Brauen die Hülsen des Braugetreides (Träber) erneut mit Wasser übergossen. Das Nachgetränk wurde nicht eingelagert. Siehe Art. »Bier-Brauen«. In: Oekonomische Encyklopaedie von Johann Georg Krünitz, Bd. 5 (1775), S. 40–257, hier S. 155f.

192 Zur Ausgabe von Alkohol als Teil der Kost in Armenhäusern und Hospitälern siehe Hirschfelder 2003, S. 110–116.

193 HStAM 229 I, B I 1 a: Verzeichnis der Hospitalsbediensteten, o. D. (= Anhang 10 zum Ökonomie- und Schuldentilgungsplan von 1773).

194 Ebd.

anderen Bäumen und Sträuchern in einer Baumschule zuständig und hatte die Hecken und Bäume auf dem Hospitalsgelände zu pflanzen und zu schneiden.[195]

Weitere Handwerker wie Schmied, Schneider und Ziegler waren ebenfalls in Merxhausen angesiedelt. Ursprünglich waren sie auch direkt vom Hospital besoldet worden, allerdings standen sie im 18. Jahrhundert meistens in einem Pachtverhältnis zum Hospital und wirtschafteten selbstständig, auch wenn sie den größten Teil der Aufträge wohl weiterhin vom Hospital erhielten.

Zwei **Holzhauer** schlugen das Holz in den hospitalseigenen Wäldern, sowohl für die Beheizung im Winter als auch für Baumaßnahmen im Hospital. Sie waren zugleich **Torwärter**. Als solche sollten sie die Pforte des Hospitals tagsüber und nachts beaufsichtigen und verhindern, dass fremde Leute ungehindert das Areal betraten oder die Hospitalsinsassen es ohne Erlaubnis verließen. Abends sollten die Torwärter ab 9 Uhr, im Winter schon mit Einsetzen der Dunkelheit die Pforte zuschließen und den Schlüssel beim Vogt abgeben.[196]

Zu diesen Bediensteten in den wirtschaftlichen Bereichen des Hospitals kamen schließlich die **Aufwärter und Aufwärterinnen**, deren Hauptaufgabe die Versorgung der Hospitalitinnen war, die aber auch Aufgaben in der Hospitalswirtschaft wahrnahmen. In Merxhausen waren seit Anfang des 18. Jahrhunderts fast immer gleichzeitig zwei Aufwärterehepaare und zwei weitere Aufwärterinnen angestellt. In den folgenden Kapiteln wird hierauf noch im Detail eingegangen werden.

Über die bisher genannten Bediensteten hinaus beschäftigte das Hospital auch **Gesinde**, das in der Landwirtschaft tätig war. Häufig werden hier nur mehrere Knechte und Mägde genannt, für 1757 gibt es jedoch eine genauere Auflistung, die einen Fuhrknecht, einen Pferdeknecht, drei Pferdejungen, einen Ochsenjungen, eine Kuhmelkerin, drei Mägde, einen Feldschützen und einen Wiesenwärter nennt.[197]

Die Hohen Hospitäler waren als christliche Einrichtungen gegründet worden. Neben der körperlichen Versorgung der Hospitalsinsassen spielte daher auch ihre geistliche Betreuung eine große Rolle. Das Hospital verfügte mit der ehemaligen Klosterkirche über eine eigene Kirche, deren **Pfarrer** vom Hospital besoldet wurde. Neben dem Abhalten des Gottesdienstes und der Betreuung seiner Gemeinde, die aus den Bediensteten, ihren Familien, den übrigen Bewohnern von Merxhausen und den Hospitalsinsassen gleichermaßen bestand, nahm er

195 Ebd.

196 HStAM 5, Nr. 17862: Renovirte Ordnung von 1728, § XLII.

197 LWV 13, Nr. 5538: Auszug aus der Besoldungsliste der Amts-, Forst- und Hausdiener und des Gesindes, 13.8.1757.

besondere Aufgaben im Hospital wahr. Er sollte täglich die Kranken besuchen und ihnen Trost zusprechen. Zudem sollte er alle Hospitalsinsassen zu »*christlicher Zucht und Ordnung*«[198] anweisen und sie in Gottes Wort unterrichten. Dabei sollte er aber auf die geistigen Möglichkeiten eines jeden Rücksicht nehmen. Neben den geistlichen Aufgaben fiel dem Pfarrer auch im Rechnungswesen eine wichtige Aufgabe zu. Er hörte die Küchenwochenrechnungen ab und kontrollierte die vierteljährlichen Abschlüsse sowie den Jahresabschluss.[199]

Die Arbeit des Pfarrers wurde von einem **Leser** ergänzt. Dieser hielt die Betstunde, die jeden Tag nach dem Aufstehen stattfand und in der er neben dem gemeinsamen Gebet meist einen Abschnitt aus der Bibel vorlas und erläuterte. Mindestens zweimal wöchentlich sollte er die Hospitalsinsassen zudem ausführlicher in der christlichen Religion unterweisen (»catechisieren«). Nach der Betstunde sollte er auch diejenigen besuchen, die nicht aufstehen konnten, um mit ihnen ein Gebet zu sprechen und sie mit »*geistreichen Sprüchen*« zu trösten. Während der Mittags- und Abendmahlzeiten las der Leser ebenfalls einen Abschnitt aus der Bibel vor.[200]

2.4.3 Chirurgen, Bader und Ärzte im Dienst des Hospitals

Für die medizinische Versorgung der Hospitalsinsassen zeigte sich in Merxhausen ein Spektrum von Personen verantwortlich, das der frühneuzeitlichen Aufteilung zwischen verschiedenen Heilberufen entspricht. Tätig waren studierte Physici sowie handwerklich ausgebildete Chirurgen und Bader. Sie waren fest bestallt, unterschieden sich aber von den übrigen Bediensteten dadurch, dass sie nicht in Merxhausen wohnten und auch nicht ausschließlich für Merxhausen zuständig waren, sondern ihrer Tätigkeit auch andernorts nachgingen.

Ein **Barbier bzw. Hospitalschirurg**[201], der das Hospital einmal wöchentlich visitieren sollte, war im 18. Jahrhundert durchgängig tätig.[202] Die Hospitalschirurgen

198 HStAM 5, Nr. 17862: Renovirte Ordnung von 1728, § IV.

199 HStAM 229 I, B I 1 a: Verzeichnis der Hospitalsbediensteten, o. D. (= Anhang 10 zum Ökonomie- und Schuldentilgungsplan von 1773).

200 Ebd.; HStAM 5, Nr. 17862: Renovirte Ordnung von 1728, §§ V–VI.

201 HStAM 229, Jahresrechnung 1768–1769. Die Bezeichnung wechselt 1769 in der Besoldungsliste ohne erkennbaren Grund von Barbier auf Chirurg. Siehe auch Grebe 1983, S. 284f.

202 Johann Peter Möller aus Gudensberg (Hospitalsbarbier 1715–1762), Johann Henrich Schmidt aus Elben (Hospitalsbarbier/-chirurg 1763–1775, ab 1767 gleichzeitig Gegenschreiber des Hospitals), Jakob Laubinger aus Gudensberg (Hospitalschirurg 1776–1788), Peter Adolph Laubinger (Hospitalschirurg 1789–1797). Siehe Grebe

beschränkten sich bei ihren Behandlungen nicht nur auf die äußere Medizin, sondern verordneten auch umfangreich Arzneien und stellten diese selbst her.[203]

Die Physici spielten im Vergleich zu den Chirurgen im Hospital Merxhausen lange Zeit eine eher zweitrangige Rolle. Ein gemeinsamer **Physicus** wurde für die Hospitäler Haina und Merxhausen Ende des 17. Jahrhunderts nach längerer Unterbrechung bestallt.[204] Die Anwesenheit im Hospital scheint jedoch eher sporadisch gewesen zu sein, und seit 1751 verzichtete man in beiden Hospitälern gänzlich auf die Einsetzung eines Physicus.[205]

Am Ende des 18. Jahrhunderts vollzog sich jedoch ein grundlegender Umbruch, der in den Hospitälern Haina und Merxhausen schließlich zur Ablösung der handwerklich ausgebildeten Chirurgen durch studierte Ärzte führte. 1789 wurde im Hospital Haina mit Dr. Duncker ein Arzt fest eingestellt. Dieser wurde 1792 von der Samtkommission auch damit beauftragt, im Hospital Merxhausen zweimal jährlich eine Medizinalvisitation durchzuführen.[206] Hier wurde Dr. Duncker offenbar mehr Kompetenz zugeschrieben als dem gleichzeitig in Merxhausen tätigen Hospitalschirurgen. Die Visitationen von Dr. Duncker in Merxhausen wurden erst als überflüssig angesehen, als dort ebenfalls ein Arzt bestallt wurde.[207]

In Merxhausen trat dann 1797 Dr. Georg Schmidt aus Elben die Nachfolge des vorherigen Hospitalschirurgen an. Dr. Schmidt hatte sowohl eine Ausbildung als

---

1983, S. 283–288, ergänzend HStAM 229, Jahresrechnungen; HStAM 229 I, B II b, Paket 5: Schreiben von Vogt Fuhrhans an Obervorsteher von Haller, 18.3.1775.

203 Friedrich 2008, S. 144–146 zeigt die umfangreiche Verschreibungspraxis von Arzneien im Hospital.

204 Schon im 16. Jahrhundert war für Haina festgelegt, dass die Medizinprofessoren der Marburger Universität zugleich als Hospitalsärzte dienen sollten, was sich bis in das erste Drittel des 17. Jahrhunderts auch nachweisen lässt. Vermutlich bedingt durch den Dreißigjährigen Krieg gibt es ab den 1630er Jahren keine Hinweise mehr auf die Tätigkeit eines Arztes in Haina. Wohl erst 1694 wurde erneut ein Arzt eingesetzt. Siehe Aumüller 2007, S. 130–133.

205 Aumüller 2007, S. 145–147. Dass sich um die Mitte des 18. Jahrhunderts Wundärzte und Chirurgen oft einer größeren Anerkennung erfreuten als studierte Ärzte, zeigt auch die Zeitschriften- und Kalenderliteratur der Zeit. Siehe Böning 1990, S. 14.

206 HStAM 229 I, B I 1 a, Paket 2: Plansverordnung für Merxhausen 1792, 15.06.1792; B I 1 a, Paket 3: Weisung der Samtkommission an Vogt Wachs, Gronau 30.09.1793 (= Anhang 5 zur Plansverordnung für Merxhausen von 1792). Die Medizinalberichte des Arztes wurden ab 1793 als Anhänge den Plansverordnungen beigefügt.

207 HStAM 229 I, B I 1 a, Paket 3: Bericht von Obervorsteher von Stamford an die Samtkommission, Haina 06.05.1797.

Chirurg als auch ein Medizinstudium absolviert, eine Doppelqualifikation, die bei seiner Besetzung besonders positiv hervorgehoben wurde.[208] Mit der Einsetzung des Landphysicus Dr. Anton Friedrich Hildebrand (1801 zunächst interimsweise, 1806 dann dauerhaft) endete die Ära der traditionell handwerklich ausgebildeten Chirurgen in Merxhausen dann endgültig, denn im Gegensatz zu seinem Vorgänger verfügte er über keine zusätzliche chirurgische Ausbildung.[209] Hildebrand war bis 1821 Arzt in Merxhausen.[210]

Die regelmäßige Visitation des Chirurgen bzw. später des Arztes im Hospital wurde durch Besuche eines **Bader**s ergänzt.[211] Er war in erster Linie nicht in akuten Fällen von Krankheiten tätig, sondern erfüllte vor allem Aufgaben, die der Gesunderhaltung dienen sollten. Merxhausen besuchte der Bader drei bis vier Mal jährlich, um Bad zu halten, zu schröpfen und zur Ader zu lassen.[212] Bis 1797 war der Bader fest bestallt. Mit der Einsetzung des ersten Arztes im Hospital wurde der Bader diesem jedoch unterstellt. Fortan sollte er nur noch nach Anweisung des Arztes tätig sein und erhielt auch keine feste Besoldung mehr, sondern wurde je durchgeführter Behandlung bezahlt.[213]

---

208 HStAM 229 I, B I 1 a, Paket 3: Bericht von Obervorsteher von Stamford an die Samtkommission, Haina 06.05.1797.

209 Grebe 1983, S. 289f. HStAM 229 I, B I 1 a, Paket 4: Plansbericht für Merxhausen durch Obervorsteher von Stamford, Haina 01.02.1802; Plansbericht für Merxhausen durch den Obervorsteher, Haina 02.06.1803; Plansbericht für Merxhausen durch Obervorsteher von Breidenbach, Haina 20.05.1804; Plansbericht für Merxhausen durch Obervorsteher von Breidenbach, Haina 22.06.1805.

210 HStAM 229, Jahresrechnung 1821. Zu den Nachfolgern siehe Grebe 1983, ab S. 292.

211 HStAM 229, Jahresrechnung 1759–1805; HStAM 229 I, B II b, Paket 5: Schreiben von Ludwig Herkules Stahle an Obervorsteher von Haller, [1775]. Ludwig Herkules Stahle (Stähle, Stehle) aus Frankenberg versah die Tätigkeit in Merxhausen seit 1759, in Haina bereits seit 1758. Bis 1805 ist ein Bader Stahle für das Hospital tätig. Angesichts des langen Zeitraums der Tätigkeit ging die Stelle vielleicht an einen Verwandten über, was anhand der Quellen jedoch nicht zu erkennen ist.

212 HStAM 229, Jahresrechnungen 1760–1790, Geldbesoldung. Die Küchenwochenrechnungen zeigen, dass der Bader drei- bis viermal jährlich im Hospital war, da er anlässlich seiner Besuche Bier, Brot, Fleisch, Heringe und »*Unschlitt*« erhielt. HStAM 229, Küchenwochenrechnungen. Ein Überblick über die dadurch entstehenden Ausgaben in HStAM 229, B I 1 a, Paket 1: Küchenetat für das Jahr 1775 (= Anhang 3 zur Plansverordnung von 1775).

213 HStAM 229 I, B I 1 a, Paket 3: Plansverordnung für Merxhausen 1797, Haina 20.06.1797; B I 1 a, Paket 3: Plansbericht von Amtmann Wachs und Gegenschreiber Ruhl an Obervorsteher von Stamford, Merxhausen 21.04.1798.

Innerhalb der Hospitalshierarchie waren Chirurgen, Physici und Bader dem Leiter des Hospitals (Vogt, Amtmann) unterstellt. Bis in das 19. Jahrhundert hinein waren sie auch in medizinischen Belangen grundsätzlich verpflichtet, mit ihm Rücksprache zu halten und seinen Anweisungen gegebenenfalls zu folgen.[214]

---

214 HStAM 229 I, B II b, Paket 5: Instruktion (Abschrift) für Dr. Schmidt als Hospitalsmedicus und-chirurg von Merxhausen, Haina 22.06.1797.

3. Die Hospitalitinnen

Aufwartung ist nicht ohne diejenigen denkbar, die versorgt werden. Die Hospitalitinnen von Merxhausen ausführlicher zu behandeln, ist daher unerlässlich. Die folgenden Ausführungen befassen sich mit dem Vorgang der Aufnahme ins Hospital und den Kriterien, die Personen erfüllen mussten, um aufgenommen zu werden. In diesem Zusammenhang spielen auch Fragen nach der sozialen und räumlichen Herkunft der Hospitalitinnen eine Rolle. Die anschließenden Kapitel behandeln die Anzahl der in Merxhausen aufgenommenen Hospitalitinnen, deren Krankheiten sowie die Altersstruktur. In Bezug auf die Aufwartung werden somit Grundlagen gelegt, um Aussagen zur Dichte der Versorgung, zur sozialen Nähe oder Ferne zwischen Hospitalitinnen und Aufwärtern und Aufwärterinnen, aber auch zum Aufgabenspektrum treffen zu können, das sich aus der Versorgung von Hospitalitinnen mit sehr unterschiedlichen Krankheiten ergab.

3.1 Der Weg in das Hospital und aus dem Hospital

Die Aufnahme in die Hohen Hospitäler folgte einem klaren Ablauf, der im 18. Jahrhundert durch landesherrliche Ordnungen festgeschrieben war.[215] Die kranke Person oder, falls diese dazu nicht in der Lage war, ein Familienmitglied oder Vormund, bat in einer Supplikation an den jeweiligen Landgrafen

215 »Gnädigster Befehl, wie sich die Civil-Bedienten, Beamten und Pfarrer bey Ertheilung der Attestaten für die, welche in die hohen Samt-Hospitalien sollen recipirt werden, zu verhalten haben«, Kassel 05.10.1722. In: Sammlung Fürstlich Hessischer Landes-Ordnungen und Ausschreibungen, 1767–1816, Bd. 3, S. 886f.; »Verordnung, wie es mit Attestation der Memoralien und Suppliquen derer, so in die hohe Samt-Hospitalien wollen aufgenommen werden, zu halten und wie die Attestata durchgängig einzurichten«, Kassel 10.04.1728. Ebd, S. 1020f.; »Erneuerte Verordnung, wie es mit der Aufnahme der Unterthanen in die Hohe Samt-Hospitalien und denen dabey auszustellenden Attestaten gehalten werden soll«, Kassel 10.04.1781. In: Sammlung Fürstlich Hessischer Landes-Ordnungen und Ausschreibungen, 1767–1816, Bd. 6, S. 1030f. Noch 1818 wurden die Regelungen von 1781 ausdrücklich bestätigt und zusätzlich nur eine genauere Erfassung des Krankheitszustandes vorgeschrieben. »Regierungs-Ausschreiben vom 27. Januar 1818«. In: Sammlung der im vormaligen Kurfürstenthume Hessen noch geltenden gesetzlichen Bestimmungen von 1813 bis 1866, hg. von Wilhelm Möller und Carl Fuchs, 1867, Bd. 1, S. 136f.

um Aufnahme. In der Supplikation, die in der Regel von einem Schreiber verfasst wurde, wurden die Lebensumstände und der bisherige Verlauf der Erkrankung beschrieben. Zusätzlich mussten Pfarrer oder Amtleute die Richtigkeit der Angaben bestätigen.[216]

1722 wurde präzisiert, welche Informationen die Atteste enthalten sollten. Pfarrer, Beamte und »*Civil-Bediente*« sollten in Zukunft

> »*auf gar alte, arme, miserable, oder auch solche junge Leute, welche ihrer commiserationswürdigen Zustands halber auch nicht einmal ihr Brod vor denen Thüren zu suchen vermögen, vornemlich reflectiren, und in Ihren Berichten und Attestatis das Vermögen jedweden Recipiendi, und ob er bey den Seinigen oder Angewandten Aufenthalt haben könne, auch dessen Alter und Gebrechlichkeit und worin diese eigentlich bestehe, speciatim ausdrücken [...].*«[217]

Die nicht medizinisch ausgebildeten Pfarrer und Beamten fungierten hier grundsätzlich auch als Gutachter über den Krankheitszustand der jeweiligen Person, was ihnen aber nur insofern zugetraut wurde, als dass die Krankheit äußerlich am Körper zu erkennen war. Denn die Ordnung schrieb weiter vor, dass in den übrigen Fällen ein Amtsphysicus hinzugezogen werden sollte, der gleichzeitig verpflichtet wurde, die Untersuchung unentgeltlich vorzunehmen:

> »*[...] wo nöthig und die Schwachheit nicht die sichtbare Glieder des Leibes afficiret, mit adhibirung des Stadt- und Land-Physici (der aber deßwegen kein Accidens von denen Armen fordern mag) die Untersuchung vorgängig anstellen und daran nichts ermangeln lassen sollen.*«[218]

Die überlieferten Supplikationen zeigen aber, dass auch bei äußerlichen Erkrankungen im 18. Jahrhundert in der Regel ein Attest eines Physicus beigelegt wurde. 1767 wurde es schließlich bei allen Aufnahmegesuchen in die Hohen Hospitäler

216 Vanja 2008c, S. 164f., die auch darauf hinweist, dass für die Zeit bis 1810 ca. 4000 Supplikationen für die Hohen Hospitäler erhalten sind.

217 »Gnädigster Befehl, wie sich die Civil-Bedienten, Beamten und Pfarrer bey Ertheilung der Attestaten für die, welche in die hohen Samt-Hospitalien sollen recipirt werden, zu verhalten haben«, Kassel 05.10.1722. In: Sammlung Fürstlich Hessischer Landes-Ordnungen und Ausschreibungen, 1767–1816, Bd. 3, S. 886f.

218 Ebd., S. 887. In ähnlicher Weise bestätigten dies spätere Verordnungen: »Verordnung, wie es mit Attestation der Memoralien und Suppliquen derer, so in die hohe Samt-Hospitalien wollen aufgenommen werden, zu halten und wie die Attestata durchgängig einzurichten«, Kassel 10.04.1728. Ebd., S. 1020f., hier S. 1021; »Erneuerte Verordnung, wie es mit der Aufnahme der Unterthanen in die Hohe Samt-Hospitalien und denen dabey auszustellenden Attestaten gehalten werden soll«, Kassel 10.04.1781. Ebd., Bd. 6, S. 1030f., hier S. 1030.

verbindlich vorgeschrieben.[219] Pfarrer und Beamte bestätigten vor allem, dass die Angaben zur Person richtig waren, und beschrieben die Lebensumstände, u. a. den christlichen Lebenswandel und die finanziellen Lage des Kranken und seiner Familie. Auch wenn sie sich dabei zum Krankheitszustand äußerten, waren in diesem Punkt die Untersuchung und das Attest des Physicus ausschlaggebend. Umgekehrt beschränkten sich einige Physici in ihren Gutachten nicht nur auf die medizinischen Aspekte, sondern trafen auch Aussagen über die soziale Lage der Aufzunehmenden.[220]

Die Supplikationen waren zwar direkt an den Landgrafen gerichtet, wurden aber im Fall von Hessen-Kassel zunächst dem Geheimen Rat vorgelegt. Wurde die Aufnahme gewährt, bestätigte der jeweilige Landgraf sie persönlich durch ein Aufnahmereskript, das zugleich eine Anweisung an den Obervorsteher war, die entsprechende Person aufzunehmen.[221] Das weitere Vorgehen lag damit in Händen von Obervorsteher und Vögten und richtete sich zunächst danach, ob die kranke Person »secundum ordinem« oder »extra ordinem« aufgenommen worden war. Die Aufnahme »secundum ordinem« war der Normalfall und bedeutete, dass die Person auf die Warteliste gesetzt wurde. Die Zusage, in eines der Hohen Hospitäler aufgenommen zu werden, bedeutete nämlich keineswegs, dass die Aufnahme auch sofort erfolgte. Erst wenn eine Person verstarb oder das Hospital sich in der Lage sah, mehr Menschen als bisher zu versorgen, wurde ein Kranker oder eine Kranke wirklich aufgenommen.

Die Führung von Hospitalitinnenverzeichnis und Warteliste des Hospitals Merxhausen oblag dem Vogt. Dieser berief Personen ins Hospital, indem er den zuständigen Amtmann der Heimatgemeinde benachrichtigte, dass sich die Person auf den Weg machen konnte.[222] Oft war dies erst nach mehreren Jahren der

219 »Erneuerte Medicinal-Ordnung«, Kassel 21.12.1767. In: Sammlung Fürstlich Hessischer Landes-Ordnungen und Ausschreibungen, 1767–1816, Bd. 6, S. 469–486, hier S. 457.

220 Vanja 2008c, S. 166f. Ausführlich mit den Attesten der Physici befasst sich Sahmland 2006.

221 Zusammen mit der Supplikation und den Attesten wurde das Reskript über den Obervorsteher an das Hohe Hospital, in das die Person aufgenommen werden sollte, geschickt. Diese Vorgehensweise ist schon für das 16. Jahrhundert belegt. Siehe Wickel 1922, S. 49–53.

222 Hinweise darauf, wie der Vogt von Merxhausen bei der Einberufung der Hospitalitinnen vorging, finden sich nur vereinzelt. Sehr aufschlussreich ist eine Schilderung des Vogtes Wachs, der sich gegenüber dem Obervorsteher für die nicht erfolgte Aufnahme einer Hospitalitin rechtfertigte, und dabei genau darlegte, wie er die Einberufung vorgenommen hatte. Demnach überprüfte er die in der

Fall; durchaus konnten daher die betreffenden Personen mittlerweile verstorben oder unauffindbar sein.[223] War die zukünftige Hospitalitin benachrichtigt, musste sie die Reise in das Hospital selbst oder mit Hilfe ihrer Verwandten bewerkstelligen.

Weiter verzögert wurde die Wartezeit derjenigen, die »secundum ordinem« aufgenommen worden waren, durch diejenigen, für die eine Aufnahme »extra ordinem« bewilligt worden war.[224] Hierbei handelte es sich um besonders dringende Fälle, die sofort in das Hospital kommen konnten. Diese Dringlichkeit konnte durch eine besonders schlechte Versorgungslage (z. B. wenn keine Familienmitglieder vorhanden waren) oder durch die Art der Erkrankung, die wiederum eine Versorgung durch die Familie kaum möglich machte, bedingt sein. Besonders häufig wurden daher auch Personen »extra ordinem« aufgenommen, die als Gefahr für sich selbst oder für andere gesehen wurden.[225]

Über die Aufnahme »extra ordinem« wurde von Fall zu Fall entschieden. Erst 1804 benannten konkretere Richtlinien bestimmte Krankengruppen.[226]

Warteliste genannten Heimatorte anhand des hessischen Adresskalenders und ermittelte damit die zuständigen Beamten, die er anschrieb. Dass er diese und nicht die Personen der Warteliste selbst anschrieb, begründete er damit, dass die Beamten nochmals die Vermögensstände prüfen sollten und zudem die Personen in so abgelegenen Orten wohnen würden, dass die Post sie dort kaum erreiche. LWV 13, Merxhausen: Schreiben von Vogt Wachs an Obervorsteher von Stamford, Merxhausen 03.12.1787.

223 1787 berichtete Vogt Wachs von Merxhausen, dass von dem für dieses Jahr zur Aufnahme angeschriebenen Personen acht mittlerweile angekommen waren, drei waren laut Nachricht der Amtleute verstorben und eine war mittlerweile in das Hospital Biedenkopf aufgenommen worden. Von anderen hatte er überhaupt keine Antworten der Amtleute erhalten. LWV 13, Merxhausen: Schreiben von Vogt Wachs an Obervorsteher von Stamford, Merxhausen 14.09.1787.

224 1776 wurde von der Samtkommission befohlen, zunächst gar keine Hospitalitinnen von der Warteliste mehr aufzunehmen, sondern nur noch Hospitalitinnen, die »extra ordinem« rezipiert worden waren. Begründet wurde dieser Schritt mit der Notwendigkeit, weiterhin Geld zu sparen. HStAM 229 I, B I 1 a, Paket 1: Plansverordnung für Merxhausen 1776, Haina 13.06.1776. Der Anteil an Hospitalitinnen im Hospital, die »extra ordinem« aufgenommen worden waren, betrug 1786 etwa ein Drittel.

225 Schattner 2008, S. 185f.

226 Zwei Räte der Samtkommission erstellten im Auftrag von Landgraf Ludwig von Hessen-Darmstadt und Kurfürst Wilhelm von Hessen einen Vertrag, der die Aufnahme »extra ordinem« neu regelte. HStAM 229 I, B III a, Paket 1: Vertrag über die Aufnahme in die Hohen Hospitäler »extra ordinem«, erstellt durch Rat Hassenpflug

Epileptiker und Blinde konnten demnach unter Voraussetzung der Unheilbarkeit und einer schlechten Versorgungssituation zu Hause eine sofortige Aufnahme erwirken. Bei den Epileptikern wurde jedoch darauf hingewiesen, dass gelegentliche Anfälle für eine Aufnahme »extra ordinem« nicht ausreichen würden, zumindest nicht, wenn nicht noch andere Gebrechen damit einhergingen. Etwas anders stellte sich die Situation bei *»in Raserey und Wahnsinn verfallene[n] Personen«* dar. Hier wurde die Notwendigkeit, sie *»sich selbst und anderen unschädlich zu machen«*, höher bewertet als die Unheilbarkeit.

Mit den Vorschriften zur Aufnahme »extra ordinem« sind schon einige Kriterien angesprochen, die ein Kranker oder eine Kranke erfüllen musste, um in die Hohen Hospitäler aufgenommen zu werden. Aber weitere Kriterien spielten eine Rolle, denn Kranksein alleine reichte keineswegs aus. Als landesherrliche Einrichtungen sollten die Hohen Hospitäler ausschließlich den Untertanen der Landgrafschaften zugute kommen. Landesfremde waren grundsätzlich ausgeschlossen. Eine Besonderheit der Hohen Hospitäler lag darin, dass sie die städtischen Hospitäler innerhalb der hessischen Landgrafschaften ausdrücklich ergänzten. Denn sie sollten vor allem Kranke aus der Landbevölkerung aufnehmen, die gerade nicht auf eine Aufnahme in ein städtisches Hospital hoffen konnten. Umgekehrt sollten die Bewohner von Städten nicht in die Hohen Hospitäler aufgenommen werden. Als einzige Ausnahme wurde der Fall gesehen, *»wo jemand in solche Wut und Raserey gerathen, daß er ohne besondere Gefahr am Orte nicht zu bewahren wäre.«*[227] Die Hohen Hospitäler sah man demnach als besonders geeignet an, um sich auffällig und aggressiv verhaltende Personen aufzunehmen. Selbst bei den Verhandlungen zur Auflösung der Samtverwaltung hielt man 1810 an diesem Grundsatz fest.[228]

---

und Rat Lehmann, Haina 08.06.1804. Ratifiziert durch Kurfürst Wilhelm von Hessen und Landgraf Ludwig von Hessen-Darmstadt, 04.09.1804.

227 »Erneuerte Verordnung, wie es mit der Aufnahme der Unterthanen in die Hohe Samt-Hospitalien und denen dabey auszustellenden Attestaten gehalten werden soll«, Kassel 10.04.1781. In: Sammlung Fürstlich Hessischer Landes-Ordnungen und Ausschreibungen, 1767–1816, Bd. 6, S. 1030f., hier S. 1030. Die Regelung war schon 1728 in den Ordnungen vorhanden. Siehe »Verordnung, wie es mit Attestation der Memoralien und Suppliquen derer, so in die hohe Samt-Hospitalien wollen aufgenommen werden, zu halten und wie die Attestata durchgängig einzurichten«, Kassel 10.04.1728. Ebd., Bd. 3, S. 1021. In der Hospitalsordnung von 1728 heißt es ähnlich: *»es sey dan daß dieselbe verrückten umbstandes und raserey also daß sie ohne große gefahr in deren Städte Hospitalien nicht verwahret werden Könten [...].«* HStAM 5, Nr. 17862: Renovirte Ordnung von 1728, § XXI.

228 Sahmland 2008a, S. 327.

Die Hospitalitinnenlisten des Hospitals Merxhausen verdeutlichen, dass die meisten Hospitalitinnen entsprechend der Vorschriften nicht aus Städten sondern aus Dörfern stammten.[229] Betrachtet man die Aufnahmen des 18. Jahrhunderts aus Kassel als der größten Stadt der Landgrafschaft, fällt auf, dass entgegen der Ordnung nicht nur »Rasende« aufgenommen wurden, sondern auch Frauen mit anderen geistigen Erkrankungen und Epileptikerinnen. Der Anteil an körperlich Kranken aus Städten war sehr gering. So ist aus Kassel im 18. Jahrhundert nur eine Hospitalitin nachweisbar, die als »gebrechlich« bezeichnet wird. Entgegen der Bestimmungen, die die Aufnahme von Personen aus Städten regelten, wurden zwar nicht nur »Rasende« aufgenommen Der Schwerpunkt der Aufnahmen lag aber eindeutig auf den geistigen Erkrankungen.[230]

Neben dem Status als Untertan einer der hessischen Landgrafschaften war seit der Gründung der Hohen Hospitäler Armut eine Voraussetzung für die Aufnahme, woran grundsätzlich auch im 18. Jahrhundert festgehalten wurde.[231] Als Kriterium wurde angelegt, ob jemand sich selbst durch Arbeit oder aus seinem Vermögen versorgen konnte, bzw. ob Freunde oder Verwandte die Versorgung

229 Entgegen der Stiftungsbestimmungen wurden allerdings schon im 16. Jahrhundert auch Personen aus Städten aufgenommen. Siehe Demandt 1980, S. 224f.; Vanja 2002, S. 88.

230 Ich danke an dieser Stelle Prof. Vanja vom Landeswohlfahrtsverband Hessen für die Bereitstellung einer Datenbank, welche auf Grundlage der Jahresrechnungen des Hospitals die Hospitalitinnen von Merxhausen im 18. Jahrhundert verzeichnet. Eine Stichprobe über die Aufnahmen aus Kassel im Zeitraum von 1700–1810 zeigt, dass 68 Frauen aus Kassel mit folgenden Diagnosen rezipiert wurden: wahnsinnig (10), melancholisch / tiefsinnig (8), rasend (7), simpel (7), epileptisch (7), in delirio (4), närrisch (3), ist im Kopf verwirrt (2), nicht verständig/unverständig (2), sinnlos (2), vernunftlos (1), blödsinnig (2), arm und blödsinnig (1), blödsinnig und gebrechlich (1), gebrechlich (1), in curabilem Zustand (1). Hinzu kommen 9 Hospitalitinnen, für die keine Diagnose genannt wird. Zur Problematik der Interpretation der Diagnosen siehe Kap. 3.3. Auch angesichts der Reskripte vom 16. bis 18. Jahrhundert bestätigt sich die Feststellung, dass nicht nur »Rasende« aus Städten in Merxhausen und Haina aufgenommen wurden. Siehe Vanja 2002, S. 91–94.

231 Nach HStAM 5, Nr. 17862: Renovirte Ordnung von 1728, § XXI sollten nur Personen aufgenommen werden, die *»arm und gebrechlich seynd und sonsten keine unterhaltung haben oder nichts verdienen können«* und die auch nicht *»von ihren gühtern oder freunden Ihren Unterhalt haben könten.«*

leisten konnten.[232] Die Supplikationen sollten daher über die Vermögensverhältnisse Auskunft geben.[233]

Anders stellte sich die Lage jedoch bei den Personen aus den Städten dar. Diese sollten laut der »Renovirten Ordnung« von 1728 mit ihrem Vermögen für den Aufenthalt im Hospital aufkommen und zudem dem Hospital noch eine weitere Summe vermachen.[234] Entgegen der frühen Hospitalsordnungen des 16. Jahrhunderts, die ausdrücklich die Aufnahme gegen Geld verboten hatten, wurde nun erlaubt, dass Personen sich in eines der Hohen Hospitäler einkauften.[235] Letztendlich legitimierte die »Renovirte Ordnung« von 1728 damit aber nur eine schon vorherrschende Praxis, denn bereits im 16. und 17. Jahrhundert kauften sich Personen mit einer Geldsumme (»Inferendum«) in die Hohen Hospitäler ein. Häufig handelte es sich dabei um Personen »von Stande«, die sich aufgrund ihrer höheren gesellschaftlichen Stellung von den übrigen Hospitalsinsassen abhoben. Vor allem in Haina wurden zahlreiche, sogenannte »Honoratioren« aufgenommen, die auch besser verpflegt wurden. In Merxhausen waren es bis zum Ende des 18. Jahrhunderts nur wenige Einzelfälle, die aber teilweise beträchtliche Summen mit einem Spitzenwert von 1333 Reichstalern zahlten.[236] Gleichzeitig ist die Tendenz zu erkennen, auch kleinere Summen als Inferendum zu zahlen.

---

232 Midelfort 1999, S 322. Vor allem bei Kindern trat die Fähigkeit, sich selbst mit Arbeit zu versorgen, gegenüber der nicht vorhandenen Möglichkeit der Familie zurück, für die Kinder zu sorgen. Siehe Ritzmann 2006, S. 76f.

233 »Gnädigster Befehl, wie sich die Civil-Bedienten, Beamten und Pfarrer bey Ertheilung der Attestaten für die, welche in die hohen Samt-Hospitalien sollen recipirt werden, zu verhalten haben«, Kassel 05.10.1722. In: Sammlung Fürstlich Hessischer Landes-Ordnungen und Ausschreibungen, 1767–1816, Bd. 3, S. 886f., hier S. 886; »Erneuerte Verordnung, wie es mit der Aufnahme der Unterthanen in die Hohe Samt-Hospitalien und denen dabey auszustellenden Attestaten gehalten werden soll«, Kassel 10.04.1781. Ebd., Bd. 6, S. 1030f., hier S. 1030.

234 HStAM 5, Nr. 17862: Renovirte Ordnung von 1728, § XXI. Aufgenommen werden sollten nur diejenigen, die »des vermögens wären, daß sie nicht allein ihren unterhalt von denen ihrigen haben, sondern auch den Hospitalien etwas erblich zuwenden und vermachen Könten und wollen [...].« Nach der Regelung von 1781 sollte zumindest überprüft werden, ob die Aufgenommenen oder ihre Familien für die Verpflegung aufkommen konnten. »Erneuerte Verordnung, wie es mit der Aufnahme der Unterthanen in die Hohe Samt-Hospitalien und denen dabey auszustellenden Attestaten gehalten werden soll«, Kassel 10.04.1781. In: Sammlung Fürstlich Hessischer Landes-Ordnungen und Ausschreibungen, 1767–1816, Bd. 6, S. 1030f., hier S. 1030.

235 Vanja 2008a, S. 229 u. 232. Zum 16. Jahrhundert Demandt 1983, S. 101f.

236 Vanja 2008a, S. 229–231, 234f.; Vanja 2001, S. 35f.

Das Hospital griff damit auch auf Vermögenswerte von wenig begüterten Familien und Personen zurück, die »*Bauernstands*« oder »*gemeinen Standes*« waren.[237] Oftmals handelte es sich dabei um das gesamte Vermögen, über das diese Hospitalitinnen verfügten.[238]

Mit der Neuregelung der Aufnahme »extra ordinem« 1804 wurde auch ermöglicht, diese gegen eine Geldzahlung zu erwirken, und zwar unabhängig von der Schwere der Erkrankung. Als Begründung wurde der finanzielle Vorteil für das Hospital angeführt.[239] Dennoch stellten vermögende Frauen aus bürgerlichen Kreisen auch zu Beginn des 19. Jahrhunderts nur einen geringen Anteil der Hospitalitinnen in Merxhausen. Allerdings begann man, sich gezielt auf eine gesonderte Unterbringung derselben einzurichten, was letztendlich eine größere Bedeutung dieser Insassengruppe zeigt.[240]

Die meisten Personen, die im 18. und zu Beginn des 19. Jahrhunderts um Aufnahme in Merxhausen baten, entstammten bäuerlichen und unterbäuerlichen Familien sowie aus Handwerksfamilien vom Land. Darunter waren auch Angehörige von Soldaten, die in landgräflichen Diensten standen oder gestanden hatten.[241] Armut ist hier sicherlich nicht mit völliger Mittellosigkeit gleichzusetzen, denn die Familien verfügten teilweise über Besitz, z. B. in Form eines

---

237 Erst im 19. Jahrhundert nennen die Hospitalitinnenverzeichnisse durchgängig den Stand einer Person. Inferenda zwischen 10 und 100 R. sind dabei häufig bei Hospitalitinnen »*Bauernstands*« oder »*gemeinen Standes*« zu finden. HStAM 229, Jahresrechnung 1810.

238 Zum Beispiel bat 1786 eine Epileptikerin nach dem Tod ihres Mannes gegen ihr Vermögen, das aus 30 R. und einem kleinen Wohnhaus bestand, aufgenommen zu werden und 1788 wurde eine Hospitalitin mit »*Inferierung ihres in 40 R. bestehenden Vermögens*« aufgenommen. LWV 13, Merxhausen: Schreiben von Amtmann Wachs an Obervorteher von Stamford, Merxhausen 01.06.1786; Schreiben von Amtmann Wachs an Obervorsteher von Stamford, 12.11.1788.

239 HStAM 229 I, B III a, Paket 1: Vertrag über die Aufnahme in die Hohen Hospitäler »extra ordinem«, erstellt durch Rat Hassenpflug und Rat Lehmann, Haina 08.06.1804. Ratifiziert durch Kurfürst Wilhelm von Hessen und Landgraf Ludwig von Hessen-Darmstadt, 04.09.1804: »*In sofern der Fall eintreten sollte, daß für die Aufnahme extra ordinem ein ansehliches Vermögens Inferendum angeboten wird, gleichwohl die Person selbst nach obigen Merkmalen, dazu nicht qualificirt seyn, indessen dem Hospital durch die Einbringung des Vermögens ein besonderer Nutzen zugewendet werden würde; so soll hierauf ebenfalls Rücksicht genommen und den vorkommenden Umständen nach, die Reception extra ordinem bewilligt werden.*«

240 Vanja 2008a, S. 233f. Siehe auch Kap. 7.1.2. und 7.2.1.4.

241 Vgl. Schattner 2008, S. 176f. Auch bei den Supplikationen der Männer stellten Soldaten eine große Gruppe.

Hauses oder von Land, und gingen einer Tätigkeit nach, die ihnen ein Einkommen sicherte. Oftmals reichte dies aber nur aus, um die Familie zu unterhalten. Die Versorgung eines oder einer Kranken, die damit verbundenen Kosten, aber auch die Zeit, die dies in Anspruch nahm und während derer keine anderen Arbeiten verrichtet werden konnten, konnte zu einem existentiellen Problem für die Familien werden. Die Reskripte zeigen häufig, dass Familien die letzen finanziellen Reserven ausschöpften, um dem oder der Kranken eine medizinische Behandlung zu finanzieren. Beim Gesuch um Aufnahme mag es sich gelegentlich um eine Taktik gehandelt haben, um kranke und störende Verwandte abzuschieben. Häufig war das Aufnahmegesuch aber erst die letzte Lösung, die angestrebt wurde, um einen Verwandten zu versorgen, wenn dies zu Hause nicht mehr möglich erschien.[242]

Ein weiteres wichtiges Kriterium für die Aufnahme war schließlich die Krankheit einer Person. Dabei spielten jedoch weniger medizinische Aspekte eine Rolle als vielmehr die Folgen einer Krankheit. Ausschlaggebend war, dass jemand aufgrund seines Zustandes nicht für sich selbst sorgen konnte, dass auch die Familie ihn nicht unterhalten konnte und dass diese Situation sich auch in absehbarer Zeit nicht ändern würde, die Krankheit also als nicht heilbar angesehen wurde. Welche Krankheit genau diese Umstände hervorgebracht hatte, war von untergeordneter Bedeutung und wurde in den Ordnungen, die sich mit der Aufnahme befassten, kaum thematisiert. Lediglich bei den Sonderregelungen zur Aufnahme aus den Städten und zur Aufnahme »extra ordinem« wurden – wie bereits dargestellt – konkrete Krankheiten genannt.

Als entscheidendes, direkt auf die Krankheit bezogenes Kriterium erscheint aber insgesamt die (angenommene) Unheilbarkeit. Dies erklärt auch, warum die Aufnahme in die Hohen Hospitäler auf Lebenszeit zugesagt wurde. Es bedeutete auch, dass einige Hospitalitinnen über Jahrzehnte hinweg in Merxhausen lebten.[243]

Dennoch wurde eine Heilung nicht völlig ausgeschlossen, wie die »Renovirte Hospitalsordnung« von 1728 zeigt:

> *»[...] und da gleich auch einer oder mehr zu den zeithen, als sie uffgenommen mit leibesschwachheit beladen und sich aber inmittelst desselben dermaßen mit ihnen beßern würde, daß sie ihr brod mit arbeiten erwerben könten; So soll er [= Obervorsteher] dießelben wieder aus dem Spital nach Hauß und an die arbeith weisen und sich dießelbe ernehren laßen.«*[244]

---

242 Ritzmann 2006, S. 77, 83; Schattner 2008, S. 182f.; Vanja 1994, S. 223, 227f., Sahmland 2011, Sahmland 2012.

243 Sahmland 2006, S. 13; Sahmland 2008b, S. 16.

244 HStAM 5, Nr. 17862: Renovirte Ordnung von 1728, § XXI.

Wurde eine Hospitalitin gesund, sollte sie das Hospital somit verlassen. Gezielte Heilversuche wurden jedoch zunächst nicht angestrebt. Von ihnen ist erst 1804 bei den wegen »*Wahnsinn*« und »*Raserey*« Aufgenommenen die Rede, die im Hospital weiterhin behandelt und bei erfolgter Heilung wieder entlassen werden sollten.[245] Demgegenüber wurde 1818 auf die weitere ärztliche Behandlung im Hospital möglichst bei allen Hospitalitinnen Wert gelegt. Aus diesem Grund sollten die Atteste nun ausführlicher und genauer über den Krankheitszustand und die bisherige Behandlung Auskunft geben.[246] Die medizinische Behandlung und die Zielsetzung, die aufgenommenen Personen zu heilen, um sie auch wieder aus dem Hospital zu entlassen, wurden zu Beginn des 19. Jahrhunderts zunehmend wichtiger.

In der Praxis sind Hospitalitinnen, die als gesund aus dem Hospital entlassen wurden, in der zweiten Hälfte des 18. Jahrhunderts kaum zu finden. Allerdings wurden am Ende des Jahrhunderts gezielte Maßnahmen zur Ausweisung von geheilten Hospitalitinnen ergriffen. Die Samtkommission wies 1793 zunächst Dr. Duncker von Haina im Rahmen der halbjährlich stattfindenden Medizinalvisitation in Merxhausen an, Hospitalitinnen zu benennen, die entlassen werden könnten. Diese Aufgabe fiel 1797 dem neu eingesetzten Hospitalsmedicus und -chirurgus von Merxhausen, Dr. Schmidt, zu. Entlassen wurden jedoch kaum Hospitalitinnen.[247] 1797 wurden von vier genannten Hospitalitinnen schließlich

---

245 HStAM 229 I, B III a, Paket 1: Vertrag über die Aufnahme in die Hohen Hospitäler »extra ordinem«, erstellt durch Rat Hassenpflug und Rat Lehmann, Haina 08.06.1804. Ratifiziert durch Kurfürst Wilhelm von Hessen und Landgraf Ludwig von Hessen-Darmstadt, 04.09.1804.

246 »Regierungs-Ausschreiben vom 27. Januar 1818«. In: Sammlung der im vormaligen Kurfürstenthume Hessen noch geltenden gesetzlichen Bestimmungen von 1813 bis 1866, hg. von Wilhelm Möller und Carl Fuchs, 1867, Bd. 1, S. 136f.

247 HStAM 229 I, B I 1 a, Paket 3: Weisung durch Samtkommission und Obervorsteher, Gronau 30.09.1793; Medizinalbericht von Dr. Duncker an Samtkommission und Obervorsteher, Haina 25.05.1794 (= Anlage 8 zur Plansverordnung für Merxhausen 1794); Medizinalbericht von Dr. Duncker an Samtkommission und Obervorsteher, Frankenberg 09.05.1795; Medizinalbericht von Dr. Duncker an Samtkommission und Obervorsteher, Frankenberg 23.05.1796; Medizinalbericht von Dr. Duncker an Samtkommission und Obervorsteher, Frankenberg 13.05.1797 (= Anhang 3 zur Plansverordnung für Merxhausen 1797); B II b, Paket 6: Instruktion (Abschrift) für den Hospitalsmedicus und -chirurgus Dr. Schmidt, Haina 22.06.1797.

drei entlassen, von denen jedoch eine schon kurz später zurückkehrte, da sie erneut unter epileptischen Anfällen litt.[248]

Die Initiative, gesunde Hospitalitinnen auszuweisen, war somit wenig erfolgreich und in den nächsten Jahren änderte sich dies kaum. Zunehmend erhöhte die Samtkommission den Druck, entlassungsfähige Hospitalitinnen zu benennen. Auf erneute Anweisung erstellten Amtmann Otto und Hospitalsarzt Dr. Hildebrand 1806 eine Liste von sieben Hospitalitinnen, die *»nach ihren gegenwärtigen Leibes und Seelen Beschaffenheiten»*[249] das Hospital verlassen könnten. Allerdings wurde in keinem Falle eine Entlassung ausgeprochen.[250] 1809 erstellte Dr. Hildebrand erneut ein Verzeichnis.[251] Die Liste umfasste nun 16 Hospitalitinnen, von denen acht auf Anweisung des Obervorstehers tatsächlich entlassen wurden.[252] Als Kriterium für die Entlassung stand 1806 und 1809 ähnlich wie

---

248 HStAM 229, Jahresrechnung 1797, Verzeichnis der Hospitalitinnen: Bei Eleonora Kohlin von Darmstadt, die als blödsinnig aufgenommen wurde, ist vermerkt: *»Ist vermoege gn. Plans Verordnung entlaßen«*. Die Schusterin von Darmstadt ist ohne einen Vermerk (auch kein Todeseintrag) einfach in den folgenden Jahresrechnungen nicht mehr verzeichnet. Der Vogt hatte darauf hingewiesen, dass sie in einem *»abgelebten Zustand«* sei, allerdings gerne nach Hause zurückkehren würde. Hingegen sah er die Meyerin von Obervorschütz, die als *»blödsinnig«* aufgenommen worden war, als durchaus geeignet an, das Hospital zu verlassen. Diese verblieb aber als einzige der von Dr. Duncker zur Entlassung bestimmten Hospitalitinnen im Hospital. Die Epileptikerin Benekin von Marburg wurde zunächst entlassen, obwohl der Vogt zuvor eingewendet hatte, dass man zunächst abwarten solle, ob sich ein Rückfall zeige. 1798 berichtet er dann, dass sie wegen erneuter Anfälle in das Hospital zurückgekehrt war. HStAM 229 I, B I 1 a, Paket 3: Bericht von Vogt Wachs zum Medizinalbericht von Dr. Duncker an die Samtkommission, Haina 04.06.1797 (= Anhang 4 zur Plansverordnung für Merxhausen 1797); Plansbericht von Vogt Wachs und Gegenschreiber Ruhl, Merxhausen 21.04.1798.

249 HStAM 229 I, B I 17: Bericht von Amtmann Otto und Hospitalsarzt Dr. Hildebrand an die Samtkommission, Merxhausen 28.06.1806; Verzeichnis der auszuweisenden Hospitalitinnen, erstellt durch Amtmann Otto und Hospitalsarzt Dr. Hildebrand [1806].

250 Die Jahresrechnungen verzeichnen alle sieben Hospitalitinnen in den folgenden Jahren weiterhin. HStAM 229, Jahresrechnungen 1806–1810.

251 HStAM 229 I, B I 4, Paket 1:Verzeichnis der auszuweisenden Hospitalitinnen [1809].

252 HStAM 229 I, B I 4, Paket 1: Weisung von Obervorsteher Breidenbach, Merxhausen 23.10.1809. Die Weisung ging vermutlich an den Küchenschreiber Scheffer, da die Stelle des Amtmanns zu diesem Zeitpunkt nicht besetzt war. In der Jahresrechnung von 1809 (HStAM 229) ist bei allen betroffenen Hospitalitinnen vermerkt *»ist als gesund aus hiesigem Hospital entlassen worden.«*

bei der Aufnahme in das Hospital im Vordergrund, ob eine Hospitalitin als fähig angesehen wurde, sich selbst außerhalb des Hospitals zu versorgen. Immer ging es zwar um eine Besserung des Zustandes, nicht unbedingt aber um eine vollständige Heilung, wie die Kommentare Dr. Hildebrands zu zwei der 1809 ausgewiesenen Hospitalitinnen zeigen, von denen eine unter einem »*Augenübel*« und »*unbedeutenden [!] Geschwüren*« der Beine, eine andere, die zuvor mit starken Augenentzündungen aufgenommen worden war, jetzt nur noch unter »*bloser [!] Kurzsichtigkeit*« litt.[253]

Eine Entlassung aus dem Hospital konnte nicht nur wegen eines verbesserten Gesundheitszustandes, sondern auch als härteste Strafe für Fehlverhalten verhängt werden. Dies war vor allem der Fall, wenn Hospitalitinnen »Unzucht« vorgeworfen wurde oder sie schwanger waren. Ob sie Opfer einer Vergewaltigung geworden waren oder freiwillig Geschlechtsverkehr gehabt hatten, spielte für die Ausweisung kaum eine Rolle. Wichtiger war auch hier wie bei den Hospitalitinnen, deren Gesundheitszustand sich gebessert hatte, die Prognose, ob sie außerhalb des Hospitals für sich selbst sorgen könnten oder nicht. Sahmland hat zwischen 1725 und 1807 22 Fälle von »Unzucht« oder Schwängerung von Hospitalitinnen in Merxhausen ermittelt. In acht der Fälle wurde von einer Ausweisung abgesehen, da man die Hospitalitinnen nicht als fähig ansah, sich außerhalb des Hospitals zu ernähren.[254]

Der Widerspruch, der aus dieser Vorgehensweise entsteht, ist kaum aufzulösen. Ging man davon aus, dass eine Hospitalitin sich außerhalb ernähren konnte, hätte sie das Hospital theoretisch verlassen müssen – ob sie schwanger war oder nicht. Dies geschah jedoch kaum. In der erheblich schlechteren Situation – schwanger und bald mit unehelichem Kind – wurde sie des Hospitals verwiesen. Die Denkweise der Zeitgenossen war jedoch eher umgekehrt. Eine Ausweisung war eigentlich aufgrund einer Schwangerschaft laut Hospitalsordnungen unausweichlich. Der Hinweis auf die nicht vorhandene Fähigkeit einer Hospitalitin, für sich und ein Kind zu sorgen, stellte letztendlich die einzige Möglichkeit dar, dass es zu keiner Ausweisung kam.

Zu bedenken bleibt, dass die Hospitalsbeamten und -ärzte lediglich annahmen, dass die Hospitalitinnen sich außerhalb versorgen könnten. Wie sich die Situation für die Hospitalitinnen bei Verlassen des Hospitals wirklich darstellte, wird keineswegs deutlich. Dies betrifft die Hospitalitinnen, die wegen ihres

253 HStAM 229 I, B I 4, Paket 1: Verzeichnis der auszuweisenden Hospitalitinnen [1809].

254 Sahmland 2007, S. 204f., 216f.

verbesserten Gesundheitszustands ausgewiesen worden waren ebenso wie die Hospitalitinnen, bei denen die Ausweisung wegen sexueller Kontakte und einer Schwangerschaft erfolgte.

Abgesehen von Ausweisungen verließen einige Hospitalitinnen das Hospital aber auch freiwillig. Dass dies in allen nachweisbaren Fällen aufgrund einer Heirat geschah, zeigt, dass auch hier eine gesicherte Existenz eine Rolle spielte.[255] Alle genannten Hospitalitinnen verloren mit Verlassen des Hospitals auch die Berechtigung, dorthin zurückzukehren. Das Phänomen, dass sich einige Hospitalitinnen zeitweise nicht im Hospital aufhielten, ohne jedoch ihren Status als Hospitalitin und damit das Recht zurückzukehren zu verlieren, wird im folgenden Kapitel noch eine Rolle spielen.

Insgesamt bleibt festzuhalten, dass dauerhafte Entlassungen nur sehr selten geschahen. Erst um 1800 sind verstärkte Maßnahmen zu erkennen, Hospitalitinnen in geeignet erscheinenden Fällen zu entlassen. Im Kontext des christlichen und züchtigen Lebenswandels im Hospital, wie er durch die Hospitalsordnungen von jeder Hospitalitin eingefordert wurde, stand hingegen die Ausweisung von Hospitalitinnen als Bestrafung für Sexualkontakte und Schwangerschaft, die aber auch nicht in allen Fällen strikt gehandhabt wurde. Die Ausweisungen betrafen immer nur einen kleinen Teil der Hospitalitinnen. Die meisten von ihnen blieben hingegen bis zu ihrem Tod im Hospital Merxhausen.

3.2 Die Anzahl der Hospitalitinnen

Die Hohen Hospitäler hoben sich allein schon durch ihre Größe von anderen Hospitälern in den hessischen Landgrafschaften ab. Auch hierin zeigt sich ihre besondere Bedeutung, die sie eher mit großen städtischen Gründungen wie dem Juliusspital in Würzburg oder dem Heilig-Geist-Spital in Nürnberg vergleichbar macht als mit kleineren städtischen Hospitälern in den Landgrafschaften selbst.

Zwischen 1550 und 1591 stieg die Zahl der Personen, die im Hospital Merxhausen lebten, stark an: von 123 im Jahr 1550 bis auf 410 im Jahr 1584. Damit war der absolute Höhepunkt der Belegung von Merxhausen erreicht, im Folgejahr

255 HStAM 229, Jahresrechnung 1768, Verzeichnis der Hospitalitinnen: Anna Elisabeth Martinin von Lohna, Diagnose: gebrechlich, aufgenommen: 1747, »*sich hinaus verheuratet*«; Maria Elisabeth Döringen von Rinteln, Diagnose: blind, aufgenommen: 1752, »*sich hinaus verheuratet*«. Jahresrechnung 1803, Verzeichnis der Hospitalitinnen: Elisabeth Karges von Haina, Diagnose: Nabelbruch, Alter: 30, aufgenommen: 1790, »*ist verheurathet*«.

waren mit einer Anzahl von 360 deutlich weniger Personen im Hospital, 1591 waren es 369.[256]

Die Listen unterscheiden jedoch nicht zwischen Bediensteten und versorgten Personen. Einen Einblick in das Verhältnis zwischen beiden Gruppen gibt ein Verzeichnis von 1575, das alle Personen namentlich nennt. Von insgesamt 365 Personen waren 279 *»arme kranke Frauen«*. Hinzu kamen 33 *»Brüder«* (Hospitaliten), die für verschiedene Arbeiten eingesetzt wurden, sowie 36 Personen als eigentliche Bedienstete des Hospitals inklusive ihrer Familien und zusätzlich noch 13 Lohnarbeiter.[257]

Der weitere Anstieg der Personenzahlen nach 1575 bedeutete eine völlige Überfüllung des Hospitals, was schließlich zu Gegenmaßnahmen von Seiten der Landgrafen führte.[258] In der Folge waren die Personenzahlen und damit auch die Insassenzahlen recht konstant. Im Jahr 1600 war in Merxhausen mit 286 Hospitalitinnen wieder eine ähnliche Größenordnung wie 1575 erreicht.[259]

Ein völliger Rückgang der Hospitalitinnenzahl erfolgte durch den Dreißigjährigen Krieg (1618–1648). 1642 waren nur noch 24 Hospitalitinnen im Hospital Merxhausen, die Situation in Haina war ähnlich.[260] Die wirtschaftlichen und demographischen Folgen des Krieges wirkten sich noch weit über dessen Ende auf die Hohen Hospitäler aus, was sich nicht zuletzt an den Insassenzahlen zeigt. Noch 1660 waren nur 47 Hospitalitinnen in Merxhausen untergebracht, 1668 werden neben 45 Hospitalitinnen auch acht arme Männer genannt, 1671 waren es nur 39 Hospitalitinnen.[261] Nachdem zum Ende der 1670er Jahre Maßnahmen

---

256 Zwischenzeitlich gab es zwar in einzelnen Jahren auch kleinere Rückgänge der Zahlen (zwischen 2 und 10), die aber auf längere Sicht nicht ins Gewicht fielen. Lediglich von 1552 und 1553 fand ein großer Rückgang von 136 auf 93 Personen statt, der erst 1556 mit 142 Personen wieder aufgeholt wurde. Die Liste wurde durchgängig zwischen 1550 und 1591 für alle vier Hospitäler geführt. Sie sind detailliert aufgeführt bei Demandt 1983, S. 71, 105; Schlieper 1983, S. 214.

257 Demandt 1983, S. 102f.

258 HStAM 17 I, Nr. 5032: Übermäßige Besetzung der Hospitäler mit armen Leuten, 1588; Nr. 4768: Starke Überfüllung der Hospitäler Haina und Merxhausen, 1597.

259 HStAM 229, Jahresrechnung 1600, Verzeichnis der Hospitalitinnen. Die älteren Jahresrechnungen des Hospitals enthalten keine Verzeichnisse der Hospitalitinnen.

260 HStAM 229, Jahresrechnung 1642, Verzeichnis der Hospitalitinnen. Die Jahresrechnungen des 17. Jahrhunderts konnten nur punktuell eingesehen werden, da ein großer Teil von Schimmel befallen ist. Vanja 2001, S. 34 nennt für 1641 24 Hospitaliten in Haina.

261 HStAM 229, Jahresrechnung 1660, Verzeichnis der Hospitalitinnen; HStAM 17 I, Nr. 2195: Verzeichnis der Armen, die in den Hospitälern unterhalten werden, 1585–

zur besseren finanziellen Führung des Hospitals ergriffen worden waren, stiegen die Hospitalitinnenzahlen wieder an, so dass sich schon 1680 68, im Jahr 1700 144 Hospitalitinnen im Hospital befanden.[262] Auch danach erhöhte sich die Zahl noch. Stichproben der Jahre 1710, 1720 und 1730 zeigen mit 190, 205 und 193 Hospitalitinnen etwa gleich bleibende Zahlen.[263]

Da der Schwerpunkt der Untersuchung des Wartpersonals im Zeitraum von der Mitte des 18. Jahrhunderts bis zum Beginn des 19. Jahrhunderts liegt, werden die Hospitalitinnenzahlen für Merxhausen in diesem Zeitraum im Folgenden genauer betrachtet. Wie das Diagramm (Abb. 3)[264] zeigt, waren die Hospitalitinnenzahlen mit 182 bis 200 Hospitalitinnen in den 1740er und zu Beginn der 1750er Jahre weiterhin recht stabil. Der Siebenjährige Krieg (1756–1763) führte dann vor allem seit 1758 zu einem Einbruch der Zahlen, wenn auch erwartungsgemäß nicht ganz so dramatisch wie im Dreißigjährigen Krieg. An seinem Ende im Jahr 1763 werden nur noch 112 Hospitalitinnen verzeichnet.

1717. Während die in diesem Bestand erhaltenen Verzeichnisse für Haina schon im 16. Jahrhundert einsetzen, stammen die ersten darin überlieferten Verzeichnisse für Merxhausen von 1671. HStAM 5, Nr. 18289: Bericht des Geheimen Oberappellations- und Konsistorialrats Johann Henrich von Dauber an Landgräfin Hedwig Sophie von Hessen-Kassel, 18.12.1668.

262 HStAM 5, Nr. 18289: »Vorschläge des Pfarrers Joh. Rud. Zinck zu Merxhausen zu besserer Einrichtung des Hospitals, 1668–1680«. Die Anzahl der Hospitalitinnen wurde den Jahresrechnungen des Hospitals entnommen. HStAM 229, Jahresrechnungen 1680 und 1700: Verzeichnis der Hospitalitinnen.

263 HStAM 229, Jahresrechnung 1710, 1720, 1730: Verzeichnis der Hospitalitinnen.

264 Die Zahlen wurden anhand der Verzeichnisse der Hospitalitinnen in den Jahresrechnungen des Hospitals ermittelt: HStAM 229, Jahresrechnungen 1760–1810. (Die Jahresrechnung von 1808 war leider nicht auffindbar.) Zu beachten bleibt, dass die Zahlen in den Jahresrechnungen jeweils zum Ende eines Jahres verzeichnet sind, abzüglich der in diesem Jahr verstorbenen und inklusive der neu hinzugekommenen Hospitalitinnen. Im Verlauf eines Jahres unterlagen die Zahlen somit gewissen Schwankungen.

Abb. 3: Anzahl der Hospitalitinnen in Merxhausen 1740–1810.

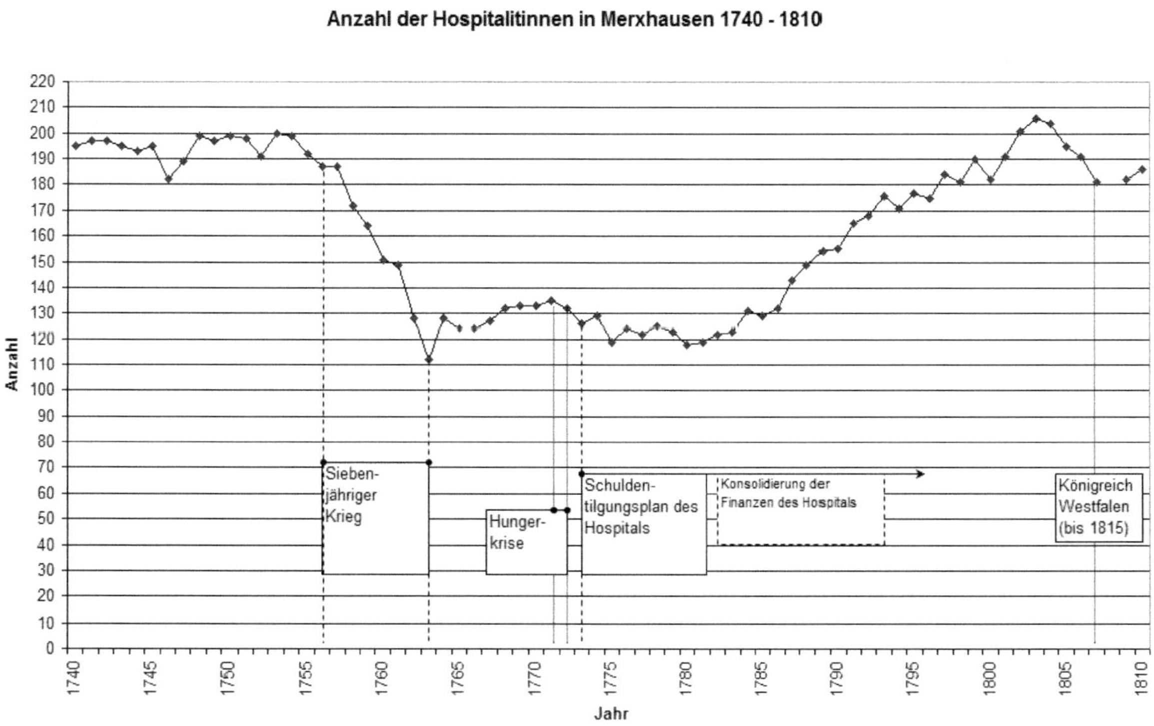

Der Wegfall von Geld- und Naturaleinnahmen und die daraus folgende schlechtere Versorgungssituation im Hospital führten dazu, dass kaum noch Neuaufnahmen stattfanden. Im Gegensatz zur Zeit vor dem Krieg wurden somit Plätze, die durch den Tod von Hospitalitinnen frei geworden waren, nicht mehr aufgefüllt.[265] Mit dem Ende des Siebenjährigen Krieges erfolgten wieder verstärkt Aufnahmen in das Hospital, so dass 1764 ein Zuwachs von 26 Hospitalitinnen auf insgesamt 128 verzeichnet werden konnte.

In den folgenden Jahren stiegen die Zahlen jedoch kaum weiter an. Dadurch waren dauerhaft deutlich weniger Hospitalitinnen in Merxhausen als vor dem Siebenjährigen Krieg, wofür vor allem die hohe Verschuldung des Hospitals durch den Krieg verantwortlich war. Die Missernten und die Hungersnot von 1771/72 führten nur zu einem kleinen Rückgang der Hospitalitinnenzahlen, nachdem diese in den Jahren zuvor langsam angestiegen waren. Als sich die Finanzlage des Hospitals aufgrund der Sparmaßnahmen der Schuldentilgungspläne in den 1780er Jahren wieder erholte, ging dies auch mit einer erhöhten Aufnahme von Hospitalitinnen einher. Zu Beginn des 19. Jahrhunderts wuchs deren Zahl schließlich auf über 200 an.

Die napoleonischen Kriege, das Ende des Kurfürstentums Hessen und die Errichtung des Königreichs Westfalen, dem die Hospitäler Haina und Merxhausen fortan angehörten, bildeten zwar eine deutliche Zäsur in ihrer Geschichte, schlugen sich aber bei weitem nicht so deutlich in den Hospitalitinnenzahlen nieder wie zur Zeit des Siebenjährige Krieges. Dennoch ist ein deutlicher Rückgang zu erkennen. Gerade hieran zeigt sich, wie sehr sich Kriege und politische Veränderungen und die damit verbundene Verschlechterung der Wirtschaftslage auf die Versorgungslage in den Hospitälern auswirkten.

Die Anzahl der Hospitalitinnen, die in den Jahresrechnungen genannt wird, ist allerdings nicht mit der Zahl derjenigen gleichzusetzen, die sich tatsächlich im Hospital aufhielten. Es bestand die Möglichkeit, das Hospital für längere Zeit zu verlassen, ohne jedoch das Anrecht zu verlieren, dorthin zurückzukehren. Die Küchenwochenrechnungen verzeichnen diese Fälle unter der Rubrik *»ständig verreist«*. 1786 werden dort 18 Hospitalitinnen genannt, die das ganze Jahr nicht im Hospital waren, was immerhin einem Anteil von 14 % der Gesamtzahl entsprach.[266] Ab 1806 wurden die ständig abwesenden Hospitalitinnen auch in

265 Während zum Beispiel 1750 neun und 1751 13 Hospitalitinnen aufgenommen worden waren, wurden 1758 eine, 1759 zwei und 1760 eine Hospitalitin aufgenommen.

266 HStAM 229, Küchenwochenrechnung 1786.

den Jahresrechnungen mit dem Vermerk *»absens«* versehen. Von 1806 bis 1810 waren es jeweils über 20.

Einige der abwesenden Hospitalitinnen erhielten jährlich einen festen Geldbetrag oder Naturalien vom Hospital, was jedoch gesondert genehmigt werden musste.[267] Die Vermutung liegt nahe, dass die meisten Hospitalitinnen sich während ihrer Abwesenheit bei Verwandten aufhielten, was sich aber nur in Einzelfällen nachweisen lässt.[268]

---

267 1788 waren es für mehrere Hospitalitinnen zwei Viertel Korn bzw. der ensprechende Geldbetrag, die alle sechs Monate ausgezahlt wurden. Bei der Bitte der Hospitalitin Kunigunda Bödicker um Auszahlung der Kost in Geld verweist Vogt Wachs von Merxhausen gegenüber dem Obervorsteher auf drei weitere Hospitalitinnen, denen dies gewährt wurde. HStAM 229 I, B I 17: Schreiben von Vogt Wachs an Obervorsteher von Stamford, Merxhausen 04.08.1788; LWV 13, Merxhausen: Schreiben von Vogt Wachs an Obervorsteher von Stamford, Merxhausen 09.01.1788. Bei den in der Jahresrechnung seit 1806 mit dem Vermerk *»absens«* bezeichneten Hospitalitinnen erhielten nachweislich drei Geldbeträge, unter ihnen war immer noch die Hospitalitin Bödicker, die somit über einen Zeitraum von über 20 Jahren Geldzuwendungen vom Hospital bekam. Ergänzend auch folgende Anm.

268 HStAM 229 I, B I 5, Paket 15: Protokoll. Merxhausen gegen Röse zu Dodenhausen wegen Erbschaftsgeldern einer Hospitalitin, erstellt durch J. H. Mulhause, Haina 03.10.1765. Im Rechtsstreit um das Erbe der Hospitalitin Catharina Ließe Rösin wird deutlich, dass sie sich von 1755 bis 1764 bei ihrem Bruder Ludwig Röse aufhielt.
LWV 13, Merxhausen: Bericht von Vogt Wachs an Obervorsteher von Stamford, Merxhausen 03.07.1786. Wachs berichtet, dass ein Verwandter der Hospitalitin Anna Catharina Weller, bei dem sie sich schon über eine Woche aufhielt, sich bereit erklärt hatte, sie gegen Auszahlung eines Kostgelds dauerhaft bei sich aufzunehmen.
LWV 13, Merxhausen: Schreiben der Hospitalitin Böddicker an Vogt Wachs, Hohenkirchen 18.12.1787; Schreiben von Vogt Wachs an Obervorsteher von Stamford, Merxhausen 09.01.1788. Die Hospitalitin Böddicker, die als *»rasend«* aufgenommen worden war, war im Sommer zu ihren vier Kindern zurückgekehrt. Sie bittet die regelmäßige Auszahlung ihrer Kost, die der Vogt ihr zugesagt hatte, in Geld vorzunehmen. Der Vogt zahlte ihr zunächst 6 R. aus und erbat weitere Anweisungen vom Obervorsteher.
HStAM 229 I, B III a, Paket 5: Fornikationsprotokoll Gerdrutha Elisabetha Lichtenberg, erstellt durch Amtmann Otto, Merxhausen 01.07., 05.07., 18.12. 1806. Die *»einfältige«* Hospitalitin gibt an, dass sie sich im Sommer vier Wochen bei ihrem Vetter in Grebenstein aufgehalten habe, wo ein Schneiderbursche sie geschwängert habe.
HStAM 229 I, B I 17: Bittschrift der Mutter der Hospitalitin Goebelin, [1804]. Die Mutter erhielt für die Versorgung ihrer Tochter zu Hause, um die sie selbst gebeten

Die Küchenwochenrechnungen weisen auch kürzere Beurlaubungen aus. 1786 hielten sich insgesamt 21 verschiedene Hospitalitinnen – zusätzlich zu den ständig verreisten – zeitweise nicht im Hospital auf. Während 16 von ihnen 1786 nur einmal verreisten, verließen fünf das Hospital mehrmals, in zwei Fällen achtmal im Verlauf des Jahres. Meistens waren sie nur drei bis sechs Tage verreist, aber gelegentlich hielten sie sich auch mehrere Wochen auswärts auf.[269] Für die Hospitalitinnen im Hospital wirkte sich die Abwesenheit der anderen positiv aus, da das Essen weiterhin für alle berechnet wurde, zumindest bis die Samtkommission 1776 dagegen einschritt.[270] Die Bedenken des Vogtes gegen die Kürzungen zeigen, dass im Grunde eine gewisse Anzahl von Verreisten bei der Essensverpflegung mit einkalkuliert war, denn er schreibt: »*Das ist derer Armen Trost und bestes gewesen, wenn Viele Verreiste waren. Es ist hier alles sparsam ausgetheilt.*«[271]

Die in den Jahresrechnungen angegebenen Zahlen müssen demnach mit einer gewissen Vorsicht betrachtet werden. Mit Blick auf die Aufwartung ist von grundlegender Bedeutung, dass sich weniger Hospitalitinnen im Hospital aufhielten und von den Aufwärterinnen und Aufwärtern versorgt werden mussten, als verzeichnet waren.

3.3 Die Problematik historischer Krankheitsbezeichnungen und das Krankheitsspektrum der Hospitalitinnen von Merxhausen

In Merxhausen war eine große Bandbreite an Krankheiten vertreten. Die Hospitalitinnenlisten des Hospitals, die am Ende eines jeden Jahres aktualisiert wurden, nennen jede aufgenommene Hospitalitin namentlich mit einer Diagnose. Eine Auswertung in Zehnjahresabständen zwischen 1750 und 1810 zeigt über 80

---

hatte, seit 1792 10 R. jährlich und bittet um weitere Zahlung, die ihr genehmigt wird. Aus den Kommentaren von Hassenpflug (20.10.1804) und Obervorsteher von Breidenbach (11.11.1804) auf der Bittschrift geht hervor, dass die Hospitalitin ansonsten Anspruch auf Aufnahme in das Hospital hätte, was beide umgehen wollen.

269 Bornemännin von Hundshausen und Caesarin von Zierenberg fast zwei Wochen; Beckin von Beßa und Hildeboldin von Martinshagen fast vier Wochen; Grebin von Kirchberg fast zwölf Wochen.

270 HStAM 229 I, B I 1 a, Paket 1: Plansverordnung für Merxhausen 1776, Haina 12.06.1776.

271 HStAM 229 I, B I 1 a, Paket 1: Plansbericht von Vogt Fuhrhans an Obervorsteher von Haller, Merxhausen 01.06.1776.

verschiedene Diagnosen.[272] Der Umgang mit dieser Vielzahl an Krankheitsbezeichnungen stellt den heutigen Betrachter / die heutige Betrachterin vor erhebliche Probleme. Einerseits sind die Krankheitsbezeichnungen konkret, d.h. sie sind auf ein bestimmtes Leiden bezogen, übergeordnete Kategorien, wie wir sie heute mit Begriffen wie »psychisch krank« oder »behindert« gewohnt sind, finden sich hier nicht.[273] Andererseits sind die Diagnosen meist ungenau, denn was eine *»gebrechliche«* Person schmerzte oder wie sich eine als *»unsinnig«* bezeichnete verhielt, erschließt sich nicht. Innerhalb der Diagnosen herrscht ein buntes Nebeneinander zwischen genaueren Bezeichnungen wie *»taub«*, *»blind«* oder *»lahmes bein«* und verschwommeneren Begriffen wie *»ungesund«*, *»gebrechlich«*, *»ohne verstand«* oder *»wahnsinnig«*. Gefördert wurde die große Anzahl verschiedener Diagnosen nicht zuletzt durch ihre Übernahme aus den Aufnahmereskripten bzw. den ihnen beigefügten Aufnahmegesuchen und Attesten, die ja von einer Vielzahl unterschiedlichster Personen verfasst worden waren.[274] Schon der Umstand, dass in den Reskripten oftmals mehrere Krankheitsbezeichnungen nebeneinander genannt werden, lässt erkennen, wie unscharf Abgrenzungen häufig waren. In den Jahresrechnungen, die hier als Grundlage für einen Überblick über die Krankheiten herangezogen werden, findet sich dann meist nur eine Diagnose wieder, womit unweigerlich ein bestimmter Aspekt der Erkrankung mehr betont wird als ein eventueller weiterer.

Die Diagnosen in Reskripten und Jahresrechnungen spiegeln letztendlich aber auch wider, dass es eine einheitliche Terminologie, die zumindest als Orientierung für die gutachtenden Ärzte hätte dienen können, nicht gab.[275] Zwar wurden auch in der Frühen Neuzeit Krankheiten durchaus konkret beschrieben, bezeichnet und eingeordnet, so dass man von einer Nosologie oder auch Pathologie sprechen kann, aber es gab kein allgemeingültiges System, das den Bezugsrahmen hätte bilden können. Für deutsche Krankheitsbezeichnungen, wie sie in den Supplikationen und Jahresrechnungen überwiegend verwendet werden,

272 Ich danke an dieser Stelle Prof. Sahmland für die Bereitstellung der Daten.

273 Vgl. Waldschmidt, S. 33. Die von ihr festgestellte konkrete Benennung von Krankheiten im Mittelalter, und dass ein Äquivalent für den Begriff »Behinderung« nicht vorhanden war, trifft auch auf die Frühe Neuzeit zu. Zur Entwicklung des Begriffs Behinderung im 20. Jahrhunderts siehe ebd. S. 32–39. Einen Überblick über die Geschichte Behinderter vom Mittelalter bis in das 20. Jahrhundert bietet Fandrey 1990, allerdings unsystematisch und kaum theoretisch fundiert, wie Waldschmidt, S. 31 zu recht anmerkt.

274 Vanja 2001, S. 36; Vanja 2002, S. 90.

275 Sahmland 2006, S. 31.

trifft dies noch mehr zu als für die lateinischen.[276] Dass die Ärzte, die die Atteste für die Hohen Hospitäler verfassten, bevorzugt deutsche Begriffe verwendeten, könnte damit zusammenhängen, dass die Reskripte und Gutachten für ein nicht medizinisch gebildetes »Publikum« bestimmt waren. Unklar ist aber auch, über welches Wissen die einzelnen Ärzte konkret verfügten.

Medizinische Theoriebildungen scheinen bei der Festlegung der jeweiligen Diagnose insgesamt eine untergeordnete Rolle gespielt zu haben. Oftmals benutzten die attestierenden Ärzte die gleichen Begriffe wie sie in der Supplikation selbst oder den Attesten von Pfarrern und Beamten verwendet wurden.[277] Bei den meisten Begriffen, die gebraucht wurden, ist davon auszugehen, dass sie auch im allgemeinen Sprachgebrauch verwendet wurden und sich damit bestimmte Vorstellungen verbanden, ohne dass diese genau definiert waren.[278] Das ist heute nicht anders. Begriffe wie *»verrückt«* oder *»blödsinnig«* rufen bestimmte Vorstellungen über Verhaltensweisen der jeweiligen Person hervor. Nicht zuletzt besteht das Problem der historischen Diagnosen auch darin, dass über ihre Ungenauigkeit hinaus nicht davon auszugehen ist, dass selbst Zeitgenossen genau das gleiche mit diesen Begriffen verbanden. So gibt es auch zahlreiche Überschneidungen bzw. Begriffe, die Ähnliches bezeichnen und als austauschbar erscheinen.

Ein Blick in die Wörterbücher des 18. und beginnenden 19. Jahrhunderts zeigt nur allzu deutlich, dass die Bezeichnungen der Jahresrechnungen neben einer Vielzahl weiterer Begriffe in Gebrauch waren, die häufig nicht deutlich voneinander abgrenzbar waren und die zudem in den einzelnen Wörterbüchern unterschiedlich definiert wurden.[279] Ein Beispiel soll die Problematik verdeutlichen: In Zedlers Lexikon wird der Leser unter dem Stichwort »Wahnsinnigkeit« auf die Stichworte »Unsinnigkeit« und »Raserey« verwiesen, unter dem Stichwort

---

276 Watzka 2005, S. 22–26; Watzka 2007, S. 4f. Siehe Kutzer 1998 für die medizinische Sichtweise im 16. bis 17. Jahrhundert auf psychische Krankheiten, zur Nosologie und Pathologie einzelner Krankheiten besonders S. 86–111.

277 Sahmland 2006, S. 17.

278 Lachmund, Stollberg 1995, S. 26; Schlenkrich 2002, S. 135. Auch im Kontext städtischer Quellen spielten medizinische Erklärungsmodelle kaum eine Rolle, vielmehr zeigt sich ein pragmatischer Zugang, der das Verhalten (gewalttätig, sittenwidrig, auffällig) in den Vordergrund stellte. Siehe Sander 2000, S. 112.

279 Watzka und Müller haben systematisch Begriffe aus dem Bereich der psychischen Krankheiten anhand von Wörterbüchern untersucht. Müller, der u. a. auch die »Encyclopaedia Britannica« und die »Encyclopédie« von Diderot berücksichtigt hat, zeigt deutlich, dass es sich hierbei nicht nur um ein deutschsprachiges Phänomen handelt. Siehe Müller 2009, S. 33–48; Watzka 2005, S. 20–26.

»wahnsinnig« hingegen auf »unsinnig«, »vernunfftloß« und »wahnwitzig«.[280] Unter dem Stichwort »Unsinnigkeit« heißt es dann: »*Tollheit, Dollheit, Raserey, Taubsucht, Tollsucht, Wahnwitz, Lat. Mania, Insania, Amentia [...] ist nichts anderes, als der höchste Grad der Raserey*«.[281] Dieser Feststellung folgt eine ausführliche Darstellung der Symptome, u. a. redeten Unsinnige »*närrische Dinge*«, sie seien übermäßig stark, so dass sie kaum gebändigt werden könnten, unempfindlich gegen Kälte, hätten kein Schlafempfinden und dächten nur daran, anderen zu schaden und sie zu töten und einiges mehr.

Unter dem Stichwort »Raserey« liest man hingegen:

> *»Raserey, Rage, heißt insgemein eine Beraubung des Verstandes; da aber diese auf unterschiedliche Maase geschiehet, als ist auch die Raserey nicht einerley. Die hefftigste Art, und eigentliche Raserey, heisset auch Tobsucht, Phrenesis, Phrenesie, da der Mensch, bey einer beständigen Beraubung des Verstandes und der Besinnung als ausser sich selbst, in steter Unruhe, gewaltsame Dinge vornimmt, und mit solcher Stärcke angreiffet, daß er mit Mühe gehalten, und kaum mit starcken Ketten mag gebunden werden, wovon ausführlicher der Artickel Hiernwüten [...] und unten Tollheit, nachzulesen.«*[282]

Im weiteren Verlauf des Artikels wird zudem noch neben »Wahnwitz« (»Mania, Manie«) und »Unsinnigkeit« auf die »Blödsinnigkeit« (»Delirium, Delire«) als dritte Gattung der Raserei verwiesen, obwohl der Autor gleichzeitig bemerkt »*wiewol sie kaum eine Raserey zu nennen, weil sie mehr in einer Betäubung, als Verrückung der Sinnen und des Verstandes bestehet.*«[283] Zuletzt wird kurz die Melancholie als vierte Gattung erörtert, für die aber auch auf den Artikel »Schwermütigkeit« verwiesen wird. Verfolgt man die Verweise von einem Artikel zum nächsten, fördert dies zahlreiche weitere Begriffe zutage, ohne dass sie klar gegeneinander abgegrenzt werden, teilweise finden sich auch widersprüchliche Aussagen.

Angesichts dessen ist es schwierig, anhand einer Diagnose wie »*wahnsinnig*«, wie sie in den Jahresrechnungen von Merxhausen recht häufig vorkommt, Rückschlüsse auf ein konkretes Krankheitsbild zu ziehen. Andererseits gibt es auch

280 Art. »wahnsinnig«. In: Grosses vollständiges Universallexicon aller Wissenschafften und Künste von Johann Heinrich Zedler, Bd. 52 (1747), S. 444; Art. »Wahnsinnigkeit«, ebd.

281 Art. »Unsinnigkeit«. In: Grosses vollständiges Universallexicon aller Wissenschafften und Künste von Johann Heinrich Zedler, Bd. 49 (1746), S. 1038–1048, hier S. 1038.

282 Art. »Raserey«. In: Grosses vollständiges Universallexicon aller Wissenschafften und Künste von Johann Heinrich Zedler, Bd. 30 (1741), S. 899–903, hier S. 899.

283 Ebd., S. 899f.

Krankheitsbezeichnungen, die eindeutiger definiert waren. Dazu gehört zum Beispiel die Epilepsie oder Fallsucht, die aufgrund der Anfälle leichter abzugrenzen war.[284] Allerdings umfassten die Begriffe Anfallkrankheiten aller Art und nicht nur die Epilepsie im heutigen Sinne.[285] Dennoch sind auch uneindeutigere Diagnosen keineswegs beliebig, sie haben eindeutige Konnotationen, denn niemand käme auf die Idee, hinter den Diagnosen »*gebrechlich*« und »*wahnsinnig*« etwas Ähnliches zu vermuten. Die Begriffe sind, wenn man so will, dehnbar, da es keine genauen Symptombeschreibungen gibt, aber es gibt einen Grad, über den sie nicht hinaus gedehnt werden können. Gerade diese Grenzen ermöglichen es aber, die historischen Diagnosen zu Gruppen zusammenzufassen – was im Folgenden durchgeführt wird.

Der Versuch einer retrospektiven Diagnostik, im Sinne einer Zuordnung von Krankheitsbezeichnungen und Krankheitsbeschreibungen zu heutigen Diagnosen, ist aufgrund der oben genannten Probleme unmöglich und verstellt auch den Blick auf die zeitgenössische Wahrnehmung der Erkrankungen. Neben unscharfen Benennungen stehen dem auch die unterschiedlichen medizinischen Bezugssysteme im 18. Jahrhundert und in der heutigen Medizin im Wege.[286] Ausgangspunkt der Untersuchung müssen die zeitgenössischen Benennungen sein, was aber nicht bedeutet, dass moderne Kategorien als Instrument für die Analyse der Krankheiten ungeeignet sind. Die Zusammenfassung der zeitgenössischen

---

284 Art. »Epilepsia«. In: Grosses vollständiges Universallexicon aller Wissenschafften und Künste von Johann Heinrich Zedler, Bd. 8 (1734), S. 732–734, hier S. 732: »Eine Krankheit, wovon der Mensch, so damit beschweret ist, zu gewissen Zeiten schnell, ohne Sinn und Verstand dahin fället, bißweilen ganz ohne Bewegung bleibet, zuweilen aber ein und das andere Glied zucket, und dabey gemeiniglich aus dem Mund schäumet.«
Art. »Epilepsie der Menschen«. In: Oekonomische Encyklopaedie von Johann Georg Krünitz, Bd. 11 (1777), S. 128–130, hier S. 129: »Wir sehen einen Menschen, der, dem Ansehen nach, gesund und stark ist, wie er plötzlich, mitten in seinen Geschäften, den Gebrauch seines Verstandes und aller Sinne verlieret; wie ihm ein Schaum aus dem Munde gähret; wie alle seine Glieder bald steif und unbeweglich stehen, bald auf die gewaltsamste Weise hin und her geworfen und gezogen werden, und wie er nach einiger Zeit, wenn dieser Zufall überstanden ist, wieder an seine Geschäfte geht, und eben so gesund scheint, wie vorher.«

285 Schattner 2008, S. 174–176; Schneble 1987, S. IX, 1–5, 104–106.

286 Die retrospektive Diagnostik, wie sie in einigen Bereichen der Medizingeschichtsschreibung vor allem bei bekannten Persönlichkeiten betrieben wurde, erfuhr vor allem seit den 1990er Jahren verstärkte Kritik. Siehe Lachmund, Stollberg 1995, S. 25–28; Bleker, Brinkschulte 1995; Leven 1998, S. 153–158, 162–164, 179–181.

Diagnosen – und hier im Speziellen der Diagnosen der Jahresrechnungen – in übergeordnete Kategorien bleibt aber immer einer gewissen Willkür unterworfen. Zur Verdeutlichung sei folgendes Beispiel angeführt: Anhand der Diagnosen »*blind*«, »*blödsichtig*« und ähnlichen lässt sich eine Kategorie »Sehbehinderung« bilden. Genauso aber ist die Kategorie »Sinnesbehinderung« denkbar, die zusätzlich Diagnosen wie »*taub*« oder »*Mangel an Gehör und Sprache*« beinhalten würde.[287]

Zu bedenken bleibt also, dass die Bildung von Kategorien, wie sie im Folgenden vorgenommen wird, ein Instrument der Analyse darstellt, das neben den zeitgenössischen Krankheitsbezeichnungen auch durch moderne Konzepte und nicht zuletzt vom jeweiligen Erkenntnisinteresse geprägt ist. Die Einteilung in Krankheitsgruppen soll vor allem ermöglichen, einen Überblick über die in Merxhausen vertretenen Krankheiten zu geben – und damit nicht zuletzt über die Krankheiten, mit denen die Aufwärter und Aufwärterinnen im Alltag konfrontiert waren. Sie ermöglicht die Behandlung weiterreichender Fragen, z. B. welche Krankheiten vermehrt im Hospital vertreten waren und ob sich die Verhältnisse einzelner Krankheitsgruppen verschoben, was anhand der Einzeldiagnosen kaum möglich wäre.[288]

Grundsätzlich erscheint eine Unterscheidung zwischen körperlich und geistig Kranken sinnvoll. Hierüber besteht in der (medizin-)historischen Forschung zur Frühen Neuzeit allgemein ein Konsens, zumal diese Unterscheidung sowohl in der frühneuzeitlichen als auch in der heutigen Medizin gang und gäbe war/ist.[289] Erfasst man Krankheit als Abweichung oder Differenz von einem als »normal« empfundenen, gesunden Zustand, stellt sich die Frage danach, worin die Differenz eigentlich besteht. Gerade darin zeigt sich der Unterschied zwischen geistiger und körperlicher Krankheit. Während sich die geistige Krankheit in differenten Verhaltensweisen, kognitiven Fähigkeiten oder abweichendem Denken einer Person manifestiert, ist es bei der körperlichen Krankheit der Körper, der in seiner Funktion eingeschränkt ist, Anzeichen von Veränderung zeigt oder

---

287 Zum medizinischen Diskurs zu »*Taubstummen*« im 16. und 17. Jahrhundert siehe Metzler 2006.

288 Auf die Notwendigkeit, Diagnosen bei aller damit verbundenen Problematik zusammenzufassen, um überhaupt weiterreichende Aussagen treffen zu können, weist auch Louis-Courvoisier 2000, S. 41 hin. Im Vergleich mit dem von ihr behandelten Hospital in Genf zeigt sich dann auch, wie groß die Unterschiede zwischen einzelnen Hospitälern im Bereich des Krankheitsspektrums waren, denn in Genf spielten chronisch Kranke kaum eine Rolle.

289 Vgl. Watzka 2007, S. 4; Rothschuh 1978, S. 9–15.

schmerzt. Für diese Unterscheidung ist zunächst einmal wichtig, ob etwas als abweichend wahrgenommen wird. Die medizinische Erklärung, wie die Krankheit hervorgerufen wird, ist hingegen eher zweitrangig, also auch, ob für die geistige Krankheit körperliche Ursachen angenommen werden.

Krankheit als Differenz vom Normalen zu interpretieren, hat im Umgang mit historischen Diagnosen den entscheidenden Vorteil, dass es auch der sich verändernden Wahrnehmung von Krankheiten Rechnung trägt. Denn was genau als krank in einer Gesellschaft wahrgenommen wird und wie es erklärt wird, ist Veränderungen unterworfen.[290] Allerdings möchte ich mich deutlich von einer völlig konstruktivistischen Sichtweise auf Krankheit abgrenzen, die im Extrem jegliche Krankheit von ihrer körperlichen Basis loslöst und zur reinen Interpretationssache erklärt.[291] Angesichts eines gebrochenen Beins oder einer von Krebs befallenen Lunge entwertet meiner Meinung nach eine Interpretation im Sinne von »krank ist nur das, was als krank definiert wird« das persönliche Krankheitsempfinden eines Menschen, der unter Schmerzen leidet und im Extremfall mit dem Tod konfrontiert ist.[292]

Krankheit und Schmerz sind menschliche Elementarerfahrungen. Diese Feststellung bedeutet nicht, die kulturelle Wahrnehmung und Deutung von Krankheit(en) zu verneinen, sondern ermöglicht es gleichzeitig kulturelle Komponenten zu erkennen.[293] Es bedeutet auch nicht, Definitionen von Krankheit als gegeben hinzunehmen. Zum Beispiel stellt sich die Frage, inwieweit die Sichtweise von Behinderungen als Krankheit dazu beiträgt, Behinderte an den Rand der Gesellschaft zu drängen. Gerade im Bereich der psychischen Krankheiten zeigt sich, wie sehr veränderten Vorstellungen unterworfen ist, was als krank und was als gesund angesehen wird. Hier soll demnach ein Mittelweg verfolgt werden, der sich verändernde Wahrnehmung und Sichtweise auf Krankheiten berücksichtigt, sie als Differenz von einem als »normal« empfundenen Zustand begreift, sie dabei aber nicht völlig von ihrer Körperlichkeit und den biologischen Komponenten losgelöst sieht.

Gerade im Bereich der psychischen Krankheiten erleichtert es der Begriff der »Differenz«, wie er sich zunehmend in den von angloamerikanischen

---

290 Stolberg 2008, S. 87.

291 Eckart, Jütte 2007, S. 205, dort auch weiterführende Literaturhinweise.

292 Kritisch hierzu auch Stolberg 2003, S. 15f., der dies im Zusammenhang mit sozialkonstruktivistischen Ansätzen im Gefolge Foucaults thematisiert.

293 Ritzmann 2008, S. 121–124 plädiert überzeugend dafür, die humanbiologischen Konstanten von Krankheiten auch in historischer Perspektive anzuerkennen, hier bes. S. 123f.

Forschungen beeinflussten »disability studies« etabliert, ein Problem in den Griff zu bekommen, das darin besteht, dass wir es heute gewohnt sind, in Kategorien von geistiger Behinderung und psychischer Krankheit zu denken, auch wenn diese Kategorien selbst immer wieder diskutiert werden.[294] Die WHO hat ein Klassifikationssystem für Krankheiten entwickelt, das in der westlichen modernen Medizin im Allgemeinen anerkannt ist. In diesem System wird geistige Behinderung in erster Linie als eine dauerhafte Intelligenzminderung definiert, die je nach Ausprägung mit eingeschränkten kognitiven, sprachlichen oder sozialen Fähigkeiten einhergehen kann.[295] Andererseits bedeutet eine psychische Krankheit nicht unbedingt eine Minderung der Intelligenz, sondern zeigt sich in einer Abweichung in Verhalten, Denken und Fühlen einer Person.

Auch im 18. Jahrhundert wurde auf ähnliche Weise unterschieden, indem vor allem dauerhafte, von Geburt an bestehende Minderungen geistiger Fähigkeiten von anderen geistigen Erkrankungen abgegrenzt wurden.[296] Anhand der Diagnosen der Jahresrechnungen des Hospitals Merxhausen lässt sich eine solche Unterscheidung allerdings nur selten treffen. Lediglich die Begriffe *»simpel«* und *»einfältig«* weisen recht eindeutig auf eine geistige Behinderung hin, während Begriffe wie *»unsinnig«*, *»verwirrt«* und ähnliches eine Aussage in dieser Hinsicht nicht zulassen.[297] Diese Problematik findet sich natürlich nicht nur bei den

---

294 Auch der Begriff »geistige Behinderung« ist oftmals negativ konnotiert. Zur Problematik »einen einheitlichen und allgemein akzeptierten Begriff zu finden, der nicht mit negativen Konnotationen behaftet ist und die Menschen nicht auf ihre Schwäche reduziert, aber dennoch das Charakteristische des Personenkreises bezeichnet« siehe Nußbeck 2008, S. 5. Vgl. Waldschmidt, S. 32, die in diesem Zusammenhang den Begriff »verkörperte Differenz« diskutiert, den sie aus dem englischen »embodied difference« ableitet und als Sammelbegriff definiert für »die vielfältigen körperlichen, mentalen und psychischen Auffälligkeiten, denen gemeinsam ist, dass sie immer nur mittels des Körpers ausgedrückt und wahrgenommen werden können.«

295 Internationale statistische Klassifikation der Krankheiten und verwandter Gesundheitsprobleme, 10. Revision, German Modification (ICD-10-GM), Version 2010, Kapitel V: Psychische und Verhaltensstörungen, F70–79: Intelligenzstörung. URL:http://www.dimdi.de/static/de/klassi/diagnosen/icd10/htmlgm2010/index.htm [Stand 1.12.2010] Weiterführend siehe Nußbeck 2008.

296 Ingram 1991, S. 77, 89–91. Siehe auch folgende Anm.

297 Art. »Einfältigkeit«. In: Grosses vollständiges Universallexicon aller Wissenschaften und Künste von Johann Heinrich Zedler, Bd. 8 (1734), S. 287. Der Artikel geht nicht auf Einfältigkeit als Krankheitsbezeichnung ein, sondern bezieht sich vor allem auf die biblische Bedeutung. Hierbei wird aber neben der gottgefälligen Einfältigkeit im Sinne eines reinen Herzens auch eine andere Art von Einfältigkeit beschrieben, die im Grunde eine verminderte Intelligenz beschreibt und verdeutlicht, warum dieser

Hohen Hospitälern. Das Ringen um Begriffe, die dieses Krankheitsspektrum bezeichnen, schlägt sich in zahlreichen Forschungen nieder, wobei tendenziell die Begriffe »psychisch krank« oder »geisteskrank« am häufigsten gewählt werden, um entsprechende Krankheiten zusammenzufassen. »Behinderung« als übergeordnete Kategorie sowohl für geistige wie auch für körperliche Krankheiten erscheint hingegen problematisch.[298]

Im Folgenden wird der Begriff »geistige Differenz« diesen Begriffen jedoch vorgezogen, da er neutraler ist. Außerdem weckt er weniger die Assoziation, dass es sich hierbei vor allem um psychische Krankheiten und nicht auch um geistige Behinderungen handelt. Auch auf den Begriff der »geistigen Störung«, wie ihn die WHO als übergeordnete Bezeichnung verwendet, möchte ich nicht zurückgreifen, da er vor allem in der personalisierten Form (»geistig Gestörte«) einen

---

Begriff für geistig Behinderte gebraucht wurde: »*Und endlich bedeutet es eine Alberkeit und grosse Unwissenheit, wie etwan kleine Kinder noch alber und einfältig sind, und nichts verstehen. Diese wird der Weisheit entgegen gesetzt.*« An anderer Stelle wird die Unsinnigkeit aber eindeutig in den Kontext einer dauerhaften Minderung der Intelligenz gesetzt, auch wenn die Beschreibung recht vage bleibt: »*Moria, Morosis, Einfalt, Thorheit, Schwachheit oder Blödigkeit des Verstandes.*« Art. »Moria«. In: Grosses vollständiges Universallexicon aller Wissenschafften und Künste von Johann Heinrich Zedler, Bd. 21 (1739), S. 857. Deutlicher, allerdings erst im 19. Jahrhundert erschienen, der Art. »Simpel«. In: Oekonomische Encyklopaedie von Johann Georg Krünitz, Bd. 154 (1831), S. 326: »*Ein simpler Mensch, ein einfältiger, welcher nur mit geringen Geistesgaben ausgestattet ist.*«

298 In diesem Sinne verwendet Ritzmann 2006 den Begriff »Behinderung«. Unterteilt in körperliche und geistige Behinderung umfasst er letztendlich das gesamte Krankheitsspektrum der Hohen Hospitäler inklusive der psychisch Kranken und Epileptiker. Letztendlich bedeutet Behinderung dann eine Abweichung oder Einschränkung in irgendeiner Art. In dieser Weise wird der Begriff »disability« auch im Artikel zur Geschichte der Behinderung in der »Encyclopedia of disablity« ausgeweitet. Im Artikel wird das Problem, dass der Begriff »disability« keine übergeordnete Krankheitskategorie in der Frühen Neuzeit darstellte, ignoriert und stattdessen festgestellt: »In the early modern West (1500–1800), disability was commonly defined as the inability to work sufficiently to take care of life's necessities.« Art. »History of Disability. Early Modern West«. In: Snyder et al. 2006, S. 855–859. Metzler 2006, S. 2 diskutiert die Verwendung des Begriffs »disability« mit Bezug auf mittelalterliche Krankheitsbezeichnungen und zieht den Begriff »impairment« vor: »It is therefore preferable to speak of ›impairment‹ during the medieval period, rather than of ›disability‹, which implies certain social and cultural connotations that medieval impaired persons may not have shared with modern impaired people.«

pejorativen Charakter hat.[299] »Geistige Differenz« wirkt als Begriff natürlich sperriger, da er im normalen Sprachgebrauch nicht verbreitet ist, letztendlich verdeutlicht aber das »Stolpern« über diesen Begriff vielleicht auch, dass er nicht einfach mit der modernen Bedeutung von »psychischer Krankheit« gleichzusetzen ist.

Folgerichtig und komplementär zur »geistigen Differenz« werde ich den Begriff »körperliche Differenz« als übergeordnete Kategorie für diejenigen Diagnosen verwenden, die auf eine körperliche Erkrankung hinweisen. Einige Diagnosen der Jahresrechnungen sind aber kaum in dieses dualistische Spektrum einzuordnen. Zum einen ist hier die Epilepsie zu nennen, da die Anfälle Körper und Psyche gleichermaßen betreffen. Zudem sind dauerhafte geistige und körperliche Folgeschäden häufig, wie es auch die Suppliken um Aufnahme in das Hospital Merxhausen zeigen.[300] Die Epilepsie wird daher im Folgenden als eigene Kategorie behandelt. Zum anderen entziehen sich diejenigen Hospitalitinnen einer Zuordnung, bei denen als Aufnahmegrund lediglich *»arm«* oder *»alt«* vermerkt ist. Bei ihnen handelte es sich vor allem um ehemalige weibliche Bedienstete oder Witwen von Bediensteten der Hospitäler Haina und Merxhausen, darunter auch einige ehemalige Aufwärterinnen. Vor allem im Fall der Witwen musste hier nicht immer eine Krankheit vorliegen, sondern vielmehr war den Frauen durch den Tod ihres Mannes die Lebensgrundlage entzogen worden. War die Witwe arm und schon alt und stand daher nicht zu hoffen, dass sie in Zukunft selbst für ihren Unterhalt sorgen konnte, wurde häufig eine Aufnahme als Hospitalitin gewährt.

Um die Kategorienfindung möglichst nachvollziehbar zu machen, zeigt die folgende Tabelle (Tab. 1) die gebildeten Kategorien mit allen zugeordneten

---

299 Internationale statistische Klassifikation der Krankheiten und verwandter Gesundheitsprobleme, 10. Revision, German Modification (ICD-10-GM), Version 2010, Kapitel V: Psychische und Verhaltensstörungen, F70–79: Intelligenzstörung. URL:http://www.dimdi.de/static/de/klassi/diagnosen/icd10/htmlgm2010/index.htm [Stand 1.12.2010]

300 Schattner 2008, S. 178f., 182f., die darlegt, dass in den Suppliken und Gutachten für die Hohen Hospitäler in der überwiegenden Zahl der Fälle die Epilepsie als Grunderkrankung angenommen wurde, die zu geistigen Schädigungen geführt hatte und nicht umgekehrt. Die Begriffe, die dabei zur Beschreibung benutzt werden, gleichen den hier unter der Kategorie »geistige Differenz« zusammengefassten, so nennt Schattner *»blödsinnig«*, *»simpel«*, *»verwirrt«*, *»des Verstandes beraubt«*, *»wahnsinnig«*, *»rasend«* und *»tobsüchtig«*.

Diagnosen aus den Stichproben der Jahresrechnungen in Zehnjahresabständen von 1750 bis 1810.

Tab. 1: Übersicht über die Diagnosen in den Jahresrechnungen des Hospitals Merxhausen und ihre Zuordnung zu den gebildeten Kategorien. Als Stichproben dienten im Zehnjahresabstand sieben Jahresrechnungen von 1750 bis 1810

Körperliche Differenz: Allgemein	**Körperliche Differenz: »lahm«, »Krüppel«**	**Körperliche Differenz: Sinnesbehinderung**
offne Beine	contract	blind
Blattern verderbt	gelähmt	blöden Gesichts
elendig	Krüppel	scheel[301]
Fluß im Gesicht	lahm	Star
behaftet mit Flüssen	lahm an Beinen / Armen	
gebrechlich	lahm und engbrustig	Mangel an Gehör und Sprache
Geschwülstkrankheit	lahm und gebrechlich	sprachlos
geschwulstig	lahm und schwach	stumm
Gewächs am Schenkel		stumm und taub (teilw. auch lahm)
Gicht, gichtflüssig, gichtisch		taub
kränklich		taub und simpel
Nabelbruch		taub und verzerrtes Gesicht
Salzfluß		
scabies		
vom Schlag gerührt		
schwach/schwächlich		
ungesund/geschwollen		
incurabler Zustand		
miserabler Zustand		

Epilepsie		**Alt/Arm**
Epilepsie, heftige		alt
epileptisch		arm
epileptisch und lahm		alt und arm
epileptisch und gichtisch		alt und mürrisch
epileptisch und wahnsinnig		

301 »Scheel« bedeutete im Oberhessischen »einäugig«. Siehe Friedrich 2008, S. 153.

Geistige Differenz: Allgemein		**Geistige Differenz: Verhaltensauffällig**
albern	tiefsinnig	rasend
Blödsinn, blödsinnig	unsinnig	rasend, periodisch
Delirium / in delirio	unvernünftig	Manie
Geistesverwirrung	unverständig	
gemütskrank	vernunftlos	
lustig thörigt	Verstand und Sinne getrübt	
melancholisch	verstand und sprachlos	**Geistige Differenz: Geistige Behinderung**
zuweilen melancholisch	Verstand, ohne / nicht bei	
Milzschwachheit[302]	verstandlos	einfältig
närrisch	verwirrt	simpel
Nervenkrankheit	zuweilen verwirrt	simpel und ungestalt
periodisch wahnsinnig	Wahnsinn / wahnsinnig	
ruhig vernunftlos	wahnwitzig	
schwachsinnig		
sinnlos		

Die Kategorien der geistig und körperlich Differenten wurden noch weiter unterteilt. Im Falle der geistig Differenten wurden diejenigen herausgezogen, bei denen auf Grundlage der Diagnose von einer extremen Verhaltensauffälligkeit (zumindest zum Zeitpunkt der Aufnahme in das Hospital) ausgegangen werden kann, worauf die Diagnosen *»rasend«* und *»Manie«* hinweisen. Hospitalitinnen mit diesen Diagnosen wurden in der Regel auch »extra ordinem« aufgenommen. Die Reskripte berichten hier oftmals davon, dass sie als Gefahr für andere Personen oder auch für sich selbst angesehen wurden, was dazu führte, dass diese Frauen eingesperrt oder in Ketten gelegt wurden. Inwiefern hier eine dauerhafte Einsperrung stattfand, wird an anderer Stelle noch zu diskutieren sein.[303] Aufgrund dieser »Sonderbehandlung« erscheint es allerdings sinnvoll, diese Gruppe getrennt von den übrigen geistig Differenten zu behandeln, vor allem da hierbei auch die Aufwärter und Aufwärterinnen besondere Aufgaben zu erfüllen hatten.

Die Diagnosen *»simpel«* und *»einfältig«* wurden zu einer eigenen Kategorie zusammengefasst, da hier mit großer Wahrscheinlichkeit von einer geistigen

302 Die Milzschwachheit wird in der Nähe zur Hypochondrie verortet, als Symptome werden neben Schmerzen im Bauch vor allem Angstzustände und Einbildungen genannt. Siehe Art. »Hypochondrie«. In: Oekonomische Encyklopaedie von Johann Georg Krünitz, Bd. 27 (1783), S. 566–690; Art. »Miltz-Kranckheiten«. In: Grosses vollständiges Universallexicon aller Wissenschafften und Künste von Johann Heinrich Zedler, Bd. 21 (1739), S. 154–155.

303 Siehe Kap. 7.2.1.2 und 8.7.

Behinderung auszugehen ist. Zu bedenken bleibt, dass auch in der allgemeinen Kategorie der geistig Differenten sowohl verhaltensauffällige als auch geistig behinderte Hospitalitinnen vorhanden sein können, dies nur aufgrund der Diagnosen nicht eindeutig zu erkennen ist.

Auch im Fall der körperlich Differenten sind ähnlich wie bei den geistig Differenten zahlreiche Diagnosen eher unspezifisch. Bezeichnungen wie *»gebrechlich«*, *»ungesund«*, *»schwach«*, *»kränklich«* vermitteln kein konkretes Krankheitsbild, sind aber dennoch ein deutliches Zeichen einer schlechten körperlichen Allgemeinverfassung. Ebenso wurden mit *»Fluss«* verschiedenste Erkrankungen bezeichnet, die meist mit lokalen, schmerzhaften Beschwerden verbunden waren. Dem Konzept der Flüsse lag die Vorstellung zugrunde, dass schädliche, flüssige Stoffe, die verderbte Körpersäfte sein konnten oder auch von außen eindrangen, Auslöser der Krankheitssymptome waren.[304] Flüsse konnten bei Kopfschmerzen, Zahnschmerzen, Erkrankungen der Atemwege und anderem tätig sein. Häufig wurden damit Schmerzen in Gliedern und Gelenken bezeichnet, womit sie in die Nähe zu Gicht und anderen rheumatischen Beschwerden treten, was sich bei den Diagnosen in Merxhausen nicht zuletzt auch durch den Begriff *»gichtflüssig«* zeigt.[305]

Auf deutliche äußerliche Veränderungen weisen hingegen Diagnosen wie *»geschwulstig«* oder *»Geschwulstkrankheit«* hin, die Gewebewucherungen bezeichneten, aber auch der Begriff *»offene Beine«*. Erkrankungen der Haut scheinen ansonsten recht wenig im Hospital Merxhausen vertreten gewesen zu sein, lediglich bei einer Hospitalitin wird *»scabies«* (Krätze) als Diagnose genannt. Dies mag vor allem daran liegen, dass in Merxhausen in erster Linie chronische Krankheiten vertreten waren, viele Hautkrankheiten aber eher als vorübergehend anzusehen sind. Anders war dies bei den Blattern, die dauerhafte Folgeschäden nach sich ziehen konnten. Allerdings werden die Blattern nur einmal genannt, nur vermutet werden kann, dass ein Teil der Sehbehinderungen auch durch Blattern hervorgerufen worden sein könnte. Ebenfalls dauerhafte Schädigungen hatten einige Hospitalitinnen durch einen Schlaganfall erlitten, aber auch durch einen Bruch (Hernie), der durch ein Bruchband zwar gelindert aber nicht geheilt werden konnte. Recht häufig sind zudem *»Lahme«* und *»Krüppel«* im Hospital anzutreffen, ohne dass die Ursache der Erkrankung deutlich wird. Da hierbei dennoch ein recht einheitliches, anhand der Diagnosen gut zu identifizierendes Krankheitsbild vorliegt, das in einer eingeschränkten Beweglichkeit

304 Stolberg 2003, S. 130.
305 Ebd., S. 132.

verschiedener Gliedmaßen bestand, bietet sich die Bildung einer Unterkategorie an. Ähnliches gilt für die bereits erwähnten Sinnesbehinderten, für die ebenfalls eine eigene Kategorie gebildet wurde.

Abb. 4: Anteil der übergeordneten Krankheitsgruppen der Hospitalitinnen in Merxhausen 1750 und 1810 im Vergleich.

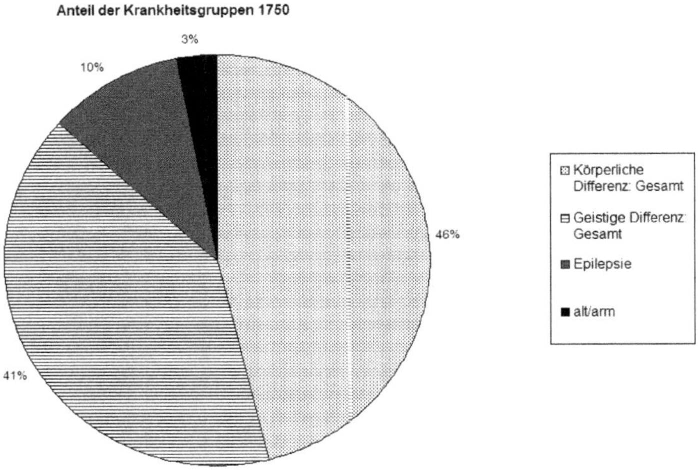

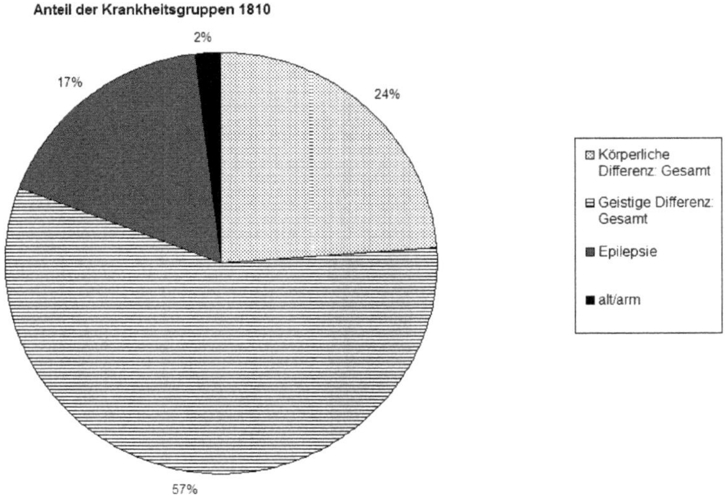

Die Kategorisierung der Diagnosen ermöglicht nun, Veränderungen in der Insassenstruktur des Hospitals über einen längeren Zeitraum hinweg zu untersuchen. Vergleicht man die Verteilung der übergeordneten Krankheitskategorien in den Jahren 1750 und 1810, zeigen sich deutliche Unterschiede (Abb. 4). Während 1750 der Anteil an körperlich und geistig Differenten ungefähr gleich war, waren 1810 die geistig Differenten deutlich in der Überzahl und stellten mehr als die Hälfte aller Hospitalitinnen. Auch der Anteil an epileptischen Hospitalitinnen war 1810 deutlich höher als 1750. Hingegen hatte sich der Anteil an körperlich Differenten fast halbiert.

Der große Anteil an geistig differenten Hospitalitinnen 1810 deutet schon auf die Entwicklung des Hospitals Merxhausen zu einer psychiatrischen Einrichtung hin, die im 19. Jahrhundert gezielt vorangetrieben wurde. Jedoch ist schwer zu erklären, warum eine Verschiebung der Insassenstruktur in dieser Richtung schon zum Ende des 18. Jahrhunderts stattfand. Weder gab es entsprechende Vorgaben noch wurde die vermehrte Ankunft von geistig differenten Hospitalitinnen innerhalb der Hospitalsverwaltung thematisiert. Hähner-Rombach stellt für den gleichen Zeitraum für das Tollhaus in Ludwigsburg eine steigende Zahl von Aufnahmegesuchen fest, die zum Ausbau des Tollhauses führten.[306] Eine ähnliche Entwicklung in Merxhausen und weiteren Einrichtungen könnte darauf hindeuten, dass ein erhöhter Bedarf der Unterbringung von geistig differenten Personen bestand, dessen Ursachen aber noch nicht hinreichend untersucht sind. Denkbar sind hier neben einem grundsätzlichen Bevölkerungswachstum eine veränderte Einstellung gegenüber der Unterbringung von geistig differenten Personen in entsprechenden Institutionen, die sowohl von staatlicher als auch privater Seite vielleicht weniger als letzte Möglichkeit, sondern zunehmend als die angemessene Lösung gesehen wurde.[307] Da dies nur Spekulationen sind, können Veränderungen der Insassenzusammensetzung in Merxhausen zwar beschrieben, aber nur in Ansätzen erklärt werden.

Die folgenden Diagramme (Abb. 5)[308] zeigen die Entwicklung der Hospitalitinnenzahlen geordnet nach den oben gebildeten Kategorien in Zehnjahresabständen.

---

306 Hähner-Rombach 2003, S. 1147.

307 Zunehmend sind am Ende des 18. Jahrhunderts Bestrebungen von staatlicher Seite zu erkennen, die geistig differenten Personen in den Territorien statistisch zu erfassen und einer Aufsicht durch die Amtsärzte zu unterstellen. Siehe ebd. S. 1152; Dörner 1975, S. 198.

308 Die im Vergleich zu Abb. 3 höhere Gesamtzahl an Hospitalitinnen in den einzelnen Jahren erklärt sich dadurch, dass in Abb. 5 sowohl in diesem Jahr verstorbene oder ausgewiesene Hospitalitinnen berücksichtigt wurden als auch die neu

Auf lange Sicht lassen sich deutliche Tendenzen erkennen, auch wenn von Schwankungen innerhalb der Jahrzehnte auszugehen ist, die allerdings durch den meist jahrelangen Aufenthalt von Hospitalitinnen nicht allzu extrem gewesen sein dürften.

Abb. 5: Die Anzahl der Hospitalitinnen nach Krankheitsgruppen 1750–1810 im Zehnjahresabstand.

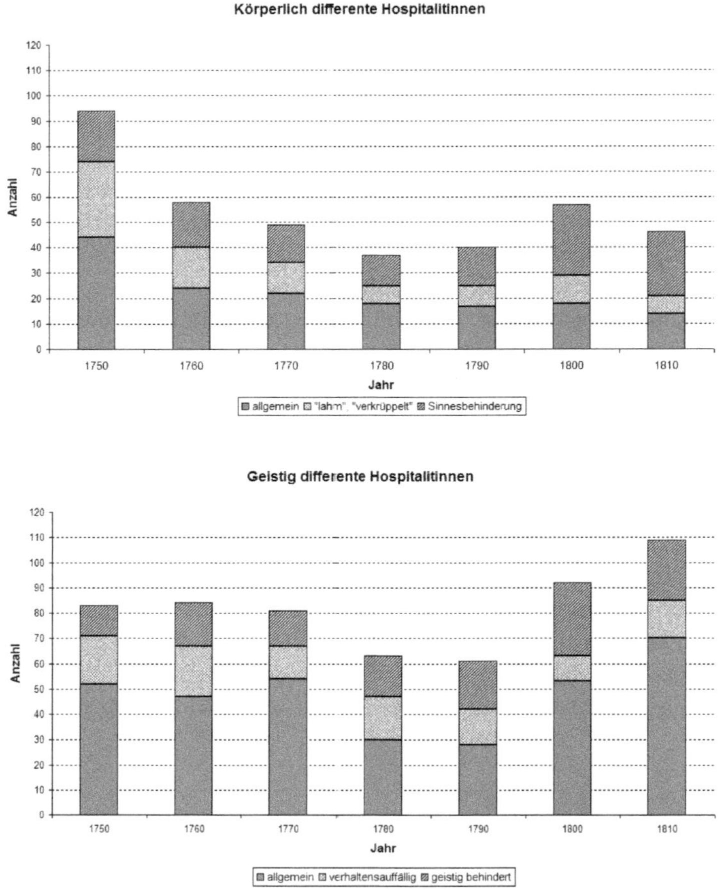

aufgenommen. In Abb. 3 wurde hingegen die Anzahl der Hospitalitinnen am Jahresende herangezogen.

Die Reduzierung der Gesamtzahl an Hospitalitinnen im Siebenjährigen Krieg (1756–63) wurde offenbar vor allem durch einen Rückgang an körperlich differenten Hospitalitinnen hervorgerufen; auch sank die Zahl der Epileptikerinnen, was aufgrund ihrer recht geringen Anzahl aber weniger ins Gewicht fällt. Dafür dürfte nicht zuletzt die prekäre Versorgungssituation im Hospital verantwortlich sein, die gerade für Hospitalitinnen, die sich in einer schlechten körperlichen Verfassung befanden, zu einer erhöhten Todesrate geführt haben könnte. Hingegen ist die Anzahl von geistig Differenten in den Jahren 1750 und 1760 fast gleich.

Der leichte Rückgang der Hospitalitinnenzahlen bis zu den 1780er Jahren betraf alle Gruppen, anteilig gesehen etwa in gleichem Maße. Bei den erhöhten Neuaufnahmen wurden seit den 1780er Jahren dann mehr geistig differente Hospitalitinnen berücksichtigt, deren Zahl sich 1810 gegenüber 1790 fast verdoppelt hat. Wiederum waren die körperlich differenten Hospitalitinnen vom Rückgang der Hospitalitinnenzahlen während der napoleonischen Kriege offenbar mehr betroffen als die geistig differenten. Auffällig ist zudem die starke Zunahme von Epileptikerinnen von 1790 (7) bis 1810 (33).

Der Anteil an alten und armen Hospitalitinnen blieb über den gesamten Zeitraum relativ gleich. Da es insgesamt recht wenige waren, zwischen vier und 15 Personen, und es sich oft um Aufnahmen von ehemaligen Bediensteten handelte, lassen sich hier kaum allgemeine Tendenzen ausmachen. Bei einigen Hospitalitinnen nennen die Jahresrechnungen gar keine Diagnose. Da es sich in der Regel nur um wenige (2 bis 14) handelt, dürfte ihre Anzahl die grundsätzliche Krankheitsverteilung nicht allzu sehr beeinflussen. Lediglich 1790 ist die hohe Zahl von 44 Hospitalitinnen ohne Diagnose angeführt, ohne dass hierfür ein Grund zu erkennen ist. Veränderungen im Vergleich zu 1780 und 1800 sind daher mit Vorsicht zu betrachten.

Innerhalb der Unterkategorien der körperlich differenten Hospitalitinnen zeigt sich eine deutliche Verschiebung. Während die allgemeine Gruppe sowie die der »*Lahmen*« und »*Verkrüppelten*« auf lange Sicht kleiner wurde, blieb die Anzahl der Sinnesbehinderten relativ stabil und stieg vor allem am Anfang des 19. Jahrhunderts an, wobei die Sehbehinderten über den gesamten Zeitraum hinweg den größeren Anteil gegenüber den Tauben und Stummen stellten.[309] Von der insgesamt sinkenden Anzahl an körperlich Differenten blieben die Sinnesbehinderten somit unberührt, so dass sie schließlich 1810 mit über 50 % die größte

309 Der Anteil an stummen, tauben und taubstummen Hospitalitinnen war insgesamt sehr gering. 1750: 5, 1760: 4, 1770: 3, 1780: 2, 1790: 2, 1800: 5, 1810: 7.

Gruppe innerhalb dieser Kategorie bildeten. Innerhalb der geistig differenten Hospitalitinnen sind die Verschiebungen geringer, eine deutliche Tendenz lässt sich hier über einen längeren Zeitraum nicht erkennen.

Im Zeitraum von der Mitte des 18. Jahrhunderts bis zum Anfang des 19. Jahrhunderts war die Insassenstruktur des Hospitals Merxhausen einem deutlichen Wandel unterworfen, der vor allem in einer wachsenden Zahl von geistig differenten Hospitalitinnen zu sehen ist, während die körperlich differenten, mit Ausnahme der Sinnesbehinderten, an Bedeutung verloren. Hinzu kam eine erhöhte Zahl von Epileptikerinnen. Eine gezielte Politik in diese Richtung ist allerdings anhand der Quellen nicht nachzuweisen. Dieser Prozess wurde erst 1815 im Nachhinein offiziell festgeschrieben, als die Verwaltung der Hospitäler Haina und Merxhausen nach der westfälischen Zeit im Kurfürstentum Hessen neu geregelt wurde:

> *»Die Hospitäler Haina und Merxhausen, und zwar jenes für das männliche und dieses für das weibliche Geschlecht, sollen als Pfleg- und Versorgungsanstalten, für preßhafte, und insbesondere für verrückte, wahnsinnige, hülflose, blinde und epileptische Personen auf ewige Zeiten unverändert erhalten [...] werden.«*[310]

Zum ersten Mal wird hier erkennbar, dass bestimmte Krankheitsgruppen bevorzugt im Hospital aufgenommen werden sollten. Die Tendenz, dass die körperlich differenten Hospitalitinnen gegenüber den geistig differenten immer mehr an Bedeutung verloren, ist zwar schon in der zweiten Hälfte des 18. Jahrhunderts angelegt, wurde aber erst im 19. Jahrhundert gezielt vorangetrieben. Im Laufe des 19. Jahrhunderts entwickelte sich das Hospital Merxhausen dadurch immer mehr zu einer spezialisierten Einrichtung für psychisch Kranke und geistig Behinderte.

3.4 Altersstruktur der Hospitalitinnen

Erst mit Beginn des 19. Jahrhunderts verzeichnen die Hospitalitinnenlisten das Geburtsjahr.[311] Daher wird im Folgenden lediglich das Jahr 1810 herangezogen, um Aussagen über die Altersstruktur zu treffen. Dabei sind zwei Bereiche

310 »Regulativ, die Bestimmungen und Verwaltung der Hospitäler Haina und Merxhausen betreffend«, 03.03.1815. Teildruck in: Systematische Zusammenstellung der für die Verwaltung des Bezirksverbandes des Regierungsbezirks Cassel geltenden Gesetze, Verordnungen, Reglements und sonstigen Bestimmungen, 1900, S. 298–300. Vollständige Abschrift in HStAM 229 I, B I 4, Paket 1.

311 In Haina war dies schon früher der Fall. Zur Altersstruktur in Haina 1750 siehe Vanja 2001, S. 38, 40.

deutlich voneinander zu trennen: das Aufnahmealter und die Altersstruktur im Hospital.

Dadurch, dass viele Hospitalitinnen über Jahrzehnte im Hospital blieben, demnach im Hospital immer älter wurden, war der Altersdurchschnitt bei der Aufnahme niedriger als der Alterdurchschnitt der Hospitalitinnen, die sich in einem Jahr gleichzeitig im Hospital befanden. Verschiedene Hospitalitinnen, die ehemals sehr jung im Alter zwischen 13 und 22 Jahren in das Hospital eingetreten waren, waren zum Beispiel 1810 mittlerweile zwischen 20 und 65 Jahre alt.

Abb. 6: Alter der Hospitalitinnen, die sich 1810 im Hospital Merxhausen befanden: bei ihrer Aufnahme in das Hospital und im Jahr 1810.

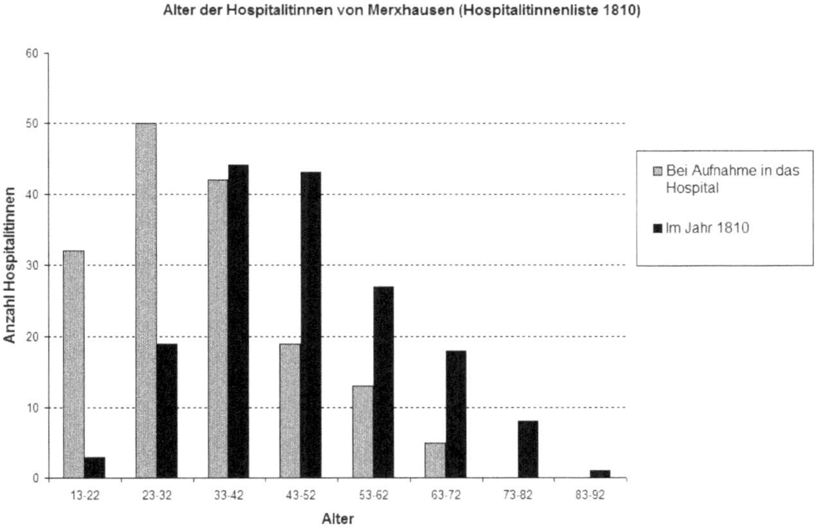

Abb. 6 zeigt die Verschiebung der Alterskurve zwischen Aufnahmealter und dem Alter derselben Hospitalitinnen im Stichjahr 1810. Ihr Durchschnittsalter bei Eintritt war 34 Jahre. Im Jahr 1810 lag der Altersdurchschnitt im Hospital bei 48 Jahren. Insgesamt zeigt sich ein breites Altersspektrum, das vom Jugend- bis zum Greisenalter reichte. Die meisten Hospitalitinnen waren in einem Alter bis Anfang 40 in das Hospital gekommen. Es wurden somit deutlich mehr junge Frauen und solche mittleren Alters aufgenommen als alte. Dadurch, dass die Hospitalitinnen während ihrer Zeit im Hospital älter wurden, waren die meisten

1810 zwischen 30 und Anfang 60. Spätestens ab letzterem Alter kann von einer erhöhten Sterblichkeitsrate ausgegangen werden, die zusammen mit der geringen Aufnahme von Hospitalitinnen über 60 Jahren erklärt, dass die älteren Altersgruppen abnehmende Hospitalitinnenzahlen zeigen. Ein Alter über 80 Jahren hatten immerhin drei Hospitalitinnen erreicht.

Unterteilt man die Hospitalitinnen von 1810 nach den im vorherigen Kapitel gebildeten Krankheitskategorien und vergleicht dann das durchschnittliche Aufnahmealter der jeweiligen Gruppen mit dem durchschnittlichen Aufnahmealter von 34 Jahren aller Hospitalitinnen, zeigen sich nur wenige Abweichungen.[312] Lediglich die mit der Diagnose *»lahm«* oder *»arm«* bezeichneten Hospitalitinnen liegen mit 43 bzw. 54 Jahren deutlich darüber. Da die Werte gerade hier auf einer sehr geringen Fallzahl beruhen, bleibt eine allgemeine Aussage insgesamt problematisch.

Aussagekräftiger als das Durchschnittsalter ist ein genauerer Blick auf die Personen, die besonders jung im Alter zwischen 13 und 19 Jahren aufgenommen wurden. Vor allem epileptische und geistig behinderte (*»simple«*) Frauen sind hier mit einer Anzahl von je fünf von insgesamt 17 Hospitalitinnen überdurchschnittlich vertreten. Dies dürfte damit zusammenhängen, dass diese Erkrankungen meist schon im Kindesalter vorhanden waren.[313] Ein vergleichbarer Schwerpunkt lässt sich bei den Aufnahmen über 60 Jahren hingegen nicht feststellen. Die Diagnosen der sieben Hospitalitinnen präsentieren geradezu einen Querschnitt durch die Krankheitskategorien.[314] Bei den Aufnahmen von älteren Hospitalitinnen ist somit nicht, wie vielleicht zu erwarten gewesen wäre, ein erhöhter Anteil von körperlich Differenten zu erkennen.

Die Altersstruktur zeigt, dass die Aufwärter und Aufwärterinnen es im Hospital nicht nur mit Hospitalitinnen mit unterschiedlichsten Krankheiten, sondern auch unterschiedlichsten Alters zu tun hatten. Dass die meisten von ihnen bis zu ihrem Tod im Hospital versorgt wurden, bedeutete auch, dass zu

312 Durchschnittsalter nach Krankheitskategorien: geistig different: allg. (37 Jahre), verhaltensauffällig (31 Jahre), geistig behindert (33 Jahre); körperlich different: allgemein (35 Jahre), lahm (43 Jahre), sinnesbehindert (31 Jahre); epileptisch (29 Jahre); arm (54 Jahre).

313 Diagnosen der übrigen Hospitalitinnen, die im Alter zwischen 13 und 19 Jahren aufgenommen wurden: blödsinnig (1), melancholisch (1), rasend (2), gebrechlich (1), taub und stumm (1), blind (1).

314 Die Diagnosen sind: arm, zuweilen närrisch, melancholisch, lahm, rasend, simpel, contract.

den Krankheiten, die zur Aufnahme in das Hospital geführt hatten, typische Alterskrankheiten hinzukamen, die anhand der Quellen nicht nachvollzogen werden können. Hier ist neben körperlichen Erkrankungen bis zur Bettlägerigkeit auch an Demenzerkrankungen zu denken, die einen erhöhten Pflegebedarf mit sich brachten.

4. Merxhausen im Kontext der frühneuzeitlichen Hospitalslandschaft

Das Hospital Merxhausen ist mit seiner wirtschaftlichen Ausstattung, seiner Bediensteten- und Insassenstruktur als Teil einer vielgestaltigen, oft schwer überschaubaren und sich verändernden Hospitalslandschaft zu sehen. Dabei verbanden sich Elemente, die in zahlreichen anderen Hospitälern der Zeit zu finden waren mit für das Hospital Merxhausen spezifischen Elementen. Auch in Hinblick auf Wartpersonal und Aufwartung gilt es im Blick zu behalten, inwieweit typische und besondere Bedingungen und Strukturen des Hospitals Merxhausen diese beeinflussten. Als Abschluss der ersten beiden Kapitel und bevor das Wartpersonal von Merxhausen genauer behandelt wird, folgt nun eine Einordnung dieser Einrichtung in die Hospitalslandschaft der Frühen Neuzeit und zu Beginn des 19. Jahrhunderts.

Das Hospital Merxhausen hatte viele Gemeinsamkeiten mit anderen Hospitälern der Frühen Neuzeit. Hospitäler waren keine unabhängigen Institutionen, sondern in der Regel in ein städtisches oder landesherrliches Verwaltungs- und Kontrollsystem eingebunden.[315] Dies betraf seit dem späten Mittelalter zunehmend auch kirchliche Einrichtungen, bei denen vor allem die Städte zunehmend an Einfluss gewannen. Die Kirche wurde aber nicht völlig aus dem Hospital verdrängt, ihr oblag weiterhin die seelsorgerische Betreuung und damit verbunden häufig auch die Besetzung der Priesterstelle, soweit sie im Hospital vorhanden war.[316] Die Verwaltung und Kontrolle war hingegen Aufgabe des Trägers eines Hospitals. Als solche konnten unterschiedliche Personen und Körperschaften fungieren, wie der Rat einer Stadt, eine Bruderschaft oder wie in Merxhausen die Landesherren. Oftmals zeigt sich dabei eine Dreiteilung der Verwaltung, wie sie im Grunde auch in Merxhausen zu finden ist. Der Träger (Rat o. ä. / Landesherr) bestimmte Personen (Pflegschaft o. ä. / Samtkommission), die vor allem die Rechnungsführung des Hospitals kontrollierten. Für die Verwaltungsgeschäfte und Finanzführung vor Ort wurde eigens eine weitere Person oder auch ein

315 Gerade in Landstädten konnten sowohl Landesherr als auch Stadt gleichzeitig Befugnisse über ein Hospital haben. Siehe Aderbauer 2000, S. 156f.

316 Scheutz, Weiß 2008, S. 188f; Bingener et al. 2000, S. 43f.; Jütte 1984, S. 19–23. Zur »Verbürgerlichung« kirchlicher Hospitäler seit dem späten Mittelalter grundlegend, aber teilweise überholt Reicke 1932, S. 196–277, der auch den Begriff prägte.

Ehepaar bestallt (Hospitalsmeister o. ä. / Vogt).[317] Solch klare Zuständigkeitsverhältnisse wie bei den Hohen Hospitälern, die allein den hessischen Landgrafen unterstanden, herrschten in vielen Hospitälern jedoch nicht. So konnten einzelne Rechte kommunalen oder kirchlichen Gremien und einem Landesherrn zufallen.[318]

Die Finanzierung der meisten Hospitäler erfolgte wie bei den Hohen Hospitälern aus einer Stiftungsmasse.[319] Auch innerhalb von Städten bildeten Hospitäler »Sonderhaushalte«, die als »eigenständige Körperschaften aus dem städtischen Gesamthaushalt«[320] ausgegliedert waren. Ebenso lässt sich das Verhältnis zwischen dem Haushalt der Hohen Hospitäler und dem Finanzwesen der beiden hessischen Landgrafschaften bzw. ihrer Nachfolgestaaten beschreiben. Die Verwaltung der Finanzen und die Wirtschaftsführung fanden in der Regel in den Hospitälern selbst statt, waren jedoch der Kontrolle von außen unterworfen. Ein verstärktes Eingreifen in die inneren Angelegenheiten des Hospitals durch Träger oder übergeordnete Behörden sind ein Phänomen, das nicht nur in Merxhausen in der zweiten Hälfte des 18. Jahrhunderts beobachtet werden kann.[321]

Bei der Obrigkeit lag hingegen meist die Entscheidung darüber, wer in das jeweilige Hospital aufgenommen wurde. Eine Supplikation an die zuständige Person oder ein Gremium zu richten, stellte daher einen üblichen Vorgang bei der Aufnahme in ein Hospital dar.[322] Insgesamt war die Obrigkeit bestrebt, vor allem ihren eigenen Untertanen Zugang zu den Einrichtungen zu gewähren.[323] Während die Hohen Hospitäler auf landgräfliche Untertanen ausgerichtet waren,

---

317 Zum Vergleich siehe Scheutz, Weiß 2008, S. 197f.; Watzka 2010, S. 242.

318 Schmidt 2010, S. 257f.

319 Eine Etatfinanzierung zum Beispiel aus den Armenkassen gab es kaum und wenn reichte sie kaum zur vollständigen Finanzierung aus, wie das Beispiel der Charité in Berlin zeigt. Sie wurde seit ihrer Gründung (1710 zunächst als Pesthaus gegründet, danach teilweise als Hospital genutzt, 1726 vom preußischen König zusätzlich als Lazarett für Bürger und Soldaten bestimmt) zumindest teilweise aus der Armenkasse finanziert. Daneben flossen Gelder aus Spenden, aber auch wie bei traditionellen Stiftungen aus Grundbesitz und Amtseinnahmen, die der Charité übertragen worden waren. Siehe Marz 2010, S. 27f.

320 Bingener et al. 2000, S. 44.

321 Scheutz, Weiß 2008, S. 201, 203.

322 Stanislaw-Kemenah 2008; Vanja 2008c.

323 Aderbauer 2000, S. 154; Wellschmied 1963, S. 260.

war bei städtischen Hospitälern oftmals der Bürgerstatus Vorraussetzung für die Aufnahme. Fremde hatten nur unter bestimmten Bedingungen Zugang.[324]

Bei den Aufgenommenen selbst zeigt sich häufig eine enge Verbindung zwischen Armut und Krankheit.[325] Im Gegensatz dazu spielte aber auch das Pfründnerwesen, also der Einkauf in ein Hospital mit dem Ziel der dauerhaften Versorgung vornehmlich im Alter, gerade in städtischen Hospitälern eine große Rolle.[326]

Über viele grundsätzliche Gemeinsamkeiten von Hospitälern hinweg gab es auch zahlreiche Unterschiede. Die wirtschaftliche Ausstattung, die Verwaltungs- und Bedienstetenstrukturen sowie die Zusammensetzung und Anzahl der Insassen konnten sehr verschieden sein.[327] Das Hospital Merxhausen gehörte zur Gruppe recht großer Hospitäler. Dies bezieht sich zum einen auf die umfangreichen Besitzungen und Einkünfte des Hospitals, zum anderen auf die Insassenzahlen mit deutlich über 100 Personen und zeitweise sogar über 200 Personen. Hospitäler in Städten und ländlichen Gemeinden verfügten nur selten über solche Aufnahmekapazitäten, häufig konnten sie nur weniger als zehn Personen beherbergen und auch in größeren Städten waren Insassenzahlen, die über einige Dutzend hinausgingen, eher selten.[328]

---

324 Die dauerhafte Versorgung im Alter und bei chronischen Krankheiten wurde hier restriktiver gehandhabt als diejenige bei akuten Erkrankungen. So wurde in einigen Hospitälern auch Fremden, die während des Aufenthalts in einer Stadt erkrankten, eine Aufnahme bis zur Besserung gewährt. Teilweise versuchte man, wie z. B. in Wiesbaden, Zahlungen für entstandene Kosten von den Kranken oder ihren jeweiligen Heimatgemeinden zu erhalten. Aus der zahlreichen Literatur, die diese Thematik eher nebenbei behandelt, seien beispielhaft genannt: Kinzelbach 1995, S. 344f.; Röschner 2002, S. 226f.; Schlenkrich 2002, S. 91; Ulshöfer 1982, S. 110.

325 Louis-Courvoisier 2000, S. 25; Schlenkrich 2002, S. 93, 160; Watzka 2005, S. 72; Kinzelbach 1995, S. 319.

326 Schmidt 2010, S. 264.

327 Ebd., S. 255–258.

328 Im Tübinger Hospital waren in der ersten Hälfte des 18. Jahrhunderts zwischen 25 und 35 Insassen untergebracht, der Höchstwert lag am Ende des 18. Jahrhunderts bei 66 Bewohnern. Siehe Aderbauer 2000, S. 168f., 176f. Die Insassenzahl der drei Göttinger Hospitäler wurde 1709 auf jeweils 30 festgelegt. Siehe Wellschmied 1963, S. 94. Watzka hat ermittelt, dass in der Steiermark ca. die Hälfte aller Hospitäler nicht mehr als acht Insassen beherbergen konnte. Siehe Watzka 2010, S. 243. Im Kurfürstentum Trier lagen in den ländlichen Hospitälern die Aufnahmekapazitäten bei 6 bis 12 Personen, eine Aufnahmekapazität darüber war eher selten. Schmidt weist zudem darauf hin, dass diese Einrichtungen oftmals entgegen der Statuten

Die Größe eines Hospitals und seines Wirtschaftsbetriebs bedingte natürlich auch den Bedienstetenbestand. Während in kleinen Einrichtungen häufig nur eine Person oder auch ein Ehepaar – zum Beispiel Hospitalsmeister und -meisterin, oder vielleicht zusätzlich noch eine Aufwärterin oder ein Knecht tätig waren, ähnelte Merxhausen in seiner Bedienstetenstruktur auffällig einem Gutsbetrieb.[329] Den Aufwärtern und Aufwärterinnen kam in diesem Gefüge eine andere Rolle zu als in einem kleinen Hospital, in dem eine Aufwärterin vielleicht die einzige Bedienstete war oder Aufgaben der Aufwartung von Hospitalsmeister und –meisterin wahrgenommen wurden und diese gleichzeitig auch das Hospital in wirtschaftlicher Hinsicht führten.[330] Dies gilt es bei der folgenden Darstellung der Aufwartung in Merxhausen zu bedenken.

Das große Krankheitsspektrum der Insassen von Merxhausen, zu denen zudem auch ehemalige Hospitalsbedienstete bzw. deren Witwen zu zählen sind, stellt in der Hospitalslandschaft der Frühen Neuzeit keine Besonderheit dar. Zunehmend häufiger wird in diesem Zusammenhang der Begriff »Multifunktionalität« gebraucht.[331] Er verdeutlicht unter anderem, dass Hospitäler oftmals nicht spezialisiert waren. In ihnen können sich Insassengruppen finden, die heute getrennt in Einrichtungen wie Altenheimen, Krankenhäusern, psychiatrischen Kliniken oder auch Gefängnisse untergebracht werden. Die Differenzierung von Insassengruppen war aber auch den Zeitgenossen des 18. Jahrhunderts nicht fremd, im Gegenteil, gerade die Vermischung unterschiedlicher Insassengruppen wurde verstärkt kritisiert und eine Trennung in speziellen Institutionen angestrebt. Das zeigen nicht zuletzt die immer zahlreicher werdenden Gründungen von Armen-, Zucht-, Arbeits-, Waisen- oder Tollhäusern.[332] Dennoch blieben

---

nicht der Versorgung von Kranken dienten, sondern als zeitweilige Unterkunft für Arme dienten oder auch leer standen. Siehe Schmidt 2010, S. 260f.

329 Die Bezeichnungen für die Hospitalsbediensteten waren äußerst vielfältig, auch die konkreten Aufgabenbereiche variierten. Siehe Schmidt 2010, S. 256f. Zum gelegentlichen völligen Fehlen von Bediensteten in kleinen Hospitälern siehe Watzka 2010, S. 243.

330 Im Chemnitzer Lazarett war ein Lazarett- und Krankenwärter der einzige Bedienstete, der sich sowohl um die Haushaltsführung als auch um die Versorgung der Kranken kümmerte, während in den Lazaretten in Dresden und Leipzig die Wärterinnen bzw. Siechmägde oder –knechte einem Lazarettschreiber oder Hausvater und –mutter untergeordnet waren. Siehe Schlenkrich 2002, S. 67.

331 Unter anderem Kinzelbach 1995, S. 325; Aderbauer 2000, S. 179; Watzka 2005, S. 58; Scheutz, Weiß 2008, S. 190, 195. Zu Zuchthäusern als multifunktionale Einrichtungen siehe Bretschneider 2004, S. 142.

332 Watzka 2005, S. 88–99.

auch in diesen Einrichtungen die Grenzen oftmals fließend, was nicht zuletzt durch Bedürfnisse vor Ort und häufig durch Geldmangel bedingt wurde. Entgegen der ursprünglichen Intention ließ sich in der Praxis eine Spezialisierung auf eine Insassengruppe oftmals nicht aufrechterhalten, wurden Kranke oder psychisch Differente in Zuchthäusern untergebracht, das Waisenhaus zu einem Hospital umgewandelt und ähnliches.[333]

Der Begriff »Multifunktionalität« sollte jedoch nicht darüber hinwegtäuschen, dass sich die multifunktionalen Hospitäler in ihrer Insassenstruktur untereinander deutlich unterschieden.[334] Und dies war nicht nur Zufall, sondern auch durch die Ausrichtung eines Hospitals auf eine bestimmte Klientel bestimmt. Eine Stiftung verfolgte immer einen bestimmten Zweck, der bei der Gründung festgelegt wurde. Auch wenn dieser nicht immer stringent verfolgt wurde, beeinflusste dies doch die Klientel eines Hospitals.

Merxhausen sollte laut Stifterwillen armen und kranken Frauen aus den Dörfern der Landgrafschaft Hessen dienen, die nicht für sich selbst sorgen konnten und bei denen keine Besserung ihres Zustandes angenommen wurde. Noch im 18. Jahrhundert zeigt sich der Einfluss dieser Vorgaben, denn das Krankheitsspektrum setzte sich vor allem aus als unheilbar angesehenen Krankheiten zusammen. Insbesondere für geistig differente Menschen nahmen die Hohen Hospitäler eine Schlüsselposition in den hessischen Landgrafschaften ein und entlasteten hierbei auch die städtischen Hospitäler. Anders als in Merxhausen konnten Pfründner und Kinder in anderen Hospitälern einen weit größeren Anteil der Insassen ausmachen.[335] Akute Erkrankungen wie zum Beispiel Haut-, Geschlechts- oder Fieberkrankheiten waren in Merxhausen zumindest als Aufnahmegrund kaum vertreten. Andernorts hingegen war ein Großteil der Personen, die aufgenommen wurden, akut erkrankt. Hier unterschied sich natürlich auch die Verweildauer im Hospital erheblich von derjenigen in Merxhausen,

---

333 Bretschneider 2004, S. 152f.; Meumann 2000, S. 185.

334 Bulst 2007, S. 303 weist auch für das späte Mittelalter darauf hin, dass »insgesamt alles das, was wir als Hospital kennzeichnen, sich durch eine große Heterogenität und Vielfalt auszeichnet, so daß manche Häuser nur einem Zweck dienten, andere aber mehrere Aufgaben miteinander kombinierten und unterschiedliche Bedürfnisse abdeckten.« Ähnlich für den Zeitraum bis 1800 Scheutz, Weiß 2008, S. 189f.

335 Einen hohen Kinderanteil, teilweise fast die Hälfte der Insassen, hatte zum Beispiel das Tübinger Hospital. Hingegen spielte die Altenversorgung hier nur eine geringe Rolle. Siehe Aderbauer 2000, S. 164, 169.

dauerte sie doch häufig nur einige Tage oder Wochen.[336] Die Klientel beeinflusste natürlich auch das Durchschnittsalter. Zum Beispiel wurde für das Heilig-Geist-Hospital in Hamburg 1742 ein Aufnahmealter von mindestens 45 Jahren festgelegt und auch eingehalten. Das durchschnittliche Aufnahmealter lag Mitte des 18. Jahrhunderts bei etwa 62 Jahren (Frauen) bzw. bei 63 Jahren (Männer) und war damit fast um 30 Jahre höher als in Merxhausen.[337]

Als Besonderheit der Hohen Hospitäler kann die Ausrichtung auf die ländliche Bevölkerung und damit verbunden auf die gesamte Fläche der hessischen Landgrafschaften gesehen werden. Bei den meisten Hospitälern konzentrierte sich das Einzugsgebiet dagegen auf ihr direktes Umfeld, auch wenn durchreisende Fremde aufgenommen wurden.[338]

Insgesamt zeigen sich die frühneuzeitlichen Hospitäler in ihrer Insassenstruktur sehr individuell. Einige vereinigten die Versorgung von akut Erkrankten, chronisch Kranken, geistig Differenten, Witwen, Waisen und zahlenden Pfründnern unter einem Dach, andere waren bestimmten Insassengruppen vorbehalten, standen zum Beispiel nur zahlenden Pfründnern offen. Zu nennen sind außerdem Einrichtungen, die auf die Behandlung bestimmter Krankheiten spezialisiert waren, vor allem die Pest- und Blatternhäuser, die aufgrund ihrer Spezialisierung nicht als multifunktional bezeichnet werden können.[339]

Der Prozess, Institutionen nach Insassengruppen zu differenzieren, verstärkte sich zum Ende des 18. Jahrhunderts.[340] Eindeutiger als zuvor waren die neuen Krankenhäuser auf die ausschließliche Behandlung von (grundsätzlich) heilbaren Kranken ausgerichtet. In gesonderten Abteilungen wurden die Patienten nach krankheitsbezogenen Kriterien getrennt untergebracht. Eine stärkere Absonderung von geistig Differenten fand häufiger in eigenen Irrenabteilungen oder eigens eingerichteten Irrenheilanstalten statt, in denen neue Konzepte zur Behandlung und Heilung umgesetzt wurden.[341]

---

336 Louis-Courvoisier 2000, S. 34–68 untersucht ausführlich das Krankheitsspektrum der Insassen des Genfer Hospitals, das einen großen Anteil von akuten Erkrankungen zeigt. Zum Vergleich siehe auch Schlenkrich 2002, S. 106; Aderbauer 2000, S. 176.

337 Hatje 2002, S. 320f.

338 Schlenkrich 2002, S. 102–105 zu Dresden und Leipzig.

339 Scheutz, Weiß 2008, S. 190–193.

340 Zur Ausdifferenzierung in der Frühen Neuzeit insgesamt siehe Watzka 2005, S. 88–99.

341 Nolte 2003, S. 29–32. Auch bei der Entstehung »moderner« Krankenhäuser lag nicht immer ein bis ins Detail ausgearbeitetes Reformkonzept zu Grunde. In der Berliner

Das Hospital Merxhausen entwickelte sich langsam und nicht immer zielgerichtet im 19. Jahrhundert zu einer psychiatrischen Anstalt. Die ersten Weichen dafür wurden zu Beginn des 19. Jahrhunderts schon durch die steigende Zahl geistig differenter Hospitalitinnen gestellt, wobei eine gezielte Heilbehandlung von psychisch Kranken noch kaum eine Rolle spielte. Diskussionen um die »Irrenfrage« wurden seit Anfang des 19. Jahrhunderts auch in Kurhessen geführt. Eine Einrichtung von Heilanstalten in Haina und Merxhausen kam für die Reformer nicht in Frage, da man die alten Gebäude als ungeeignet ansah. Haina und Merxhausen sollten hingegen weiterhin auf die Unterbringung »Unheilbarer« ausgerichtet sein.[342] Das kurfürstliche Regulativ von 1815 charakterisierte beide Hospitäler dementsprechend als »Pfleg- und Versorgungsanstalten«, in denen zudem nicht nur »Irre«, sondern auch andere chronisch Kranke untergebracht werden sollten.[343] In dieser Zeit sind die neuen Krankenhäuser wie auch die Irrenheilanstalten noch als Ergänzung zu älteren Einrichtungen zu sehen, die allein in ihrer Anzahl dominierten.[344] Merxhausen stellte in dieser Hinsicht somit keine Ausnahme dar.

Die Unterscheidung zwischen unheilbaren und heilbaren »Irren« ist geradezu charakteristisch für die Gründung von Irrenheilanstalten zu Beginn des 19. Jahrhunderts. Entsprechend ihrer Bezeichnung waren sie auf heilbare »Irre« ausgerichtet, während als unheilbar angesehene nicht aufgenommen wurden. Diese Trennung geriet jedoch bereits um die Mitte des 19. Jahrhunderts verstärkt in Kritik, da sie sich sowohl in therapeutischer als auch in administrativer Hinsicht als problematisch und unpraktikabel erwies. Zunehmend entstanden Heil- und Pflegeanstalten, in denen sowohl eine vorübergehende als auch dauerhafte Aufnahme möglich war.[345] Für die Landeshospitäler Haina und Merxhausen blieb

---

Charité wurden zwar die chronisch kranken Hospitaliten Ende des 18. Jahrhunderts gezielt in ein eigens errichtetes Hospital umgesiedelt, um mehr Platz für heilbare Kranke zu schaffen, aber die Entstehung der Irrenabteilung geschah eher zufällig. Nachdem das Berliner Tollhaus 1798 abgebrannt war, wurden die Insassen zunächst provisorisch in die Charité verlegt, obwohl nicht geplant, entwickelte sich daraus die größte Irrenanstalt PreußenS. Siehe Hess 2010, S. 45f.

342 Nolte 2003, S. 33f.

343 »Regulativ, die Bestimmungen und Verwaltung der Hospitäler Haina und Merxhausen betreffend«, 03.03.1815. Teildruck in: Systematische Zusammenstellung der für die Verwaltung des Bezirksverbandes des Regierungsbezirks Cassel geltenden Gesetze, Verordnungen, Reglements und sonstigen Bestimmungen, 1900, S. 298–300, hier S. 299. Vollständige Abschrift in HStAM 229 I, B I 4, Paket 1.

344 Dross 2004, S. 85f.

345 Nolte 2003, S. 31f.; Stahler-Gey 2002, S. 14–16.

aber auch weiterhin die Ausrichtung auf unheilbar Kranke mit einem weiter zunehmenden Anteil von psychisch Kranken und geistig Behinderten charakteristisch. Noch 1867 wurden sie – mittlerweile unter preußischer Herrschaft – als Ergänzung zur neu errichteten Irrenheilanstalt in Marburg gesehen, von der sie unheilbar Kranke übernehmen sollten.[346]

346 Vanja 2009, S. 25, 61.

5. Die ersten Aufwärter und Aufwärterinnen in Merxhausen – eine Spurensuche

5.1 Von der Wartung durch andere Hospitalsinsassen zu besoldetem Wartpersonal

Im 18. Jahrhundert waren Aufwärter und Aufwärterinnen ein fester Teil des Bedienstetenbestandes des Hospitals Merxhausen. Blickt man zurück in das 16. Jahrhundert, zeigt sich allerdings, dass dies in der Anfangsphase nicht der Fall war, sind doch unter den Bediensteten keine Aufwärter oder Aufwärterinnen zu finden.[347] Diese Feststellung wirft die Fragen auf, wer sich damals um die Hospitalitinnen kümmerte, die nicht für sich selbst sorgen konnten, seit wann Aufwärter und Aufwärterinnen Bedienstete des Hospitals waren und wie diese Entwicklung zu erklären ist. Die Quellenlage ist vor dem 18. Jahrhundert jedoch äußerst spärlich und bietet oftmals nur Hinweise. Ein zusammenhängendes Bild oder eine deutliche Entwicklungslinie kann deshalb nur schwer gezeichnet werden, wohl aber können zumindest einige Aussagen zu den genannten Fragen getroffen werden.

Für das 16. Jahrhundert ist zu erkennen, dass die Versorgung von Hospitalitinnen vor allem die Aufgabe anderer Hospitalitinnen war. Schon die »Disziplinarordnung«, die kurz nach der Gründung des Hospitals 1535 entstand, macht dies deutlich:

> *»Alle diejenigen, die den bevelch haben, etwas zu thun, regieren, dienen, den krancken warten, sollen dasselbig uffs allervleißigste und treulichste verichten und, wo sie das nicht thun, sollen sie darumb gestraft werden.«*[348]

Grundsätzlich waren die Hospitalitinnen verpflichtet, sich um ihre Körperpflege, aber auch um die Reinigung von Zimmern, Betten und Wäsche selbst zu

---

347 Die Bedienstetenlisten sind sehr detailliert und nennen zum Beispiel auch Ackerjungen und Küchenmägde. Als Stichprobe wurden drei Jahresrechnungen in Zehnjahresabständen herangezogen. Die Überlieferung der Jahresrechnungen beginnt erst Ende der 1540er Jahre, so dass die Zeit kurz nach der Gründung des Hospitals Merxhausen nicht berücksichtigt werden konnte. HStAM 229, Jahresrechnung 1550, 1560, 1570.

348 Gedruckt bei Demandt 1980, S. 206f., hier S. 207. Zur Datierung siehe ebd. S. 205. Die Bezeichnung »Disziplinarordnung« geht ebenfalls auf Demandt zurück.

kümmern. Nur wer nicht dazu in der Lage war, wurde von anderen versorgt.[349] Merxhausen stellte hierin keine Besonderheit dar, die Mitarbeit von Hospitalsinsassen im Hospital unter anderem bei der Versorgung anderer Insassen war allgemein üblich.[350]

Über die Verrichtung von Arbeiten durch Hospitalitinnen hinaus nennt die Disziplinarordung auch eine Dienerin, die aufgrund ihrer Aufgaben als Aufwärterin bezeichnet werden kann, denn sie sollte zum einen den Hospitalitinnen »*dienen*«, zum anderen aber – und dieser Punkt erscheint in der Disziplinarordnung viel wichtiger – Aufsichts- und Kontrollfunktionen über sie wahrnehmen.

> *»Es soll ein gemein dienerin erwelt werden, die soll im rebenthal*[351] *ihn allen dienen, regiren, verordnen, und was sie sagt, heisset und gebeut, soll man ihr gehorchen; wann sie heisset stuben kehren, fenster weschen, kanden, teller weschen, sollen sie es thun bey der straf. Dieselbig dienerin soll auch regiren im wäschhaus. Wen sie heisset mit namen wäschen blauen, ringen, uffhencken, sollen es thun bey der straf. Dieser dienerin sollen sie alle gehorsam sein ohn alle inrede, und welche das nicht thut, soll die dienerin anzeigen, soll ihr straf umb den ungehorsam entpfangen. […]*
> *Und welche der dienerin nicht gehorsamb ist oder ihr fluchet, soll sie es dem vogt sagen, wird sie darumb strafen. So aber die dienerin verschweigen wolt und den ungehorsam nicht anzeigen, soll die dienerin darumb gestraft werden.*
> *Auch soll kein person sich einiger regierung underziehen, es sey ihr dann sonderlich befolen.«*[352]

Die Ordnung zeigt eine klare Hierarchie zwischen Dienerin und Hospitalitinnen, die dadurch gekennzeichnet ist, dass erstere Befehlsgewalt über letztere innehatte. Die Position der Dienerin wurde gefestigt, indem bei Ungehorsam ihr gegenüber Strafen angedroht wurden. Allerdings hatte sie selbst keine Strafgewalt, denn diese lag beim Vogt, dem sie ungehorsame Hospitalitinnen gegebenenfalls melden sollte. Die Ordnung zeigt insgesamt, dass ein gewisser Organisationsgrad der Arbeiten und somit auch bei der Versorgung anderer Hospitalitinnen vorhanden war, indem Aufgaben fest zugeteilt wurden und auch ihre Ausführung überprüft wurde.

349 Hospitalsordnung der Hohen Hospitäler (1534/35), gedruckt bei Demandt 1980, S. 198–203, hier S. 199, 201 u. 202f. Zur Datierung siehe ebd. S. 196f., 203.

350 Watzka 2010, S. 246; Weiß 2010, S. 223; Wellschmied 1963, S. 84f.

351 Demandt 1980, S. 207, Anm. 68 vermutet, dass dies den Speisesaal (Remter, Refektorium) des Klosters bezeichnete.

352 Ebd., S. 207.

Kaum zu sagen ist jedoch, ob die Vorgaben der Ordnung auch auf diese Weise umgesetzt wurden. Eine überarbeitete Fassung der Ordnung, die nach 1567 entstand, zeigt zumindest, dass sie über einen längeren Zeitraum hinweg grundsätzlich gültig war.[353] Die konkrete Strafandrohung (Gefängnis) und der Hinweis darauf, dass Hospitalitinnen neben dem eigenen Ungehorsam nun auch dafür bestraft werden sollten, wenn sie andere dazu anstachelten, scheinen an praktischen Erfahrungen orientiert zu sein.[354]

---

353 Sie galt mit geringen Abweichungen auch für Hofheim, letztere ist gedruckt bei Mayer 1904, S. 33–35. Beide Ordnungen sind nur in undatierten Abschriften überliefert, so dass unklar ist, ob sie gleichzeitig erstellt wurden oder eine als Vorlage für die andere diente. Die Ordnung für Merxhausen ist nur unvollständig überliefert. Die älteste Abschrift (HStAM 17 I, Nr. 2366) stammt vermutlich vom Anfang des 17. Jahrhunderts, worauf zum einen das Schriftbild hinweist, zum anderen, dass sie im Anschluss an eine Abschrift von 1605 einer Einigung der Söhne Philipps über die Verwaltung der Universität Marburg und der Hohen Hospitäler (26.08.1567) überliefert ist. Zwei jüngere Abschriften der Ordnung für Merxhausen aus dem 18. Jahrhundert sind in den Akten des Hospitals überliefert (HStAM 229 I, B I 4, Paket 1 bzw. 2).
Die Ordnung ist frühestens nach dem Tod Philipps des Großmütigen 1567 verfasst, da sie eingeleitet wird mit den Worten: »Nachdem die Durchleuchtigen Hochgepornen unserer Gnedige Fürsten vnd Herrn die Landtgrauen zu Hessen p. diesen Hospital Merxshaußen dergestaldt zu erhaltung der Armen fundirt Bestediget vnd geordnet haben.« Dies spricht dafür, dass die Ordnung im Zusammenhang mit einer Bestätigung der Hohen Hospitäler durch die Nachkommen Philipps des Großmütigen entstanden ist. Dafür dass es sich bei der Bestätigung um die oben genannte von 1567 und nicht um die spätere, umfassendere Erbeinigung vom 28.05.1568 handelte, spricht der Überlieferungszusammenhang. Da die Abschriften aber in verschiedenen Händen verfasst sind, kann dies nicht abschließend geklärt werden. Eine genaue Datierung ist somit zwar nicht möglich, eine Entstehung um 1567/68 ist aber wahrscheinlich.
Zur Erbeinigung von 1568 siehe Friedrich 1983, S. 137f.

354 HStAM 17 I, Nr. 2366, Ordnung für Merxhausen nach 1567: »Es sollen auch eine gemeine Dienerin im Hospital durch den Vogt erwehlet werden, welche die Schwestern zur Arbeit anweiset, und was von nöthen sein wird, befehlen soll; derselbeigen sollen alle Schwestern in dem, was sie von wegen des Vogts befehlen wird, es seyen WaschHaus oder sonst im Hospital vor nothwendige Arbeit zu verrichten, gehorsamb sein, derselbigen nicht fluchen oder sonst mit bösen Worten übergeben, und da jemands solches übertreten würde, soll unnachlässig mit dem Gefängniß gestraft werden, und da die Dienerin solchen Ungehorsam veschweigen wollte, soll Sie gleicher Straf gewärtig seyn.

Wie eingangs beschrieben, ist anhand der Bedienstetenlisten des 16. Jahrhunderts jedoch keine Bedienstete mit den genannten Aufgaben nachweisbar.[355] Die Vermutung liegt nahe, dass für diese Aufgabe ebenfalls Hospitalitinnen ausgewählt wurden. Im Hospital Haina sollten ausdrücklich Hospitaliten mit Aufsichtsfunktionen über andere Hospitaliten betraut werden. Ihre Aufgaben ähnelten dabei derjenigen der Dienerin in Merxhausen:

> *»In einer jeden Stube ist aus der Mitte der Brüder eine verständig und gottesfürchtige Person zum Spitalmeister zu bestellen, der die anderen regieren, zum züchtigen Leben und Wandel, zur Arbeit und zu Frieden und Eintracht untereinander anhalten soll. Aufrührer und Meuterer sollen mit Vorwissen des Obervorstehers des Hospitals verwiesen oder sonst gestraft werden.«*[356]

Anhand detaillierter Listen der Hospitalsinsassen von Merxhausen und Haina von 1575 lässt sich schließlich nachweisen, dass diese als Aufwärter oder Aufwärterin eingesetzt wurden, da die Listen diese Bezeichnungen bei einzelnen Hospitalsinsassen anführen.[357] Für Merxhausen sind sechs Aufwärterinnen neben 16 Hospitalitinnen im Gefängnis verzeichnet. Aufgrund ihres Unterbringungsorts ist anzunehmen, dass sie in erster Linie für die Versorgung derer zuständig waren, die eingesperrt waren. Eine Identifizierung mit in den Ordnungen genannten Dienerin lässt sich bei den genannten Aufwärterinnen kaum nachweisen. Auffällig ist zudem, dass hier sechs Frauen angeführt werden, während in den Ordnungen nur von einer Dienerin die Rede ist.

Es soll sich aber sonst bei vorgedachter Strafe keine Hospitalspersohn einiges Befelchs, etwas zu heissen oder zu gepiehten, ahnmasen, es sey Ihr dann von dem Vogt sonderlich befohlen.

Da sich auch einige Hospitalspersohn in gebührlichen Gebotten dem Vogt oder gemeinen Dienerin nicht allein wiedersetzen, sondern auch andere zugleich ungehorsamb oder aus dem Hospital reitzen würd, soll nach gestalt der Überführung entweder mit dem Gefängniß, oder mit Verweisung aus dem Hospital gestraft werden.«

355 Mägde werden hier durchaus angeführt, aber ob diese ausschließlich im wirtschaftlichen Bereich oder vielleicht auch bei der Versorgung der Hospitalitinnen eingesetzt wurden, ist nicht zu erkennen. Siehe HStAM 229, Jahresrechnung 1550, 1560 und 1570: Verzeichnis der Bediensteten. Die Jahresrechnungen zum Ende des Jahrhunderts konnten aufgrund von Schimmelbefall nicht eingesehen werden.

356 »Schenksche Ordnung« von 1573, gedruckt bei Demandt 1983, S. 79–86, hier S. 85.

357 Anlässlich eines Vergleichstags in Treysa gaben die vier hessischen Landgrafen 1575 den Auftrag an die Vögte der Hohen Hospitäler, eine namentliche Liste aller Bediensteten und Hospitalsinsassen zu erstellen. Die Listen für Haina und Merxhausen sind überliefert in HStAM, Amtsbücher S/60. Eine Zusammenfassung beider Listen bei Demandt 1983, S. 98–103. Siehe auch Schlieper 1983, S. 213.

Der Nachweis von Aufwärterinnen in Merxhausen im 16. Jahrhundert steht insgesamt recht alleine da und wird lediglich durch einen weiteren, recht vagen Hinweis in einer undatierten Liste von Dienern und Hospitalsinsassen in Haina und Merxhausen ergänzt.[358] In Merxhausen werden unter der Rubrik »*Arme Auffwartter Vnd Viehe Hütter*« 53 Personen genannt, ohne dies genauer aufzuschlüsseln. Hierbei handelte es sich um männliche Hospitalsinsassen, die in Merxhausen für verschiedene Arbeiten eingesetzt wurden.[359]

Für das 16. Jahrhundert sind somit sowohl Aufwärter als auch Aufwärterinnen im Hospital Merxhausen nachweisbar, allerdings waren sie keine Bediensteten des Hospitals, sondern selbst Hospitalsinsassen. Sie stellten hierin keine Besonderheit dar, denn die Hohen Hospitäler deckten einen Teil ihres Bedarfs an Arbeitskräften auf diese Weise ab, so auch in der Landwirtschaft und in den Handwerksbetrieben. Die Hospitalsordnungen begründeten die Verpflichtung zur Arbeit mit der Vermeidung von Müßiggang, der zu schändlichen Taten verleite. Auch der Gedanke einer christlichen Gemeinschaft, in der jeder angehalten war, dem anderen zu helfen, spielt eine Rolle. Weniger ausdrücklich genannt, aber doch deutlich erkennbar, ist auch die Vorstellung eines Haushalts als Wirtschaftsgemeinschaft, in der jedes Mitglied nach seinen Kräften einen Beitrag leisten sollte.[360] Die Arbeit von Hospitalsinsassen – darunter auch die Versorgung anderer Hospitalsinsassen – war weit über das 16. Jahrhundert hinaus ein selbstverständlicher Bestandteil des Lebens nicht nur in Merxhausen und Haina, sondern auch in anderen Hospitälern.[361]

Im 17. Jahrhundert sind zunächst keine Aufwärter oder Aufwärterinnen nachweisbar, was nicht zuletzt durch die dürftige Quellenlage bedingt ist. 1642 verzeichnet die Jahresrechnung eine Kategorie »*Sonsten ufgenommen so den Armen Leutten dienen*«, worunter zwei Dienstmägde, eine Küchenmagd, eine

---

358 HStAM 17 I, Nr. 2191: Verzeichnisse der Diener und Hospitaliten zu Haina und Merxhausen. Demandt vermutet, dass diese im Zusammenhang mit dem »Treysaer Tag« um 1575 verfasst wurden. Siehe Demandt 1983, S. 98.

359 Diener und Dienstgesinde werden getrennt von diesen in einer eigenen Rubrik geführt.

360 Noll 2008, S. 199–202 zu Merxhausen. Zu weiteren Hospitälern siehe Aderbauer 1997, S. 357f.; Hatje 2002, S. 401; Leidinger 1994, S. 67.

361 Ausführlich mit der Arbeit von Hospitalsinsassen zu Anfang des 18. Jahrhunderts befasst sich Aderbauer 1997, bes. S. 177, 193f., 357–380. Zur Arbeit von Hospitalitinnen in Merxhausen im 18. Jahrhundert siehe Noll 2008. Zur Mitarbeit vor dem 18. Jahrhundert u. a. Hatje 2002, S. 397–402; Franz 1951, S. 14f.; Knefelkamp 2005, S. 180f.

Schweinemagd, ein Schweineknecht und ein Mann, der »*allerhandt arbeydt*« verrichten sollte, genannt werden.[362] Auch wenn die Überschrift es nahe legt, waren diese Personen nicht ausschließlich mit der Versorgung von Hospitalitinnen betraut. Wichtig erscheint der Hinweis, dass sie offensichtlich gezielt als Hospitalsinsassen aufgenommen wurden, um diese Arbeiten zu verrichten. Demandt hat diesen Zusammenhang in den Hohen Hospitälern schon für das 16. Jahrhundert vermutet.[363] Hierbei handelte es sich um eine durchaus übliche Praxis, die sich zum Beispiel auch im Tübinger Spital am Ende des 17. Jahrhunderts nachweisen lässt; und im Hamburger Heilig-Geist-Hospital strebte der Ökonom des Hospitals im 18. Jahrhundert eine gezielte Aufnahme von Arbeitskräften an, die allerdings von der übergeordneten Stelle nicht genehmigt wurde.[364]

1665 gehörten Aufwärter und Aufwärterinnen in Merxhausen weiterhin zu den Hospitalsinsassen. Als Neuerung war jedoch nun ein Ehepaar im Hospital tätig. »*Aßmus Thiel Kranckenwarter*« wird bei den neun Männern verzeichnet, die als Hospitaliten in Merxhausen weiterhin für verschiedene Arbeiten eingesetzt wurden, seine Frau hingegen, deren Vorname nicht genannt wird, unter den Hospitalitinnen.[365] In der Folgezeit verfestigte sich die Versehung der »Stelle« durch Ehepaare, denn nachdem die Ehefrau des Aßmus Thiel gestorben war, wurde Aßmus als Wiesenwärter eingesetzt und das Ehepaar Ewald folgte als Aufwärterehepaar nach.[366] In den nächsten Jahrzehnten wechselte das Aufwärterehepaar aus dem Kreis der Hospitalsinsassen in den Kreis der Bediensteten des Hospitals. Schon 1671 wurden Ewald und seine Frau zum ersten Mal zu den Hospitalsdienern gerechnet. Zusätzlich zu diesen beiden wurden außerdem

---

362 HStAM 229, Jahresrechnung 1642. Die Überlieferung ist für die erste Hälfte des 17. Jahrhunderts insgesamt recht dünn, zudem sind die seriellen Rechnungsquellen von Schimmel befallen, so dass sie nur in Einzelfällen benutzt werden konnten.

363 Dass die Verrichtung von Arbeiten auch als wichtiges Argument diente, um Hospitalsinsassen, die als grundsätzlich zur Entlassung geeignet angesehen wurden, nicht zu entlassen, zeigt eine Liste von 24 Hospitaliten aus Haina von 157-. Die Hospitaliten waren vom Vogt zur Entlassung vorgeschlagen worden, eine andere Person ergänzte ihre Tätigkeit für das Hospital, zuletzt bestimmte eine weitere Person – vermutlich der Obervorsteher – ob sie wirklich entlassen wurden. Keiner derjenigen, die Arbeiten für das Hospital verrichteten, wurde entlassen, darunter auch ein Krankenwärter und ein Gefangenenwärter. Das Verzeichnis ist gedruckt bei Demandt 1983, S. 96–98.

364 Aderbauer 1997, S. 358–360; Aderbauer 2000, S. 165; Hatje 2002, S. 324.

365 HStAM 229, Jahresrechnung 1665.

366 HStAM 229, Jahresrechnung 1670.

kurze Zeit später einzelne Krankendienerinnen eingesetzt.[367] Aufwärterehepaar und Aufwärterinnen waren einige Zeit in einem Zwischenbereich zwischen Insassen und Bediensteten angesiedelt, denn sie wurden weiterhin nicht besoldet und die Jahresrechnungen verzeichneten sie immer noch unter den Hospitalsinsassen.[368]

Die Unterkunft der beiden Aufwärterinnen »Auf dem Hof« zeigt allerdings die zunehmende Trennung zwischen Aufwärterinnen und Hospitalitinnen. In dieser Unterkunft wohnten schon im 16. Jahrhundert Hospitalitinnen.[369] 1660 lebten dort vor allem Witwen von Bediensteten, die als Hospitalitinnen aufgenommen worden waren. Zu diesem Zeitpunkt befand sich noch keine Aufwärterin unter den elf genannten Frauen. 1680 wohnten dann neben der Ehefrau des Krankenwärters Bartram und Anna Els als Dienerin nur noch zwei Hospitalitinnen »Auf dem Hof«, und schließlich 1700 nur noch zwei Krankendienerinnen, nämlich Gertraut, die Frau des Krankendieners Stoffel Förster und Behla von Münster. Der Aufwärter Stoffel Förster verfügte hingegen über eine eigene Kammer im Krankenhaus. Grundsätzlich waren demnach die Eheleute Förster getrennt untergebracht, unklar bleibt, warum dies der Fall war. Im 18. Jahrhundert bewohnten die Eheleute die Kammern gemeinsam, und auch für das Ende des 17. Jahrhunderts ist kaum anzunehmen, dass die Eheleute völlig getrennt voneinander lebten.

Am Ende des 17. Jahrhunderts waren somit die Aufwärter und Aufwärterinnen Bedienstete des Hospitals. Zumindest die Aufwärterehepaare erhielten nun auch eine Besoldung, die für die Aufwärterin weiterhin nicht nachweisbar ist. 1692 waren es für Stoffel Förster und seine Frau 5 Gulden, 12 Ellen Leinen und 2 Paar Schuhe sowie Verpflegung und Wohnung im Hospital.[370] Die Stellen wurden nun regelmäßig wieder besetzt, und diese Besetzung wurde wie bei den unteren Bediensteten üblich vom Obervorsteher vorgenommen. So schickte 1701 der Vogt von Merxhausen ein Ehepaar nach Haina, damit es sich dort dem Obervorsteher vorstelle.[371] Auch das Selbstverständnis des Aufwärters Stoffel

---

367 HStAM 17 I, Nr. 2195: Verzeichnis von Hospitalitinnen, Dienern und Hausgesinde, 15.05.1671; Verzeichnis von Hospitalitinnen und Dienern, 01.05.1675.

368 HStAM 229, Jahresrechnung 1680.

369 1575 waren hier neun Hospitalitinnen, 1600 21 und 1660 elf Hospitalitinnen untergebracht. Siehe Demandt 1983, S. 103; Schlieper 1983, S. 230 und ergänzend HStAM 229, Jahresrechnung 1600 und 1660.

370 HStAM 229, Jahresrechnung 1792.

371 Vanja 1996, S. 80.

Förster zeigt, dass er eindeutig zu den Bediensteten zählte, denn 1695 gab er zu Protokoll, er sei »*ein ehrlicher in pflicht stehender Hospitalsdiener.*«[372]

Bis zum Beginn des 18. Jahrhunderts lässt sich trotz der lückenhaften Überlieferung eine Entwicklung nachzeichnen, die von einer Versorgung von Hospitalsinsassen durch andere Hospitalsinsassen über die (vermutlich) gezielte Aufnahme von Hospitalsinsassen zur Erfüllung dieser Aufgabe hin zur festen Bestallung von Aufwärtern und Aufwärterinnen verläuft. Dies ist insofern aufschlussreich, als dass man hier durchaus eine Professionalisierung, wenn auch in sehr geringem Grade, erkennen kann. Sie zeigt sich darin, dass es nun Personen gab, die dauerhaft und aufgrund einer dienstlichen Verpflichtung für die Versorgung von Hospitalsinsassen zuständig waren. Inwiefern sich dies auf die Qualität der Versorgung auswirkte, ist allerdings kaum zu sagen. Hospitalsinsassen waren im Zweifelsfall aufgrund ihrer eigenen Erkrankung weniger dafür geeignet, andere Kranke zu versorgen als fest bestallte Aufwärter und Aufwärterinnen. Zudem war mit der Versorgung durch andere Hospitalsinsassen eine gewisse Unsicherheit verbunden, denn wie, wenn nicht durch eine gezielte Aufnahme geeigneter Personen, konnte man sicherstellen, dass genug Personen im Hospital waren, um die übrigen zu versorgen? Die Problematik, dass keine geeigneten Hospitalsinsassen vorhanden waren, um die anfallenden Arbeiten zu erledigen, ist häufiger anzutreffen, auch wenn sie in der Regel auf Arbeiten in Haushalt und Wirtschaft bezogen war.[373]

Im Hospital Merxhausen etablierte sich das Wartpersonal als Personal im eigentlichen Sinne – indem es feste Stellen gab, die regelmäßig besetzt wurden und mit denen eine Besoldung verbunden war – erst zum Ende des 17. Jahrhunderts. Obwohl besoldetes Wartpersonal seit dem späten Mittelalter in städtischen Hospitälern nachweisbar ist, griff man in Merxhausen zunächst nicht auf diese Möglichkeit zurück.[374] Auch andere Hospitäler verfügten lange über kein Personal, das für die Versorgung der Insassen zuständig war, teilweise auch noch im

372 HStAM 229 I, B I 4, Paket 1: Verhörprotokoll anlässlich der Klage einer Hospitalitin gegen den Krankendiener Stoffel Förster, erstellt durch den Vogt von Merxhausen, Merxhausen 11.05.1695.

373 Hatje 2002, S. 324.

374 Zu besoldetem Wartpersonal in mittelalterlichen Hospitälern siehe Knefelkamp 2005, S. 177f. Im Pilgerspital Reinhausen wurden im 15. Jahrhundert zur Wartung eine Magd und ein Knecht angestellt. Siehe Wellschmied 1963, S. 30, 84, 110. Auch das Hl. Geist-Spital in Frankfurt verfügte um 1600 über eigens angestellte Wärter und Wärterinnen. Siehe Jütte 1984, S. 169.

18. Jahrhundert.[375] In Merxhausen wurden Hospitalsinsassen zunächst als Aufwärterinnen und Aufwärter eingesetzt, ohne dass sich ihr Status änderte oder eine zusätzliche Besoldung zu erkennen ist. Auch in anderen Hospitälern kann solch eine gezielte Aufgabenübertragung an Hospitalsinsassen der Fall gewesen sein. Anhand der Quellen muss dies nicht unbedingt erkennbar sein. Unklar bleiben in Merxhausen bis zum Beginn des 18. Jahrhunderts die genauen Aufgabenbereiche und Verpflichtungen, die Aufwärter und Aufwärterinnen erfüllen sollten. Diese werden mit der ersten erhaltenen Aufwärterinstruktion von 1737 greifbar, einem Zeitpunkt, zu dem die Aufwärter und Aufwärterinnen eindeutig den Bediensteten des Hospitals zugerechnet werden können.

5.2 Aufwärterehepaar und Hospitalitinnen am Ende des 17. Jahrhunderts – ein Verhörprotokoll

Ein Zeugenverhörprotokoll, das wegen der Klage der Hospitalitin Anna Martha Noltin, genannt Buchbinderin, gegen den Krankendiener Stoffel Förster 1695 angefertigt wurde, wirft ein Schlaglicht auf die Dienstversehung des Aufwärterehepaars, aber auch das Zusammenleben im Hospital.[376] Die Quelle ist vor allem deshalb von besonderer Bedeutung, da sie die einzige ist, die einen Einblick in das Verhältnis zwischen Wartpersonal und Hospitalitinnen in dieser Zeit gibt. Ansonsten sind Verhörprotokolle und andere für diese Frage ergiebige Quellen erst für die zweite Hälfte des 18. Jahrhunderts überliefert.

Anlass für die Klage der Hospitalitin Buchbinderin war die handgreifliche Auseinandersetzung zwischen ihr und dem Aufwärter Stoffel Förster. Ort des Geschehens war das Krankenhaus, über dessen räumliche Aufteilung ein Inventar näheren Aufschluss gibt.[377] Im Erdgeschoss befand sich eine große Stube, in der 13 Betten standen, und eine kleinere Stube »*darin die Tollen sind*«, die über vergitterte Fenster verfügte, sowie die Stube des Krankendieners Stoffel Förster. Im ersten Stock, eventuell schon das Dachgeschoss, war eine Kammer mit 14 Himmelbetten. Zwei weitere Betten waren im Flur des Hauses aufgestellt.

Die Aussagen im Protokoll widersprechen sich nur in einigen Details, so dass der Hergang der Ereignisse recht gut rekonstruiert werden kann. Eines Abends

---

375 Watzka 2010, S. 245.

376 HStAM 229 I, B I 4, Paket 1: Verhörprotokoll anlässlich der Klage einer Hospitalitin gegen den Krankendiener Stoffel Förster, erstellt durch den Vogt, Merxhausen 11.05.1695.

377 HStAM 229 I, B I 7, Paket 1: Inventar über den Hausrat des Hospitals Merxhausen, 16.01.1694.

gerieten einige Hospitalitinnen, während sie in ihrer Stube beim Spinnen saßen, in Streit darüber, dass das Licht an einer anderen Stelle als sonst aufgehängt war und vor allem die Buchbinderin weniger Licht bekam. Niemand zeigte sich bereit, das Licht umzuhängen, woraufhin die Buchbinderin ihr Spinnrad wegschleuderte und die Hospitalitinnen Anna Gerdraut aus Wattenbach und Anna Catharina aus Bottendorf als Huren des Küchenschreibers bzw. des Aufwärters bezeichnete, so dass *»diese beyde in die ecke gangen und geweinet hätten«*, wie eine weitere Hospitalitin aussagt. Anna Elisabeth aus Wolfhagen ging schließlich zum Aufwärter Stoffel Förster und bat, *»er möchte doch die Buchbinderin in die Tollstube bringen, daß Sie ruh bekähmen.«*

Der Aufwärter kam daraufhin herbei, um die Buchbinderin tatsächlich in die Tollstube zu bringen. Diese sprang jedoch auf ein Bett, hielt sich dort fest, so dass es dem Aufwärter nicht gelang, sie aus der Stube zu ziehen. Stattdessen zerriß der Rock, an dem er sie festgehalten hatte, und der Aufwärter landete rücklings auf der Erde, versuchte dann aber erneut die Hospitalitin zu fassen. Die zuvor am Streit beteiligte Wattenbacherin schritt nun beschwichtigend ein, indem sie darauf verwies, dass sie es am kommenden Tag vor der Obrigkeit vorbringen könnten, um die Sache zu klären. Der Aufwärter verließ daraufhin wieder die Stube.

Die Buchbinderin brachte die Sache aber erst drei Wochen später vor dem Obervorsteher vor, der den Vogt mit der Untersuchung beauftragte. Ihre Schilderung der Ereignisse ist dramatischer als bei den übrigen Beteiligten, so sei Stoffel Förster betrunken gewesen, habe ihr mit der Tabakspfeife eine Blase in den Arm gebrannt und sie auch getreten. Welche Version nun der Wahrheit entspricht, lässt sich aus heutiger Sicht nicht entscheiden. Zu Tage kommt während der Verhandlungen aber auch, dass die Buchbinderin den Aufwärter und seine Frau häufig beschimpfte, ihn als Ehebrecher und sie als Butterdiebin. Diese Beschimpfungen, entbehrten sie nun jeglicher Grundlage oder nicht, hatten für das Ehepaar Förster weitreichende Folgen, denn ein anderer Hospitalsdiener schildert zum Sachverhalt befragt, *»daß Sämbtliche diener Stoffel von deswegen meideten daß die Buchbinderin allerwegen von ihme sage, Er wehr ein ehebrecher und daß seine fraw der Clausen catharinen die Butter gestohlen, und wann Er solches uf sich sitzen ließe so wollten Sie nit mit ihm Arbeiten.«* Ehrverletzungen beschränkten sich in der Frühen Neuzeit nicht nur auf den eigentlichen Akt der Beschimpfung, sondern hatten oftmals soziale Abgrenzung zur Folge, wie es sich auch beim Aufwärterehepaar Förster zeigt. Die eigene Ehre zu wahren und durch die offizielle Zurückweisung der Beschuldigungen wieder herzustellen, war daher von großer Bedeutung.[378]

Bei der Auseinandersetzung zwischen der Hospitalitin und dem Aufwärter nahmen die gegenseitigen Beschuldigungen ihren Lauf. Förster beschuldigt die Buchbinderin, einer anderen Hospitalitin ein Getränk zur Abtreibung gebraut zu haben. Die Buchbinderin berichtet von weiteren Diebstählen von Honig und Fett durch die Frau des Aufwärters. Der Vogt scheint der Sache irgendwann überdrüssig gewesen zu sein, die letzte Konfrontation der Parteien beendete er recht abrupt mit der Aussage »*Hiermit habe Sie sambt und sonders erlaßen mit uferlegen frieden Zu halten.*«

Das Protokoll ist in verschiedener Hinsicht aufschlussreich. Zum einen zeigt die Befragung der Zeuginnen das Zusammenleben von Hospitalitinnen unterschiedlichen Alters und mit unterschiedlichen Krankheiten in einer Stube. Anna Elisabeth aus Wolffhagen war 34 Jahr und hatte die »*fallende Sucht*«, Anna Gerdraut aus Wattenbach war 47 Jahre und »*blöden Gesichts*«, Anna Catharina Flick aus Löhlbach hatte »*gebrechliche beine*« und Barbara Othey aus Berghasungen war 67 Jahre alt und hatte aufgrund ihrer Schwerhörigkeit den Streit nicht im Detail verfolgen können. Bei den übrigen beiden Befragten und der Klägerin Buchbinderin werden hingegen keine Diagnosen genannt. Angesichts der Bettenzahl dürften noch weitere Hospitalitinnen in der Stube gewohnt haben, die aber nicht befragt wurden.

Der Aufwärter hatte den Hospitalitinnen gegenüber zwar eine übergeordnete Position, die von ihnen grundsätzlich wohl anerkannt wurde, schließlich wird er von einer von ihnen als Streitschlichter gerufen, allerdings erscheinen seine Durchsetzungsmöglichkeiten begrenzt gewesen zu sein. Immerhin scheiterte er mit seinem Vorhaben, die Buchbinderin in die Tollstube zu sperren nicht zuletzt deshalb, weil andere Hospitalitinnen sich schließlich für diese einsetzten. Auffällig ist auch, dass Anna Elisabeth aus Wolffhagen, die den Aufwärter zu Hilfe gerufen hatte, von ihm forderte, er solle die Buchbinderin in die Tollenstube sperren, und dieser das in die Tat umzusetzen suchte, ohne weiter nach dem Hergang des Streits zu fragen. Dass die Vorstellung, über Nacht in die Tollstube gebracht zu werden, mit einigem Schrecken verbunden war, zeigt die Reaktion der Buchbinderin nur allzu deutlich. Die Selbstverständlichkeit, mit der diese Bestrafung auch von Seiten der Hospitalitin von Wolffhagen angeführt wurde, könnte ein Hinweis darauf sein, dass es sich um eine übliche Methode handelte.

378 Dülmen 1999, S. 2.

Der Aufwärter tritt weniger als jemand auf, dem die Hospitalitinnen aufgrund seiner Machtposition völlig ausgeliefert waren, sondern vielmehr als jemand, der auch abhängig davon war, inwieweit die Hospitalitinnen ihm eine Machtausübung zugestanden. Recht hilflos war das Aufwärterehepaar auch gegenüber den Beschimpfungen der Buchbinderin. Die übrigen Bediensteten glaubten der Hospitalitin offenbar, nicht zuletzt, weil der Aufwärter sich nicht dagegen zur Wehr setzte. Die Konsequenz war eine gewisse Isolierung im Alltag, da niemand der übrigen Bediensteten mit ihnen etwas zu tun haben wollte. Überraschend erscheint, dass der Vogt diese Beschuldigungen auf sich beruhen ließ und die Vorwürfe des Ehebruchs und Diebstahls nicht weiter untersuchte.

Am vorgestellten Fall des Aufwärters Stoffel Förster zeigt sich auch, dass der Vogt darauf angewiesen war, dass ihm von Vorfällen berichtet wurde. Schwiegen Aufwärter/-innen und Hospitalitinnen, wie es nach der Auseinandersetzung zunächst der Fall war, drang nichts nach außen. Für Aufwärter und Aufwärterinnen dürfte die Schwierigkeit darin bestanden haben, ihre Position zwischen beiden Seiten zu behaupten, eine Problematik, die auch im 18. Jahrhundert zu erkennen ist.

6. Das Wartpersonal in der zweiten Hälfte des 18. und zu Beginn des 19. Jahrhunderts

Der Status der Aufwärter und Aufwärterinnen als Bedienstete des Hospitals verfestigte sich seit der Mitte des 18. Jahrhunderts. Damit verbunden war auch eine feste Anzahl an Stellen, die immer wieder besetzt wurden. In der Regel waren nun in Merxhausen immer zwei Aufwärterehepaare und zwei Aufwärterinnen gleichzeitig tätig. Sie waren unterschiedlichen Unterkünften der Hospitalitinnen fest zugeteilt: während die Aufwärterehepaare im Krankenhaus eingesetzt wurden, waren die alleinstehenden Aufwärterinnen im Weberhaus tätig. Damit ging auch einher, dass das Wartpersonal in diesen Unterkünften wohnte.[379] 1805 wurde ein drittes Aufwärterehepaar angestellt, das allerdings zusätzlich zu den beiden Aufwärterinnen im Weberhaus tätig war.

Im Folgenden wird der Personenkreis des Wartpersonals vor allem unter biographischen und sozialhistorischen Gesichtspunkten genauer betrachtet.[380] Die Kerngruppe für die Untersuchung bilden die Aufwärter und Aufwärterinnen, die zwischen den Stichdaten 1760 und 1810 in Merxhausen tätig waren. Insgesamt sind es 27 Personen, 18 davon Frauen und 9 Männer. Die höhere Anzahl an Frauen erklärt sich dadurch, dass diese sowohl zusammen mit ihren Männern als Ehepaare (7) als auch einzeln (11) angestellt waren. Hinzu kamen zwei unverheiratete Männer, die man gemeinsam mit einer verwitweten Aufwärterin anstelle eines Aufwärterehepaares einsetzte. Dieses Modell hatte jedoch keinen dauerhaften Bestand.

Am Beginn der folgenden Darstellung steht die Schilderung von Lebensläufen. Sie lassen exemplarisch bestimmte Aspekte hervortreten, die das Leben und Arbeiten des Wartpersonals kennzeichnen konnten:

Anhand des Ehepaars Lomp wird deutlich, wie sehr das Hospital Lebensmittelpunkt für die dort angestellten Familien war. Die Kinder des Wartpersonals wuchsen hier auf und das Hospital blieb auch die erste Anlaufstelle, wenn sie es nicht schafften, für ihren Unterhalt selbst aufzukommen. Zugleich treten die Bestrebungen der Hospitalsverwaltung hervor, Kinder von Bediensteten aus dem Umfeld des Hospitals fernzuhalten, sobald sie das Jugendalter erreicht hatten.

Die Lebensläufe der Aufwärterehepaare Icke und Israel zeigen, dass oftmals Familien über Generationen hinweg im Hospital tätig waren und zudem

379 Die Gebäude und Wohnverhältnisse werden ausführlich in Kap. 7 behandelt.
380 Zur Vorgehensweise siehe Kap. 1.3.

zwischen diesen Familien verwandtschaftliche Beziehungen bestanden. Als vorteilhaft für eine Anstellung erwies sich, wenn zumindest ein Ehepartner Eltern hatte, die im Hospitalsdienst standen. Gerade bei den unteren Bediensteten waren zudem Stellenwechsel innerhalb des Hospitals häufig, die sich meist in Form einer »Karriere« zu einer besseren bezahlten Stelle vollzogen.

Der Lebenslauf von Johann Balthasar Butzbach zeigt einen Aufwärter, der durch seinen Alkoholkonsum und seine schlechte Dienstversehung am ehesten dem Klischee des schlechten Wartpersonals entsprach, wie es in zeitgenössischen Schriften häufig angeführt wurde. In Merxhausen stellte er ein Extrem dar, das auch von der Hospitalsverwaltung als solches wahrgenommen wurde.

Die Lebensläufe der Aufwärterinnen Anna Magdalena Hainin und Anna Elisabeth Holzapfel verdeutlichen, wie schwierig die Lebensumstände für Frauen waren, die unehelich schwanger und dann auf sich allein gestellt waren. In großem Maße betraf dies natürlich auch ihre Kinder. Beide Frauen waren in das Hospital Merxhausen als Hospitalitinnen aufgenommen und wegen unehelicher Schwangerschaft wieder daraus entlassen worden. Der Wartdienst erscheint auf diesem Hintergrund als erstrebenswerte Perspektive, die eine dauerhafte Absicherung für sie und für ihre Kinder mit sich brachte. Mit Blick auf das Hospital zeigt sich zudem, dass neben der offiziellen, durch Vorschriften bestimmten Seite auch eine inoffizielle existierte, die diese Vorschriften teilweise aushöhlte. Der Verbleib der ausgewiesenen Hospitalitinnen im Umfeld des Hospitals wurde von Seiten der Hospitalsbeamten nicht nur geduldet, sondern die ehemaligen Hospitalitinnen erhielten durch die Einsetzung in den Wartdienst auch wieder einen sicheren Lebensunterhalt im Hospital.

Der Lebenslauf von Maria Magdalena Fißler schließlich wirft ein Schlaglicht auf die unsichere Lebenslage, in die Witwen durch den Tod des Ehemannes geraten konnten. Das Hospital war immer wieder mit der Problematik konfrontiert, dass Witwen von verstorbenen Hospitalsbediensteten völlig mittellos waren und eine Versorgung durch das Hospital anstrebten. Eine Möglichkeit, diesen Forderungen zu begegnen und gleichzeitig die Versorgung der hinterbliebenen Familie zu gewährleisten, war die Übertragung einer Stelle als Aufwärterin im Hospital.

Im Anschluss an die Lebensläufe wird die Stellung des Wartpersonals im Gefüge der Hospitalsbediensteten systematisch dargestellt. Im Vordergrund stehen sozialhistorische Fragen nach Familienverhältnissen, Bildungsstand, sozialer Stellung und Karrierewegen, die nun bezogen auf die gesamte Gruppe des Wartpersonals untersucht werden. Anhand der Lebensläufe deutlich gewordene Punkte werden dabei aufgegriffen. Gleichzeitig ermöglicht es der thematische Zugang und die Einbeziehung des weiteren Kontextes des Hospitals weiterreichende Erkenntnisse zum Wartpersonal zu gewinnen als dies anhand einzelner Lebensläufe möglich ist.

6.1 Lebensläufe

6.1.1 Eine kinderreiche Familie im Hospital – das Aufwärterehepaar Lomp (Wartdienst 1756–1786)

Anna Catharina Lomp wurde 1736 als Tochter des späteren Aufwärterehepaares Johann Hartmann Butzbach und Anna Catharina Butzbach aus Haina geboren.[381] Sie und ihr Ehemann Johann Peter Lomp arbeiteten seit 1756 als Aufwärterehepaar in Merxhausen. Ihr Dienst endete erst 30 Jahre später im Jahr 1786 mit dem Tod von Johann Peter Lomp.[382]

Während ihrer Tätigkeit im Hospital wurde Anna Catharina Lomp mehrfach (1773, 1774, 1785) des Diebstahls bezichtigt. Klage gegen sie führten jeweils Hospitalitinnen und auch der zweite Aufwärter Pflüger verdächtigte sie. Allerdings konnten die ersten beiden Diebstähle nicht nachgewiesen werden.[383] Als 1774 das gestohlene Garn bei einer anderen Hospitalitin gefunden wurde, forderte Johann Peter Lomp seinerseits Satisfaktion durch die Hospitalitin und Aufwärter Pflüger, die mit ihren Verdächtigungen die Ehre seiner Frau verletzt hätten. Seine Klage hatte Erfolg und nach der offiziellen Zurücknahme ihrer Beschuldigungen vor dem Vogt wurden Pflüger und die Hospitalitin zu einer Geld- bzw. Gefängnisstrafe verurteilt.[384]

1785 galt die Schuld von Anna Catharina Lomp als erwiesen. Sie hatte eine Hospitalitin zum Diebstahl von Kleidung und Essen angestiftet und wurde dafür

---

381 HStAM 229, Jahresrechnung 1803: Im Hospitalitinnenverzeichnis wird ihr Geburtsjahr mit 1736 angegeben. Im KB Merxhausen 1764–1818 (LKAK) sind die Eltern Anna Catharina Lomp als Paten ihrer Kinder nachweisbar. Über die Eltern von Johann Peter Lomp liegen keine Infomationen vor.

382 Im Verzeichnis der Verstorbenen des KB Merxhausen 1764–1818 (LKAK) ist das Todesdatum (24.6.1786) vermerkt. Laut Jahresrechnung von 1786 (HStAM 229) wurde die Besoldung bis zum Juni ausgezahlt.

383 HStAM 330 Niedenstein, Nr. 1068: Anzeige gegen eine Dienerin (Lompin) des Hospitals Merxhausen wegen vermuteten Diebstahls, 1773; Nr. 1085: Klage des Krankendieners Peter Lomps gegen die Hospitalitin Elsa Langendorf und den Krankendiener Johannes Pflüger zu Merxhausen, 1774.

384 HStAM 330 Niedenstein, Nr. 1085: Klage des Krankendieners Peter Lomps gegen die Hospitalitin Elsa Langendorf und den Krankendiener Johannes Pflüger zu Merxhausen, 1774.

mit einer Gefängnisstrafe belegt.[385] Der Vogt beschreibt sie in diesem Zusammenhang als »*Weib von ungezähmter Lebens-Art*«, was wohl auf einen in seinen Augen maßlosen Lebenswandel hindeutet. Schon 1773 war erwähnt worden, dass Anna Catharina viel Branntwein konsumierte. Gegen die Vorschriften des Hospitals verstieß das Ehepaar außerdem 1784, als es ebenso wie das zweite Aufwärterehepaar verbotenerweise zwei Schweine im Hospital hielt.[386]

Während seines Dienstes bekam das Ehepaar Lomp zwischen 1758 und 1775 acht Kinder, von denen eine Tochter und ein Sohn schon als Kinder starben.[387] Die übrigen wuchsen im Hospital auf, so dass neben dem Ehepaar selbst immer drei bis vier Kinder mit ihnen dort wohnten.[388] Über den weiteren Werdegang von Kindern des Wartpersonals ist oft nichts zu erfahren. Für die Nachkommen der Lomps finden sich jedoch einige Hinweise. Einer der Söhne, Johann Henrich, ging noch im Jahr seiner Konfirmation 1778 mit 14 Jahren »*in die Fremde*« im Jahr danach war er »*in der Lehr*« und drei Jahre später arbeitete er als Schneiderbursche in Elberberg.[389]

Die älteste Tochter Anna Gerdruth lebte im Gegensatz zu ihrem Bruder noch mit 23 Jahren in Merxhausen. 1786 wurde sie unehelich schwanger, was vom Vogt zu Protokoll genommen wurde. Vater des Kindes war nach ihrer Auskunft Johannes Peter, der aus Riede stammte und als Schuhmachergeselle in Kassel arbeitete. Wie sich herausstellte, hatte sich der Kindsvater aber mittlerweile außer Landes »*ins Holländische*« begeben und konnte nicht vorgeladen werden.[390]

Der Tod des Aufwärters Johann Peter Lomp im Juni 1786 brachte nicht nur seine schwangere Tochter, sondern auch seine Ehefrau und drei weitere Töchter im Alter von 11, 12 und 15 Jahren, die bisher im Hospital bei ihren Eltern gewohnt hatten, in eine unsichere Versorgungslage. Das Vermögen des Verstorbenen betrug inklusive der Sachgüter lediglich 100 R., während seine Ehefrau über

385 HStAM 229 I, B I 5, Paket 2: Schreiben (Konzept) von Vogt Wigand an die Regierung Kassel, o. D.; Schreiben der Regierung Kassel an Vogt Wigand, Kassel 15.09.1785.

386 HStAM 229 I, B II a, Paket 3: Bericht (Konzept) durch Vogt Wigand an Obervorsteher Haller, Merxhausen 09.09.1784; Feststellung des Viehstandes in Merxhausen, erstellt durch Vogt Wigand, Küchenschreiber Rieder und Gegenschreiber Rahl, Merxhausen 07.10.1784.

387 LKAK, KB Merxhausen 1764–1818.

388 HStAM 229, Jahresrechnungen: Verzeichnis der Bediensteten.

389 HStAM 229, Jahresrechnungen 1767–1785: Verzeichnis der Bediensteten. Vor 1767 wird die Anzahl der Kinder in den Listen nicht genannt; HStAM 229 I, B I 5, Paket 2: Protokoll erstellt durch Vogt Wachs, Merxhausen 05., 06.06.1781.

390 HStAM 229 I, B I 5, Paket 3: Fornicationsprotokoll Anna Gerdruth Lomp, erstellt durch Vogt Wachs, Merxhausen 27.05.1786.

gar kein eigenes Vermögen verfügte.[391] Als Witwe wurde die 50-jährige Anna Catharina kurze Zeit später als Hospitalitin aufgenommen und in der Stube der Küchenmeisterin untergebracht.[392] Sie lebte noch bis 1813 im Hospital und erhielt danach eine Pension.[393] Für ihre jüngeren Töchter wurde der Schuster Schmincke aus Merxhausen als Vormund eingesetzt, bei dem die Mädchen in der Folgezeit wohl auch wohnten.[394]

Die schwangere Tochter Anna Gerdruth blieb ebenfalls weiterhin in Merxhausen und fand offenbar die Unterstützung durch weitere Personen im Hospital. Im Oktober 1786 brachte sie eine Tochter zur Welt.[395] Aufgrund ihrer Mittellosigkeit hatte Anna Gerdruth gebeten, die Strafe für die uneheliche Schwangerschaft abarbeiten zu können. Dennoch wurde sie kurz nach der Geburt zu einer Geldstrafe verurteilt.[396] Vogt Wachs berichtete jedoch im folgenden Frühjahr, dass sie nicht in der Lage war, das Geld zu bezahlen und fragte beim Obervorsteher nach, ob sie es nicht doch abverdienen könne.[397]

Zunächst hielt sich Anna Gerdruth also weiterhin mit ihrer Tochter im Hospital auf, allerdings sollte sie im Mai 1787 auf Befehl des Obervorstehers zusammen mit anderen Töchtern von Bediensteten das Hospital verlassen, um sich selbst Arbeit zu suchen. Auf Druck des Obervorstehers ließ der Vogt sie schließlich mit Gewalt aus dem Hospital schaffen. Was dabei mit der Tochter von Anna Gerdruth geschehen sollte, wird nicht erwähnt. Anna Gerdruth und ein weiteres Mädchen kehrten schon kurze Zeit später zurück, da sie in Kassel keine Anstellung gefunden hatten. Der Vogt versicherte jedoch, sie nicht mehr aufzunehmen und die Ausweisung so lange zu wiederholen, bis sie nicht mehr wiederkämen.[398]

Einige Tage später hatte Anna Gerdruth offenbar eine Anstellung gefunden, denn Gegenschreiber Ruhl berichtete dem Obervorsteher, sie habe das Hospital

---

391 HStAM 229 I, B I 5, Paket 3: Schreiben (Konzept) von Vogt Wachs an die Regierung Kassel, Merxhausen [nach 24.06.1786].

392 LWV 13, Merxhausen: Tagebuch von Vogt Wachs, Merxhausen 03.–06.07.1786; Schreiben von Vogt Wachs an Obervorsteher von Stamford, Merxhausen 09.07.1786.

393 HStAM 229, Jahresrechnung 1813.

394 LWV 13, Merxhausen: Tagebuch von Vogt Wachs, Merxhausen 03.–06.07.1786.

395 LKAK, KB Merxhausen 1764–1818.

396 HStAM 229 I, B I 5, Paket 3: Befehl der Regierung Kassel an Vogt Wachs, Kassel 30.10.1786.

397 LWV 13, Merxhausen: Bericht von Vogt Wachs an Obervorsteher von Stamford, Merxhausen 28.02.1787.

398 LWV 13, Merxhausen: Schreiben von Vogt Wachs an Obervorsteher von Stamford, Merxhausen 05.10.1787.

verlassen und sich außerhalb vermietet.[399] Eine ihrer Schwestern diente mittlerweile bei ihrem Vormund, dem Hospitalsschuster Schmincke, als Magd. Als dieser sie wegen einer Verwundung am Bein 1789 aus dem Magddienst entließ, begab sie sich zu ihrer Mutter ins Hospital. Aufgrund eines Attestes des Hospitalschirurgen, der ihre Arbeitsunfähigkeit bestätigte, zögerte der Vogt damit, sie aus dem Hospital zu verweisen, womit er wiederum den Unmut des Obervorstehers auf sich zog, der die sofortige Ausweisung befahl. Nun trat der Vormund Schmincke wieder auf den Plan und erklärte sich bereit, das Mädchen erneut als Magd anzustellen, damit sie das Hospital nicht verlassen musste.[400]

Auch die älteste Tochter Anna Gerdruth – die Mutter des unehelichen Kindes – hielt sich ein Jahr später wieder im Hospital auf. In Anwesenheit ihrer Mutter gab sie zu Protokoll, dass sie sich mit Jacob Heydman, Witwer und Einwohner von Sand, verheiraten wollte.[401] Ob die Hochzeit zustande kam, bleibt unklar. In Merxhausen fand sie zumindest nicht statt. Noch im Jahr 1800 hielt sich hingegen die uneheliche Tochter von Anna Gerdruth hier auf, denn sie wurde in diesem Jahr konfirmiert.[402] Trotz der zumindest zwischenzeitlichen Abwesenheit ihrer Mutter war sie im unmittelbaren Umfeld des Hospitals aufgewachsen.

6.1.2 »Karrieren« von Familien im Hospital

6.1.2.1 Das Aufwärterehepaar Johann Jost und Anna Gerdruth (Catharina) Icke (Wartdienst 1778–1792 bzw. 1778–1800)

Johann Jost Icke wurde 1720 als Sohn des gleichnamigen Meiers von Merxhausen geboren. Allerdings verlor der Vater die Stelle des Meiers und arbeitete spätestens ab 1749 als Hospitalsknecht. Offenbar wurden die Meiereien des Hospitals in dieser Zeit umstrukturiert, denn auch der zweite Meier Simon Landau arbeitete fortan als Wiesenwärter im Hospital. Für beide Männer bedeutete dies eindeutig einen Abstieg innerhalb der Hospitalsbedienstetenschaft. Etwa zur gleichen Zeit wurden zwischen beiden Familien verwandtschaftliche

399 LWV 13, Merxhausen: Schreiben von Gegenschreiber Ruhl an Obervorsteher von Stamford, Merxhausen 08.08.1787.

400 HStAM 229 I, B II a, Paket 3: Schreiben von Vogt Wachs an Obervorsteher von Stamford, 05.12.1789.

401 HStAM 229 I, B I 5, Paket 1: Eheprotokoll Jacob Heydmann und Anna Gerdruth Lomp, erstellt durch Vogt Wachs, Merxhausen 10.08.1790.

402 LKAK, KB Merxhausen 1764–1818.

Beziehungen geknüpft, denn 1750 heiratete der spätere Aufwärter Johann Jost Icke Anna Gerdruth (Catharina) Landau, die Tochter von Simon Landau.[403]

Zunächst war Johann Jost als Ziegler des Hospitals tätig, aber auch er verlor diese Stellung und arbeitete von 1762 bis 1773 erst als Brauknecht und seit 1774 als Holzhauer des Hospitals. Die genaueren Umstände des Stellenwechsels, wie beim Vater auf eine schlechtere Stelle, sind auch hier nicht bekannt. Vom Holzhauerdienst führte dann der Weg für das Ehepaar Icke wiederum zum besser besoldeten Wartdienst, den es ab 1778 bis kurz vor demm Tod von Johann Jost im Jahr 1793 versah.[404]

Anna Gerdruth war neben ihrem Dienst als Aufwärterin auch Hebamme und stellt in dieser Hinsicht eine Besonderheit unter den Aufwärterinnen dar. 1787 wurde sie aufgrund einer landgräflichen Vorgabe vom Landphysikus in Gudensberg unterwiesen und vereidigt, aber schon zuvor war sie als Hebamme tätig gewesen.[405] Noch 1804 rief man sie mit 76 Jahren als »*Kinderfrau*« zu einer Geburt.[406]

Anna Gerdruth Icke war die Aufnahme als Hospitalitin zunächst nach dem Tod ihres Mannes nicht gewährt worden, obwohl sie schon 66 Jahre alt war und der Vogt sich aufgrund ihrer körperlichen Schwäche dafür eingesetzt hatte. Auch konnte er die Tochter des Aufwärterehepaars Icke, die mit dem ehemaligen Hospitalsknecht Johannes Lentz aus Ippinghausen verheiratet war, nicht als Nachfolger auf die Stelle durchsetzen.[407] Stattdessen schlug der Obervorsteher hier einen Sonderweg ein, indem er einen ledigen Aufwärter – für kurze Zeit Moller, schon ein Jahr später Johann Balthasar Butzbach – zusammen mit der verwitweten Aufwärterin Icke einsetzte. Das Verhältnis zwischen der Witwe und

---

403 LKAK, KB Merxhausen 1764–1818: Hochzeit am 21.05.1750; HStAM 229 I, B I 5, Paket 1: Eheprotokoll von Johann Jost Icke und Anna Gertruth Landau, Merxhausen 24.04.1750.

404 HStAM 229, Jahresrechnungen 1751–1793; LKAK, KB Merxhausen 1764–1818: Johann Jost Icke, gestorben am 19.09.1793.

405 Der Vogt von Merxhausen hatte Anna Gerdruth Icke von der Verpflichtung zur Unterweisung und Vereidigung nach der neuen »*Landes- und Todtenordnung vom 15.09.1787*« in Kenntnis gesetzt und bestätigte nun, dass diese laut der vom Physikus ausgestellten Atteste erfolgt war. HStAM 229 I, B I 14, Paket 5: Protokoll erstellt durch Vogt Wachs, Merxhausen 17.11.1787.

406 HStAM 229 I, B I 14, Paket 6: Untersuchungsprotokoll über den Aufenthalt der Tochter der Aufwärterin Fißler im Weberhaus, erstellt durch Amtmann Otto, Merxhausen 22.10., 29.10., 15.11.1804.

407 LKAK, KB Merxhausen 1764–1818: Catharina Elisabeth Icke, geboren am 12.10.1759; Hochzeit von Catharina Elisabeth Icke und Johannes Lentz am 28.01.1787; LWV 13, Merxhausen: Schreiben von Vogt Wachs an Obervorsteher von Stamford, Merxhausen 12.01.1793.

Butzbach erwies sich als sehr konfliktreich.[408] Zudem bereitete der Aufwärterin auch ihr schlechter gesundheitlicher Zustand zunehmend Probleme. Aber erst als Butzbach ebenfalls aufgrund von Krankheit den Dienst nicht mehr versehen konnte, wurde ihr 1800 die Aufnahme als Hospitalitin in Merxhausen gewährt. 1804 verstarb Anna Gerdruth mit 77 Jahren im Hospital.[409]

6.1.2.2 Das Aufwärterehepaar Johann Ludwig (Henrich) und Anna Elisabeth Israel (Wartdienst 1805–1817 bzw. 1805–1830)

Johann Ludwig (Henrich) Israel stammte aus der Stadt Niedenstein, wo sein Vater ein kleines Haus und ein wenig Land besessen hatte.[410] Seine Mutter war früh gestorben und auch sein Vater starb, als er noch minderjährig war. Der Vater hinterließ neben Johann Ludwig Israel zwei weitere Brüder. Da er zahlreiche Schulden angehäuft hatte, wurde sein Besitz 1772 versteigert und die beiden jüngeren Söhne unter Vormundschaft gestellt.[411] Johann Ludwig Israel arbeitete einige Jahre

---

408 Siehe Lebenslauf Butzbach, Kap. 6.1.3.

409 HStAM 229, Jahresrechnungen 1800–1805.

410 Johann Ludwig Israel wird in einigen Quellen auch als Henrich Israel benannt, so in den Hochzeitseinträgen von Zivilakten und Kirchenbuch, während er im Taufregister und den Bedienstetenlisten als Johann Ludwig geführt wird. Folgendes spricht eindeutig dafür, dass es sich um die gleiche Person handelt: Das Geburtsdatum des ersten Sohnes passt zur Schwangerschaft von Anna Elisabeth schon bei der Eheschließung, in den jeweiligen Quellen werden die unterschiedlichen Namen genannt. Die älteste Tochter wurde bei der Taufe als Sohn von Johann Ludwig und Anna Elisabeth Israel eingetragen, bei ihrer Konfirmation und Hochzeit als Tochter von Henrich und Anna Elisabeth Israel. Ihr Vater war somit unter beiden Namen geläufig, Henrich war eventuell der Drittname und bevorzugte Rufname.
Für zusätzliche Verwirrung innerhalb der Quellen des Hospitals sorgt, dass ein Johann Henrich Israel 1792 eine weitere Tochter des Hirten Wilcker heiratet, die wie ihre Schwester Anna Elisabeth hieß und auch dieses Ehepaar schließlich als Aufwärterehepaar arbeitete. Bei Johann Henrich Israel handelte es sich aber keineswegs um den gleichnamigen Bruder von Johann Ludwig (Henrich) Israel, sondern wahrscheinlich um einen weiteren Verwandten aus Niedenstein, was aus den Pateneinträgen zu den Kindern von Johann Ludwig (Henrich) Israel hervorgeht.
HStAM 229 I, B I 5, Paket 1: Eheprotokoll Henrich Israel und Anna Elisabetha Wilcker, Merxhausen 31.12.1785; LKAK, KB Merxhausen 1764–1818: Hochzeit Henrich Israel und Anna Elisabeth Wilcker 15.01.1786; Geburtseintrag Ludwig Israel, 07.03.1786; Geburtseintrag Sophia Maria Israel, 02.05.1788, konfirmiert 1802, Heirat 1805.

411 HStAM 330 Niedenstein, Nr. B 2904: Versteigerung Güter Israel in Niedenstein 1772, 1773.

später als Knecht im Vorwerk von Merxhausen, wo er Anna Elisabeth Wilcker, die älteste Tochter des Hirten von Merxhausen kennen lernte. Spätestens seit 1785 stand Johann Ludwig in Militärdiensten, hielt sich aber zwischenzeitlich in Merxhausen auf. Am Ende des Jahres gaben er und Anna Elisabeth vor dem Vogt bekannt, dass sie heiraten wollten. Anlass war nicht zuletzt die bereits weit fortgeschrittene Schwangerschaft von Anna Elisabeth, die nur etwa drei Monate nach der Hochzeit einen Sohn zur Welt brachte. Bis 1802 bekam das Paar sechs weitere Kinder, zwei Töchter und vier Söhne, von denen ein Sohn als Kleinkind starb.

Johann Ludwig kehrte nach der Hochzeit nicht mehr zum Militär zurück, sondern arbeitete die nächsten Jahre als Tagelöhner in Merxhausen und wurde schließlich als Brauknecht eingesetzt.[412] Als 1796 der ehemalige Gerichtsdiener Gillich wegen seines hohen Alters um Entlassung aus der Stelle bat, wurde Johann Ludwig Israel vom Obervorsteher zunächst interimsweise als Nachfolger eingesetzt. Es folgte eine jahrelange Auseinandersetzung zwischen Amtmann Wachs und Obervorsteher von Stamford, die sich um zwei zentrale Punkte drehte. Erstens beanspruchte Wachs das alleinige Recht, den Gerichtsdiener einzusetzen und sah die Besetzungsvorgabe durch den Obervorsteher als Eingriff in seine Kompetenzen. Zweitens, und dies gab der Auseinandersetzung zusätzliche Sprengkraft, hielt er Johann Ludwig Israel für absolut ungeeignet für diese Stelle. Warum der Obervorsteher ausgerechnet Johann Ludwig für die Stelle ausgewählt hatte, bleibt insgesamt unklar. Zunächst hatte Wachs die Entscheidung des Obervorstehers auch akzeptiert und Johann Ludwig zumindest vorübergehend verpflichtet, vor allem da andere geeignete Bewerber offenbar rar waren. Sein Urteil nach zwei Jahren über die mangelnde Befähigung Israels zum Gerichtsdiener gefälltes Urteil ist vernichtend:

> »*[...] denn nachdem ich den Mann einstweilen auf Handgelöbniß angenommen hatte, so zeigte er sich so dumm, machte solche Unordnungen in den Insinuationen, weil er weder geschriebnes lesen, noch weniger seinen Namen schreiben konnte, – und war dabey so feige, daß ich bey einigen Exceßen, die in der hiesigen Ohleymühle unter den haußleuten vorfielen, genöthigt war, ihm den Fruchtwender Rosenthal beyzugeben, der nur den Leuten mit Nachdruck den drohenden Amtsbefehl, zu Abwendung weiterer Unordnung vorlesen muste [...].*«[413]

412 LKAK, KB Merxhausen 1764–1818: Als Tagelöhner wird er jeweils bei der Geburt seiner Kinder 1786, 1788, 1792 und 1794 bezeichnet. HStAM 229 I, B I 5, Paket 2: Bericht (Auszug) von Amtmann Wachs, 03.06.1797. Wachs erwähnt hier, dass Israel Brauknecht war, bevor er Gerichtsdiener wurde.

413 HStAM 229 I, B I 5, Paket 2: Bericht von Amtmann Wachs (an die Samtkommission oder eine landgräfliche Behörde), Merxhausen 09.09.1798.

Der Obervorsteher bestand dennoch auf der Verpflichtung des Gerichtsdieners, Wachs weigerte sich aufgrund seiner Vorbehalte weiterhin. Mehr und mehr bestimmte der Streit um Kompetenzen und persönliche Befindlichkeiten die Auseinandersetzung. »*Nie hätte ich solche Widersetzlichkeit von ihrer Seite erwartet*«[414], schreibt von Stamford an Wachs und unterrichtet ihn, dass er den beiden hessischen Fürsten den Vorfall angezeigt habe. Wachs setzte nun alle Hebel in Bewegung, um zu beweisen, dass ihm allein die Entscheidung über die Besetzung im Fall des Gerichtsdieners zustehe und nicht dem Obervorsteher, der sich auf sein Recht berief, die Hausdienerstellen zu besetzen.[415] Erfolgreich war er damit nicht, denn Johann Ludwig Israel blieb weiterhin Gerichtsdiener.

Wie sich die Situation aus Sicht von Johann Ludwig darstellte, bleibt dabei völlig im Dunkeln. Die Auseinandersetzung fand über seinen Kopf hinweg statt, Mitspracherechte hatte er offenbar keine. Dabei dürfte es für Johann Ludwig nicht einfach gewesen sein, den Dienst unter einem Amtmann zu versehen, der von seiner völligen Unfähigkeit überzeugt war. Selbst wenn hier eine gewisse Belastung anzunehmen ist, allein die finanzielle Absicherung, die die Stellung bot, dürfte gegen ein Gesuch um Entlassung gesprochen haben. Dass Johann Ludwig in der Tat nicht gerade die geeignetste Person für die Position als Gerichtsdiener war, bestätigte auch Amtmann Otto, der 1802 die Nachfolge von Wachs angetreten hatte. Die Diskussion darüber mit dem ebenfalls neuen Obervorsteher von Breidenbach trägt aber weitaus sachlichere Züge. Als Lösung des Problems schlug Otto vor, Israel statt als Gerichtsdiener als Aufwärter einzusetzen:

> »*[…] daß der Amtsdiener Israel ein sehr gutmütiger, sanfter, genügsamer ehrlicher Mann ist und sich also in jeder Hinsicht ganz vortreflich zum Krankendiener schicken würde. Sein einziger Fehler ist, daß er zum Amtsdiener altershalber nicht jung, stark und rasch genug ist auch weder lesen noch schreiben kann.*«[416]

Noch im gleichen Jahr wurde Johann Ludwig zusammen mit seiner Ehefrau Anna Elisabeth in die neu eingerichtete dritte Stelle eines Aufwärterehepaares

414 HStAM 229 I, B I 5, Paket 2: Schreiben von Obervorsteher von Stamford an Amtmann Wachs, Haina 16.01.1798.

415 In der Tat dürfte Wachs hier im Recht gewesen sein, denn der Gerichtsdiener gehörte eigentlich nicht zum Kreis der Hausdiener, sondern sein Dienst leitete sich von dem des Vogtes als Amtmann und Zivilrichter ab. In den Bedienstetenlisten des Hospitals taucht der Gerichtsdiener zwar gelegentlich auf, dann aber unter Amtleuten und Beamten. Eine Beteiligung des Obervorstehers an der Besetzung ist ansonsten nicht zu erkennen.

416 HStAM 229 I, B I 5, Paket 2: Bericht (Konzept) durch Amtmann Otto an Obervorsteher von Breidenbach, Merxhausen 15.01.1805.

eingesetzt.[417] Drei Jahre später wurde der Aufwärterin von Hospitalitinnen vorgeworfen, sie enthalte vor allem einer tauben und blödsinnigen Hospitalitin Essen vor. Auch seien in der Wäsche häufiger Kleidungsstücke abhanden gekommen, sie sei zudem häufig aufbrausend und zänkisch. Andere befragte Hospitalitinnen bestätigten dieses Bild jedoch nicht, sondern zeigten sich zufrieden damit, wie die Aufwärterin und ihr Ehemann ihre Aufgaben versahen.[418]

Für die übrigen Dienstjahre, in der das Aufwärterehepaar tätig war, sind keine weiteren Klagen überliefert. Zum Ende ihres Dienstes wurde dessen Dienstversehung allgemein gelobt. 1817 schließlich wurde Johann Ludwig eine Versorgung mit Kost gewährt, da er mittlerweile körperlich sehr schwach war und außerdem an grauem Star litt und fast erblindet war. Seine Frau Anna Elisabeth wurde allerdings als Aufwärterin anstelle der verstorbenen Aufwärterin Fißler eingesetzt.[419] Im Folgejahr zeigte sich der Hospitalsinspektor äußerst zufrieden mit ihrer Dienstversehung.[420] Noch bis 1830 arbeitete sie als Aufwärterin. In diesem Jahr beantragte Scheffer für sie die Gewährung einer Pension:

> *»Die Aufwärterin Israel Wittwe des verstorbenen Aufwärter Ludwig Israel, ist diemalen 66 Jahr alt, leidet an blödem Gesicht und einem unheilbaren offenen Bein und kann deshalb nicht mehr leisten was sie als Aufwärterin hinsichtlich der Wasche und Reinigung bei den ihr zur Wartung anvertrauten Hospitalitinnen leisten muß. Sie hat früher und zwar vom Jahr 1805 an gemeinschaftlich mit ihrem Mann und da dieser später erblindete für ihre Person sich der ihr übertragenen Dienstverrichtung als Aufwärterin mit Fleiß und treue unterzogen, so, daß ich ihr stets das beste Zeugniß geben konnte und daß sie jetzt, wo sie nicht mehr im Stande ist, sich ihren Unterhalt auch nur zum Theil zu verdienen, auf eine lebenslängliche Verpflegung Anspruch haben möchte.«* [421]

Die Pension wurde ihr in Form einer Hospitalitinnenpräbe gewährt.[422]

---

417 HStAM 229 I, B II b, Paket 1: Instruktion des Aufwärters Ludwig Israel durch Obervorsteher von Breidenbach, o. O. 01.06.1805.

418 HStAM 229 I, B II a, Paket 3: Untersuchungsprotokoll über die Pflichtwidrigkeiten des Aufwärterehepaars Israel, erstellt durch Hospitalsmeister Scheffer, Merxhausen 16.07.1808.

419 HStAM 229 I, B I 2: Verwaltungsbericht 1816 von Hospitalsinspektor Scheffer, Merxhausen 15.05.1817.

420 HStAM 229 I, B I 2: Verwaltungsbericht 1817 (Konzept) von Hospitalsinspektor Scheffer, Merxhausen 05.06.1818.

421 HStAM 229 I, B II b, Paket 1: Bericht von Hospitalsinspektor Scheffer an die Kurfürstliche Regierung, Merxhausen 15.09.1830.

422 HStAM 229 I, B II b, Paket 1: Beschluss der Regierung der Provinz Niederhessen (Nr. 2878), Kassel 30.09.1830.

6.1.3 Schlechte Dienstversehung und Alkoholproblem – Johann Balthasar Butzbach (Wartdienst 1794–1801)

Johann Balthasar Butzbach stammte aus einer regelrechten Aufwärterfamilie, denn sowohl seine Großeltern als auch seine Eltern waren als Aufwärterehepaare in Haina tätig gewesen. Und seine Schwester, die bereits vorgestellte Anna Catharina Lomp, war Aufwärterin in Merxhausen.

Johann Balthasar wurde 1742 in Gemünden geboren, verbrachte aber aufgrund der Tätigkeit seiner Eltern einen Teil seiner Kindheit in Haina.[423] Zunächst verliert sich seine Spur jedoch. Mit 37 Jahren wurde er schließlich Musketier beim Königlich-Dänischen Leibregiment; die Vermutung liegt nahe, dass er auch schon zuvor in militärischen Diensten gestanden hatte. Mit 42 Jahren hielt man ihn für den Felddienst nicht mehr geeignet, was auf eine gewisse körperliche Schwäche hindeutet, und teilte ihn daher einer Garnisonskompanie zu. Vier Jahre später, 1788, bat er jedoch selbst um seinen Abschied.[424]

Nach seinem Austritt aus dem Militär kehrte Butzbach im Laufe der nächsten Jahre in seine ehemalige Heimat zurück. Die jahrelange Tätigkeit seiner Familie für die Hospitäler Haina und Merxhausen begünstigte wahrscheinlich eine Anstellung als Knecht in Merxhausen. Zuvor scheint er zudem in Haina tätig gewesen zu sein. Außerdem hatte er in einer Branntweindestille gearbeitet, ob vor seiner Ankunft in Merxhausen oder in der dortigen Branntweinbrennerei selbst bleibt unklar.[425] Der Hinweis auf die Tätigkeit in der Destille ist wichtig, da Butzbach seit dieser Zeit alkoholabhängig gewesen zu sein scheint, zumindest sagte er dies 1800 selbst aus: »*[…] zum Trincken seye er leyder! da er bey einer Brandweinsblase vorher gedient habe, verleitet worden.*«[426]

Die Alkoholabhängigkeit war dann auch prägend für sein Leben in den nächsten Jahren. Sie verhinderte aber zunächst nicht seine Anstellung als Aufwärter 1794, also im Alter von 52 Jahren. Im Gegensatz zu den übrigen Aufwärtern war er unverheiratet und wurde zusammen mit der verwitweten Aufwärterin Icke eingesetzt. Vor allem aufgrund des Alkoholkonsums war nicht nur das Verhältnis zwischen Butzbach und Anna Gerdruth Icke konfliktreich, Butzbach wurde

423 HStAM 229 I, B II b, Paket 1: Auszug aus dem Kirchenregister von Gemünden.

424 HStAM 229 I, B II b, Paket 1: Passierschein des Königlich-Dänischen Leibregiments, Helsingoer 19.07.1784, ergänzt Fridrichsorth 19.11.1788.

425 HStAM 229 I, B II b, Paket 1: Die Instruktion Butzbachs als Aufwärter vom 26.08.1794 bezeichnet ihn als bisherigen Knecht im Vorwerk.

426 HStAM 229 I, B II b, Paket 1: Protokoll über die Dienstvergehen des Aufwärters Butzbach, erstellt durch Vogt Wachs, Merxhausen 08.01.1800.

darüber hinaus unter Alkoholeinfluss auch gewalttätig gegenüber Hospitalitinnen. 1796 zeigte die Hospitalitin Vaupel Butzbach beim Vogt an, da Butzbach sie an ihrem Klotz[427] durch den Flur geschleift und in die Kammer gestoßen hatte, wodurch sie sich am Arm verletzt hatte. Eine weitere Hospitalitin schilderte in der daraufhin angestrengten Untersuchung, Butzbach trinke viel trinke und wisse dann gar nicht, was er tue. Auch sie habe er schon gestoßen, eine weitere Hospitalitin am Kopf geschüttelt und eine andere *»geschmissen«*.[428] Butzbach wurde daraufhin zu zwei Tagen Gefängnis verurteilt.

Dauerhaft änderte sich sein Verhalten jedoch nicht, 1799 eskalierte die Situation abermals. Die genauen Vorgänge, die ihm eine zweite Gefängnisstrafe wegen *»Saufens und Herumlärmens«* und darauf folgend eine Prügelstrafe eintrugen, weil keine Besserung eingetreten war, werden jedoch nicht deutlich. Ein Jahr später sollte durch eine Befragung geklärt werden, inwieweit sich sein Verhalten geändert hatte. Zudem hatte es wohl eine erneute Auseinandersetzung mit der Aufwärterin Icke gegeben. Die Aussagen der Hospitalitinnen, die hierzu befragt wurden, geben einen Einblick in Butzbachs Charakter. Sie beschreiben ihn als laut und heftig, mit Worten gelegentlich recht hart. Ähnlich beschreibt ihn der zweite Aufwärter Säumer: *»Aber sanfte sprechen könne er nicht, und wäre etwas polterich von Hauß aus.«*[429] Alle Befragten beteuerten zwar, dass sich das Verhalten von Butzbach seit der ersten Bestrafung verbessert habe, dennoch kritisierten ihn vor allem Aufwärterin Icke und Aufwärter Säumer weiterhin. Die Aufwärterin berichtete von häufigen Auseinandersetzungen um die Verrichtung von Arbeiten, Säumer bezeichnete ihn schlichtweg als faul. Butzbach selbst stritt sein Alkoholproblem nicht ab. Er habe auch den Vorsatz gefasst, sich zu mäßigen, *»und nur das Nothdürftige zu sich zu nehmen«*,[430] was sich ja auch in der Verbesserung seines Verhaltens zeigen würde.

Aufgrund der festgestellten Verbesserung seiner Dienstversehung wurden keine weiteren Maßnahmen gegen Butzbach ergriffen. Allerdings verschlechterte sich sein Gesundheitszustand weiter, so dass Amtmann Wachs 1801

---

427 Ein Klotz wurde Hospitalitinnen angelegt, bei denen man ein Weglaufen befürchtete. Siehe Kap. 8.7.

428 HStAM 330, Niedenstein, Nr. 1265: Anklage gegen den Aufwärter Butzbach wegen Misshandlung einer Hospitalitin in Merxhausen, 03.06.1796.

429 HStAM 229 I, B II b, Paket 1: Protokoll über die Dienstvergehen des Aufwärters Butzbach, erstellt durch Vogt Wachs, Merxhausen 08.01.1800.

430 Ebd.

berichtete, Butzbach bedürfe schon seit Monaten der Pflege.[431] Der Hospitalsarzt Dr. Hildebrand attestierte, dass Butzbach schon seit Jahren an sich ausbreitenden Geschwüren der Beine leide und sei seit kurzem so schwach, dass er nicht für sich, geschweige denn für die Hospitalitinnen sorgen könne.[432] Wachs bat für ihn trotz seines schlechten Lebenswandels, wie er betonte, um die Aufnahme in das Hospital Haina. Dies solle nicht als Belohnung, sondern aus Barmherzigkeit wegen seiner *»körperlichen Ohnmacht und totalen Armut«*[433] geschehen. Obervorsteher von Stamford stimmte der Aufnahme nur widerwillig zu, allerdings unter der Vorgabe, Butzbach solle in Haina weniger Verpflegung und Bier als die übrigen Hospitaliten erhalten.[434]

Eine offizielle Aufnahme als Hospitalit fand 1801 nicht statt, wohl aber wurde versucht, Butzbach in Haina als Wagenknecht einzusetzen. Jedoch erwies er sich als ungeeignet, und so schickte man ihn kurzerhand nach Merxhausen zurück. Dort wohnte er zusammen mit alten, ehemaligen Hospitalsbediensteten, dem Hirten sowie zwei Holzhauern, allesamt um die 80 Jahre alt, in einem Haus am Elbischen Tor.[435] Für leichtere Arbeiten wurde er weiterhin eingesetzt und noch 1804 versah er nächtlichen Wachdienst vor dem Hospital.[436] Nach einer Beschwerde des Amtmannes darüber, dass Merxhausen die alten weiblichen Bediensteten und Witwen aus Haina aufnehme, Haina seinerseits aber nicht die männlichen Bediensteten aus Merxhausen, wurde Butzbach 1805 schließlich als Hospitalit in Haina aufgenommen, wo er 1807 im Alter von 65 Jahren verstarb.[437]

431 HStAM 229 I, B II b, Paket 1: Schreiben von Amtmann Wachs an Obervorsteher von Stamford, Merxhausen 13.06.1801.

432 HStAM 229 I, B II b, Paket 1: Attest von Dr. Hildebrand für Aufwärter Butzbach, 08.06.1801.

433 HStAM 229 I, B II b, Paket 1: Schreiben von Amtmann Wachs an Obervorsteher von Stamford, Merxhausen 13.06.1801.

434 Siehe dazu auch Kap. 6.2.5.

435 HStAM 229 I, B I 5, Paket 2: Bericht (Konzept) von Amtmann Otto an Obervorsteher von Breidenbach, 15.01.1805; LWV 13: Jahresrechnungen Haina, 1805–1807.

436 HStAM 229 I, B III a, Paket 5: Protokoll über die »Hurenfälle« mit dem Knecht Diederich, Merxhausen 16.–18.08.1804.

437 HStAM 229 I, B I 5, Paket 2: Bericht (Konzept) von Amtmann Otto an Obervorsteher von Breidenbach, 15.01.1805; LWV 13: Jahresrechnungen Haina, 1805–1807.

6.1.4 Ehemalige Hospitalitinnen als Aufwärterinnen

6.1.4.1 Anna Magdalena Hainin (Wartdienst 1767–1791)

Anna Magdalena Hainin wurde 1727 oder 1728 geboren.[438] Seit etwa ihrem zwölften Lebensjahr diente sie beim Schulmeister von Elben als Magd. Nach ihrer eigenen Aussage wurde sie von ihrem Dienstherrn mit 15 Jahren geschwängert, konnte dies aber nicht beweisen.[439] Das Kind brachte sie 1743 in der Stadt Niedenstein zur Welt, wo sie zumindest zeitweilig Unterstützung gefunden hatte, nachdem sie ihre Anstellung wegen der Schwangerschaft verloren hatte. Spätestens einige Zeit nach der Geburt war sie allerdings in einer sehr verzweifelten Lage und suchte Kontakt zu ihrer Mutter, die in Merxhausen als Hospitalitin lebte und die wohl zunächst nichts von der Schwangerschaft ihrer Tochter gewusst hatte.

Die Mutter bat in der Folge für ihre Tochter ebenfalls um Aufnahme in das Hospital und beschrieb deren Zustand in der Supplikation sehr dramatisch. Am achten Tag nach der Geburt sei ihre Tochter *»rasend toll«* geworden. Sie halte sich nun in der Nähe des Hospitals auf und schlafe mit dem Kind nachts im Feld oder im Wald, weshalb die Mutter um das Leben der beiden fürchtete.[440] Mit Unterstützung vom Bürgermeister und dem Rat der Stadt Niedenstein, die den Zustand von Anna Magdalena bestätigten, wurde ihr die Aufnahme in das Hospital gewährt.[441]

Der Obervorsteher ließ die Aufnahme auch ordnungsgemäß erfolgen, allerdings äußerte er in einem Schreiben an Friedrich I., König von Schweden und Landgraf von Hessen-Kassel Bedenken. Zum einen zweifelte er daran, dass es sich bei ihrer *»Raserey«* um einen dauerhaften Zustand handelte, der eine Aufnahme in das Hospital rechtfertigen würde, zum anderen äußerte er auch sein Missfallen darüber, dass Anna Magdalena ihren Sohn mit in das Hospital gebracht hatte:

---

438 LKAK, KB Merxhausen 1764–1818: Todeseintrag Anna Magdalena Hainin, gest. 16.06.1791, Alter 63 Jahre.

439 HStAM 229 I, B III b, Paket 4: Schreiben (Abschrift) von Obervorsteher von Urff an Friedrich I., König von Schweden und Landgraf von Hessen-Kassel, [1744].

440 HStAM 229 I, B III b, Paket 4: Reskript für Anna Magdalena Hainin, Wabern 01.06.1744.

441 Ebd.

»Die von dieser dirnen Mutter zur Bewegursache angegebne Raserey mag wohl nur in so lange gewehrt haben, als dieses geschwächte Junge Mensche in ihren vorbesagten Jungen Jahren bey der Niederkunfft die Natürliche Schmertzen empfunden, [...] so bald Sie der reception mit ihrem huhren Kinde vergewißert gewesen, sich nichts wenigers als einiger paroxysmus von Tollheit bey selbiger eingefunden hat.«[442]

Die genaueren Umstände der Schwangerschaft sowie die Versorgung des Kindes spielten für den Obervorsteher keine Rolle, in seiner Darstellung wird Anna Magdalena vor allem als *»liederlich«* und als *»Dirne«* charakterisiert. Auch betont er, dass sie aufgrund ihrer Jugend durchaus ihren Unterhalt selbst verdienen könne, ungeachtet dessen, dass ihr Kind einer erneuten Anstellung als Magd im Wege stand.[443]

Das Schreiben des Obervorstehers war jedoch erfolglos, denn Anna Magdalena blieb die nächsten Jahre zusammen mit ihrem Kind im Hospital.[444] Der Obervorsteher sollte allerdings in einer Hinsicht Recht behalten, denn Anna Magdalena fiel in der Folgezeit nicht mehr durch psychisch differentes Verhalten auf. Im Hospital arbeitete sie im Backhaus als Backmagd, eine Tätigkeit, die im 18. Jahrhundert fast ausschließlich von Hospitalitinnen wahrgenommen wurde und für die diese sogar etwas Geld bekamen.[445] Anna Magdalenas Sohn wuchs indessen im Hospital auf.[446]

1756 wurde Anna Magdalena erneut unehelich schwanger. Als Vater des Kindes gab sie den verheirateten Hospitalskoch Ludwig Heintzer an, der sie im Backhaus geschwängert habe. Dieser stritt jedoch ab und versuchte, die Glaubwürdigkeit von Anna Magdalena herabzusetzen, indem er sie des häufigen sexuellen Umgangs vor allem mit Soldaten im Wirtshaus beschuldigte.[447] Diese Taktik ist auf Seiten der Männer, die als Väter angegeben wurden, in Protokollen zu Schwängerungen häufig zu finden und das auch dann, wenn sie zugaben, mit der Schwangeren Geschlechtsverkehr gehabt zu haben. Durch den Verweis

442 HStAM 229 I, B III b, Paket 4: Schreiben (Abschrift) von Obervorsteher von Urff an Friedrich I., König von Schweden und Landgraf von Hessen-Kassel, [1744].

443 Ebd.

444 HStAM 229, Jahresrechnung 1744–1758.

445 Zur Arbeit von Hospitalitinnen als Backmägde siehe Noll 2008.

446 HStAM 229 I, B III a, Paket 5: Fornicationsprotokoll Anna Magdalena Hainin, erstellt durch Vogt J. F. Fuhrhans, Merxhausen 01.03.1756, fortgeführt am 18.03.1756.

447 Ebd.

auf eine Vielzahl potentieller Väter verhinderten sie, die Vaterschaft anerkennen und damit auch für das Kind aufkommen zu müssen.[448]

Im Fall von Anna Magdalena Hainin stritt Koch Heintzer jedoch bis zum Schluss ab, überhaupt mit ihr Geschlechtsverkehr gehabt zu haben. Seine Vaterschaft ließ sich weder damals nachweisen, noch ist das nachträglich möglich. Allerdings spricht zumindest einiges dafür, dass er der Vater des Kindes war. Offenbar setzte er Anna Magdalena massiv unter Druck, ihre Aussage zu widerrufen. Eine andere Hospitalitin bezeugte, dass der Koch auf der Kammer von Anna Magdalena gewesen sei und sie von dort ein »*Gerümpel*« gehört hätte. Als Anna Magdalena und der Koch aus der Kammer gekommen seien, habe erstere zu letzterem gesagt: »*Ihr wolt denke ich das Unglück noch größer machen!*«[449] Zudem habe der Koch ein Schlachtmesser in der Hand gehabt. Allerdings konnte die Zeugin Anna Magdalenas Aussagen, was in der Kammer selbst vor sich gegangen war, nicht bestätigen. Demnach hatte Heintzer sie sowohl bedroht als auch versucht, sie mit Geld und dem Versprechen auf eine spätere Heirat nach dem Tod seiner jetzigen Frau dazu zu bringen, ihre Aussage zu widerrufen und einen Soldaten als Schwängerer anzugeben.[450] Diese Vorgänge kamen jedoch erst einige Zeit später ans Licht, sie erklären aber vermutlich, warum Anna Magdalena ihre erste Aussage widerrief und nun angab, von einem Soldaten im Wirtshaus geschwängert worden zu sein.[451]

Dauerhaft konnte Koch Heintzer sie jedoch nicht davon abhalten, ihn als Vater des Kindes zu benennen. Nachdem Anna Magdalena gegenüber dem Pfarrer geäußert hatte, dass Heintzer durchaus der Vater ihres Kindes sei und nicht ein unbekannter Soldat, kehrte sie auf Drängen des Pfarrers auch vor dem Vogt zu ihrer ursprünglichen Aussage zurück und berichtete gleichzeitig von den Bedrohungen.

Heintzer hingegen stritt weiterhin ab. Es folgte eine langwierige Auseinandersetzung, die teilweise vor dem Konsistorium in Kassel geführt wurde, der Behörde der Landgrafschaft Hessen-Kassel, die in der Regel Fälle unehelicher Schwangerschaften verhandelte und auch die Strafen festsetzte. Heintzers Vorgehensweise ist dabei wenig stringent. Zunächst strebte er die Klage vor dem Konsistorium selbst an, um zu erwirken, dass Anna Magdalena ihn nicht weiter der Vaterschaft

448 Diese Strategie ist anhand einiger Protokolle zu Schwängerungsfällen von Hospitalitinnen aber auch von Töchtern von Bediensteten zu erkennen. HStAM 229 I, B III b, Paket 5.

449 HStAM 229 I, B III b, Paket 5: Zeugenbefragung in der Sache Magdalena Heinin gegen Ludwig Heintzer, [nach 07.07.1756].

450 Ebd.

451 HStAM 229 I, B III a, Paket 5: Fornicationsprotokoll Anna Magdalena Hainin, erstellt durch Vogt J. F. Fuhrhans, Merxhausen 01.03.1756, fortgeführt am 18.03.1756.

bezichtigen durfte, dann erschien er zum festgesetzten Termin nicht, während die mittlerweile hochschwangere Hospitalitin ihre Aussage machte.[452] Eine vom Konsistorium im Anschluss angeordnete Befragung von Hospitalitinnen als Zeuginnen versuchte er erfolglos zu verhindern.[453] Die erneute Verhandlung vor dem Konsistorium nahm für Anna Magdalena jedoch kein positives Ende, da sie Heintzer die Vaterschaft nicht nachweisen konnte. Anna Magdalena sollte hingegen nach der Geburt aus dem Hospital ausgewiesen werden.

Nur fünf Tage nach der ersten Verhandlung vor dem Konsistorium in Kassel brachte Anna Magdalena in Merxhausen eine Tochter zur Welt, die nach der Patin, einer Hospitalitin, auf den Namen Anna Sabina getauft wurde. Die Ausweisung aus dem Hospital fand aber zunächst nicht statt, da Anna Magdalena als Amme für ein anderes Kind, das eine *»furieuse«* Hospitalitin zur Welt gebracht hatte, eingesetzt worden war.[454]

Heintzer setzte hingegen alle Hebel in Bewegung, um die tatsächliche Ausweisung zu erwirken.[455] Neben Appellen an Vogt und Obervorsteher richtete er sogar eine Bitte an eine Frau Regierungsrätin, sie möge Einfluss in der Sache nehmen, damit *»die Boßhaffte und wieder uns erkauffte Dirne Ihro wohlverdiente Straffe«*[456] bekomme. Auf dem Umweg über die Regierungsrätin übermittelte er

---

452 HStAM 229 I, B III a, Paket 5: Supplikation des Kochs Ludwig Heintzer an das Fürstl. Hess. Konsistorium in Kassel, o. D. (dem Konsistorium vorgelegt am 01.04.1756); Bescheid des Fürstl. Hess. Konsistoriums Kassel an Vogt J. F. Fuhrhans, Kassel 01.04.1756.

453 HStAM 229 I, B III a, Paket 5: Supplikation von Anna Magdalena Hainin an das Fürstl. Hess. Konsistorium, [21.05.1756]. Anna Magdalena bat, Heintzer zum neu angesetzten Termin vor das Konsistorium zitieren zu lassen, sowie dass Vogt Fuhrhans die von ihr als Zeuginnen benannten Hospitalitinnen aufgrund ihres Alters in Merxhausen verhören durfte. Beiden Anträgen kam das Konsistorium nach: Bescheid des Fürstl. Hess. Konsistoriums Kassel an Vogt J. F. Fuhrhans, Kassel 21.05.1756. Zur Befragung der Zeuginnen wurde dem Vogt zusammen mit dem Bescheid ein Fragenkatalog übersendet, der als Grundlage für das Verhör diente: HStAM 229 I, B III b, Paket 5: Zeugenbefragung in der Sache Magdalena Heinin gegen Ludwig Heintzer, [nach 07.07.1756]; Protokoll in der Sache Ludwig Heintzer gegen Magdalena Heinin, Merxhausen 27.04., 03.05, 17.07., 18.08.1756. In diesem Protokoll notierte Vogt J. F. Fuhrhans jeweils den Fortgang der Auseinandersetzung.

454 HStAM 229 I, B III a, Paket 5: Bericht von Interims-Vogt Fey an Obervorsteher Capellan, Merxhausen 19.10.1757.

455 HStAM 229 I, B III a, Paket 5: Weisung (Kopie) des Obervorstehers von Capellan, Merxhausen 22.06.1757.

456 HStAM 229 I, B III a, Paket 5: Schreiben von Koch Heintzer an eine Frau Regierungsrätin, [1757].

ein Schreiben an den Obervorsteher, dem er durch eine Fürsprecherin mehr Gewicht verleihen wollte. Darin schildert Heintzer, dass die Hainin ihm und seiner Familie das Leben schwer mache:

> *»[...] hört diese Hospitalitin noch bis dato nicht auf, gegen mich und die Meinigen auf die allerschimpflichste und schmertzlichste arth uns zuverfolgen, so daß wir außer stande sind in ruhe zu leben und das Heyl. Abendmahl zugebrauchen, ohngeachtet wir dieselbe im geringsten nicht beleidigen.«*[457]

Offenbar blieb Anna Magdalena Hainin also dabei, ihn als Vater des Kindes zu benennen. Aber die Bemühungen Heintzers bewirkten schließlich, dass Vogt Fey sie im Oktober 1757 anwies, das Hospital binnen acht Tagen zu verlassen.[458] Offenbar gelang es ihr aber zunächst, weiterhin dort zu bleiben, denn die Ausweisung erfolgte erst im Mai 1758.[459] Sie war zu diesem Zeitpunkt etwa 30 Jahre alt, ihr Sohn etwa 14 und ihre Tochter zwei Jahre.

Neun Jahre später wurde Anna Magdalena allerdings als Aufwärterin im Weberhaus eingesetzt. Dies spricht dafür, dass sie auch in der Zwischenzeit in Merxhausen geblieben war. 1767 war ihr mittlerweile 23-jähriger Sohn nicht mehr in Merxhausen, sondern diente als Soldat in Holland.[460] Ihre Tochter Anna Sabina jedoch wurde 1770 in Merxhausen konfirmiert und war mindestens bis 1775 im Hospital, bis sie sich schließlich mit 19 Jahren als Magd verdingte.[461] Allerdings wohnte sie weitherhin in der Nähe oder sogar in Merxhausen, denn 1792 heiratete sie dort mit 35 Jahren einen Gardisten.[462]

Ihre Mutter war ein Jahr zuvor mit 63 Jahren verstorben, nachdem sie 34 Jahre als Aufwärterin in Merxhausen gearbeitet hatte.[463] Während ihrer Dienstzeit scheint sie um das Wohlergehen der Hospitalitinnen bemüht gewesen zu sein, zumindest schenkte eine kranke Hospitalitin ihr *»wegen der vielen Mühe [...], die sie mit ihr habe«*[464] eine seidene Jacke, die die Aufwärterin ihrer eigenen Tochter

---

457 HStAM 229 I, B III a, Paket 5: Schreiben von Koch Heintzer an Obervorsteher von Capellan, [1757].

458 HStAM 229 I, B III a, Paket 5: Bericht von Interims-Vogt Fey an Obervorsteher Capellan, Merxhausen 19.10.1757.

459 HStAM 229, Jahresrechnung 1758: Verzeichnis der Hospitalitinnen.

460 HStAM 229, Jahresrechnung 1767: Verzeichnis der Bediensteten.

461 HStAM 229, Jahresrechnung 1767–1791: Verzeichnis der Bediensteten. LKAK, KB Merxhausen 1764–1818: Konfirmationseintrag 1770.

462 LKAK, KB Merxhausen 1764–1818: Heiratseintrag 28.02.1792.

463 Ebd. Todeseintrag 16.04.1791.

464 HStAM 330, Nr. 1132: Anzeige gegen eine Dienerin des Hospitals Merxhausen wegen Aneignung eines Kleidungsstücks, Merxhausen 13.10.1779.

gab. Aus Sicht der Hospitalsverwaltung war dieser Vorgang unrechtmäßig, denn die Hospitalitinnen durften über Kleidungsstücke, selbst wenn sie sie selbst mitgebracht hatten, nicht frei verfügen. Sie durften nicht verkauft oder verschenkt werden, da sie nach dem Tod einer Hospitalitin dem Hospital zufielen und dies somit aus Sicht der Verwaltung eine Unterschlagung von Ressourcen des Hospitals darstellte. Dementsprechend durfte das Wartpersonal solche Geschenke auch nicht annehmen. Die Aufwärterin Hainin wurde vom Vogt zu acht Tagen Gefängnis bei Wasser und Brot bestraft, da sie sich das Kleidungsstück unrechtmäßig angeeignet hatte.

6.1.4.2 Anna Elisabeth Holzapfel (Wartdienst 1780–1788)

Anna Elisabeth Holzapfel wurde um 1736 geboren. Ihr Vater Johannes Holzapfel aus Münchhausen, der über 38 Jahre als Soldat in hessischen Diensten gestanden hatte, starb 1754. An ihre Mutter konnte sich Anna Elisabeth kaum erinnern, da sie schon früh gestorben war. In ihrer Jugend hatte Anna Elisabeth bei verschiedenen Leuten im Dienst gestanden. Als sie 19 Jahre alt war, hieb sie sich versehentlich selbst ins Bein, wovon sie einen bleibenden Schaden zurückbehielt. In den folgenden Jahren litt sie außerdem unter epileptischen Anfällen, die sie selbst auf die Schmerzen und den Schrecken, die ihr durch den Unfall widerfahren waren, zurückführte. Durch die Krankheit fiel es ihr zunehmend schwerer, eine Anstellung zu finden. Um die Jahre 1762/63 war sie in Merxhausen zunächst beim Pfarrer, dann beim Vogt als Magd angestellt, konnte allerdings ihren Dienst nicht weiter versehen, da sie unter häufigen epileptischen Anfällen litt.[465]

1764 schließlich stellte sie selbst den Antrag für die Aufnahme in das Hospital Merxhausen, die ihr »secundum ordinem« gewährt wurde.[466] Nach vier Jahren Wartezeit wurde sie 1768 schließlich als Hospitalitin aufgenommen.[467] Allerdings sollte ihr Aufenthalt nicht von langer Dauer sein. Noch im gleichen Jahr wurde sie unehelich schwanger. Anton Fey, zu dieser Zeit Vogt von Merxhausen, hörte zunächst gerüchtweise von der Schwangerschaft. Er berichtet außerdem, dass Anna Elisabeth in der Küche gesessen und gegenüber der Köchin geäußert habe, dass sie sich ein Messer ins Herz stechen wolle. Diese Äußerung führte wohl endgültig zur näheren Untersuchung der Sache durch Vogt und Pfarrer. Sie bewegten Anna Elisabeth Anfang Oktober 1768 schließlich dazu, ihre

465 HStAM 229 I, B III b, Paket 7: Reskript für Anna Elisabeth Holzapfel, Kassel 04.05.1764.

466 Ebd.

467 HStAM 229, Jahresrechnung 1768.

Schwangerschaft einzugestehen. Ihrer Aussage nach war sie vergewaltigt worden, als sie auf dem Weg in das nur wenige Kilometer entfernte Offenhausen war, um im Auftrag einer Aufwärterin Fett zu holen. Ein Mann, den sie nicht kannte, habe sie überwältigt, zu Boden geworfen, ihr ein Tuch in den Mund gesteckt und *»dann seinen unkeuschen Willen vollführet«*.[468]

Angesichts der drohenden Ausweisung aus dem Hospital bat Anna Elisabeth im Gespräch Vogt und Pfarrer:

> *»[…] da sie Armuth und Krankheit wegen in das hiesige Hohe Samt Hospital aufgenommen, welcher Wohlthat sie aber nunmehr verlustig geworden, ihr zu verhelfen, daß sie in das Findelhauß aufgenommen werden möchte.«*[469]

Dieser Vorschlag ist sehr wahrscheinlich auf Pfarrer und Vogt selbst zurückzuführen, denn mit der Gründung des Accouchierhauses in Kassel 1763 ist das Bestreben der Hospitalsverwaltung zu erkennen, schwangere Hospitalitinnen dorthin einzuweisen. Allerdings wurden dort Frauen erst einige Wochen vor der Entbindung aufgenommen.[470] Da Anna Elisabeth Holzapfel das Hospital im Mai 1769 verließ, also sieben Monate nach Feststellung der Schwangerschaft und somit kurz vor der Geburt, ist es wahrscheinlich, dass sie zur Geburt tatsächlich ins Accouchierhaus ging.[471] Sicher ist, dass sie ein Kind zur Welt brachte, denn später kehrte sie mit ihrer Tochter Anna Catharina wieder nach Merxhausen zurück. Wie sie ihren Lebensunterhalt bestritt, wird nicht deutlich. Vielleicht arbeitete sie nun schon als Totenfrau, eine Aufgabe, die sie auch während ihrer späteren Tätigkeit als Aufwärterin versah.[472] 1780 erhielt sie schließlich eine Stelle als Aufwärterin, die sie bis zu ihrem Tod 1788 ausübte.

Ihre Tochter wohnte bis 1784 mit ihr im Hospital und verdingte sich dann außerhalb.[473] Dies war ihr jedoch nicht dauerhaft möglich, denn 1787 hielt sie sich wieder in Merxhausen auf. Der Obervorsteher verfügte, dass sie das Hospital erneut verlassen sollte, aber schon nach einigen Wochen kehrte Anna Catharina zurück.[474]

---

468 HStAM 229 I, B I 5, Paket 3: Fornicationsprotokoll Anna Elisabeth Holzapfel, erstellt durch Vogt Fey, Merxhausen 07.10.1768.

469 Ebd.

470 Sahmland 2007, S. 218f.

471 HStAM 229, Jahresrechnung 1769: Verzeichnis der Hospitalitinnen.

472 1787 wurde sie aufgrund einer neuen landgräflichen Verordnung vom Landphysikus unterwiesen und auf ihre Aufgaben vereidigt, ebenso wie die Aufwärterin Icke als Hebamme. Totenfrau bzw. Hebamme waren beide zuvor bereits gewesen.

473 HStAM 229, Jahresrechnungen 1780–1788.

474 LWV 13, Merxhausen: Schreiben von Gegenschreiber Ruhl an Obervorsteher von Stamford, Merxhausen 01.11.1787.

Ende November stellte sich dann heraus, dass sie unehelich schwanger war. Allerdings waren die Umstände anders als bei ihrer Mutter, denn sie berichtete nicht von einer Vergewaltigung, sondern gab als Vater Johannes Kirchhoff an, Schustergeselle und Sohn des ehemaligen Ölmüllers von Merxhausen, der sich mittlerweile aber außer Landes im Fürstentum Waldeck aufhielt, weshalb er nicht vorgeladen werden konnte, um sich zu der Sache zu äußern.[475]

Wachs leitete den Fall zunächst dem Obervorsteher und an die Fürstliche Regierung Kassel weiter.[476] Diese entschied erst im Februar 1788, dass Anna Catharina sich, wie von ihr erbeten, bis zur Niederkunft in der Schlagmühle in Merxhausen aufhalten durfte, wo sie schon die Zeit nach ihrer Rückkehr ins Hospital verbracht hatte. Danach sollte sie eine Geldstrafe von 23 Albus bezahlen und zudem öffentliche Arbeit leisten.[477]

Im März 1788 brachte Anna Catharina eine Tochter zur Welt.[478] Nach der Geburt konnte sie zunächst das Bett für einige Wochen nicht verlassen.[479] Auch die folgende Zeit blieb sie in Merxhausen und acht Monate nach der Geburt nahm Vogt Wachs sie als Amme für sein Kind an, was ihn in Konflikt mit dem Obervorsteher brachte. In einem leidenschaftlichen Schreiben verteidigte er sich gegen die von von Stamford vorgebrachten Vorwürfe. Von Stamford hatte deutlich sein Missfallen zum Ausdruck gebracht, dass der Vogt eine solche *»feile, liederliche Dirne«*[480] zur Amme genommen hatte. Der Vogt entgegnete darauf Folgendes:

> *»Sie war bisher kein feiles Mädchen, das jedem zu Gebott stand, uns wenigstens von dieser Seite nicht bekannt; sondern hatte nur, wie es schon vorher algemein bekannt war, und nach eingezogener Erkundigung auch von andern bestattigt wurde, mit dem allein zu thun, von dem sie das Kinde hat.«*[481]

---

475 HStAM 229 I, B I 5, Paket 3: Fornicationsprotokoll Anna Catharina Holzapfel, erstellt durch Vogt Wachs, Merxhausen 17.11.1787, ergänzt 17.12.1787, 12.01.1789.

476 LWV 13, Merxhausen: Schreiben von Vogt Wachs an Obervorsteher von Stamford, Merxhausen 23.11.1787; HStAM 229 I, B I 5, Paket 3: Schreiben (Konzept) von Vogt Wachs an die Fürstl. Regierung Kassel, Merxhausen 21.12.1787.

477 HStAM 229 I, B I 5, Paket 3: Weisung der Fürstl. Regierung Kassel an Vogt Wachs, Kassel 02.02.1788.

478 LKAK, KB Merxhausen 1764–1818: Anna Sidonia Holzapfel.

479 LWV 13, Merxhausen: Schreiben von Vogt Wachs an Obervorsteher von Stamford, 26.04.1788.

480 LWV 13, Merxhausen: Schreiben von Vogt Wachs an Obervorsteher von Stamford, Merxhausen 29.10.1788.

481 LWV 13, Merxhausen: Schreiben von Vogt Wachs an Obervorsteher von Stamford, Merxhausen 29.10.1788.

Außerdem führte der Vogt seine eigenen familiären Umstände und vor allem den Gesundheitszustand seiner Frau an, um zu begründen, warum er Anna Catharina als Amme eingestellt hatte.

Ihr eigenes Kind hingegen war war neun Wochen zuvor abgesetzt worden und dann wechselweise von der Großmutter – der Aufwärterin Anna Elisabeth Holzapfel – und einigen Verwandten versorgt worden.[482] Neben ihren Aufgaben als Aufwärterin kümmerte sich Anna Elisabeth nun auch um ein Kleinkind. Gleichzeitig hatte sie 1788 aber auch mit ihrer Gesundheit zu kämpfen. Im April konnte sie längere Zeit das Bett nicht verlassen.[483] Und im November war sie so krank, dass Vogt und Obervorsteher schließlich die Stelle der Aufwärterin neu besetzten.[484] Schon kurze Zeit später starb Anna Elisabeth. Für ihre Tochter dürfte sich die Lage dadurch noch verschärft haben, konnte sie doch nach dem Tod ihrer Mutter noch weniger damit rechnen, sich im Hospital aufhalten zu dürfen. Und ihr Ammendienst war zeitlich begrenzt. Letztendlich sollte Anna Catharina, zumindest verglichen mit vielen anderen unehelich schwangeren Frauen, noch Glück haben. Der Vater des Kindes, Johannes Kirchhoff, kehrte schließlich 1789 nach Merxhausen zurück und heiratete sie.[485]

6.1.5 Verwitwet und mittellos – Maria Magdalena Fißler (Wartdienst 1796–1815)

Maria Magdalena Fißler, geborene Weißhaupt, stammte aus dem nahe bei Merxhausen gelegenen Riede. 1769 heiratete sie Johann Christoph Fißler, den Ziegler von Merxhausen, dessen erste Ehefrau einige Monate zuvor verstorben war.[486] Bis 1786 bekam das Ehepaar 13 Kinder, von denen jedoch sechs schon

482 Ebd.

483 LWV 13, Merxhausen: Schreiben von Vogt Wachs an Obervorsteher von Stamford, Merxhausen 26.04.1788.

484 LWV 13, Merxhausen: Schreiben von Vogt Wachs an Obervorsteher von Stamford, Merxhausen 12.11.1788.

485 Im Eheprotokoll ihrer Tochter wird die Aufwärterin Anna Elisabeth Holzapfel als verstorben bezeichnet. HStAM 229 I, B I 5, Paket 1: Eheprotokoll Johannes Kirchhoff und Anna Catrin Holzapfel, Merxhausen 12.01.1789. Die Hochzeit fand nur kurz später am 25.01.1789 statt (LKAK, KB Merxhausen 1764–1818). HStAM 229 I, B I 5, Paket 3: Schreiben (Konzept) von Vogt Wachs an die Fürstl. Regierung, Merxhausen 11.02.1789.

486 LKAK, KB Merxhausen 1764–1818: Hochzeit am 20.07.1769. Die erste Ehefrau war am 10.01.1769 gestorben.

kurz nach der Geburt starben. 1787 schließlich starb der Ehemann.[487] Maria Magdalena wurde damit die Lebensgrundlage entzogen, denn die Ziegelei konnte sie nicht weiterführen und die Familie hatte keinerlei Rücklagen. Dass die Gewinne aus der Ziegelei gerade so ausgereicht hatten, um die Familie zu versorgen, wurde schon Jahre zuvor deutlich, als Christian Fißler nicht in der Lage war, 10 R. zurückzuzahlen, die er sich ein Jahr zuvor von einer Hospitalitin geliehen hatte.[488]

Neben ihrer eigenen Versorgung stellte Maria Magdalena Fißler nach dem Tod ihres Mannes vor allem die Versorgung ihrer vier jüngsten Kinder, die im Alter zwischen fünf und zwölf Jahren waren und noch bei ihr lebten, vor große Probleme. Daher bemühte sie sich 1788 um die Stelle der verstorbenen Aufwärterin Holzapfel.

Zunächst hatte Obervorsteher von Stamford ihr diese auch zugesagt, allerdings unter der Bedingung, die Kinder an einem anderen Ort unterzubringen. Trotz der Versicherung der Witwe, zügig dafür zu sorgen, wurde die Stelle anderweitig besetzt.

Maria Magdalena Fißler und ihre Kinder blieben weiterhin in Merxhausen, aber die Witwe konnte sie kaum ernähren. Vogt Wachs schilderte, dass sie zwar fleißig versuche zu arbeiten, dies aber aufgrund der Kinder nur eingeschränkt möglich sei.[489] In einer Supplikation an Obervorsteher und Samtkommission bat Maria Magdalena 1789 darum, ihr eine wöchentliche Ausgabe an Brot durch das Hospital zu genehmigen. Ihre Lebensumstände schilderte sie dabei folgendermaßen:

> *»Ich bin eine Arme Wittwe und habe noch 4 unerzogene Kinder, denen ich unterhaltung zu verschaffen suche, allein es geht mir gar oft bekümmerlich, und sehe öfters die Sonne dreimahl aufgehen ehe ich denen Kindern ein Stück Brod vorlegen kann, ich muß alles durch meinen Sauren Schweiß verdienen, und bin dennoch nicht vermoegend sie und mich zu unterhalten.«*[490]

Die Samtkommission gewährte ihr vorläufig für ein Jahr wöchentlich drei Laibe, auf Dauer dann zwei Laibe Brot. Zwar sollte sie als Bedingung das Hospital

487 LKAK, KB Merxhausen 1764–1818.

488 HStAM 229 I, B III a, Paket 7: Protokoll in Sachen der Hospitalitin Dingemännin von Immenhausen, 18.01., 09.02.1782.

489 HStAM 229 I, B I 17: Bericht von Vogt Wachs an die Samtkommission, Haina 19.05.1789.

490 HStAM 229 I, B I 17: Supplikation von Anna Magdalena Fißler, Witwe des Zieglers Fißler an die Samtkommission und Obervorsteher von Stamford, [1789].

verlassen und eine Unterkunft außerhalb suchen, dazu kam es aber nicht.[491] Sie blieb mit ihren Kindern in Merxhausen und verdiente ihren Unterhalt durch gelegentliche Tätigkeiten. 1796 gelang es Maria Magdalena Fißler schließlich doch noch, die Stelle einer Aufwärterin zu erlangen. Für sie sprach laut Obervorsteher, dass sie *»eine sehr rüstige und fleißige Frau«*[492] sei, und dass durch die Stellenbesetzung mit der Fißlerin die zwei Laibe Brot eingespart werden könnten, die sie wöchentlich vom Hospital erhielt. Positiv merkte er an, dass ihre Kinder sich mittlerweile bei anderen Leuten verdingten, und sie daher für die Anstellung kein Hindernis mehr darstellten, da das Hospital nicht für sie aufkommen musste.[493]

Zwar verdingten sich die Kinder von Maria Magdalena in den nächsten Jahren tatsächlich außerhalb des Hospitals, ein enger Kontakt zur Mutter bestand aber weiterhin.[494] 1802 kehrte eine der Töchter für längere Zeit ins Hospital zurück, da sie krank geworden war. Die Versorgung bei Krankheiten war bei einem Dienstverhältnis oftmals nicht gewährleistet, vielmehr war es üblich, dass Mägde und Knechte bei ihren eigenen Eltern für die Zeit der Krankheit unterkamen.[495] Auch die Tochter der Aufwärterin hatte offenbar keine bessere Möglichkeit, als zu ihrer Mutter zu gehen. Allerdings breitete sich im Hospital zeitgleich eine schwere Infektionskrankheit aus, mit der sich Mutter und Tochter ansteckten. Küchenschreiber und Gegenschreiber berichteten an den Obervorsteher berichteten:

> *»Die Aufwärterin Fißler [...] ist seit 8 bis 10 Wochen bettlägerich und so krank gewesen, daß allgemein an deren Aufkommen gezweifelt* wurde. Es hat sich zwar dieselbe *von der ersten, – hier grassirenden Krankheit /: ein faulartiges Gallenfieber :/ erholt; allein es scheint als ob etwas auszehrendes an ihrem Körper nage, denn statt daß sie nun wieder ganz gesund werden sollte, bleibt sie immer so schwach, daß sie nicht vor das Bett gehen kann.«*[496]

---

491 HStAM 229 I, B I 17: Supplikation von Anna Magdalena Fißler, Witwe des Zieglers Fißler an Obervorsteher von Stamford, [1789]; Weisung durch die Samtkommission, Haina 30.05.1789.

492 HStAM 229 I, B I 17: Bericht von Obervorsteher von Stamford an die Samtkommission, Haina 18.06.1796.

493 Ebd.

494 HStAM 229, Jahresrechnungen 1796–1801: Aufgeführt sind zwei Söhne und drei Töchter, jeweils mit dem Vermerk *»vermietet«*.

495 Schröder 1992, S. 104f. Gesindeordnungen schrieben seit dem Ende des 18. Jahrhunderts zunehmend eine Grundversorgung im Krankheitsfall durch die Arbeitgeber vor, immer durchgesetzt wurde diese aber nicht. Siehe Schröder 1995, S. 15.

496 LWV 13, Merxhausen: Schreiben von Küchenschreiber Scheffer und Gegenschreiber Ruhl an Obervorsteher von Stamford, Merxhausen 22.05.1802.

Mittlerweile lag eine weitere Tochter der Aufwärterin krank bei ihrer Mutter im Hospital. Diese hatte in der Meierei von Merxhausen gedient und sich dort ebenfalls angesteckt. Nach Ansicht von Küchenschreiber und Gegenschreiber lag sie im Sterben. Am Ende kümmerte sich die zuerst eingetroffene und inzwischen genesene Tochter um Mutter und Schwester. Der Vogt stellte nun beim Obervorsteher die Anfrage, ob diese während der Krankheit der Mutter deren Dienst versehen könne.[497] Während ihre Schwester nach weiteren zwei Monaten starb, erholte sich ihre Mutter wieder.[498]

Dass der Besuch durch die Kinder von Maria Magdalena Fißler auch danach keine Seltenheit war, zeigt 1804 ein eher tragisches Ereignis. Eine ihrer Töchter, Anna Gerdruth, hatte sich im Sommer für längere Zeit im Hospital aufgehalten, war aber vom Vogt, als dieser davon erfuhr, herausgeworfen worden. Im Oktober hielt sie sich dann wieder drei Wochen bei ihrer Mutter auf. Der Vogt erfuhr davon erst, als sie im Weberhaus ein totes Kind zur Welt brachte, das zu früh geboren worden war. Da sich Gerüchte über eine Kindstötung verbreiteten, wurde die Sache ausführlich untersucht.[499] Auch die Tochter der Aufwärterin Hilmer sollte darin verwickelt gewesen sein, da sie Anna Gerdruth Fißler ein »*Vomitivum*« gegeben habe, das zu starken Krämpfen geführt habe. Der Arzt attestierte allerdings eine Frühgeburt ohne äußeren Einfluss.[500] Dennoch sollte Anna Gerdruth mit drei Tagen Gefängnis bestraft werden und danach das Hospital verlassen, sobald dies ihr körperlicher Zustand zuließ. Die Mutter, die den Aufenthalt ihrer Tochter verheimlicht hatte, wurde verwarnt.[501]

Den Unmut des Amtmannes zogen Mutter und Tochter wenig später erneut auf sich, als sich herausstellte, dass der Kindsvater sich nicht nur anlässlich der Kirmes im November in Merxhausen aufgehalten hatte, sondern auch zusammen mit Anna Gerdruth im Bett ihrer Mutter übernachtet hatte. Bisher war Anna Gerdruth im Hospital verblieben, da ihre Mutter angegeben hatte, dass sie noch zu schwach für die Gefängnisstrafe sei. Nun beschloss der Vogt den sofortigen

497 Ebd.

498 LKAK, KB Merxhausen 1764–1818: Anna Elisabeth Fißler, gestorben am 18.07.1802.

499 HStAM 229 I, B I 14, Paket 6: Untersuchungsprotokoll über den Aufenthalt der Tochter der Aufwärterin Fißler im Weberhaus, erstellt durch Amtmann Otto, Merxhausen 22.10., 29.10., 15.11.1804.

500 HStAM 229 I, B I 14, Paket 6: Attest des Hospitalsarztes Hildebrand, Wolfhagen 25.10.1804.

501 HStAM 229 I, B I 14, Paket 6: Bericht von Amtmann Otto an Obervorsteher Breidenbach, Merxhausen 23.10.1804; Resolution des Obervorstehers Breidenbach, Haina 30.10.1804.

Vollzug der Gefängnisstrafe mit anschließender Ausweisung. Der Obervorsteher verfügte außerdem, sollte Anna Gerdruth sich wieder im Hospital einfinden, sie sofort auszuweisen und zudem mit zehn Rutenhieben zu bestrafen. Ihre Mutter wurde drei Tage lang stundenweise eingesperrt, zu mehr sah der Amtmann sich jedoch nicht in der Lage, da sie bei ihrer Dienstversehung unabkömmlich war. Allerdings wurde ihr angedroht, sie aus dem Dienstverhältnis zu entlassen, sollte sie ihrer Tochter noch einmal den Aufenthalt gestatten.[502] In den folgenden Jahren ist nichts mehr von unerlaubten Aufenthalten einer der Töchter im Hospital überliefert. Für Maria Magdalena Fißler endete der Dienst als Aufwärterin erst mit ihrem Tod im Jahr 1815.[503]

6.2 Das Wartpersonal im Gefüge der Hospitalsbediensteten

6.2.1 Soziale Stellung und Besoldung

Die Bedienstetenstruktur des Hospitals Merxhausen war durch Hierarchien gekennzeichnet, die nicht nur durch den Dienst, der an die jeweilige Person übertragen wurde, konstituiert wurden. Vielmehr zeigen sich innerhalb des Hospitals auch soziale Abgrenzungen zwischen verschiedenen Gruppen von Bediensteten, die die Besetzung der Stellen, die Karrierewege innerhalb des Hospitals und nicht zuletzt auch die verwandtschaftlichen Beziehungen untereinander bestimmten. In den Bedienstetenlisten wurde zwischen verschiedenen Kategorien unterschieden: Prädikanten und Leser / Beamte / Forstbediente / Hausdiener / Chirurg und Bader.[504] Diese Kategorien beschreiben teilweise die Dienststellung im Verhältnis zum Hospital und zur landgräflichen Herrschaft, orientieren sich teilweise aber auch an den Tätigkeitsbereichen. Mit Ausnahme der Hausdiener entsprechen sie außerdem einer allgemeinen Verwaltungseinteilung von Amt, Kirche, Forst und Medizinalwesen, wie sie in der Landgrafschaft Hessen-Kassel auch außerhalb des Hospitals vorhanden war.[505]

---

502 HStAM 229 I, B I 14, Paket 6: Bericht von Amtmann Otto an Obervorsteher Breidenbach, Merxhausen 16.11.1804; Resolution des Obervorstehers Breidenbach, Haina 19.11.1804 auf dem Bericht.

503 HStAM 229, Jahresrechnung 1815: In der Besoldungsliste ist das Todesdatum vermerkt.

504 HStAM 229, Jahresrechnungen: Verzeichnis der Bediensteten.

505 Dülfer 1953, bes. S. 184f., 193f. zu den Ämtern; S. 170, 175f., 199f., 222 zum Forstwesen; S. 182, 193f. zur Kirchenverwaltung und S. 217, 222 zum Medizinalwesen.

Zu den landgräflichen Beamten zählten lediglich Vogt, Küchenschreiber und Gegenschreiber, die direkt von den Landgrafen bestallt wurden. Die dem gegenüber untergeordnete Stellung der Hausdiener, zu denen fast alle übrigen Bediensteten und auch das Wartpersonal gerechnet wurden, zeigt sich auch darin, dass der Obervorsteher die Stellen besetzte. Zwischen Beamten und Hausdienern verlief eine Grenzziehung, die sich nicht zuletzt durch die Art ihrer Tätigkeiten bestimmte: die Beamten verwalteten und kontrollierten, die Hausdiener (er)wirtschafteten.

Aber die Gruppen waren in sich keineswegs homogen, denn auch innerhalb derselben zeigen sich soziale Grenzziehungen.[506] Bei den Beamten stiegen die Gegenschreiber zwar regelmäßig zu Küchenschreibern auf, aber Vögte oder Amtmänner wurden sie nicht.[507] Die Karriereleiter der Vögte bzw. Amtmänner wies hingegen in Richtung auf ebendiese Stellung im Hospital Haina, die aufgrund der größeren Verantwortung mehr Prestige und nicht zuletzt eine bessere Besoldung mit sich brachte.[508] Innerhalb der Hausdienerschaft sind ebenfalls hierarchische Abstufungen zu erkennen, wie sie von Hospitalsmeister Scheffer in der Formulierung *»vom Koch an, abwärts«*[509] auf den Punkt gebracht wurden. An der Spitze der Hausdiener standen denn auch Koch und Gärtner, während am unteren Ende die Aufwärter, Aufwärterinnen, Holzhauer, Torwärter und Forstläufer des Hospitals angesiedelt waren. Dazwischen befanden sich die Handwerker des Hospitals wie Müller, Braumeister, Ziegler und Schmied.

Gesellschaftliche Stellung auf der einen und Dienststellung auf der anderen Seite waren im 18. Jahrhundert eng miteinander verknüpft. Ständische Herkunft, Familie, Verwandtschaft und die damit verbundenen Beziehungen sowie die eventuell genossene Ausbildung spielten eine entscheidende Rolle bei der Erlangung einer Stelle.[510] Aufsteiger und Absteiger gab es zwar, aber diese bewegten sich in gewissen Grenzen. Ein Küchenschreiberssohn als Aufwärter ist hier ebenso wenig denkbar wie umgekehrt. Die Besoldungen der Bediensteten

506 Droste 2007, S. 186–188.

507 Einzige Ausnahme war nach dem Wegfall der Gerichtsbarkeit im Hospital der Küchenschreiber F. W. Scheffer.

508 In der zweiten Hälfte des 18. Jahrhunderts wechselten sowohl Johann Philipp Fuhrhans (1783) als auch sein Nachfolger Carl Philipp Wachs (1801) auf die Vogt- bzw. Amtmannstelle nach Haina.

509 HStAM 229 I, B II b, Paket 4: Bericht von Hospitalsmeister Scheffer an Hassenpflug, 09.04.1814.

510 Vgl. Demel 2000, S. 43f.

zeigen daher nicht nur den »Wert«, der einer Stelle zugemessen wurde, sondern sagen auch etwas über die gesellschaftliche Stellung der Personen aus.

Die Samtkommission der Hohen Hospitäler machte sich 1773 im Zuge des Ökonomie- und Schuldentilgungsplans die Mühe, die aus Geld und teilweise äußerst vielfältigen Naturalien zusammengesetzten Besoldungen aller Bediensteten in Merxhausen in einen Geldbetrag umzurechnen (Tab. 2).[511] An der Spitze stand der Vogt, der mit 351 R. zwar kein überaus hohes Gehalt erhielt – vor allem wenn man es in Verhältnis zu der Kaution von 1200 R. setzt, die er zu Beginn seines Dienstes leisten musste – aber eine gehobene Lebensführung für ihn und seine Familie ermöglichte es durchaus. Als Bezugsgröße kann hier die jährliche Berechnung für die gemeine Kost plus weitere Nahrungsmittel dienen, wie sie zum Beispiel eine Aufwärterin als Teil ihrer Besoldung erhielt und wie sie ähnlich an die Hospitalitinnen des Hospitals ausgegeben wurden. Diese grundlegende Nahrungsversorgung einer Aufwärterin berechnete die Samtkommission mit 8 R. für die gemeine Kost pro Jahr plus 14 R. 15 Alb. 8 H. für Fleisch, Bier, Brot und »Zugebröd«[512]. Daran lässt sich ungefähr abschätzen, inwieweit die Besoldungen der höheren Bediensteten über eine grundlegende Lebenssicherung hinausgingen.

511 HStAM 229 I, B I 1 a, Paket 1: Feststellung der Beamten- und Hausdienerbesoldungen des Hospitals Merxhausen (= Anhang 9 zum Ökonomie- und Schuldentilgungsplan von 1773).

512 Dabei handelte es sich vornehmlich um Käse und Butter, wie anhand einer anderen Besoldungsliste deutlich wird. HStAM 229 I, B I 1 a, Paket 1: Besoldungsliste (= Anhang 14 zur Plansverordnung 1777).

Tab. 2: Jährliche Besoldung der Bediensteten (Auswahl) des Hospitals Merxhausen 1773 im Vergleich. Albus und Heller wurden zur besseren Übersichtlichkeit nicht berücksichtigt.

Bedienstete	Gesamtwert der Geld- und Naturalbesoldung	Anteil Geldbesoldung
Vogt	351 R.	17 %
Pfarrer	247 R	21, 2 %
Küchenschreiber	157 R.	17, 1 %
Gärtner	118 R.	18, 4 %
Koch	112 R.	16, 4 %
Müller	95 R.	37, 8 %
Aufwärter(ehepaar), Mann zugleich Felddiener	68 R.	13, 8 %
Aufwärter(ehepaar), Mann zugleich Hopfenwärter	65 R.	14, 3 %
Holzhauer zugleich Torwärter	56 R.	10, 3 %
Aufwärterin (alleinstehend)	27 R.	9, 7 %
Großknecht	50 R.	31, 5 %
Kleinknecht	36 R.	28, 8%

Der Anteil der Naturalbesoldung war gegenüber der Geldbesoldung bei allen Bediensteten sehr hoch, tendenziell gewann letztere an Bedeutung, umso höher die Gesamtbesoldung war. Beim Vogt machte die Geldbesoldung 17 % aus, bei den Aufwärterinnen hingegen unter 10 %.[513] Aber Naturalien waren nicht gleich Naturalien. Der Vogt erhielt neben einer umfassenden Versorgung mit Getreide zum Beispiel auch Delikatessen wie Wildbret oder Zunge und Hirn von jedem Rind, das im Hospital geschlachtet wurde. Auch die Fütterung seines eigenen Viehbestandes wurde durch das Hospital gewährleistet und nicht zuletzt gehörten zu seiner Besoldung auch Ländereien (v. a. Gärten), die im Geldbetrag der Besoldungstabelle nicht berücksichtigt wurden.

513 Einen im Vergleich dazu recht hohen Geldanteil erhielten hingegen die Handwerker des Hospitals (Müller, Braumeister, Schmied), aber auch die Knechte, die als Gesinde nur für ein Jahr angestellt waren.

Tab. 3: Geldbesoldung und einzelne Posten der Naturalbesoldung des Wartpersonals, die im Rahmen des Ökonomie- und Schuldentilgungsplans von 1773 in einen Geldbetrag umgerechnet wurden.

Aufwärterehepaar	**R.**	**Alb.**	**H.**	**Aufwärterin**	**R.**	**Alb.**	**H.**
Geld	9	12		=	2	20	
2 Paar Schuhe	1			2 Paar Schuhe	1		
12 Ellen Leinen			2	-			
2 Portionen gemeine Kost	16			1 Portion	8		
Fleisch	8	21	4	=	4	18	8
Brot	10	18	8	=	4	10	8
Bier	9	4	8	=	2	9	4
Zugebröd	7	12	6	=	3	9	
Festkuchen und -brot		18		=		9	
Wolle		7		=		3	
Neujahrspräsent		8		=		4	
Wein auf die Festtage	1	4		=		18	
Gesamt	**64**	**12**	**2**		**27**	**5**	**8**
einer der Aufwärter als Hopfenwärter zusätzlich 1 Paar Schuhe	1			-			
der andere Aufwärter als Felddiener zusätzlich tägl. ½ Maß Bier	3	25	8	-			
Freie Logis und Befeuerung				bei den Schwestern freie Wohnung und warme Stube			
Leinsaat jeder 1 Maß				–			
Alle 2 Jahre jeder 2 R. für einen Kittel und dazu 9 Ellen Leinen				–			

Bei den untersten Bediensteten hingegen bedeutete die Besoldung vor allem grundlegende Lebenssicherung. Für die Aufwärterehepaare und die alleinstehenden Aufwärterinnen waren neben der bereits erwähnten Portion gemeiner Kost plus Fleisch, Bier, Brot und »Zugebröd« an Festtagen Kuchen und Wein sowie das Neujahrsgeschenk ein kleiner Luxus, der gleichermaßen den Hospitalitinnen gewährt wurde (Tab. 3). In der Besoldung inbegriffen war eine Unterkunft und deren Beheizung, die wie die Besoldung natürlich der Stellung angepasst war und beim Vogt in einem Haus, bei höheren Bediensteten in mehreren Räumen, im Fall der Aufwärterehepaare in einer Kammer und bei den Aufwärterinnen meist nur in einer Schlafstätte bei den Hospitalitinnen bestand.

Die Nahrungsversorgung wurde durch die Naturalbesoldung abgedeckt, während die geringe Geldbesoldung vor allem für die Sicherung von sonstigen Grundbedürfnissen, in erster Linie Kleidung und Gebrauchsgegenstände, benötigt wurde. Amtmann Otto beschrieb 1804, dass die Aufwärterinnen *»so ärmliche Besoldungen bekommen, daß sie selbst mit Noth davon [...] leben und sich etwas zur Bedeckung ihrer Blöße anschaffen können.«*[514] Finanzielle Rücklagen konnten kaum gebildet werden. Leider sind keine Nachlassverzeichnisse überliefert, so dass genaue Aussagen über Vermögens- und Besitzstand nicht möglich sind. Sporadisch finden sich jedoch einige Angaben. So belief sich das Vermögen (inkl. Sachgütern) des Aufwärters Säumer bei dessen Tod immerhin auf 100 R., seine Frau verfügte allerdings über keinerlei eigenes Vermögen.[515]

Dass Geld bei Aufwärtern und Aufwärterinnen eher knapp war, zeigt sich verschiedentlich. Die Aufwärterin Rohdin hatte ihrer Tochter gar nichts hinterlassen, während die Aufwärterin Fißler, da sie über keinerlei Geld verfügte, nicht mit einer Geldstrafe belangt werden konnte.[516] 1782 forderte die Hospitalitin Dingemännin von verschiedensten Personen insgesamt 35 R. Geld zurück, das sie im Laufe einiger Jahre verliehen hatte.[517] Unter anderem schuldeten ihr Aufwärter Lomp 6 R., seine Ehefrau ebenfalls 6 R., Aufwärter Icke 2 R. sowie der ehemalige Aufwärter Säumer 5 R. Verglichen mit der Geldbesoldung der Aufwärterehepaare waren dies keine geringen Summen. Aber alle Beteiligten schafften es in kurzer Zeit, das Geld zurückzuzahlen. Ob sie entsprechende Rücklagen hatten oder das Geld anderweitig leihen mussten, ist jedoch nicht zu sagen.

---

514 HStAM 229 I, B I 14, Paket 6: Bericht von Amtmann Otto an Obervorsteher Breidenbach, Merxhausen 23.10.1804.

515 HStAM 229 I, B I 5, Paket 3: Schreiben (Konzept) von Vogt Wachs an die Fürstliche Regierung Kassel, [1786].

516 HStAM 229 I, B I 5, Paket 15: Schreiben (Konzept) von Vogt Fey an die Fürstliche Regierung Kassel, 24.05.1767; B I 14, Paket 6: Bericht von Amtmann Otto an Obervorsteher Breidenbach, Merxhausen 23.10.1804; Resolution des Obervorstehers Breidenbach, Haina 30.10.1804.

517 HStAM 229 I, B III a, Paket 7: Protokoll in Sachen der Hospitalitin Dingemännin von Immenhausen, 18.01., 09.02.1782.

Auch wenn die Besoldungen der Aufwärter und Aufwärterinnen niedrig waren, ist die Grundversorgung, die das Hospital leistete, nicht zu unterschätzen. Aus Sicht des Amtmanns war sie ärmlich, aber für die Personen, die als Wartpersonal arbeiteten, sind andere Vergleiche zu ziehen. Hier fällt zunächst einmal auf, dass der Verdienst der Aufwärterehepaare besser war als der der ebenfalls verheirateten Holzhauer und Forstläufer. Noch etwas weniger verdienten die Knechte des Hospitals.

Hinzu kommt, dass die Hausdiener im Gegensatz zu den Knechten dauerhaft, nämlich auf Lebenszeit, im Hospital angestellt waren. Hierin ist ein grundlegender Unterschied zum Gesindedienst zu sehen, der grundsätzlich auf jährlichen Dienstverträgen aufbaute. Auch wenn Knechte oder Mägde teilweise über Jahre und Jahrzehnte hinweg beim gleichen Dienstherrn tätig waren, musste das Dienstverhältnis immer wieder erneuert werden.[518] Im Hospitalsdienst war dies nicht der Fall. Für alle Bediensteten galt gleichermaßen: einmal im Dienst des Hospitals, immer im Dienst des Hospitals.[519] Sogar bei schweren Dienstvergehen wurden Personen in der Regel nicht aus dem Dienst entlassen.[520] Die Verantwortlichkeit des Hospitals endete auch nicht mit der Dienstunfähigkeit bei Alter oder Krankheit, sondern eine weitere Versorgung wurde in der Regel gewährt. Der Hospitalsdienst bedeutete somit eine Sicherheit des Lebensunterhalts, wie sie weder Gesindedienst noch Tagelohn und ebenfalls kaum die selbstständige Wirtschaftsführung als Kleinbauer oder Handwerker bieten konnten, alles Bereiche, in denen die Aufwärter und Aufwärterinnen teilweise zuvor und einige ihrer Verwandten auch weiterhin tätig waren. Hospitalsdiener zu werden, dürfte somit für viele durchaus erstrebenswert gewesen sein.

6.2.2 Stellenbesetzung, Karrierewege und Verwandtschaft im Hospital

Die Besetzung der Hausdienerstellen nahm der Obervorsteher lange Zeit selbstständig vor. Aber die Samtkommission drängte am Ende des 18. Jahrhunderts auch in diesen Bereich vor und wollte die endgültige Stellenbesetzung von ihrer Zustimmung abhängig machen. Obervorsteher von Stamford wehrte sich zwar vehement gegen die Beschneidung seiner angestammten Rechte, musste nun aber verstärkt Rücksprache mit der Samtkommission halten, auch wenn

518 Schröder 1995, S. 18–21.

519 Droste 2007, S. 189–192 mit Schwerpunkt auf den Beamten der Hohen Hospitäler.

520 Dies zeigt sich vor allem bei den Aufwärtern Butzbach undKödding. Siehe Kap. 6.1.3, 6.2.5 und 9.2.1.

er weiterhin für den Besetzungsvorgang und die Vereidigung zuständig war.[521] Nach der Wiedereinrichtung des Obervorsteheramtes nach 1815 war der Obervorsteher erneut für die Besetzung der unteren Bedienstetenstellen verantwortlich. Im 18. Jahrhundert und Anfang des 19. Jahrhunderts waren die Vögte bzw. Amtmänner von Merxhausen in die Stellenbesetzung eingebunden, indem sie häufig geeignete Personen beim Obervorsteher vorschlugen und dieser mit ihnen Rücksprache über die Stellenbesetzung hielt.

Die Besetzungspraxis, die dabei erkennbar wird, folgte zunächst einmal einem einfachen, aber folgenreichen Prinzip: die Person war dem Vogt bzw. Amtmann oder Obervorsteher bereits bekannt. Mit dem Kriterium der Bekanntheit wurde auch bei der Stellenbesetzung der Aufwärterehepaare argumentiert. Die Vorzüge eines seiner Meinung nach geeigneten Aufwärterehepaars stellte 1793 Amtmann Wachs gegenüber dem Obervorsteher unter anderem mit den Worten heraus, dass »*[…] außerdem das betragen und die Aufführung dieser Leute, die ich seit den ersten Jahren meines Dienstes persönlich kenne, auch noch an dem gegenwärtigen Ort ihres Auffenthalts so beschaffen ist, daß man alles gute davon zu erwarten hat.*«[522] Und Hospitalsmeister Scheffer schrieb anlässlich der Neubesetzung der Stelle eines Aufwärterehepaars: »*[…] mir [ist] sehr daran gelegen […], daß hierzu ein mir bekanntes tüchtiges Subject gelange […].*«[523] Die Vorteile dieser Vorgehensweise lagen für die Beteiligten auf der Hand, man wusste – oder dachte es zumindest –, dass die Personen für die Aufgabe geeignet waren, man kannte ihren Lebenswandel und ihre Familienverhältnisse.

Die Rekrutierung der unteren Bediensteten erfolgte daher aus dem Personenkreis, der vor Ort in Merxhausen bzw. in Haina vorhanden war. In erster Linie handelte es sich um die Kinder von bisherigen Bediensteten, was zur Folge hatte, dass Familien über Generationen hinweg im Dienst des Hospitals standen.[524] Anders als bei den höheren und vor allem den Beamtenstellen, wo gelegentlich

521 Droste 2007, S. 194f.

522 LWV 13, Merxhausen: Schreiben von Amtmann Wachs an Obervorsteher von Stamford, Merxhausen 12.09.1793.

523 HStAM 229 I, B II b, Paket 1: Bericht von Hospitalsmeister Scheffer an Hassenpflug, Merxhausen 15.06.1813.

524 Eine solche Form der Stellenbesetzung brach nicht unbedingt mit der Industrialisierung im 19. Jahrhundert ab, sondern war teilweise auch in Fabriken üblich, in denen die Arbeiterschaft entlang von Verwandtschaftsbeziehungen rekrutiert wurde. Siehe Hareven 1997, S. 22f.

Söhne als »Adjunctus« offiziell zur Unterstützung ihres Vaters eingesetzt wurden, waren die Kinder der Hausdiener zunächst oft als Knechte oder Mägde tätig. Familienmitglieder finden sich insgesamt in verschiedenen Anstellungen, von Knecht oder Magd bis zu Aufwärter oder Aufwärterin, und nicht nur als Nachfolger ihrer Eltern. Nur selten verblieben hingegen Stellen über Generationen hinweg in einer Familie, wie es zum Beispiel bei der Hirtenstelle der Fall war, die spätestens seit der Mitte des 18. Jahrhunderts von mehreren Generationen der Familie Wilcker versehen wurde.

Zwischen den Hausdienern bestanden zahlreiche Verwandtschaftsbeziehungen, allerdings ist eine soziale Abgrenzung des Personenkreises der Köche und Gärtner zu den übrigen Hausdienerstellen und Handwerkern zu erkennen. Zahlreiche Verbindungen lassen sich zudem auch bei den unteren Bediensteten zu Familien in Haina nachweisen. Die Bedienstetenschaft der Hospitäler Haina und Merxhausen war auf allen Bedienstetenebenen durch vielfältige Verwandtschaftsbeziehungen verknüpft, die aber jeweils nach oben und unten sozial abgeschlossen waren. Die Verwandtschaftsverhältnisse dürften die sozialen Beziehungen im Hospital nicht unerheblich geprägt haben. Auf höherer Ebene unterstellte Vogt Wachs dem Gegenschreiber zumindest Sippenwirtschaft, für die untere Ebene sind entsprechende Bewertungen der Verwandtschaftsbeziehungen im Hospital nicht überliefert.[525]

Während Knechte und Mägde auch von außerhalb angeheuert wurden, war der Kreis der Hausdiener abgeschlossener. Deutlich zeigt sich dies bei den Aufwärterehepaaren, die zwischen den Stichjahren 1760 und 1810 im Hospital tätig waren. Zumindest der Vater eines Ehepartners stand jeweils im Dienst des Hospitals. Ohne verwandtschaftliche Beziehungen war es kaum möglich, eine Hausdienerstelle zu erlangen, allerdings konnte man sich gewissermaßen in das Hospital einheiraten.

525 Siehe Droste 2007, S. 190.

Tab. 4: Tätigkeit im Hospital oder Herkunft (falls nicht Merxhausen) der Väter der Aufwärterehepaare und der ledigen Aufwärter.

Aufwärter	Tätigkeit oder Herkunft des Vaters	Ehefrau	Tätigkeit des Vaters
Pflüger, Johannes	Holzhauer und Forstläufer	Anna Elisabeth, geb. Rugel	Einwohner von Sand
Lomp, Johann Peter		Anna Catharina, geb. Butzbach	Aufwärter in Haina (Hartmann Butzbach)
Säumer, Johann Georg	aus Balhorn	Anna Martha, geb. Pflüger	Aufwärter (Johannes Pflüger)
Icke, Johann Jost	Meier, später Hospitalsknecht	Anna Catharina (Gertrud), geb. Landau	Meier, später Wiesenknecht
Moller		ledig	
Butzbach, Johann Balthasar	Aufwärter in Haina (Hartmann Butzbach)	ledig	
Israel, Johann Henrich	aus Niedenstein	Anna Elisabeth, geb. Wilker	Hirte
Israel, Johann Ludwig	aus Niedenstein	Anna Elisabeth[526], geb. Wilker	Hirte
Ködding, Henrich (zuvor in Haina)	aus Haina	Louise, geb. Weller	

Bei den Aufwärterehepaaren sind Karrierewege innerhalb des Hospitals erkennbar. Zumindest die Männer hatten vor ihrem Dienst als Aufwärter meist schon andere Stellen innegehabt. Sie waren Tagelöhner, Knechte, Holzhauer, Ziegler und Gerichtsdiener, vor allem aber Brauknechte des Hospitals gewesen. Gelegentlich hatten sie die Stellen mehrfach gewechselt. Auffällig ist, dass die einzigen beiden Männer, für die nicht nachgewiesen werden kann, dass sie schon vor ihrem Dienst als Aufwärter im Hospital tätig waren, Töchter von Aufwärterehepaaren geheiratet hatten. Hier könnte somit die Vertrautheit der Ehefrauen mit der Tätigkeit der Aufwartung den Ausschlag gegeben haben, dass die Paare die Stelle erlangten.

526 Hierbei handelt es sich um zwei Töchter mit dem gleichen Namen. Für zusätzliche Verwirrung sorgt, dass eine Schwester Johann Henrich Israel, die zweite Johann Ludwig Israel heiratete. In einigen Quellen ist unklar, um welche der Personen bzw. Ehepaare es sich handelt.

Tab. 5: Tätigkeiten der Aufwärter im Hospital, bevor sie den Wartdienst antraten und der Zeitraum ihrer Tätigkeit als Aufwärter. Berücksichtigt sind alle Aufwärter, die zwischen den Stichjahren 1760 und 1810 in Merxhausen arbeiteten.

Aufwärter	**Tätigkeit im Hospital vor dem Wartdienst**	**Tätigkeit als Aufwärter**
Pflüger, Johannes	Brauknecht	1754–1774 († 1775)
Lomp, Johann Peter		1756–1786 (†)
Säumer, Johann Georg	zwischenzeitlich Drescher im Hospital	1775–1777, 1786–1808 (†)
Icke, Johann Jost	Ziegler Brauknecht (1762–1773) Holzhauer (1774–1777)	1778–1792 († 1793)
Moller (ledig)		1793–1794
Butzbach, Johann Balthasar (ledig)	Brauknecht, Knecht im Vorwerk	1794–1801 (Altersversorgung im Hospital)
Israel, Johann Henrich	Brauknecht	1802–1813 († 1814)
Israel, Johann Ludwig (Henrich)	Knecht im Vorwerk (vor 1785) Tagelöhner (nachweislich 1786, 1788, 1792, 1794) Brauknecht (vor 1796) Gerichtsdiener (1796–1804)	1805–1817 (Altersversorgung im Hospital)
Ködding, Henrich		1808–1817[527]

Die Stelle als Aufwärterehepaar stellte in der Regel das Ende der Karriere im Hospital dar, so dass die Paare in dieser Stellung blieben, bis sie sie aufgrund von Alter nicht mehr versehen konnten bzw. ihre Dienstzeit durch den Tod eines Ehepartners endete. Nur im Fall des vormaligen Gerichtsdieners Johann Ludwig Israel bedeutete die Aufwärterstelle einen Abstieg. Für die Tätigkeit als Gerichtsdiener vom Vogt als ungeeignet angesehen, wurde er regelrecht auf die Aufwärterstelle abgeschoben.[528] Insgesamt wechselten die unteren Bediensteten innerhalb des Hospitals häufig zwischen verschiedenen Stellen. Ähnliches ist auch in größeren

527 Wegen Schwängerung einer Hospitalitin als Pförtner nach Haina versetzt, siehe Kap. 9.2.1.

528 Siehe Kap. 6.1.2.2.

Gutsbetrieben zu beobachten, wo die Stellenwechsel meist auch in Form eines Aufstiegs zu einer besseren und häufig auch spezialisierteren Stellung stattfanden.[529]

Bei den allein angestellten Aufwärterinnen folgte die Besetzung der Stellen anderen Prinzipien als bei den Ehepaaren. Wie bei den Aufwärterehepaaren spielte auch die Zugehörigkeit zum Kreis der Hospitalspersonen eine Rolle, aber auf andere Weise. Von 12 Aufwärterinnen, die zwischen den Stichjahren 1760 und 1810 im Hospital nicht zusammen mit einem Ehemann tätig waren, waren fünf Witwen von Hospitalsbediensteten. Hinzu kam die ledige Tochter eines Hospitalsbediensteten, wobei sie bei ihrem Dienstantritt schon über 60 Jahre alt war, sowie zwei ledige ehemalige Hospitalitinnen, die wegen unehelicher Schwangerschaften aus dem Hospital ausgewiesen worden waren. Nur eine der Frauen, Anna Catharina Icke, war während ihrer Tätigkeit als Aufwärterin verheiratet. Ihr Ehemann, mit dem sie später als Aufwärterehepaar arbeitete, war zur gleichen Zeit Brauknecht im Hospital.

529 Schröder 1995, S. 14. Insgesamt sind solche Karrieremöglichkeiten und -wege innerhalb der ländlichen Bevölkerung noch kaum untersucht.

Tab. 6: Einzeln angestellte Aufwärterinnen und ihr Familienstand bzw. ihre Verbindung zum Hospital, entweder als Hospitalitin, durch ihre vorherige Tätigkeit oder die ihrer Eltern. Erfasst sind alle Aufwärterinnen, die zwischen den Stichjahren 1760 und 1810 im Hospital tätig waren.

Aufwärterin	Familienstand / Verbindung zum Hospital	Tätigkeit als Aufwärterin
Eitel, Maria Elisabeth	?	1751–1761 († 1762)
Beck, Anna Barbara, geb. Bredin	Witwe eines Aufwärters (Aufwärterehepaar Merxhausen)	1756–1761
Rohde, Anna Sabina	?	1762–1766
Schröder, Anna Margaretha (Maria), geb. Borestein	Witwe des Brauknechts J. H. Schröder († 1762); war vor der Heirat Hospitalitin (1740–1753); erneute Aufnahme als Hospitalitin 1771–1773 und wiederum 1778	1762–1770; 1773–1777
Icke, Anna Catharina (Gertrud)	Ehefrau des Brauknechts Johann Jost Icke (später Aufwärterehepaar)	1771–1772
Hainin, Anna Magdalena	ledig, ehem. Hospitalitin, wegen Schwangerschaft 1757 ausgewiesen	1767–1791
Schröder, Magdalena	?	1778–1779
Holzapfel, Anna Elisabeth	ledig, ehem. Hospitalitin, wegen Schwangerschaft 1769 ausgewiesen	1780–1788
Mathäi, Anna Catharina, geb. Hamberger	Witwe des Aufwärters Mathäi (Haina)	1789–1802
Simshäuser, Rebecca	ledig, Tochter eines Landknechts (Haina)	1791–1796
Fißler, Maria Magdalena, geb. Weißhaupt	Witwe des Zieglers Fißler (Merxhausen)	1796–1815
Hilmer, Anna Dorothea, geb. Manns	Witwe des Müllers Hilmer (Haina)	1802-†1816

Nach dem Tod eines unteren Hospitalsbediensteten wurden im Hospital Merxhausen die Witwen häufig als Hospitalitinnen aufgenommen, was ihre

Versorgung im Alter sicherstellte, oder ihnen wurde, zumal wenn sie noch jünger waren und Kinder zu versorgen hatten, zumindest eine Ausgabe an Naturalien gewährt.[530] Aus Sicht der Hospitalsverwaltung sollte dieser Kostenfaktor jedoch möglichst vermieden werden. Eine Möglichkeit, das Hospital nicht weiter mit der Versorgung einer Witwe zu belasten, war, ihr selbst eine Stellung im Hospital zu geben. Nicht immer wurde dies so ausdrücklich geäußert wie 1816 von Hospitalsinspektor Scheffer, der die Witwe des Forstläufers Wilhelm als Aufwärterin vorschlug und betonte, dass sie bisher Nahrung vom Hospital gleich den Hospitalitinnen erhalte, die dadurch wegfallen würde. Außerdem könne die Stube, die sie bisher bewohnte, dann anderweitig verpachtet werden. Somit sei ihre Anstellung im Interesse des Hospitals.[531] Die Möglichkeiten, Stellen mit Witwen zu besetzen, waren allerdings begrenzt, denn nur die Stellen der Aufwärterinnen in Merxhausen und der Waschfrauen in Haina standen für alleinstehende Frauen zur Verfügung.

Nach dem Selbstverständnis von Obervorsteher von Stamford erwies er den Frauen eine Wohltat, indem er ihnen die Stelle einer Aufwärterin übertrug. Bei einigen Aufwärterinnen zeigt sich jedoch, dass diese kaum eine andere Wahl hatten, auf ein solches Angebot einzugehen, wobei eine große Abhängigkeit von den Versorgungsleistungen des Hospitals deutlich wird. Die Aufwärterin Mathäin, die zuvor zusammen mit ihrem Mann eine Aufwärterstelle in Haina innegehabt hatte, war in Merxhausen unglücklich und bat den Obervorsteher – der es, wie sie betonte, sicher gut mit ihr gemeint hätte, indem er sie als Aufwärterin in Merxhausen eingesetzt hatte – wieder nach Haina zurückkommen und dort arbeiten zu dürfen.[532] In Betracht zog der Obervorsteher dies jedoch nicht, stattdessen war die Aufwärterin noch über zehn Jahre in Merxhausen tätig, wo sie schließlich auch verstarb.[533] Auch die über 60-jährige Simshäuserin, eine ledige Tochter eines langjährigen Hospitalsknechts aus Haina, die bisher vom Hospital wöchentlich Brotrationen erhalten hatte, wurde vom Obervorsteher als Aufwärterin nach Merxhausen geschickt.

---

530 Zur Versorgung von Aufwärterwitwen aber auch des Wartpersonals insgesamt bei Krankheit und Alter im Hospital siehe Kap. 6.2.5.

531 HStAM 229 I, B II b, Paket 1: Bericht von Hospitalsinspektor Scheffer, Merxhausen 17.08.1816.

532 HStAM 229 I, B IV, Paket 8: Bericht von Obervorsteher von Stamford an die Samtkommission, Haina 01.09.1789.

533 Sie war seit 1789 Aufwärterin und starb 1802, während sie noch als Aufwärterin angestellt war, im Alter von 68 Jahren. HStAM 229, Jahresrechnungen, 1789–1802 und LKAK, KB Merxhausen 1764–1818.

Für einige Frauen galt es durchaus als erstrebenswert als Aufwärterin zu arbeiten. Oftmals spielten auch bei ihnen ökonomische Zwänge eine Rolle, die Stelle als Aufwärterin erscheint hier als bessere Alternative zum bisherigen Lebensunterhalt der Frauen. Die Witwe des Zieglers Fißler bemühte sich selbst um die Stelle als Aufwärterin.[534] Auch bei den beiden Hospitalitinnen, die wegen unehelicher Schwangerschaften aus dem Hospital ausgewiesen worden waren, waren die Stellen als Aufwärterinnen eine Möglichkeit, ihre unsichere ökonomische Lage zu beenden. Beide Frauen bewegten sich in den Jahren nach ihrer Ausweisung im Umfeld des Hospitals, wo sie wohl ähnlich der Witwe Fißler ihren Lebensunterhalt durch gelegentliche Tätigkeiten, vielleicht auch als Mägde, verdienten. Erst jeweils etwa ein Jahrzehnt nach ihrer Ausweisung wurden sie als Aufwärterinnen angestellt.[535]

Trotz dieses zeitlichen Abstands zur unehelichen Geburt zeigte das Hospital hier eine seltsam anmutende Doppelmoral. Aufgrund der moralisch verwerflichen Schwangerschaft für die Versorgung im Hospital als unwürdig angesehen, wurde den Hospitalitinnen durch die Ausweisung der Lebensunterhalt entzogen. Gleichzeitig wurde zumindest geduldet, dass die Frauen in der Nähe des Hospitals blieben und sie fanden dort offensichtlich Möglichkeiten, für ihren Lebensunterhalt aufzukommen. Die Übertragung einer Stelle als Aufwärterin war hierzu eine Verbesserung, die in der Dauerhaftigkeit und der damit verbundenen sicheren Entlohnung lag. Angesichts der Anweisungen in den Hospitalsordnungen stellte die Anstellung der ehemaligen Hospitalitinnen geradezu einen ungeheuerlichen Vorgang dar, bedenkt man, dass die Aufwärterinnen auch über den untadeligen Lebenswandel der Hospitalitinnen wachen sollten. Letztendlich zeigt sich die Verwaltung hierin von einer sehr pragmatischen Seite, da die beiden Hospitalitinnen ins Hospital zurückkehren konnten, auch wenn die konkreten Hintergründe dieser Vorgehensweise in den Quellen nicht deutlich werden.

Ansonsten wurden gelegentlich Hospitalitinnen, die nicht wie die zuvor genannten aus dem Hospital ausgewiesen worden waren, als Aufwärterinnen in Betracht gezogen. 1788 schlug Vogt Wachs die Hospitalitin Kathrine Elisabeth Icke vor, eine Schwester des Aufwärters Icke. Sie sei die einzige *»brauchbare Person«*[536], die ihm dazu einfalle, doch wurde die Stelle anderweitig besetzt. Hospitalitinnen versahen die Aufwärterinnenstellen allenfalls als Übergangslösung,

534 Siehe Lebenslauf Maria Magdalena Fißler (Kap. 6.1.5).

535 Siehe die Lebensläufe von Anna Magdalena Hainin (Kap. 6.1.4.1) und Anna Elisabeth Holzapfel (Kap. 6.1.4.2).

536 LWV 13, Merxhausen: Schreiben von Vogt Wachs an Obervorsteher von Stamford, Merxhausen 12.11.1788.

allerdings berichtet Hospitalsinspektor Scheffer zum Beispiel 1817, dass *»die provisorische Versehung dieser Stelle durch die Hospitalittin Cranz bei deren Schwächlichkeit nicht länger statt haben kann.«*[537] Und zwei Jahre später wusste er ebenfalls keine Hospitalitin vorzuschlagen, die den Dienst einer Aufwärterin versehen konnte. Dies zeigt, dass bis zum Anfang des 19. Jahrhunderts zumindest gelegentlich angestrebt wurde, Hospitalitinnen hierfür einzusetzen, wobei dies vor allem als kostengünstige Lösung gesehen wurde.[538]

Insgesamt hatten die Stellen der Aufwärterinnen einen stärkeren Versorgungscharakter als die Stellen der Aufwärterehepaare. Das heißt, es wurden vor allem Frauen in den Dienst genommen, für deren Lebensunterhalt das Hospital sich sowieso schon verantwortlich zeigte. Dies galt für die Witwen und die schon Tochter des Hospitalsbediensteten Simtshäuser. Mit Einschränkung galt dies auch für die ausgewiesenen Hospitalitinnen. Zwar bestanden gegenüber keinerlei Verpflichtungen mahr, doch ihr jahrelanger Verbleib im Umfeld des Hospitals zeigt, dass sie quasi unter der Hand von diesem mit ernährt wurden. Bis auf eine Aufwärterin hatten alle Frauen gemeinsam, dass sie nicht (mehr) verheiratet waren.

6.2.3 Diensteinsetzung und schriftliche Instruktion

Die Einsetzung in den Dienst als Aufwärter und Aufwärterin fand durch eine offizielle Dienstverpflichtung und Vereidigung statt. Der Obervorsteher nahm den Eid selbst ab oder er beauftragte den Vogt in Merxhausen damit. Eine schriftliche Instruktion, die die Vereidigung auf die Stelle bestätigte und die genauen Pflichten und Aufgaben enthielt, erhielten jedoch lange Zeit nur die Aufwärter. Bis 1817 sind vier Instruktionen für verheiratete Aufwärter sowie eine für den ledigen Aufwärter Butzbach überliefert.[539] Obwohl die Instruktionen auch

537 HStAM 229 I, B I 2: Verwaltungsbericht 1816 von Hospitalsinspektor Scheffer, Merxhausen 15.05.1817.

538 HStAM 229 I, B I 2: Verwaltungsbericht 1818 von Hospitalsinspektor Scheffer, Merxhausen 21.06.1819.

539 HStAM 229 I, B II b, Paket 2: Instruktion (Abschrift) des Aufwärters Sylas Mey durch Obervorsteher von Urff, Merxhausen 01.03.1737; B II b, Paket 1: Instruktion (Abschrift) des Aufwärters Johann Balthasar (Balzer) Butzbach durch Obervorsteher von Stamford, Haina 26.08.1794; Instruktion des Aufwärters Ludwig Israel durch Obervorsteher von Breidenbach, o. O. 01.06.1805; Instruktion (Abschrift) des Aufwärters Henrich Ködding durch Obervorsteher von Breidenbach, Haina 27.02.1809; Instruktion des Aufwärters Henrich Müller durch Obervorsteher von Boyneburg, Merxhausen 19.04.1817.

Anweisungen für die Ehefrauen enthielten, waren sie in der Formulierung ausschließlich an den Ehemann gerichtet. Die Ehemänner wurden somit auch für die Dienstversehung ihrer Ehefrauen in die Pflicht genommen. Die ledigen oder verwitweten Aufwärterinnen des Weberhauses erhielten lange Zeit hingegen keine schriftliche Instruktion. Die Tätigkeit der Aufwärterinnen – darin eingeschlossen auch der Ehefrauen als Teil des Aufwärterehepaares – hatte somit einen weniger offiziellen Charakter als die der Männer. Dennoch galten auch die Ehefrauen eindeutig als Bedienstete des Hospitals, wie Hospitalsmeister Scheffer ausführte, hatte *»die Wittwe Israel, als die Frau eines Aufwärters unmittelbar in Diensten des Hopitals gestanden.«*[540]

Im Fall der Ehepaare wurde die Verpflichtung der Männer als ausreichend angesehen. Der Übergang der Tätigkeit der Aufwärterehepaare in ein festes Besoldungsverhältnis hatte, wie bereits dargestellt, früher stattgefunden als bei den Aufwärterinnen. Vielleicht liegt hierin der Grund dafür, dass eine schriftliche Instruktion für Aufwärterinnen sich nicht parallel zu der der Aufwärter entwickelte. Es ist nicht anzunehmen, dass es sich hier um eine bewusste Entscheidung handelte, sondern dass sich diese Vorgehensweise einfach etabliert hatte.

Die Hospitalsverwaltung konnte zumindest Anfang des 19. Jahrhunderts nicht mehr nachvollziehen, warum die Aufwärterinnen keine Instruktionen erhielten. Ganz selbstverständlich ging Obervorsteher von Stamford 1802 davon aus, dass auch den Aufwärterinnen eine Instruktion erteilt wurde, als er die Witwe des Müllers Hilmer von Haina nach Merxhausen schickte, damit sie die Stelle einer Aufwärterin antrete. Er gab die Anweisung, dass sie *»in dieser Eigenschaft auf eine Instruktion verpflichtet«*[541] werde. Küchenschreiber und Gegenschreiber, die aufgrund des kurz zuvor erfolgten Tods des Amtmanns dessen Geschäfte versahen, erklärten dem Obervorsteher, dass weder die Vorgängerin der Witwe Hilmer noch die zweite Aufwärterin Fißler eine Instruktion erhalten hatten.

Dies deutet darauf hin, dass sich das Vorgehen bei der Verpflichtung der Aufwärterinnen gegenüber den Aufwärterehepaaren unterschied. Erstere wurden nicht vom Obervorsteher vereidigt, sonst wäre dieser wohl besser darüber unterrichtet gewesen, immerhin waren bisher drei neue Aufwärterinnen während seiner Dienstzeit eingesetzt worden. Offensichtlich war Obervorsteher von Stamford aber ganz selbstverständlich davon ausgegangen, dass die Vereidigung in

540 HStAM 229 I, B II b, Paket 4: Bericht von Hospitalsmeister Scheffer an Hassenpflug, Merxhausen 09.05.1814.

541 HStAM 229 I, B II b, Paket 1: Protokoll über die Anstellung der Aufwärterin Hilmer, erstellt durch Küchenschreiber Ruhl und Controlleur Scheffer, Merxhausen 12.06., 24.06., 25.06.1802.

Merxhausen auch eine schriftliche Dienstinstruktion beinhaltete. Er mutmaßte daher fälschlicherweise, »*da die Aufwärterin Füsslin [= Fißlerin] gar keine Instruction erhalten, so dürfte sie Vielleicht nicht beeidigt worden seyn. Wäre dies der fall, so muß lezters noch geschehn.*«[542]

Controlleur Scheffer entwarf kurzerhand eine Instruktion für die Aufwärterinnen, nachdem er auch in den Akten keine hatte finden können.[543] Sie wurde vom Obervorsteher als »*Sach- und Zweckdienliche Instruction*«[544] genehmigt und sowohl die neue Aufwärterin Hilmer als auch die bereits seit sechs Jahren tätige Aufwärterin Fißler darauf verpflichtet.[545] Zur Vereidigung beauftragt der Obervorsteher Küchenschreiber Ruhl, da die Stelle des Amtmanns weiterhin nicht besetzt war.[546] Fortan erhielten auch die alleinstehenden Aufwärterinnen schriftliche Instruktionen.[547]

Bis zur westfälischen Zeit stehen am Anfang aller Instruktionen die Treueverpflichtung gegenüber den hessischen Landgrafen (bzw. Großherzog und Kurfürst) und dem Hospital, sowie die Unterordnung unter den Obervorsteher und den Amtmann in Merxhausen. In der Instruktion des Aufwärters Ludwig Israel lautete sie 1805 folgendermaßen:

> »1. *Soll er zuforderst beiderseits durchlauchtigsten Fürsten und dem hohen Samt Hospital Merxhausen treu, hold und gewärtigt seyn, Höchstdero und des Hospitals Bestes immerhin prüfen, Schaden warnen; selbst keinen zufügen noch durch andere wissentlich geschehen lassen, mir dem Obervorsteher der hohen SamtHospitalien in Hessen allen gebürenden Respect geben und schuldigen Gehorsam leisten.*

542 HStAM 229 I, B II b, Paket 1: Weisung von Obervorsteher von Stamford an Küchenschreiber Ruhl und Controlleur Scheffer, Haina 22.06.1802.

543 HStAM 229 I, B II b, Paket 1: Schreiben von Küchenschreiber Ruhl und Controlleur Scheffer an Obervorsteher von Stamford, Merxhausen 19.06.1802.

544 HStAM 229 I, B II b, Paket 1: Weisung von Obervorsteher von Stamford an Küchenschreiber Ruhl und Controlleur Scheffer, Haina 22.06.1802.

545 HStAM 229 I, B II b, Paket 1: Instruktion (Konzept) der Aufwärterin Dorothea Hilmer, Merxhausen 06.1802.

546 HStAM 229 I, B II b, Paket 1: Weisung von Obervorsteher von Stamford an Küchenschreiber Ruhl und Controlleur Scheffer, Haina 22.06.1802.

547 HStAM 229 I, B II b, Paket 1: Instruktion der Aufwärterin Anna Catharine Wilhelm, Merxhausen 17.10.1816; Instruktion der Aufwärterin Maria Wilker, Merxhausen 24.08.1819.

2. *Soll er dem Amtmann gleichfalls gebührenden Gehorsam leisten; und alles das, was ihm von demselben in Hospitals-Geschäften auferlegt wird treulich und gewissenhaft ausrichten.*«[548]

Der Charakter dieses Abschnitts ist in den Instruktionen stark formelhaft und wurde jeweils aus den vorherigen übernommen und nur geringfügig abgeändert. Dennoch zeigt er, dass die Aufwärter und Aufwärterinnen nicht nur als Diener des Hospitals, sondern auch der Fürsten angesehen wurden. Da es sich beim Hospital um eine landesherrliche Einrichtung handelte, standen die Hausdiener in landesherrlichen Diensten, auch wenn sich ihr Status deutlich von denjenigen unterschied, denen ein Amt übertragen wurde. Gewissermaßen als Gegenleistung wurde von ihnen Loyalität gegenüber den Herrschaftsträgern erwartet. Den Amtspersonen – Obervorsteher und Amtmann – gegenüber wurde zudem die Gehorsamspflicht der Aufwärter und Aufwärterinnen besonders hervorgehoben. Insgesamt zeigt sich, dass der Dienst im Hospital nicht nur als Verrichtung von bestimmten Aufgaben verstanden wurde, sondern die Lebensführung als Ganzes umfasste und gleichzeitig die Einbindung in ein herrschaftliches System bedeutete.

Der Dienst für das Hospital entfaltete hierbei durchaus identitätsstiftende Kräfte, die sich auf das Selbstverständnis der Hausdiener auswirkten. Selbst am untersten Ende der Hospitalshierarchie stehend hob man sich dennoch von der Umgebung ab, aber auch vom Gesinde und den Tagelöhnern des Hospitals. Dieses Selbstverständnis hatten auch die Kinder der Hausdiener, wie Streitereien in der Kirche von Merxhausen 1787 zeigen. Zwischen einigen Söhnen von Hospitalsdienern, darunter auch der Sohn des Aufwärters Lomp, und den Knechten des Vorwerks von Merxhausen hatte während des Pfingstgottesdiensts in der Kirche eine Rangelei stattgefunden. Anlass der Auseinandersetzung war, dass die später hinzugekommenen Söhne der Hospitalsdiener sich nicht mit schlechteren Plätzen, als die Knechte sie hatten, zufrieden geben wollten. Mit den Worten, die Knechte »*[...] hätten kein Recht in der Kirche als hinten; Sie als Kloster Kinder gehörten forne hin*«[549], hatten sie versucht, die anderen zu verdrängen. Da die Plätze zudem höher gelegen waren, ging es letztendlich auch darum, wer über bzw. unter wem stand und somit um eine Verbildlichung der hierarchischen Verhältnisse. Einer der Beschuldigten sagte

548 HStAM 229 I, B II b, Paket 1: Instruktion des Aufwärters Ludwig Israel durch Obervorsteher von Breidenbach, o. O. 01.06.1805.

549 HStAM 229 I, B I 5, Paket 2: Untersuchungssache wegen der Auseinandersetzung in der Kirche an Pfingsten, erstellt durch Vogt Wachs, Merxhausen 05., 06.06.1787.

dazu aus: »*Er habe aber gesehen, daß des Peter Lomps Sohn Henrich in die Kirche gekommen und vom Knecht Andreas Peter [...] verlangt habe, zu weichen und über selbigen stehen wollen.*«[550]

Auch wenn die Jugendlichen hier vielleicht eher die Gelegenheit nutzten, um eine Auseinandersetzung zu provozieren, zeigt sich an diesem Beispiel dennoch, wie sehr Herkunft und Stellung auch in den unteren Schichten der Gesellschaft mit Ehrgefühl, aber auch hierarchischem Denken verknüpft waren.[551] An keiner Stelle ist hingegen die Rede davon, dass im Dienst des Hospitals zu stehen in irgend einer Weise negativ bewertet wurde. Dies wäre angesichts der Tatsache, dass die Hausdiener in nächster Nähe bzw. im Falle des Wartpersonals sogar in einem Haus mit Hospitalitinnen wohnten, durchaus denkbar gewesen. Hier scheint aber die positive Bewertung des Dienstes für das Hospital überwogen zu haben.

6.2.4 »Qualifizierung« und Bildungsstand des Wartpersonals

Der geringe Bildungsstand und die nicht vorhandene Ausbildung des Wartpersonals sind Hauptkritikpunkte, die bei dessen Bewertung schon im 18. Jahrhundert vorgebracht wurden, die aber auch heute noch in der Forschung eine Rolle spielen.[552] Für die Aufklärer des 18. Jahrhunderts stand Bildung in engem Zusammenhang mit sittlichem Verhalten. Die Kritik am Wartpersonal richtete sich gegen als roh empfundene Umgangsformen, wie sie den unteren Schichten aus Sicht der Aufklärer insgesamt anhafteten, und die zunehmend als unangemessen für den Umgang mit Kranken angesehen wurden. Auch die Kritik am Alkoholkonsum, der am Ende des 18. Jahrhunderts durch die erhöhte Branntweinproduktion an Brisanz gewann, stand in diesem Zusammenhang. Zudem wurde Alkoholkonsum vermehrt als Ursache für Armut angesehen, die es zu bekämpfen galt.[553] Bildung und sittliche Erziehung sollten letztendlich den Weg zu besseren Verhaltens- und Umgangsformen weisen.

Aussagen zum Bildungsstand der Aufwärter und Aufwärterinnen von Merxhausen lassen sich punktuell anhand der zivilen Eheprotokolle machen, die eigenhändig unterzeichnet wurden und zusätzlich häufig die Unterschrift der Väter enthielten. Im 19. Jahrhundert wurden auch die Instruktionen eigenhändig

550 Ebd.

551 Dülmen 1999, bes. S. 1–5.

552 Siehe ausführlich Kap. 1.1 und 1.2.

553 Heggen 1988, S. 45–50.

unterzeichnet.[554] Das Schreiben des eigenen Namens, die Signierfähigkeit, ist ein wichtiger Hinweis auf eine zumindest grundlegende Lese- und Schreibfähigkeit, und damit verbunden auf eine Schulbildung.[555] Die Unterschiede zwischen Männern und Frauen waren hierbei in der Regel eklatant. Winnige hat für die ehemals kurhessischen Gebiete des Königreichs Westfalen die Signierfähigkeit der Bevölkerung untersucht. Anfang des 19. Jahrhunderts lag sie demnach in der ländlichen Unterschicht, zu der er Gesellen, Tagelöhner, Hirten, Gärtner und Nachtwächter rechnet, bei Frauen etwa bei 31 %, bei den Männern hingegen bei etwa 90 %.[556] Dieser Unterschied bestätigt sich auch beim Wartpersonal von Merxhausen, denn während die Männer in der Regel ihren Namen schreiben konnten, unterzeichneten die Aufwärterinnen allesamt mit den obligatorischen drei Kreuzen.[557] Im ersten Drittel des 19. Jahrhunderts konnte zumindest eine Aufwärterin nachweislich schreiben.[558] Die meisten Aufwärter hatten zwar eine Schulbildung erhalten, diese war aber sehr rudimentär, wie die krakeligen, nicht schreibgewohnten Unterschriften zeigen.

Entsprechend ihrer familiären Herkunft verfügten die Aufwärter und Aufwärterinnen nur über eine geringe oder gar keine schulische Bildung. Der kritisierte niedrige Bildungsstand des Wartpersonals findet sich somit in Merxhausen erwartungsgemäß bestätigt. Die für die Stellenbesetzung verantwortlichen

---

554 Zuvor bestätigte der Vogt bzw. Amtmann oder der Obervorsteher lediglich, dass die Instruktion vorgelesen worden war und somit der Person, die den Dienst antrat, bekannt war.

555 Winnige 1999, S. 33, 65.

556 Ebd., S. 49.

557 HStAM 229 I, B I 5, Paket 1: Eheprotokoll Johann Jost Icke und Anna Gertrud (Catharina) Landau, Merxhausen 24.04.1750 (Dass es sich hier um die meist als Anna Catharina Icke bezeichnete Ehefrau handelte, zeigen spätere Einträge im Kirchenbuch); Eheprotokoll Johannes Becke und Anna Barbara Bredin, Merxhausen 17.04.1751; Eheprotokoll Henrich Schröder und Anna Margaretha Borestein; Eheprotokoll Johann Christian Henckeler und Anna Margaretha Pflüger (= Tochter des Aufwärters J. Pflüger), Merxhausen 03.12.1763; Eheprotokoll Johann Georg Seimer (Säumer) und Anna Martha Pflüger, Merxhausen 31.01.1774; Eheprotokoll Henrich Israel und Anna Elisabetha Wilcker, Merxhausen 31.12.1785. HStAM 229 I, B II b, Paket 1: Instruktion des Aufwärters Henrich Müller durch Obervorsteher von Boyneburg, Merxhausen 19.04.1817; Instruktion der AufwärterinKödding durch Obervorsteher von Boyneburg und Hospitalsinspektor Scheffer, Merxhausen 27.09.1831; Instruktion der Aufwärterin Anna Catharine Wilhelm, Merxhausen 17.10.1816.

558 HStAM 2290 I, B II b, Paket 1: Instruktion der Aufwärterin Maria Wilker, Merxhausen 24.08.1819.

Hospitalsbeamten sahen dies jedoch kaum als Problem an, sondern erachteten sie vielmehr als unerheblich für diese Tätigkeit. Dies zeigt sich deutlich bei Johann Ludwig Henrich Israel, den Amtmann Wachs schon 1798 nicht als Gerichtsdiener einsetzen wollte, weil dieser nicht schreiben konnte.[559] Der Obervorsteher setzte die Stellenbesetzung jedoch durch, allerdings wurde Israel 1805 schließlich wegen dieser Fehlbesetzung auf eine neu eingerichtete dritte Aufwärterstelle versetzt. Seine nicht vorhandenen Lesefähigkeiten wurden hierbei nicht als Hindernis angesehen und Amtmann Otto zeigte sich in der Folge sehr zufrieden mit der Dienstversehung des Aufwärterehepaars. Schulbildung gehörte eindeutig nicht zum Anforderungsprofil, dem ein Aufwärter oder eine Aufwärterin in Merxhausen entsprechen musste und bis in das 19. Jahrhundert spielte sie als Kriterium für die Stellenbesetzung keine Rolle.

Angesichts der Wege, auf denen Aufwärter und Aufwärterinnen ihre Stellen erlangten, stellt sich aber über den Bildungsstand hinaus die Frage, inwieweit sie für die Versehung des Dienstes geeignet waren bzw. welche Voraussetzungen sie dafür mitbrachten. Was wussten diese Personen vom Umgang mit Hospitalitinnen und den Aufgaben, die sie dort erwarteten, wie zum Beispiel der Körperpflege von Bettlägerigen oder dem Umgang mit psychisch Differenten? Zu bemerken ist in diesem Zusammenhang, dass Aufwartung in den Quellen des Hospitals vor allem als Tätigkeit erscheint, als Arbeit, die erledigt werden musste, und weniger als sensibler Bereich, der eines besonderen Vorgehens bedurfte.

Ein Großteil der Arbeiten, die Aufwärter und Aufwärterinnen erledigten, war im Lebensalltag dieses Personenkreises auch schon vor ihrer Tätigkeit fest verankert. Dies betraf Arbeiten wie Befeuerung, Putzen oder Wäsche waschen, die wichtige Aufgaben des Wartdienstes darstellten. Aber auch mit der Körperpflege von Bettlägerigen dürften in einer Gesellschaft, in der die meisten alten Menschen zu Hause von der Familie, oft auf engstem Raum versorgt wurden, viele im Laufe ihres Lebens schon einmal konfrontiert gewesen sein. Dennoch ist dies sicherlich nicht mit der Situation und den Aufgaben vergleichbar wie sie die Aufwärter und Aufwärterinnen in Merxhausen bei einer Vielzahl von Hospitalitinnen bewältigen mussten. Auch hierin zeigt sich vielleicht ein Vorteil der Rekrutierung von Personen aus dem direkten Umfeld des Hospitals. Dass relativ häufig Kinder von Aufwärterehepaaren in den Wartdienst kamen, deutet darauf hin, dass Erfahrungswerte im Umgang mit Hospitalsinsassen durchaus

559 Siehe ausführlich hierzug den Lebenslauf von Johann Ludwig (Henrich) Israel (Kap. 6.1.2.2).

als wünschenwert angesehen wurden, auch wenn sich bis auf eine Ausnahme keine regelrechten Aufwärterfamilien im Hospital etablierten.[560]

Ansonsten wurden Tätigkeiten erlernt, während sie ausgeführt wurden. Neue Aufwärter und Aufwärterinnen lernten auch von den anderen, die schon länger den Wartdienst versahen. Aber auch die Hospitalitinnen hatten ein Auge darauf. Als die Aufwärterin Israel zu Beginn ihrer Dienstversehung die Butterbrote für die *»ganz schwachsinnigen Hospitalitinnen«* zu klein und schlecht schmierte, wiesen einige Hospitalitinnen sie mehrfach darauf hin, so dass die Aufwärterin es in Zukunft nach Aussage der Hospitalitinnen besser machte.[561]

Der Erwerb von Fähigkeiten fand in der Frühen Neuzeit viel umfassender in der Praxis statt als durch theoretische Unterweisung. Die Aufklärung brachte jedoch die Forderung nach einer stärkeren Theoretisierung von Ausbildung mit sich. Auch für den Wartdienst, der bisher keinerlei Ausbildung bedurfte, wurde diese nun eingefordert.[562] Bezeichnend ist, dass die von Franz Anton Mai ins Leben gerufenen Krankenwärterschulen in Mannheim (1782) und Karlsruhe (1784) vor allem auf theoretische Unterweisung bauten.[563] Für den Großteil der in der Aufwartung tätigen Personen waren solche Ansätze jedoch nicht von Bedeutung. Auch in Reformkrankenhäusern wie dem Wiener Allgemeinen Krankenhaus fand Anfang des 19. Jahrhunderts keine theoretische Ausbildung des Wartpersonals statt, sondern es sollte während der Arbeit angelernt werden.[564]

Obervorsteher und Vögte bzw. Amtmänner von Merxhausen, die für die Stellenbesetzung zuständig waren, beschäftigte die Frage nach der Ausbildung von Wartpersonal bis in das 19. Jahrhundert hinein herzlich wenig. Dennoch unterschieden sie sehr wohl zwischen Personen, die ihrer Meinung nach für die Dienstversehung geeignet bzw. ungeeignet waren. Nur gelegentlich äußerten sie sich jedoch konkret darüber, worin diese Eignung genau bestand, welche

---

560 Die Familie Butzbach war mindestens über drei Generationen hinweg in der Aufwartung tätig. In Merxhausen waren dies die Geschwister Anna Catharina Lomp, geb. Butzbach und Balthasar Butzbach, deren Eltern und Großeltern Aufwärterehepaare in Haina gewesen waren. Siehe Lebenslauf Johann Balthasar Butzbach (Kap. 6.1.3).

561 HStAM 229 I, B II a, Paket 3: Untersuchungsprotokoll über die Pflichtwidrigkeiten des Aufwärterehepaars Israel, erstellt durch Hospitalsmeister Scheffer, Merxhausen 16.07.1808.

562 Vgl. Wolff, Wolff 2002, S. 41–43. Für die Hebammen setzte die Forderung nach theoretischer Unterweisung schon seit dem 16. Jahrhundert ein, verstärkt aber seit dem Ende des 17. Jahrhunderts. Siehe Labouvie 2001.

563 Wolff, Kastner 2002.

564 Walter 2006, S. 30.

charakterlichen Eigenschaften und Fähigkeiten also ein Aufwärter oder eine Aufwärterin mitbringen sollte. Diese Äußerungen waren zudem immer auf konkrete Personen bezogen, über die kommuniziert wurde, während abstrakte Äußerungen über »den idealen Aufwärter« oder »die ideale Aufwärterin«, wie sie sich zum Beispiel in den zeitgenössischen Lehrbüchern zur Krankenwartung finden, nicht gemacht wurden. Im Folgenden werden die Schreiben und Berichte recht ausführlich zitiert, da dies den besten Eindruck von den Anforderungen vermittelt, die die Hospitalsbeamten an aus ihrer Sicht geeignete Personen stellten.

1793 schlug Amtmann Wachs die Tochter des bisherigen Aufwärterehepaars Icke zusammen mit ihrem Ehemann als Nachfolger auf die Stelle vor, und äußerte sich zu ihnen folgendermaßen:

> *»Er ist ein stiller, fleisiger und friedfertiger Mann und die Frau, wie ihre Mutter, gut und behülflich.«*[565]

Und 1813 schrieb Hospitalsmeister Scheffer anlässlich einer weiteren Stellenbesetzung:

> *»[…] so will ich den Brauknecht Friedrich Linker als Aufwärter vorschlagen und bitten: daß demselben in Hinsicht seiner mir bekannten guten Aufführung, daß dessen Frau nicht weniger zur Reinigung der Hospitalittinnen sich besonders qualificirt […], die Stelle als Aufwärter gnädig conferirt werde.«*[566]

Angesichts der Einrichtung einer dritten Aufwärterinnenstelle in einem kleinen Nebengebäude schlug Hospitalsinspektor Scheffer 1818 Maria Wilcker vor:

> *»Von den Hospitalittinnen weis ich übrigens zu dieser Stelle keine in Vorschlag zu bringen und will deshalb eine Fremde in der Person der Maria Wilker gebürtig von hier, vorschlagen, die ohne Kinder und bereits 50 Jahre alt ist, ausserdem aber gut wäscht und sich zur Versehung der mit einem solchen Dienst verbundenen Geschäfte, überall qualificirt.«*[567]

Die Beispiele nennen zwar gelegentlich die Befähigung für bestimmte Aufgaben (Reinigung der Hospitalitinnen, Waschen von Wäsche), aber insgesamt bleiben die Aussagen in Bezug auf konkrete Tätigkeiten recht vage. Auch hierbei spielte eine Rolle, dass der Beamte die Personen kannte und seine Einschätzung darauf beruhte. Seine Überzeugung von der Eignung einer Person und damit verbunden

565 LWV 13, Merxhausen: Schreiben von Amtmann Wachs an Obervorsteher von Stamford, Merxhausen 12.09.1793.

566 HStAM 229 I, B II b, Paket 1: Bericht von Hospitalsmeister Scheffer an Hassenpflug, Merxhausen 15.06.1813.

567 HStAM 229 I, B I 2: Verwaltungsbericht 1818 von Hospitalsinspektor Scheffer, Merxhausen 21.06.1819.

seine Fürsprache für diese Person stehen in seinen schriftlichen Ausführungen im Vordergrund. Die konkreten Fähigkeiten und damit die Hintergründe der Einschätzung durch den Beamten erscheinen demgegenüber weniger wichtig.

Die angenommene »Qualifizierung« einer Person für den Wartdienst stellte zwar ein wichtiges Kriterium dar, aber wie bereits dargestellt ist zu beobachten, dass andere Beweggründe bei der Stellenbesetzung in den Vordergrund traten. Dies war vor allem der Fall, wenn die Stellen der Versorgung von Witwen dienten. Dass aufgrund der Verantwortlichkeit für die Familien der Hospitalsbediensteten eine schlechtere Eignung der Personen gelegentlich in Kauf genommen wurde, zeigt auch der folgende Fall. Nachdem der Aufwärter Ködding eine Hospitalitin geschwängert hatte, wurde er nicht wie zunächst geplant entlassen. Seine Ehefrau erwirkte stattdessen durch Bittschriften, in denen sie auf ihre missliche Lage und vor allem die ihrer Kinder hinwies einen Stellentausch mit dem Pförtner in Haina.[568] Dieser erscheint von Anfang an als Notlösung:

> *»Ich weiß keinen andern ausführbaren Vorschlag zu ersinnen um die Koeddingische Familie vom gaenzlichen Untergange zu retten, als einen Tausch mit dem Pförtner Müller, der sich wie ich glaube recht gut zum Aufwärter qualificiren wird. Koedding verliert zwar sehr, allein darauf darf dieser nicht sehen, sondern muß in seiner Lage froh seyn, daß ihm eine Unterkunft und einige Subsistenz werden verschafft wird das Weitere mag er und seine Frau sich mit ihrer Hände Arbeit erwerben. Müller wird ohne Zweifel den Tausch sehr gern acceptiren.«*[569]

Obervorsteher von Boyneburg äußerte sich zuversichtlich, dass Müller die Stelle ebenso gut wie der ansonsten bewährte Ködding versehen könnte, da Müller *»an Fleiß, Treue und Ordnung gewiß mit Ködding sich meßen kann, und hoffendlich denselben noch übertrifft, wenigstens nicht in Köddings schändliche Fußtapfen tritt.«*[570] In Bezug auf dessen Ehefrau schlug der Obervorsteher von Beginn an skeptischere Töne an: *»Ob aber deßen Frau des Köddingen völlig gleich zu stellen ist, will ich nicht behaupten, wohl aber, daß ich nie etwas übles von ihr gehört oder gesehen habe.«*[571] Hospitalsinspektor Scheffer gab sich zunächst zuversichtlich:

---

568 HStAM 229 I, B II a, Paket 3: Bittschrift der Aufwärterin Ködding an Obervorsteher von Boyneburg, [1817]; Bittschrift der Aufwärterin Ködding an die Kurfürstliche Direktion der Hohen Hospitäler, [1817].

569 HStAM 229 I, B II a, Paket 3: Bericht von Küchenmeister Cranz und Exter an Obervorsteher von Boyneburg, Haina 12.02.1817.

570 HStAM 229 I, B II a, Paket 3: Schreiben von Obervorsteher von Boyneburg an Hospitalsinspektor Scheffer, Haina 12.02.1817.

571 Ebd.

»Mit dem neuen Aufwärter Müller werde ich ja wohl fertig werden, da ihn Eure Hochwohlgebohren als einen brauchbaren Mann kennen und will daher nur noch den Wunsch äusern, daß sich auch die Müllersche Frau zu ihrem neuen Beruf passen möge, besonders da auf die Aufwärterin hier maehr als auf den Aufwärter selbst, ankommt.«[572]

Dem Ehepaar Müller fiel sein Einstieg in die neue Tätigkeit jedoch nicht ganz so leicht wie erhofft. Nur wenige Monate nach dessen Ankunft in Merxhausen schrieb Scheffer:

»[…] weil Müller bei seiner Gutmüthigkeit nicht Eifer und Thätigkeit genug besitzt, um unter so vielen Verstandslosen und rasenden Geschöpfen die nöthige Ordnung und Reinlichkeit zu erhalten und dann auch von seiner äusserst schwächlichen Frau – von der die Reinlichkeit und Pflege der Kranken und Rasenden, gewissermasen ganz allein besorgt werden sollte – nicht gehörig unterstützt wird.«[573]

Es handelte sich demnach um eine ziemliche Fehlbesetzung. Allerdings fand Scheffer eine praktikable Lösung, indem er das Ehepaar Müller auf die Anfang des 19. Jahrhunderts neu eingerichtete und nun frei gewordene Stelle eines Aufwärterehepaars im Weberhaus versetzte. Das neu angestellte Aufwärterehepaar Rudolph übernahm stattdessen die Stelle im Krankenhaus. Über die Ergebnisse äußerte er sich sehr zufrieden:

»[…] daß der Aufwärter Müller seine jetzigen Posten als Aufwärter im Weberhaus ganz ausfüllt, das der neue Aufwärter Rudolph und dessen Ehefrau sich vorzüglich zur Wartung und Reinigung der ganz Rasenden passen, sie mit Schonung und Ernst behandeln und alles dasjenige in sich vereinigen was zur Versehung eines solchen Postens erfordert wird.«[574]

Aufschlussreich ist dieser Fall, weil Scheffer hier zwischen verschiedenen Aufgabenbereichen differenzierte. Demnach bedurfte die Aufsicht über die »Rasenden« sowohl eines stärkeren Charakters, um sich durchzusetzen, als auch einer besseren körperlichen Konstitution, auch von Seiten der Aufwärterin. Anforderungen an das Wartpersonal konnten demnach je nach Aufgabenspektrum verschieden sein und diese Unterschiede wurden von Seiten der Hospitalsverwaltung durchaus wahrgenommen und Personen nach diesen Gesichtspunkten eingeschätzt.

---

572 HStAM 229 I, B II a, Paket 3: Schreiben von Hospitalsinspektor Scheffer an Obervorsteher von Boyneburg, Merxhausen 13.02.1817.

573 HStAM 229 I, B I 2: Verwaltungsbericht 1816 von Hospitalsinspektor Scheffer, Merxhausen 15.05.1817.

574 HStAM 229 I, B I 2: Verwaltungsbericht 1817 (Konzept) von Hospitalsinspektor Scheffer, Merxhausen 05.06.1818.

Ebenso wie bei den Vorzügen einer Person, die die Hospitalsbeamten betonten, wenn sie sie für eine Stelle vorschlugen, wurden auch Defizite vor allem in Bezug auf Einzelpersonen wahrgenommen und als Problem innerhalb der Hospitalsverwaltung diskutiert. 1825 jedoch kam hier in Merxhausen eine etwas andere Sichtweise ins Spiel, die von Hospitalsarzt Dr. Groß vertreten wurde. Anlässlich der Frage, ob ein Aufwärter als Bader unterrichtet werden sollte, kam er zu einem vernichtenden Urteil über das Wartpersonal in Merxhausen. Er schildert es als alt, krank und gebrechlich und teilweise mit charakterlichen Defiziten behaftet und dem Alkohol sehr zugeneigt. Dies entspricht auffällig der Sichtweise in zeitgenössischen Schriften, die das Wartpersonal kritisierten. Hospitalsinspektor Scheffer war sichtlich erbost über die Äußerungen des Hospitalsarztes, trafen ihn diese doch indirekt auch in seiner Leitungsfunktion.

> *»Die vom Hospitalsarzt Dr. Groß zu Gudensberg in dem hierbei zurückgehenden Bericht gemachte Schilderung von dem Personal der hiesigen Aufwärter und Aufwärterinnen ist all zu hart und nicht unpartheisch genug, daß ich derselben beipflichten kann.«*[575]

Zwar gesteht Scheffer Defizite bei einzelnen ein, aber er bleibt bei einer individuellen Einschätzung der Personen und wägt jeweils negative gegen positive Punkte ab:

Aufwärter Linker habe zwar einen Bruchschaden und einen *»murrischte Blick«*, versehe aber *»seine Geschäfte als Aufwärter mit Aufmerksamkeit«* und sei keineswegs *»boshaft und gefühllos gegen die wartende Hospitalitinnen.«* Die Aufwärterin Israel sei zwar aufgrund ihres Alters auch in ihrer körperlichen Leistungsfähigkeit eingeschränkt, aber Scheffer betonte, er könne ihr nicht vorwerden, *»daß sie sich bei der Pflege der Hospitalitinnen etwas zu schulden kommen lasse.«* Die Aufwärterin Wilhelmin sei hingegen jung, fleißig und aufmerksam und besorge *»mit der größten Treu die Pflege der ihr anvertrauten Hospitalitinnen.«* Aufwärter Müller erhalte zwar häufiger Zurechtweisungen, aber als *»untaugliches Subject«* könne er ihn deshalb nicht bezeichnen. Seine Frau habe zwar *»viel Eigensinn aber auch viel nutzlicher Sinn«* und die Beschuldigung, dass sie *»sich dem Trunk ergeben hat«*[576], stimme schlichtweg nicht. Dr. Groß hatte in Bezug auf sie sogar geäußert: *»[...] ihre Krankheit läßt uns hoffen, daß sie bald Platz mache.«*[577]

---

575 HStAM 229 I, B II b, Paket 1: Bericht durch Hospitalsinspektor Scheffer an die Kurfürstliche Regierung, 05.05.1825.

576 Dieses und die vorherigen Zitate: Ebd.

577 HStAM 229 I, B II b, Paket 1: Bericht durch Hospitalsarzt Dr. Groß an die Kurfürstliche Regierung, Merxhausen 25.02.1825.

Was Dr. Groß als Rundumschlag und – wie im Fall der Aufwärterin Müller – mit wenig Verständnis für das Wartpersonal selbst äußerte, wies Scheffer somit in Teilen zurück, indem er die positiven Seiten betonte. Dennoch verbergen seine Äußerungen nicht, dass gerade das Altern im Dienst und auch vorübergehende Krankheiten eine Problematik für die Versorgungssituation der Hospitalitinnen darstellten. Den Ansprüchen des Hospitalsarztes Dr. Groß entsprach dies nicht mehr und er plädierte für eine bessere Auswahl des Wartpersonals:

»Sollte bei einer etwa stattfindenden Veränderung, unter den Aufwärtern, z. B. durch Sterbefall, auf ein Subject bei der Wiederbesetzung, Rücksicht genommen werden, welches zu dergleichen Geschäften tauglich ist, so würde es gut seyn, wenn Kurfürstliche Regierung, auch die Beurtheilung des Hospitalsarztes über die fragliche Person benutzen wolle. Vorzüglich dürfte eine aufwartende Person über den Gesundheitszustand näher zu prüfen seyn, damit nicht wie jetzt ein Capital an Arzeneyen für die Aufwärter oder doch deren Weiber, verwendet werden müsse – Ueberhaupt ist die Bestallung der Aufwärter ein sehr wichtiger Punct, wovon ich mich immer mehr und mehr überzeuge […].«[578]

Gleichzeitig sprach der Hospitalsarzt sich selbst die alleinige Kompetenz zu, das Wartpersonal auszuwählen, und drang damit gleichzeitig in den bisherigen Kompetenzbereich Scheffers vor. Letzterer erwiderte darauf Folgendes:

»Wenn sodann der Dr. Groß glaubt, daß es gut sey, daß er bei der Annahme eines Aufwärters mit seinem Gutachten gehört wegen der Qualität des Subjects werde, so möchte es wohl im allgemeinen richtig seyn, daß der Arzt am besten die Eigenschaften eines Krankenwärters beurtheilen könne, wenn man aber erwägt, daß hier unheilbare Seelnkranke und Preßthafte lebenslänglich ernährt und gepflegt werden und daß besonders gefühlvolle Menschen dazu gehören die dergleichen Kranke und Unglückliche gleichsam als Väter ihre Kinder pflegen und reinigen, als denn wird Kurfürstliche Regierung mir die Bemerkung gnädig erlauben, das auch ich ein solches Subject auszuwählen und zu beurtheilen mir getraue, ob ich gleich nie dabei so einseitig verfahren bin, daß ich mich nicht vorher mit dem Hospitalsarzt Dr. Hildebrand freundschaftlich darüber berathen hätte.«[579]

In den Äußerungen von Dr. Groß, aber auch von Scheffer zeigt sich, dass das Wartpersonal zunehmend im medizinischen Kontext verortet wurde.[580] In diesem Punkt sah Scheffer sich auf verlorenem Posten, und er schreibt sich selbst nicht mehr die alleinige Kompetenz zu, über die Eignung des Wartpersonals in diesem Bereich zu urteilen. Stattdessen betont er die Unheilbarkeit der Hospitalitinnen, die lebenslang in Merxhausen gepflegt wurden, womit er unterschwellig

578 Ebd.

579 HStAM 229 I, B II b, Paket 1: Bericht durch Hospitalsinspektor Scheffer an die Kurfürstliche Regierung, 05.05.1825.

580 Siehe hierzu Kap. 8.8 Medizinische Aufgaben.

die Bedeutung einer medizinischen Heilbehandlung gegenüber der pflegerischen Versorgung zurückweist. Und für die diese Tätigkeiten des Wartpersonals sieht er sich sehr wohl weiterhin in der Lage, Personen auszuwählen.

Die Kritikpunkte des Arztes zielen auf eine bessere Auswahl des Wartpersonals. Seine Kriterien sind aber nicht grundsätzlich andere als diejenigen, die schon in den Jahrzehnten zuvor von den Hospitalsbeamten positiv hervorgehoben wurden. Die »Qualifizierung« für die Stelle als Aufwärter oder Aufwärterin wurde vor allem daran gemessen, ob eine Person grundsätzlich für die Verrichtung der Aufgaben als befähigt angesehen wurde. Positiv bewertet wurden neben der körperlichen Konstitution grundsätzliche charakterliche Eigenschaften, wie sie von allen Bediensteten gefordert wurden: Fleiß, Gehorsam und ein moralisch einwandfreier Lebenswandel. Dass auch aus Sicht der Hospitalsverwaltung nicht immer die geeignetsten Personen die Stellen erlangten, lag vor allem daran, dass andere Prinzipien der Stellenbesetzung sich als wirkmächtiger erwiesen. Hinter der Einstellung von Witwen oder Kindern von Hospitalsbediensteten, für deren dauerhaftes Auskommen das Hospital sich in großem Maße verantwortlich zeigte, traten oftmals Kriterien der »Qualifizierung« der Aufwärter und Aufwärterinnen zurück. Die Kritik von Dr. Groß richtet sich im Grunde gegen diese Vorgehensweise bei der Stellenbesetzung und vor allem beim Verbleib von Personen im Dienst, die aufgrund von Alter oder Krankheit nicht mehr in der Lage waren, ihre Arbeit vollständig zu verrichten. Über etwaige Versorgungsanprüche der Bediensteten setzt er eindeutig die Befähigung, die Stelle tatsächlich versehen zu können. Der Vorstoß von Dr. Groß führte allerdings zu keiner erkennbaren Veränderungen im Bezug auf die Stellenbesetzung und die Auswahlpraxis des Wartpersonals in den folgenden Jahren.

6.2.5 Lebenszeit und Dienstzeit

Im Gegensatz zum Gesindedienst, aber auch der Lehre bei einem Handwerker, die oftmals die erste Tätigkeit nach Verlassen des Elternhauses darstellten, wurde der Wartdienst in Merxhausen in schon fortgeschrittenem Alter begonnen. Von 17 Aufwärtern und Aufwärterinnen, für die das Alter während ihres Dienstes ermittelt werden konnte, waren fast alle zwischen 39 und 58 Jahre alt, als sie den Wartdienst begannen.[581] Deutlich jünger nahm die Aufwärterin Lomp als

581 Als Bezugsgruppe dienten wiederum die 27 Aufwärter und Aufwärterinnen, die zwischen 1760 und 1810 im Hospital tätig waren. Das Geburtsjahr ist häufig nicht genau zu ermitteln, da die Altersangabe in Jahren, wie sie häufig bei Sterbeeinträgen im Kirchenbuch angegeben ist oder in anderen Quellen erwähnt wird, meist zwei

Zwanzigjährige zusammen mit ihrem Mann (Alter unbekannt) den Dienst auf. Vergleichsweise jung waren mit jeweils 33 Jahren ebenfalls die Eheleute Säumer gewesen. Mit einem Alter über 60 Jahre kam lediglich die Aufwärterin Simshäuser in den Dienst.

Die Dauer der Tätigkeit war sehr unterschiedlich. Von zwei bis zu 30 Jahren reicht hier die Zeitspanne (Tab. 5 und 6). Da die Dienstzeit grundsätzlich nicht begrenzt, sondern auf die Lebenszeit ausgerichtet war, überraschen die langen Dienstzeiten bei jung in den Dienst gekommenem Wartpersonal nicht.[582] Für die meisten Aufwärter und Aufwärterinnen endete der Dienst im Alter zwischen 50 und 70 Jahren. Das Ehepaar Icke war bis ins Alter von über 70 Jahren tätig, ebenso wie der Aufwärter Ludwig Israel und die Aufwärterin Simtshäuser. Für das Ehepaar Säumer endete mit 47 Jahren der Dienst hingegen in einem Alter, in dem viele die Tätigkeit erst aufnahmen. Auch bildeten sie insofern eine Ausnahme, als dass zumindest der Ehemann zwischenzeitlich als Drescher einer anderen Tätigkeit im Hospital nachging. Erst nach neun Jahren Unterbrechung wurde das Ehepaar erneut im Wartdienst eingesetzt.[583]

In der Regel wurde der Dienst als Aufwärter und Aufwärterin beendet, weil eine Dienstversehung aufgrund von Krankheit oder Alter nicht mehr möglich war. Das 18. Jahrhundert kannte die Vorstellung eines arbeitsfreien Lebensabends nicht, der mit dem Erreichen eines bestimmten Alters verknüpft war.[584] Das Arbeitsleben endete erst mit der nicht mehr vorhandenen Fähigkeit zu arbeiten, und diese schwand meist nicht von einem Tag auf den anderen, sondern nach und nach mit fortschreitendem Alter und den damit verbundenen Erkrankungen. Dieses Prinzip galt im Übrigen auch für Beamte in landesherrlichen Diensten, so auch für die Vögte in Merxhausen und den Obervorsteher. Häufig stellte sogar erst der Tod das Ende der Dienstzeit dar. Von den 27 Aufwärtern und Aufwärterinnen, die zwischen 1760 und 1810 im Hospital arbeiteten, starben vier Männer und sechs Frauen nachweislich noch im Dienst oder binnen

mögliche Geburtsjahre in Frage kommen lässt. Deshalb wird auf eine genaue Auflistung verzichtet.

582 Am längsten arbeiteten das Ehepaar Lomp (30 Jahre) und die Hospitalitin Hainin (30 Jahre). Letztere hatte den Dienst mit 39 Jahren begonnen.

583 HStAM 229 I, B I 1 a, Paket 1: Besoldungsliste (= Anhang 14 zur Plansverordnung 1777). Die Tätigkeit als Aufwärterehepaar endete engültig 1789. Beide verstarben erst Jahre später in Merxhausen, Anna Martha 1800 und ihr Ehemann Johann Georg Säumer 1808. Siehe LKAK, KB Merxhausen 1764–1818.

584 Borscheid 1987, S. 39; von Greyerz 2010, S. 210f.

eines Jahres nach dessen Beendigung. Letzteres lässt auf einen verschlechterten Gesundheitszustand schon bei Beendigung der Tätigkeit schließen.

Trotz fortschreitender Erkrankungen und eingeschränkter Leistungsfähigkeit arbeiteten Aufwärter und Aufwärterinnen weiterhin, oft über Jahre hinweg. Erst wenn Krankheiten dramatische Formen annahmen, der Dienst oftmals gar nicht mehr versehen werden konnte, bestand die Möglichkeit, eine Aufnahme in das Hospital oder im 19. Jahrhundert die Auszahlung einer Pension zu erlangen. Häufig war eine Dienstversehung zuvor kaum noch möglich gewesen oder hatte sogar gar nicht mehr stattgefunden. Die Aufwärterin Holzapfel war zum Beispiel seit April 1788 nicht mehr im Stande gewesen, das Bett zu verlassen, aber erst im November wurde die Neubesetzung der Stelle beschlossen.[585] Bei der Aufwärterin Simtshäuser erfolgte die Neubesetzung ihrer Stelle schon nach einigen Wochen, allerdings wohl vor allem deshalb, weil man mit ihrem baldigen Tod rechnete.[586] Der Aufwärter Butzbach litt schon längere Zeit an Geschwüren an den Beinen, erst als er zwischenzeitlich bettlägerig wurde, wurde die Stelle neu besetzt, *»da man ohnehin an dem fast gantz morschen, kräncklichen und jetz wochenlang gelegenen diener butzbach, so gut wie keinen diener hat.«*[587]

Insgesamt war die Hospitalsverwaltung bestrebt, die Aufwärter und Aufwärterinnen so lang wie nur eben möglich im Dienst zu belassen. Gesuche um Entlassung und anschließende Versorgung im Hospital wurden sehr zögerlich behandelt. Tendenziell setzten sich die Vögte (bzw. Amtmänner oder Hospitalsmeister) eher für eine Entlassung aus dem Dienst ein, wohl auch, weil sie direkt mit den Problemen bei der Dienstversehung konfrontiert waren, während die übergeordneten Stellen eine Neubesetzung häufig herauszuzögern suchten. Gelegentlich wurde ein genauer Bericht des Vogtes oder ein Attest des Hospitalsarztes eingefordert, was zeigt, dass ein gewisses Misstrauen bestand, jemand könne eine Versorgung im Hospital unrechtmäßig erlangen. Insgesamt spielten finanzielle Erwägungen die Hauptrolle dabei, die Versorgung im Hospital und damit die Neubesetzung der Stellen hinauszuzögern. Damit nahm die Hospitalsverwaltung letztendlich in Kauf, dass die Versorgung der Hospitalitinnen sich verschlechterte. Die ungewöhnlich ausführliche Beschreibung des Gesundheitszustands des erst 52-jährigen Aufwärters

585 LWV 13, Merxhausen: Schreiben von Vogt Wachs an Obervorsteher von Stamford, 26.04.1788; Schreiben von Vogt Wachs an Obervorsteher von Stamford, 12.11.1788.

586 HStAM 229 I, B I 17: Bittschrift von Rebecca Simtshäuser, [1796]; Bericht von Obervorsteher von Stamford an die Samtkommission, Haina 18.06.1796.

587 LWV 13, Merxhausen: Schreiben von Amtmann Wachs an Obervorsteher von Stamford, Merxhausen 08.06.1801.

Henrich Israel durch Hospitalsinspektor Scheffer macht dies 1813 nur allzu deutlich:

»Der Aufwärter Henrich Israel allhier hat seit 10 Jahren an Lungengeschwüren gelitten und es hat ihn dieses Übel öfters mehrere Monathe lang aufs Krankenbett gefesselt. Ich hofte bisher daß mit dem zunehmenden Alter, ihn diese Krankheit ganz verlassen würde, besonders weil ich mit seiner Dienstversehung in gesunden Tagen, zufrieden war; allein der Erfolg hat meiner Hofnung nicht entsprochen, sondern es hat das gedachte Lungenübel dem Patient so zu gesetzt: daß ihn der Husten und ein täglich mehr zunehmender kurzer Athem seit länger als einem Jahr gar nicht mehr verläßt und daß er – während dem er auch noch ausser dem Bett seyn konnte – ausser stand war, die geringste schwere Arbeit zu verrichten. Seit 6 Wochen hat nun aber derselbe aufs neue das Bett hüten müssen und seine Kräfte sind dergestallt erschöpft: daß nach der Versicherung des Arzts an keine völlige Genesung zu denken ist und daß wann der Patient auch im glücklichsten Fall noch ein halb Jahr leben sollte, er demnach durch aus zur Versehung seiner Dienstobliegenheiten ausser Stand ist.

Unter diesen Verhältnissen war ich in Absicht der mit einer Aufwärterstelle besonders bei den rasenden Hospitalittinnen verbundenen Geschäften in Verlegenheit, weil ich wünschte den Aufwärter Henrich Israel so lange wie möglich wäre, am Dienst zu lassen und weil ich auf der andern Seite sahe, daß durch sein Krankenlager der Dienst leide, besonders da dessen Frau nicht stark genug mehr ist um nötigen Falls männliche Funktionen zu verrichten und weil endlich im Winter die Geschäfte der Aufwärter in Hinsicht des vielen Holzhauens und sorgfältigen Stubenheitzens besonders beschwerlich ist, als mich Gestern der kranke Israel rufen lies und mir erklärte:

daß er fühle, daß er nie seinen Dienst wieder verrichten könne, weil seine Kräfte täglich mehr abnähmen, er wolle deshalb seinen Dienst niederlegen und zu gleich bitten: daß ich bei dem Herrn Director darum nachsuchen möge, daß ihm freie Wohnung und eine leidliche Pension angewiesen werde.«[588]

Henrich Israel wurde die Pension gewährt. Er und der Arzt sollten allerdings mit der Voraussage seines baldigen Todes Recht behalten, denn schon fünf Monate später, im April 1814, verstarb Henrich.[589] In seinem Bericht hatte Scheffer schon darauf hingewiesen, dass auch die Ehefrau Israel nicht mehr bei allerbester Gesundheit war. Nach dem Tod ihres Mannes musste sie gesondert darum bitten, weiterhin eine Pension zu erhalten. Dabei wird deutlich, dass sie schon lange an einem Bruch litt, der ihr körperlich schwere Arbeiten unmöglich

588 HStAM 229 I, B II b, Paket 1: Bericht von Hospitalsinspektor Scheffer, Merxhausen 15.11.1813.

589 HStAM 229 I, B II b, Paket 4: Bericht von Hospitalsmeister Scheffer an Hassenpflug, Merxhausen 27.04.1814.

machte.[590] Kaum ist denkbar, dass sie angesichts dessen die fehlende Arbeitskraft ihres Mannes auch nur annähernd hatte ausgleichen können, worauf Scheffer ja auch hingewiesen hatte. Die daraus resultierende schlechtere Versorgung der Hospitalitinnen hatte ihn schließlich bewogen, sich für die Pensionierung von Henrich Israel einzusetzen, und auch für dessen Frau erwirkte er die Pension.

Dass das Hospital gelegentlich eher inoffizielle Wege ging, um die Versorgung der Hospitalitinnen auch bei Krankheiten der Aufwärter und Aufwärterinnen zu gewährleisten, zeigt hingegen der Fall von Ludwig Israel, über den ebenfalls Hospitalsinspektor Scheffer berichtet:

> »*Außerdem sind die Gesundheitsumstände des Aufwärters Ludwig Israel eines Greises von 70 Jahren, von der Art, daß er selbst zur Dienstversehung nichts mehr beitragen kann und daß auch dabei eine Veränderung nöthig wird. Es leidet nemlich derselbe nicht allein an Alters Schwäche und Gichtschmerzen, sondern hat auch seit einem Jahr den grauen Staar an beiden Augen. Seine Schwächlichkeit lies mich vermuthen, daß sein Lebensende nahe sey und so hofte ich ihm dadurch eine Veränderung zu ersparen, daß ich zu schweren Arbeiten einen seiner Söhne admittirte und daß die Reinlichkeit von seiner Frau untadelhaft besorgt würde; allein es kann diese Theilweise Geschäftsversehung durch die Söhne des Israels nicht wohl länger ohne besorgniß geschehen, da dieselben beide im Militair stehen und ihr Aufenthalt unter Hospitalitinnen weiblichen Geschlechts gar leicht zu einem Schwängerungs Fall Veranlassung geben könnte.*«[591]

Ludwig Israel konnte seinen Dienst gar nicht mehr versehen, obwohl er weiterhin als Aufwärter angestellt war. Die Arbeit wurde währenddessen von einem seiner Söhne erledigt. Ähnlich war man auch bei einer längeren Erkrankung der Aufwärterin Fißler verfahren, die durch ihre Tochter vertreten wurde.[592] Gelegentlich mögen eine Hospitalitin oder auch mehrere Hospitalitinnen die Aufgaben vollständig übernommen haben, allerdings lässt sich dies nur einmal nachweisen. Wiederum zog das Hospital damit Personen heran, die vor Ort vorhanden und auch mit den Arbeiten vertraut waren. Hierbei spielte wohl auch eine Rolle, dass sie die Aufgaben übernahmen, ohne eine gesonderte Entlohnung zu erhalten. Für die Kinder von Aufwärtern und Aufwärterinnen dürfte die weitere Versorgung der Eltern, sowie sich selbst weiter im Hospital aufhalten zu dürfen,

---

590 HStAM 229 I, B II b, Paket 4: Bericht von Hospitalsmeister Scheffer an Hassenpflug, Merxhausen 1814; Attest von Hospitalsmedicus Hildebrand für die Witwe Israel, 19.05.1814.

591 HStAM 229 I, B I 2: Verwaltungsbericht 1816 von Hospitalsinspektor Scheffer an Hassenpflug, Merxhausen 15.05.1817.

592 LWV 13, Merxhausen: Schreiben von Gegenschreiber Ruhl und Controlleur Scheffer an Obervorsteher von Stamford, Merxhausen 22.05.1802.

ein wichtiger Grund gewesen sein, die Arbeiten zu verrichten. Für die Hospitalsverwaltung ermöglichte diese Vorgehensweise, den Ausfall von Aufwärtern und Aufwärterinnen kurzfristig auszugleichen. Da diese Belege in den Quellen eher zufällig zu Tage treten und die Arbeit dieser Personen im Hospital einen sehr inoffiziellen Charakter hatte, kann nur gemutmaßt werden, dass solche Lösungen häufiger zur Anwendung kamen.

Die Arbeit auch bei schlechter gesundheitlicher Verfassung zu versehen, stellte eine erhebliche Belastung dar, so dass die Beendigung des Dienstes ein häufig geäußerter Wunsch war. Die über 70-jährige Aufwärterin Icke betonte, sie sei eine alte Frau und werde immer schächer. Daher wünsche sie sich nichts mehr, als das »Gnadenbrot« zu erhalten. Zu diesem Zeitpunkt konnte sie schon lange keine schweren Sachen mehr tragen.[593] Zwar hatte die Hospitalsverwaltung schon nach dem Tod ihres Mannes vor 7 Jahren zugestanden, dass die Aufwärterin schon alt und schwach sei. Dennoch wurde die Aufwrterin in einer für das Hospital außergewöhnlichen Lösung weiterhin zusammen mit einem ledigen Aufwärter (zuerst Moller, dann Butzbach) eingesetzt.[594]

Die Versorgung im Alter stellte eine Gnade dar, die für die geleistete Dienstversehung gewährt wurde, auf die aber kein grundsätzlicher Anspruch bestand. Die »Renovirte Ordnung« von 1728 legte zwar fest, dass alte und arme Dienstboten und Aufwärter sowie deren Ehefrauen im Hospital lebenslang versorgt werden sollten, aber nur, wenn sie sich redlich und fromm verhalten hatten.[595] Die Aufnahme erfolgte nur auf gesonderte Genehmigung, der eine Bittschrift oder zumindest ein offizielles Ersuchen durch den Vogt voranging. Immerhin wurden 28 ehemalige weibliche Bedienstete oder Witwen von Bediensteten zwischen 1760 und 1810 nachweislich in Merxhausen aufgenommen, darunter je eine Aufwärterswitwe aus Haina und Merxhausen sowie fünf Aufwärterinnen, die alleinstehend im Hospital angestellt worden waren.[596]

---

593 HStAM 229 I, B II b, Paket 1: Protokoll über die Dienstvergehen des Aufwärters Butzbach, erstellt durch Vogt Wachs, Merxhausen 08.01.1800.

594 LWV 13, Merxhausen: Schreiben von Amtmann Wachs an Obervorsteher von Stamford, Merxhausen 12.09.1793.

595 HStAM 5, Nr. 17862: Renovirte Ordnung von 1728, § XVII.

596 Zehn von ihnen stammten aus Haina, 18 aus Merxhausen. Darunter stellten die unteren Hausdiener zwar den größten Anteil, aber es sind auch Koch-, Gärtner-, Förster- und Leserwitwe und sogar die Witwe eines Küchenschreibers zu finden. Die höheren Gehälter reichten hier also durchaus nicht immer aus, um Rücklagen zu bilden, die eine Versorgung beim Tod des Mannes oder im Alter gewährleisteten (HStAM 229, Jahresrechnungen 1760–1810: Verzeichnis der Hospitalitinnen).

Wurde die Bitte jedoch abgelehnt, hatten die Aufwärter und Aufwärterinnen keine Wahl, als weiter zu arbeiten. Dass die Hospitalsverwaltung aber kaum in der Lage war, sich dauerhaft den Ansprüchen auf Versorgung von Hausbediensteten zu entziehen, zeigt der Fall des Aufwärters Butzbach. Diesem hatte Obervorsteher von Stamford aufgrund von Krankheit und schon zuvor schlechter Dienstversehung, die nicht zuletzt durch ein Alkoholproblem bedingt war, die Aufnahme in das Hospital zunächst verweigerte. Schon ein Jahr zuvor, als absehbar war, dass Butzbach nicht mehr lange als Aufwärter einsetzbar sein würde, hatte er sich abfällig geäußert:

»Butzbach überlief mich lang genug, ehe ich ihn zum Aufwärter machte. Durch seine Völlerey taugt er zu gar nichts als sein Brod vor den Thüren zu suchen. Wäre er Kornknecht, er würde die Hafer fürs Pferd verkaufen, und den Betrag dafür verseuffen. [...] Zum Brau-Knecht wäre er nichts weniger zu adhibiren, und wer möchte wohl einen solchen Söffen als Bote etwas anvertrauen? Er hat ein schön Stück Hand. Er gehe betteln wohere er sich dabey nicht erhält. Dies ist nicht Härte sondern solides dencken das mir obiges eingiebt.«[597]

Trotz größten Widerwillens genehmigte der Obervorsteher schließlich dennoch die Aufnahme in das Hospital. Obwohl von Stamford offensiv geäußert hatte, Butzbach könne sich ja mit Betteln durchschlagen, stellte es entgegen der Hospitalsordnung offenbar keine Option dar, selbst einen schlechten Bediensteten in die Mittellosigkeit zu entlassen.

Auf andere Weise wurde auch der Aufwärterin Simtshäuser zunächst die Versorgung im Hospital verweigert. 1796 war sie nach fünf Jahren im Dienst, mittlerweile über 70-jährig, schwer erkrankt und konnte das Bett nicht mehr verlassen. Da man davon ausging, dass sie wohl bald sterben würde, wurde ihre Stelle neu besetzt, und Obervorsteher von Stamford bewilligte ihr eine Hospitalitinnenpräbe mit Abzug von Fleisch und teilweise Brot, da sie sowieso kaum etwas aß. Sie überstand jedoch die Krankheit und bat durch eine Bittschrift darum, dass ihr eine volle Hospitalitinnenpräbe dauerhaft gewährt würde, sie also im Grunde die Versorgung einer Hospitalitin erhalte.[598] Dies brachte von Stamford, der die Gewährung der Kost für die Aufwärterin Simtshäuser und die Neubesetzung der Stelle mit der Nachfolgerin ohne Rücksprache mit der Samtkommission vorgenommen hatte, in arge Erklärungsnöte.[599] Nicht zuletzt

---

597 HStAM 229 I, B II b, Paket 1: Kommentar von Obervorsteher von Stamford auf einem Bericht von Amtmann Wachs vom 10.09.1800.

598 HStAM 229 I, B I 17: Bittschrift von Rebecca Simtshäuser, [1796].

599 HStAM 229 I, B I 17: Bericht von Obervorsteher von Stamford an die Samtkommission, Haina 18.06.1796.

durch seine distanzierte Äußerung zur Bitte der Aufwärterin verfügte die Samtkommission, sie nach ihrer Genesung aus dem Hospital auszuweisen.[600] Die Weiterleitung dieser Verfügung an Amtmann Wachs zeigt von Stamford, dessen philanthropische Gesinnung aufgrund der von ihm angestrebten Reformen in den Hohen Hospitälern häufig betont wird, als recht selbstgefällig und geradezu kleinlich ungehalten darüber, dass die Bittschrift der Aufwärterin ihn in Erklärungsnöte brachte. Dass der über 70-jährigen Aufwärterin, die keine lebenden Verwandten mehr hatte, mit der Ausweisung jegliche Lebensgrundlage entzogen wurde, kümmerte ihn offenbar wenig:

> *»Auch hier fandt ich bey dieser Weibsperson einen üblen Lohn für alles was ich an ihr gethan habe. Wäre sie mit meiner Verfügung zufrieden gewesen, so wars besser für sie, so aber hat sie sich den üblen Erfolg selbst beyzumessen. Hr. Amtmann werden ihr die S[amt] Resolut[ion] bekanntmachen, und hat sie sich, nach völlig erlangter Gesundheit um einen andern Aufenthalt umzusehen.«*[601]

Trotz der deutlich geäußerten Vorbehalte des Obervorstehers und im Fall der Simtshäuserin der von der Samtkommission verfügten Ausweisung erlangten sowohl sie als auch Butzbach schließlich doch die Aufnahme in das Hospital. Letztendlich gewannen der Versorgungsaspekt und die Verantwortlichkeit des Hospitals für die Bediensteten somit die Oberhand sowohl über mögliche Einsparungen als auch über Vorbehalte gegenüber den Bediensteten als Personen, die unter Umständen als unwürdig für eine solche Gnade angesehen wurden. Damit zeigt sich ein ungeschriebenes, auf Herkommen beruhendes Versorgungssystem innerhalb des Hospitals als äußerst wirkmächtig. Selbst am Beginn des 19. Jahrhunderts, als erste Konzepte zu rechtlich fixierten Pensionsansprüchen aufkamen, konnte sich die Verwaltung des Hospitals dem nicht entziehen.

6.2.6 Das Leben mit der Familie im Hospital

Da die Bediensteten mit ihren Familien im Hospital wohnten, lebten in Merxhausen weit mehr Personen sie und die Hospitalitinnen. Die meisten Bediensteten waren verheiratet und hatten Kinder. Hinzu kam, dass gegebenenfalls weitere Verwandte bei ihnen wohnten, zum Beispiel ein Elternteil oder Geschwister. Die höheren Bediensteten hatten häufiger eigene Knechte und Mägde, die Handwerker auch Lehrburschen. Dadurch ergab sich zum Beispiel 1777 aus 23 Bedienstetenstellen plus 13 Magd- und Knechtstellen im Vorwerk von Merxhausen eine

600 HStAM 229 I, B I 17: Weisung der Samtkommission, Haina 20.06.1796.

601 HStAM 229 I, B I 17: Resolution durch Obervorsteher von Stamford, o. O. 20.06.1796.

Bewohnerschaft von 183 Personen.[602] Somit ernährte das Hospital im Umfeld der Bediensteten deutlich mehr Personen als Hospitalitinnen.

Im Unterschied zu einem Dorf gab es keine selbstständig wirtschaftenden Haushalte, die über eigenen Besitz in Form von Land, Haus, Stallungen oder einer Werkstatt verfügten, sondern alle Bediensteten und ihre Familien standen über die Besoldung oder ein Pachtverhältnis in direkter ökonomischer Abhängigkeit zum Hospital. Dementsprechend gab es für die Nachkommen von Bediensteten auch kein Erbe, das zu einer dauerhaften Sicherung ihres Lebensunterhalts hätte dienen können. Selbst in den Hospitalsdienst zu gelangen erscheint vor diesem Hintergrund umso erstrebenswerter und dies dürfte seinen Teil zu den engen verwandtschaftlichen Verbindungen der Bediensteten untereinander beigetragen haben.

Der Blick auf Gutsbetriebe, Domänengüter und Hospitäler mit umfassendem Wirtschaftsbetrieb könnte hier eine Erweiterung der Forschung auf lohnabhängige Familien vor der Industrialisierung ermöglichen, deren Arbeits- und Lebensumfeld sich deutlich von den Arbeitern des 19. Jahrhunderts, aber auch von der zeitgleichen Lebensführung von besitzlosen Tagelöhnern oder Hintersassen, unterschieden.[603] Die Aufwärter und Aufwärterinnen rücken damit in den weiteren Zusammenhang der Lohnarbeit in der Frühen Neuzeit.

Im Hospital Merxhausen gruppierten sich um den/die Hospitalsbedienstete/n jeweils weitere Personen, die durch Verwandtschaft oder ein dienstliches Verhältnis mit ihm/ihr verbunden waren und sich daher dort aufhalten durften. Detaillierte Einwohnerlisten spiegeln dieses Ordnungsprinzip wider, indem sie die Personen geordnet nach den Bediensteten, zu denen sie gehörten, auflisten. Im Fall der höheren Bediensteten erscheint der Begriff »Haushalt« trotz des ökonomischen Abhängigkeitsverhältnisses zum Hospital passend, da dieser zum Hospital hin organisatorisch abgeschlossen erscheint und die Bediensteten über seine Zusammensetzung selbst entschieden. Der Haushalt des Küchenschreibers Rieder umfasste zum Beispiel 1777 seine Frau, seinen Sohn, eine Schwägerin, ein Kind seines Vorgängers, das er bei sich aufgenommen hatte, einen Burschen,

602 HStAM 229 I, B I 1 a: Verzeichnis der Bediensteten mit Familie und Gesinde, 1777.

603 Weder die Forschung zu Hospitälern noch diejenige zu Gutsbetrieben oder Domänengütern, in denen oftmals ähnlich wie in Merxhausen lohnabhängige Familien über einen langen Zeitraum zusammenlebten, haben sich mit dieser Form der Lebensführung bisher grundlegend befasst. Die Familienforschung konzentrierte sich hingegen vor allem auf Bauern- und Handwerkerfamilien sowie bürgerliche Familien und erst mit der Industrialisierung schließlich auf Arbeiterfamilien, die in einem dauerhaften Lohnverhältnis standen. Siehe Weber-Kellermann 1996; Sieder 1987.

eine Magd und eine Amme. Diese Personen bezogen ihren Unterhalt vom Küchenschreiber und die Hospitalsverwaltung hatte keinen Einfluss darauf, wen der Küchenschreiber einstellte oder bei sich aufnahm. Ähnlich galt dies auch für die Handwerker des Hospitals mit ihren Lehrburschen, Knechten und Mägden.

Bei den Aufwärtern und Aufwärterinnen wie bei den unteren Hausdienern allgemein ist es jedoch schwieriger, von einem selbstständigen Haushalt zu sprechen. Im Bereich der individuellen und familiären Lebensführung, über die eigentliche Dienstversehung hinaus, hatte das Hospital weitreichenderen Einfluss als bei den höheren Bediensteten. Das Essen erhielten die Aufwärter und Aufwärterinnen zum größten Teil aus der Hospitalsküche, sie waren hierbei vollständig in die Abläufe im Hospital eingebunden. Über ihre Kinder hinaus hatten sie nur selten weitere Verwandte bei sich, lediglich für ein Aufwärterehepaar ist belegt, dass sie die über 70-jährige Mutter der Ehefrau mit versorgten.[604] Die räumlich beengten Verhältnisse und die niederige Entlohnung des Wartpersonals dürften dem dauerhaften Unterkommen von Verwandten entgegengestanden haben.

Davon abgesehen lag schon die Entscheidung darüber, wer sich längere Zeit bei den Aufwärtern und Aufwärterinnen aufhalten durfte, nicht bei diesen selbst sondern bei der Hospitalsverwaltung. Die sozialen Kontakte wurden somit von der Hospitalsverwaltung teilweise eingeschränkt und mitbestimmt. Diese eingeschränkte Verantwortlichkeit für sich selbst über die finanzielle Abhängigkeit vom Lohnherrn hinaus ist charakteristisch für die Lohnarbeit der Frühen Neuzeit.[605]

Die meisten Aufwärter und Aufwärterinnen brachten jedoch eigene Kinder mit in das Hospital: Alle Aufwärterehepaare hatten während ihrer Dienstzeit zumindest zeitweise ein Kind bei sich, die meisten hatten mehrere, aber auch die verwitweten Aufwärterinnen hatten noch häufiger Kinder aus ihrer Ehe zu versorgen, während die ehemaligen Hospitalitinnen ihre unehelichen Kinder bei sich hatten.[606] Nach Aufnahme der Tätigkeit kamen nur selten weitere Kinder auf die Welt, was vor allem mit dem fortgeschrittenen Alter des Wartpersonals zu erklären ist. Aber immerhin bekamen sowohl das Ehepaar Lomp, das jung in den Dienst gekommen war, als auch das EhepaarKödding jeweils noch zwei weitere Kinder, während sie als Aufwärterehepaar tätig waren.

---

604 HStAM 229 I, B II a, Paket 3: Bittschrift der Aufwärterin Ködding an die Kurfürstliche Direktion der Hohen Hospitäler, [1817]; Schreiben von Obervorsteher von Boyneburg an Hospitalsinspektor Scheffer, Haina 12.02.1817.

605 Wunder 1993, S. 27.

606 Die Kinder der Bediensteten sind im Gegensatz zu anderen Personen, die evtl. noch zum Haushalt gehörten, in den Bedienstetenlisten verzeichnet (HStAM 229, Jahresrechnungen).

Die Kinder wohnten mit ihren Eltern in den gleichen Gebäuden wie die Hospitalitinnen und, da die Aufwärterinnen teilweise nicht über eigene Kammern verfügten, auch in den gleichen Räumen mit den Hospitalitinnen. Dies war sicherlich ein außergewöhnlicher Ort, um aufzuwachsen. Aus heutiger Sicht erscheint das Zusammenleben der Kinder des Wartpersonals auf engstem Raum mit Hospitalitinnen befremdlich, für die Zeitgenossen scheint es selbstverständlich gewesen zu sein, zumindest solange die Kinder noch nicht erwachsen waren. Wie die Kinder während der Arbeiten versorgt wurden, ob sie immer mit dabei waren, alleine blieben, ob sich vielleicht ältere Geschwister oder auch die Hospitalitinnen zwischendurch um sie kümmerten, ist aus den Quellen nicht ersichtlich. Für das Hospital Haina ist belegt, dass Hospitaliten Kinder des Wartpersonals von Arm zu Arm reichten, um sie zu wiegen und zu hätscheln.[607] Schon früh halfen die Kinder auch bei verschiedenen Arbeiten mit, wie es allgemein üblich war. Die Tochter der Aufwärterin Hilmer kam noch nach Merxhausen, um ihrer Mutter bei der großen Wäsche zu helfen, als sie schon in einem Nachbarort als Magd arbeitete.[608]

Die Hospitalsverwaltung betrachtete die Kinder vor allem unter dem Gesichtspunkt der Kosten, die sie verursachten, da sie vom Hospital mitversorgt wurden. Im Idealfall sollte das Wartpersonal keine Kinder oder zumindest nur wenige haben. Zum Ende des 18. Jahrhunderts wurde eine entsprechende Verordnung verabschiedet, so dass auch bei der Stellenbesetzung damit argumentiert wurde. 1793 schlug Amtmann Wachs dem Obervorsteher zur Nachfolge auf die Stelle des Aufwärterehepaares Icke deren Tochter und ihren Ehemann vor und erläuterte als Vorzug unter anderem:

> *»Ich thue diesen unmasgeblichen Vorschlag nun deßwillen; weil beyde Leute nun schon seit 6 Jahren in der Ehe gelebt, im 2ten Jahr ein kränkliches Kind erzeugt, das bald drauf verstorben ist und seitdem keines mehr erzeugt haben; wornach man also wohl mit einiger Wahrscheinlichkeit urtheilen könnte, daß aus dieser Ehe nicht leicht weitere Kinder erfolgen dürfthen, mithin von dieser Seite die beabsichtigte gnädige Verordnung, zu Verhüthung weitern descendentz erreicht würde.«*[609]

Das Ehepaar erhielt die Stelle jedoch nicht, stattdessen ging das Hospital hier neue Wege, indem es einen ledigen Aufwärter mit der verwitweten Aufwärterin Icke anstellte, wohl auch, um die Forderung nach Kinderlosigkeit einzulösen. Da

---

607 Vanja 2001, S. 43.

608 HStAM 229 I, B I 14, Paket 6: Untersuchungsprotokoll über den Aufenthalt der Tochter der Aufwärterin Fißler im Weberhaus, erstellt durch Amtmann Otto, Merxhausen 22.10., 29.10., 15.11.1804.

609 LWV 13, Merxhausen: Schreiben von Amtmann Wachs an Obervorsteher von Stamford, Merxhausen 12.09.1793.

sich diese Kombination als wenig erfolgreich erwies, wurden bald wieder Ehepaare eingesetzt. Weiterhin wurde jedoch angestrebt, dass sie möglichst wenige Kinder hatten.[610] Zu viele Kinder konnten dazu führen, dass jemand die Stelle nicht erlangte, wie es bei der Witwe Fißler der Fall war.[611] Insgesamt blieb das Hospital recht erfolglos dabei, die Zahl der Kinder zu reduzieren oder gar nur kinderlose Personen in den Wartdienst kommen zu lassen.

Über die angestrebte Kinderlosigkeit hinaus war die Hospitalsverwaltung auch darauf bedacht, dass die Kinder, sobald sie alt genug dafür waren, ihren Unterhalt selbstständig erwarben. Die »Renovirte Hospitalsordnung« von 1728 legte fest, dass die Kinder mit 14 Jahren das Hospital verlassen und ihren Unterhalt anderswo verdienen sollten.[612] Nicht zufällig ist dies auch das Alter, in dem die Kinder konfirmiert wurden. Die Konfirmation stellte nicht nur den Übergang ins kirchliche Erwachsenenleben dar, sondern auch ins weltliche. Insgesamt war es ein übliches Alter, um sich das erste Mal als Knecht oder Magd zu verdingen, wie es viele Kinder von Aufwärtern und Aufwärterinnen taten.[613] Einige kamen dabei auch direkt in Merxhausen unter, dienten zum Beispiel als Magd im Vorwerk, beim Schuhmacher oder beim Pfarrer.[614] Ansonsten war die nahe gelegene Stadt Kassel eine Anlaufstelle. Für die Söhne bestand zudem die Möglichkeit einer Handwerkslehre. Die hessen-kasseler Militärpolitik führte außerdem dazu, dass ein großer Teil der männlichen ländlichen Bevölkerung

610 So merkte Hospitalsmeister Scheffer 1813 zum Ehepaar Linker positiv an, dass es nur einen 13-jährigen Sohn habe. HStAM 229 I, B II b, Paket 1: Bericht von Hospitalsmeister Scheffer an Hassenpflug, Merxhausen 15.06.1813.

611 Siehe Lebenslauf Maria Magdalena Fißler (Kap. 6.1.5).

612 HStAM 5, Nr. 17862: Renovirte Ordnung von 1728, § XV.

613 Teilweise werden sie in den Bedienstetenlisten (HStAM 229, Jahresrechnungen) dann noch mit einem Vermerk einige Zeit weiter geführt. Auch die Seelenlisten (HStAM 229 I, B I 14, Paket 6) seit Ende des 18. Jahrhunderts nennen zahlreiche Kinder von Aufwärtern und Aufwärterinnen, die auswärts im Dienst standen. Unter 14 Jahren verdingten sich Kinder der Bediensteten von Merxhausen soweit nachweisbar nicht. Renate Dürr hat für Schwäbisch Hall einen Zusammenhang zwischen ökonomischem Druck (vor allem durch den Tod der Eltern, aber auch starke Armut der Familie) und einem besonders jungen Alter für den Eintritt in einen Dienst nachgewiesen. In Merxhausen hatten die Kinder der Bediensteten zumindest bis zum Alter von 14 Jahren jedoch eine vergleichsweise gesicherte Existenz. Siehe Dürr 1995, S. 159–162.

614 HStAM 229 I, B II a, Paket 3: Schreiben von Vogt Wachs an Obervorsteher von Stamford, 05.12.1789; HStAM 330, Nr. 1132: Anzeige gegen eine Dienerin des Hospitals Merxhausen wegen Aneignung eines Kleidungsstücks, Merxhausen 13.10.17[illegible]9.

zum Militärdienst ausgehoben wurde. Die Nachkommen von Bediensteten der Hohen Hospitäler waren hiervon nicht ausgenommen, so dass viele Söhne zwischenzeitlich im Militärdienst standen.[615]

Nachdem die Kinder Merxhausen verlassen hatten, riss der Kontakt zur Familie meist nicht ab. Dass Kinder ihre Eltern für mehrere Tage besuchten und dann auch bei diesen im Hospital wohnten, kam häufiger vor und wurde von der Hospitalsverwaltung in der Regel geduldet. Als problematischer wurden hingegen längere Aufenthalte angesehen. Das Hospital war für die Nachkommen von Bediensteten die erste Anlaufstelle, wenn es ihnen nicht gelang, ihren Lebensunterhalt selbst zu bestreiten, sie keine Arbeit fanden, aber auch wenn sie krank wurden und eine Versorgung durch einen Dienstherrn nicht gewährleistet war.

Besonders brisant wurde die Frage nach dem Aufenthalt von Kindern Bediensteter im Hospital, wenn die Sittlichkeit als gefährdet angesehen wurde. Die Söhne des Ludwig Israel, die beide Soldaten waren, sollten ihren kranken Vater im Dienst nicht länger vertreten, da der Hospitalsinspektor befürchtete, dass es zu sexuellen Kontakten mit Hospitalitinnen kommen könnte.[616] Bei Töchtern von Bediensteten stellten hingegen uneheliche Schwangerschaften, ähnlich wie bei den Hospitalitinnen, aus Sicht der Hospitalsverwaltung eine Gefährdung der sittlichen Ordnung dar. Zwischen 1767 und 1804 waren immerhin fünf Töchter von Aufwärtern und Aufwärterinnen unehelich schwanger.

Unehelichen Schwangerschaften im Hospital sind in zahlreichen Fällen nicht nur bei Kindern von Bediensteten, sondern auch bei Bediensteten selbst und bei Hospitalitinnen belegt. Sie zeigen, dass voreheliche oder außereheliche Sexualkontakte weit verbreitet waren. Der ideelle Anspruch eines sittlichen und außerhalb der Ehe sexuell enthaltsamen Lebens entsprach nur wenig dem Sexualverhalten, wie es zumindest von einigen im Hospital praktiziert wurde. Gelegenheiten und Orte fanden sich – von den Wohnstuben über Dachböden, Ställe oder in Wald und Wiese. Die Grenzen zwischen freiwilligem Geschlechtsverkehr, Prostitution und Vergewaltigung sind anhand der Untersuchungsprotokolle gelegentlich schwer zu ziehen. Im Fall der Töchter der Aufwärterinnen Rohdin und Holzapfel sowie der Tochter des Aufwärterehepaars Lomp hatte es allem Anschein nach ein Liebesverhältnis zu Schustergesellen bzw. zu einem Knecht gegeben.[617] Zwei von

615 Die Jahresrechnungen verzeichnen sie teilweise mit dem Vermerk »Soldat« noch einige Zeit weiter (HStAM 229, Jahresrechnungen: Verzeichnis der Bediensteten).

616 Siehe Kap. 6.2.5.

617 HStAM 229 I, B I 5, Paket 15: Fornicationsprotokoll Anna Martha Rohdin, erstellt durch Vogt Fey, Merxhausen 14.05.1767; B I 5, Paket 3: Fornicationsprotokoll Anna Gerdruth Lomp, erstellt durch Vogt Wachs, Merxhausen 27.05.1786; Fornica-

ihnen heirateten danach auch den Vater des Kindes. Bei der Tochter des Aufwärters Säumer lag die Sache etwas anders, denn sie war von einem verheirateten Knecht des Vorwerks schwanger, der sich allerdings bereit erklärte, für das Kind aufzukommen.[618] Die Tochter der Aufwärterin Fißler hingegen war in Kassel schwanger geworden. Gerüchteweise verdiente sie dort ihr Geld als Prostituierte.[619] Als sie schwanger war, kehrte sie zu ihrer Mutter zurück, genauso wie die Tochter der Aufwärterin Holzapfel, die sich zwischenzeitlich außerhalb verdingt hatte und deren Dienst wegen der Schwangerschaft beendet worden war.[620]

Aus welchen Gründen die Kinder von Aufwärtern und Aufwärterinnen auch zurückkehrten, Alternativen gab es für sie kaum. Von der Hospitalsverwaltung ausgesprochene Verbote wurden häufiger missachtet. Die Töchter der Aufwärterinnen Lomp und Holzapfel kehrten in das Hospital zurück, nachdem sie in Kassel keine Anstellung hatten finden können. Der Vogt ließ sie auf Anweisung des Obervorstehers schließlich mit Gewalt aus dem Hospital schaffen, aber kurze Zeit später waren sie wieder dort.[621] In der Regel wurden die Kinder von ihren Eltern unterstützt, gelegentlich aber auch durch andere Personen. Hielten sich die Kinder verbotenerweise im Hospital auf, wurden sie durchaus auch vor den Hospitalsbeamten versteckt. Die Aufwärterin Fißler verheimlichte mehrmals den Aufenthalt ihrer Tochter im Weberhaus. Beim zweiten Mal wurdes sie erst nach etwa vier Wochen entdeckt, weil sie ein totes Kind zur Welt gebracht hatte.[622]

Es ist unwahrscheinlich, dass die Anwesenheit der Tochter, die zudem schon vor der Geburt krank gewesen war, längere Zeit vor allen geheim gehalten worden

---

tionsprotokoll Anna Catharina Holzapfel, erstellt durch Vogt Wachs, Merxhausen 17.11.1787, ergänzt 17.12.1787 und 12.01.1789.

618 HStAM 229 I, B I 5, Paket 3: Fornicationsprotokoll Anna Christina Säumer, erstellt durch Amtmann Wachs, Merxhausen 28.11.1795.

619 HStAM 229 I, B I 14, Paket 6: Untersuchungsprotokoll über den Aufenthalt der Tochter der Aufwärterin Fißler im Weberhaus, erstellt durch Amtmann Otto, Merxhausen 22.10., 29.10., 15.11.1804.

620 Siehe Lebensläufe Anna Elisabeth Holzapfel (Kap. 6.1.4.2) und Maria Magdalena Fißler (Kap. 6.1.5).

621 LWV 13, Merxhausen: Schreiben von Vogt Wachs an Obervorsteher von Stamford, Merxhausen 05.10.1787; Schreiben von Gegenschreiber Ruhl an Obervorsteher von Stamford, Merxhausen 01.11.1787; Schreiben von Vogt Wachs an Obervorsteher von Stamford, Merxhausen 29.10.1788.

622 HStAM 229 I, B I 14, Paket 6: Untersuchungsprotokoll über den Aufenthalt der Tochter der Aufwärterin Fißler im Weberhaus, erstellt durch Amtmann Otto, Merxhausen 22.10., 29.10., 15.11.1804.

war. Die Untersuchung der näheren Umstände der Totgeburt zeigen dann auch, dass sowohl die zweite Aufwärterin Hilmer als auch die ehemalige, alte Aufwärterin Icke wussten, dass sich die Tochter der Aufwärterin Fißler im Hospital aufgehalten hatte. Zudem stellte sich im Laufe der Untersuchung des Vorfalls durch den Amtmann heraus, dass eine Tochter der Aufwärterin Hilmer ebenfalls seit vier Wochen im Weberhaus wohnte, ohne dass er davon wusste. Auch den Hospitalitinnen konnten die beiden Töchter über einen so langen Zeitraum wohl kaum verborgen geblieben sein. Aber auch sie hatten den Amtmann davon offensichtlich nicht unterrichtet, was nicht zuletzt zeigt, dass die Hospitalsbeamten keineswegs über alle Vorgänge im Bilde waren. Häufig allerdings machten Gerüchte die Runde, die den Vogt oder den Amtmann zu näheren Untersuchungen veranlassten.[623] Insofern ist der lange, unentdeckte Aufenthalt der beiden Töchter angesichts der zu vermutenden großen Anzahl an Mitwisserinnen doch erstaunlich.

Die Kinder von Aufwärtern und Aufwärterinnen konnten gelegentlich über ihre Eltern hinaus auch auf die Unterstützung weiterer Personen im Hospital zurückgreifen. Die Tochter der Aufwärterin Lomp stellte der Schuhmacher, der gleichzeitig nach dem Tod des Vaters ihr Vormund war, trotz ihres verletzten Beines als Magd ein, damit sie entgegen den Vorgaben von Obervorsteher und Vogt im Hospital bleiben konnte.[624] Die Tochter der Aufwärterin Holzapfel hielt sich, nachdem sie wegen ihrer Schwangerschaft aus dem Magddienst entlassen worden war, bereits acht Tage in der Schlagmühle von Merxhausen auf, bis der Vogt davon erfuhr. Der weitere Aufenthalt wurde ihr zunächst nicht gestattet, aber dennoch blieb sie weiterhin in der Mühle, was ihr ohne Duldung des Schlagmüllers wohl kaum möglich gewesen wäre.[625]

---

623 Viele Untersuchungsprotokolle in den Akten des Hospitals gehen auf Gerüchte oder Informationen zurück, die dem Vogt bzw. Amtmann, häufig aber auch dem Pfarrer zu Ohren gekommen waren oder absichtlich zugetragen wurden. Natürlich ist nicht zu sagen, was sich quasi hinter dem Rücken von Hospitalsbeamten oder Pfarrer abspielte, ohne dass sie jemals davon Kenntnis hatten.

624 HStAM 229 I, B II a, Paket 3: Schreiben von Vogt Wachs an Obervorsteher von Stamford, 05.12.1789.

625 HStAM 229 I, B I 5, Paket 3: Fornicationsprotokoll Anna Catharina Holzapfel, erstellt durch Vogt Wachs, Merxhausen 17.11.1787, ergänzt 17.12.1787 und 12.01.1789. Der Aufenthalt wurde ihr erst gestattet, nachdem der Schwängerer sich eingefunden hatte und versichert hatte, dass er sie heiraten würde, ebd.: Weisung der Fürstl. Regierung Kassel an Vogt Wachs, Kassel 02.02.1788.

Die Aufwärter und Aufwärterinnen und ihre Kinder waren in Merxhausen in ein Geflecht von sozialen Beziehungen eingebunden, das in Teilen über Verwandtschaftsverhältnisse konstituiert und auch aufrechterhalten wurde. In den Quellen tritt dies am deutlichsten in der Übernahme von Patenschaften zu Tage. Die meisten Kinder von späteren Aufwärterehepaaren waren vor Antritt des Wartdienstes geboren worden. Da die Männer meist bereits zuvor im Dienst des Hospitals gestanden hatten, sind viele der Kinder dennoch in Merxhausen zur Welt gekommen und dort getauft worden.[626]

Etwa die Hälfte der Patenschaften für Kinder (späterer) Aufwärter und Aufwärterinnen wurde von Personen aus Merxhausen übernommen, die in der Regel ebenfalls aus den untersten Bedienstetenkreisen oder den dortigen Handwerksfamilien stammten. Patenschaften höherer Bediensteter für Kinder des Wartpersonals gab es hingegen nicht, auch hier zeigt sich eine deutliche soziale Abgrenzung. Allerdings übernahmen zumindest deren Söhne in zwei Fällen eine Patenschaft, ein Sohn des Meiers und ein Sohn des Gärtners. Gleichzeitig zeigen die Patenschaften aber auch, dass die Aufwärterehepaare zahlreiche Kontakte zu Verwandten außerhalb des Hospitals hatten, die in der Regel jedoch nicht sehr weit entfernt wohnten. In den meisten Fällen übernahm eine Schwester oder ein Bruder eines der Ehepartner eine Patenschaft. Gleichfalls übernahmen die Aufwärter und Aufwärterinnen und ihre Kinder selbst Patenschaften für die Kinder anderer Bediensteter aber gelegentlich auch unehelich geborene Kinder von Hospitalitinnen.

Welche Rolle die Verwandtschaftsverhältnisse und Patenschaften im Alltag spielten, wird jedoch kaum deutlich. Sympathie und Antipathie orientieren sich nicht unbedingt an diesen Verbindungen. Freundschaften und Feindschaften, aber auch das dazwischen eines eher neutralen Verhältnisses, entstanden im Zusammenleben und -arbeiten und konnten sich im Laufe der Zeit natürlich auch verändern. In den Quellen treten sie schlaglichtartig nur gelegentlich hervor. Der Aufwärter Hofmann sagte anlässlich einer Untersuchung eines Diebstahls, dessen er bezichtigt wurde, zum Verhältnis zwischen ihm und seiner Ehefrau auf der einen und dem Aufwärterehepaar Pflüger auf der anderen Seite aus: *„Ehe der Zwirn gestohlen worden, wären sie gute Freunde geweßen nachgehends aber feinde*

626 Von den Aufwärtern und Aufwärterinnen, die zwischen 1760 und 1810 in Merxhausen tätig waren, sind Kinder der Aufwärterehepaare J. L. Israel, Lomp, Pflüger, Säumer und Icke, sowie der Aufwärterinnen Fißler (noch als Ehefrau des Zieglers), Hainin und Holzapfel (beide als Hospitalitinnen unehelich schwanger) verzeichnet. (LKAK, KB Merxhausen 1764–1818).

worden.“[627] Die Aufwärterin Anna Catharina Beck hatte Anna Elsa Wilcker als »*Hure*« und »*Tobs-Weib*« beschimpft, weil sie vermutete, jene habe ein Verhältnis mit ihrem Ehemann.[628] Man beachte zudem das Schimpfwort »Tobsweib«, das nicht nur die auf diese Art Beschimpfte herabsetzte, sondern wie bei dem Wort »Huren« auch diejenigen, von denen das Wort abgeleitet wurde. Häufigen Streit hatten auch der ledige Aufwärter Butzbach und die verwitwete Aufwärterin Icke über ihre gemeinsame Dienstversehung und sie kamen persönlich kaum miteinander zurecht. Auch Aufwärter Säumer sprach nur mit großer Abneigung von Butzbach.[629]

Das Verhältnis der Kinder von Hospitalsbediensteten war ebenso von Konflikten und Freundschaften geprägt wie das der Eltern. Das hat die Auseinandersetzung in der Kirche von Merxhausen bereits gezeigt, als einige Söhne von unteren Hospitalsbediensteten als befreundete Gruppe auftraten.[630] Die Tochter des Aufwärterehepaars Hofmann sagte rückblickend über ihr Verhältnis zu den Kindern des Aufwärterehepaars Pflüger: „*[…] was sie anlangt, wäre sie zuweilen mit deren Kindern, wie das unter Kindern zu geschehen pflegte, böse gewesen.*“[631] Die etwa gleichaltrigen Töchter der Aufwärterinnen Fißler und Hilmer blieben auch während ihrer Aufenthalte in Kassel weiterhin in Kontakt, und die eine erzählte der anderen als erste von ihrer unehelichen Schwangerschaft, was ein gewisses Vertrauensverhältnis voraussetzt.

Trotz der oftmals nur bruchstückhaften Informationen verdeutlichen die Aussagen, dass – neben der dienstlichen und ständischen Hierarchie – familiäre, verwandtschaftliche aber auch freundschaftliche Beziehungen sowie im Gegensatz dazu auch Konflikte und Feindschaften das Zusammenleben im Hospital entscheidend prägten.

627 HStAM 330 Niedenstein, Nr. 924: Protokoll über den Diebstahl von Tuch und Zwirn im Hospital Merxhausen 1756.

628 HStAM 330 Niedenstein, Nr. 948: Klage einer Anna Elsa Wilcker gegen die Krankendienerin Anna Catharina Leck (Beck), beide Merxhausen wegen Injurien, 1759.

629 HStAM 229 I, B II b, Paket 1: Protokoll über die Dienstvergehen des Aufwärters Butzbach, erstellt durch Vogt Wachs, Merxhausen 08.01.1800.

630 Siehe Kap. 6.2.3.

631 HStAM 330 Niedenstein, Nr. 924: Protokoll über den Diebstahl von Tuch und Zwirn im Hospital Merxhausen 1756.

7. Unterbringung und Ausstattung des Wartpersonals und der Hospitalitinnen

Das Wartpersonal wohnte mit den Hospitalitinnen in den gleichen Gebäuden, teilweise sogar in den gleichen Zimmern, wodurch die Einheit von Lebens- und Arbeitsort sehr deutlich hervortritt. Die allgemeine Wohnsituation, die Einrichtung der Räume und die Ausstattung der Hospitalitinnen beeinflussten direkt die Arbeit des Wartpersonals. Sie geben außerdem erste Hinweise auf Problemfelder wie die Sauberkeit im Hospital oder die Einsperrung von geistig differenten Hospitalitinnen, die bei der Behandlung der Tätigkeitsfelder des Wartpersonals noch eine Rolle spielen werden. Zudem ermöglicht die Untersuchung der Räumlichkeiten und der Dinge des alltäglichen Bedarfs wie Bettwerk und Kleidung, der Frage nachzugehen, ob hierbei zwischen Hospitalitinnen mit unterschiedlichen Krankheiten differenziert wurde und welche Gründe hierfür zu erkennen sind. Darauf aufbauend ist es wiederum möglich, Rückschlüsse zu ziehen, ob sich die Aufgabenfelder einzelner Aufwärter und Aufwärterinnen unterschieden.

Die Baugeschichte von Hospitälern ist innerhalb der Hospitalsgeschichte gerade in Deutschland gut vertreten, allerdings wurden in diesem Rahmen vor allem repräsentative Neubauten behandelt, in denen neue Konzepte der Hospitalsarchitektur verwirklicht wurden.[632] Die Gebäude in Merxhausen waren im Vergleich dazu schlicht ausgeführt. Bereits vorhandene, ältere Gebäude wurden umgebaut und Neubauten angesichts einer knappen Finanzlage mit eher niedrigen Kosten verwirklicht. Dies war auch für andere Hospitäler nicht ungewöhnlich, allerdings fanden diese bisher aus architekturhistorischer Sicht wenig Aufmerksamkeit. Gerade die innere Aufteilung und die Ausstattung der Räumlichkeiten sind über die Abbildung von Grundrissen hinweg noch kaum beachtet worden.[633] Auch die Eingebundenheit oder Abgrenzung der Unterkünfte von Hospitalsinsassen zu den häufig vorhandenen Wirtschaftsgebäuden wie Backhaus, Brauhaus, Scheunen und Stallungen wurde kaum thematisiert. Dies sind aber Bereiche, die für das Wartpersonal und die Aufwartung von grundlegender Bedeutung waren, und die deshalb in den folgenden Kapiteln ausführlich behandelt werden.

---

632 An Überblickswerken sind hier neben Murken 1995 vor allem die Arbeiten von Dieter Jetter zu nennen, zuletzt Jetter 2005.

633 Vgl. Vanja 2008b, S. 27–30.

7.1 Gebäude

7.1.1 Weberhaus und Krankenhaus

Im 18. Jahrhundert dienten vor allem zwei Gebäude der Unterbringung von Hospitalitinnen sowie Aufwärtern und Aufwärterinnen gleichermaßen: das Weberhaus und das Krankenhaus. Im 1562 erbauten Weberhaus waren schon seit dem 16. Jahrhundert Hospitalitinnen untergebracht. Es wurde 1704 umfassend umgebaut und aufgestockt.[634] Das Krankenhaus wurde erst 1717 erbaut und ersetzte ein älteres und kleineres Gebäude mit dem gleichen Namen.[635]

Auf einem Plan (Abb. 7) von 1810 ist die Lage von Weberhaus und Krankenhaus zwischen den übrigen Gebäuden des Hospitals zu erkennen. Es sind die beiden freistehenden länglichen Gebäude nahe beim ehemaligen Kreuzgang und der Kirche. Damit lagen Weberhaus und Krankenhaus in unmittelbarer Nähe zu Kirche, Küche, Renterei und Stallungen, die alle in den Flügeln um den Kreuzgang untergebracht waren, aber auch zu den Unterkünften der übrigen Bediensteten und den Wirtschaftsgebäuden wie Schmiede, Brau- und Backhaus. Der Erholungsplatz vor Weberhaus und Krankenhaus, zur Seite der Kirche hin, wurde erst zum Ende des 18. Jahrhunderts eingerichtet. Zuvor befanden sich dort Bretterställe und Misthaufen. Auf der Rückseite der beiden Gebäude lag ein Fischteich (im Plan durchgestrichen), der 1817 eingeebnet wurde und ebenfalls in einen Platz für die Hospitalitinnen umgewandelt wurde.[636] Die Gebäude für die Hospitalitinnen lagen somit inmitten des Verwaltungs- und Wirtschaftsbetriebs des Hospitals und nicht davon abgetrennt in einem gesonderten Bereich. Abgegrenzt nach außen war vielmehr der gesamte Hospitalskomplex, der von Mauern und Toren umgeben war. Zwar sind Weberhaus, Kirche und zwei Flügel des Kreuzgangs heute noch erhalten, aber die gepflegte, parkähnliche Anlage lässt leicht vergessen, dass im 18. Jahrhundert auch der innere Bereich des Hospitals vom Wirtschaftsbetrieb dominiert wurde (Abb. 8 und 9).

---

634 Die Inventare in den Jahresrechnungen geben das Jahr 1704 als Erbauungsjahr für das Weberhaus an, zum ersten Mal in HStAM 229, Jahresrechnung 1704.

635 HStAM 229 I, B VI, Paket 1: Bauregister des Hospitals Merxhausen über das neu erbaute Krankenhaus, 02.–31.12.1717.
Die Baukosten betrugen über 1100 R. Die Inventare von 1717 und 1718 zeigen, dass beide Gebäude noch für kurze Zeit parallel bewohnt wurden, da im neuen Krankenhaus noch nicht alle Räume bezogen werden konnten. (HStAM 229, Jahresrechnung 1717–1718: Inventare).

636 Siehe Kap. 7.1.4.

Abb. 7: Plan (Ausschnitt) des Hospitals Merxhausen von Landvermesser Pfaff, 1810. Beschriftungen in dunkler Tinte nach 1817 hinzugefügt (HStAM B 898).

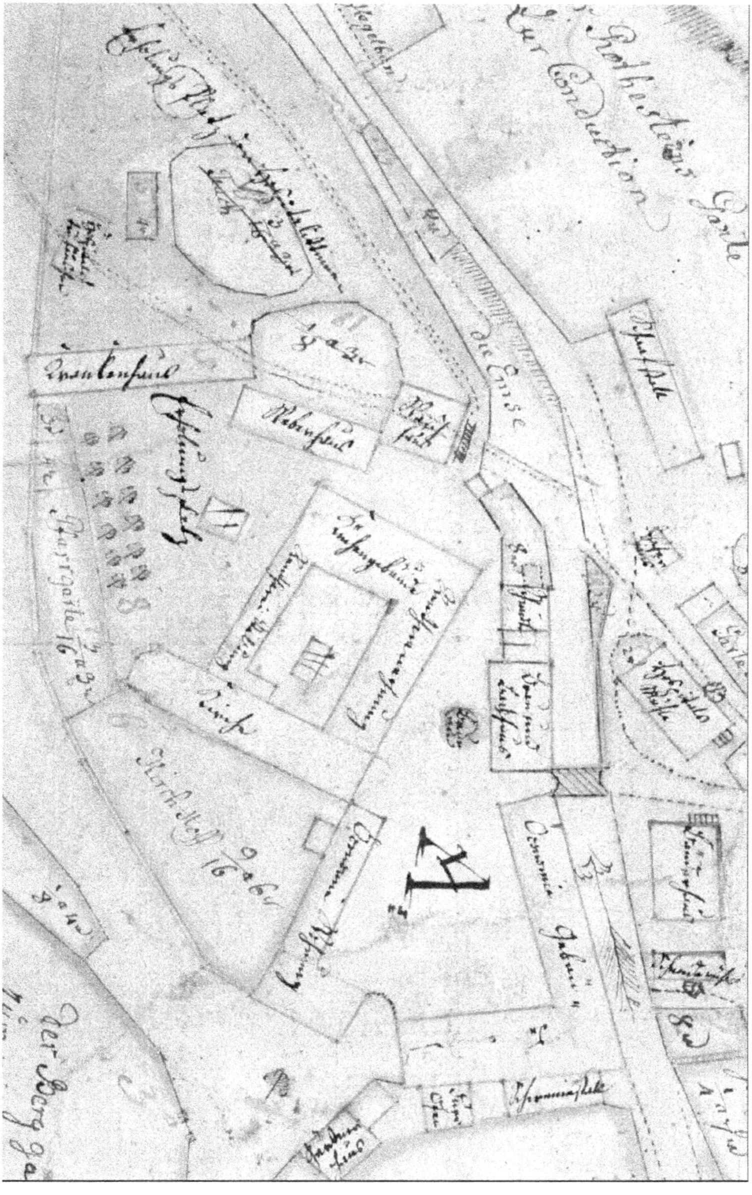

Abb. 8: Weberhaus (Ostgiebel) und Kreuzgang. (Foto: Noll)

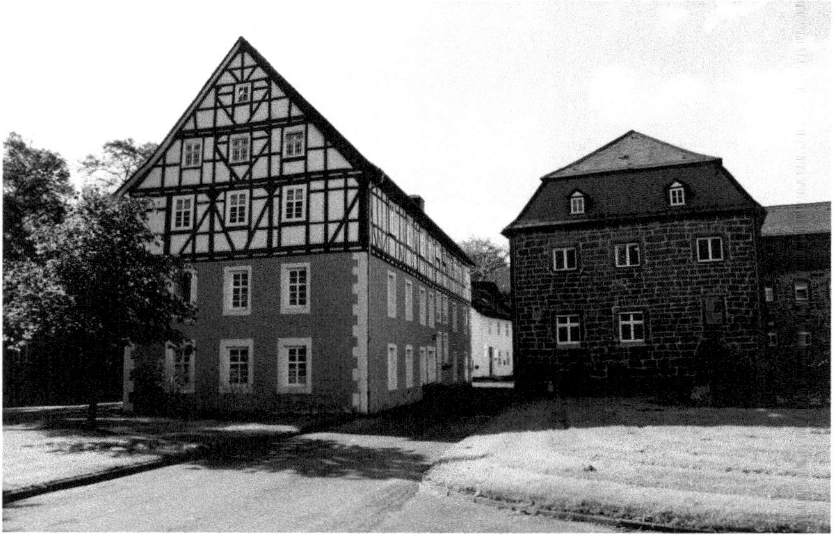

Abb. 9: Weberhaus (Südseite). (Foto: Noll)

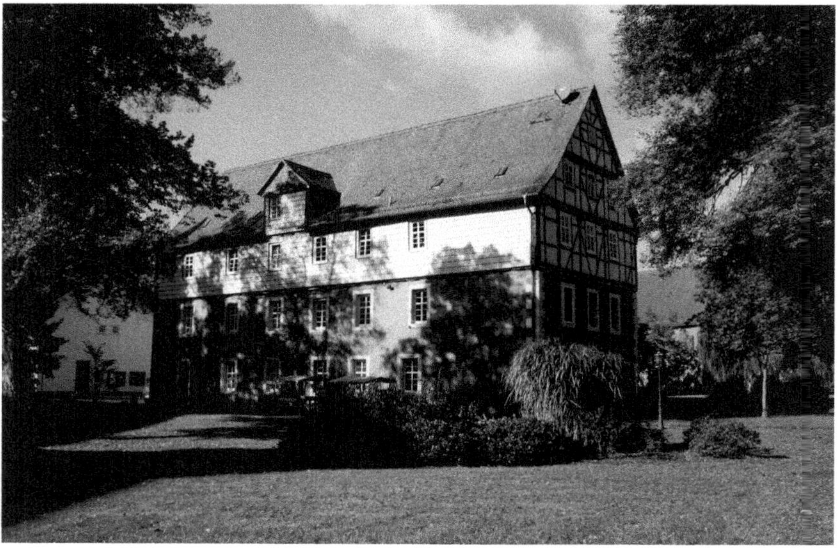

Die ältesten Teile des Weberhauses, die beiden Steinstockwerke, gehen auf das 16. Jahrhundert zurück, wurden aber 1704 umfassend umgebaut. Sicher nachweisen lässt sich, dass die Fenster verändert wurden, wobei ein Teil der alten Leibungen und Stürze wiederverwendet wurde, unter anderem auch der Fenstersturz mit der Jahreszahl 1562, dem ursprünglichen Baujahr.[637] Während die Raumaufteilung im Erdgeschoss unverändert blieb, wurde der erste Stock neu gegliedert. Fachwerkstock und Dach wurden hingegen 1704 vollständig neu errichtet.[638]

Die heutige Gestalt des Hauses entspricht weder im Äußeren noch im Inneren dem Zustand im 18. Jahrhundert, denn seitdem fanden noch einige Umbauten statt. Eine undatierte und unbeschriftete Planzeichnung aus dem 19. Jahrhundert zeigt abgesehen von kleinen Veränderungen die Raumaufteilung des 18. Jahrhunderts (Abb. 10).[639] Der Eingang lag früher an der östlichen Giebelseite, während er heute an der Mitte der Nordseite gelegen ist. Im 18. Jahrhundert führte die Eingangstür direkt in einen großen Raum, die *»vorderste Stube«*, durch die man erst zu Flur und Treppenhaus und von dort aus zur *»hintersten Stube«* gelangte. Die in der *»vordersten Stube«* eingezeichneten Zwischenwände geben einen geplanten Umbau wieder, der wohl auch der Anlass für die Erstellung der Bauzeichnung war. Offenbar empfand man das große »Durchgangszimmer« mittlerweile als unpraktisch. Dies dürfte auch die spätere Verlegung des Eingangs erklären, der seitdem direkt zum Treppenhaus führt.

Im ersten und zweiten Stock befanden sich direkt übereinander gelegen jeweils ein weitererer großer Raum, die *»mittelste«* und *»oberste Stube«*. Die im Plan eingezeichneten Zwischenwände in der obersten Stube waren im 18. Jahrhundert noch nicht vorhanden. Die übrige Fläche des ersten und zweiten Stocks war in fast gleichgroße Kammern aufgeteilt.[640]

---

637 Ich danke Christian Presche an dieser Stelle für die bauhistorischen Hinweise.

638 Dies zeigt ein Vergleich der Inventare vor und nach dem Umbau. HStAM 229 I, B I 7, Paket 1: Inventar über den Hausrat des Hospitals Merxhausen, 16.01.1694; HStAM 229, Jahresrechnung 1704.

639 Die Veränderungen lassen sich anhand der Inventare des Hospitals nachweisen, die die Gebäude jeweils Stockwerk für Stockwerk und Raum für Raum abhandeln.

640 Während der zweite Stock bis zur Erstellung des Grundrisses unverändert blieb, war im ersten Stock eine Wand entfernt worden, so dass man ein größeres Zimmer erhalten hatte. Die Aufteilung lässt sich anhand der Inventare gut nachvollziehen. Sie beginnen im ersten und zweiten Stock mit der *»Kammer zur linken der Treppe«*, der noch zwei weitere Kammern folgen. Dann folgt ein Übergang zu den Kammern *»nach dem Wasser«*, womit die Ems bzw. der Graben gemeint ist, der hinter dem Haus vorbeifloss. Auf dieser Seite folgt nach drei größeren Kammern eine *»kleine Kammer«*, wie sie der Plan gegenüber der Treppe zeigt.

Abb. 10: Grundriss des Weberhauses, undatiert, 19. Jh (HStAM P II 8241, Blatt 25, Ausschnitte).

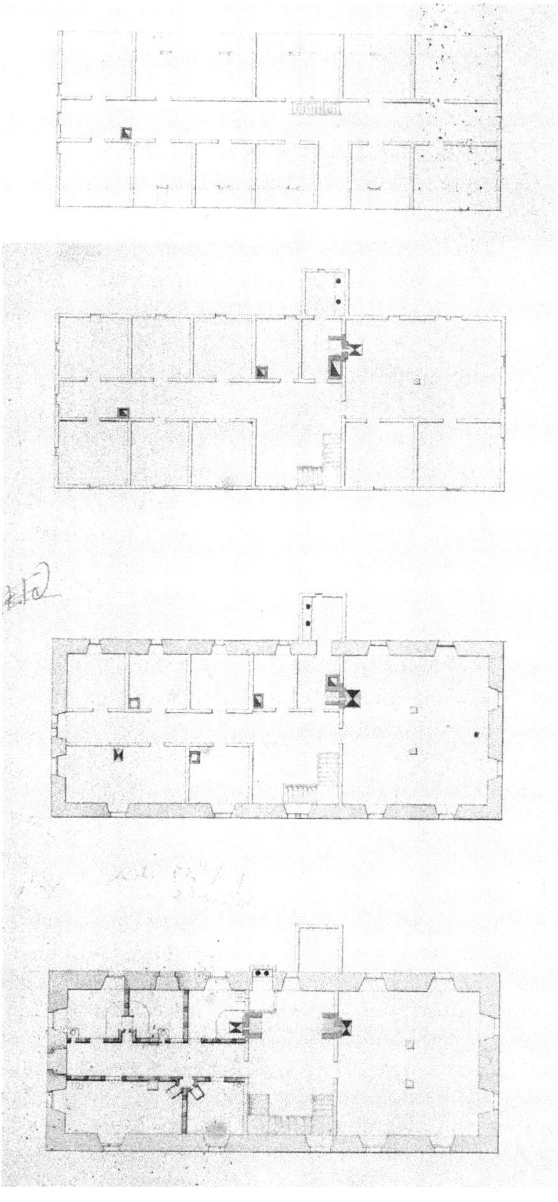

Abb. 11: Ansicht des Krankenhauses von F. Hoffmann, 1864 (HStAM, P II 8241 Blatt 12, Ausschnitt).

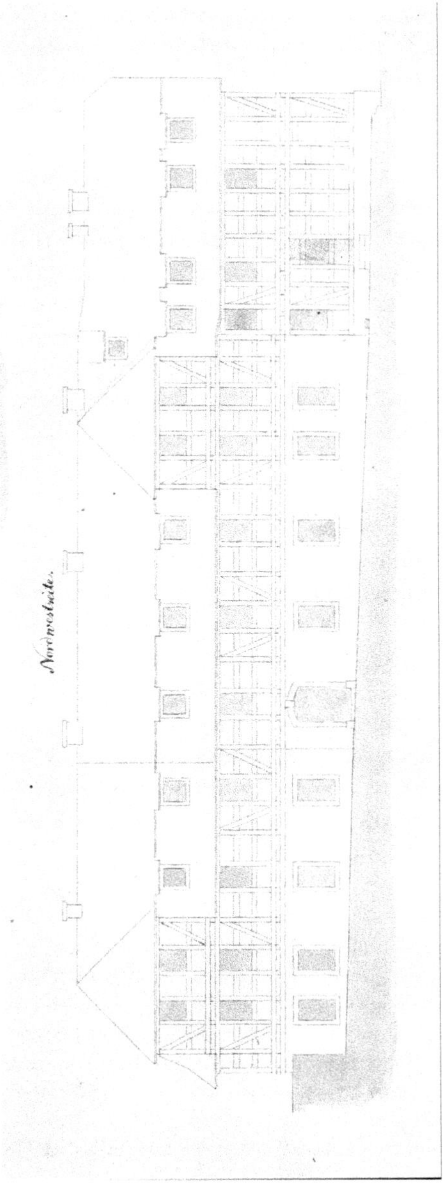

Im Vergleich zum 18. Jahrhundert vergrößert erscheinen die Kammern im Dachgeschoss, während die Inventare hier 14 Kammern nennen, sind es auf dem Plan nur elf. Dem Haus vorgesetzt war ein Abortanbau. Er ist heute zwar nicht mehr vorhanden, seine Lage an der Südseite des Hauses wird durch die Dachgaube aber noch angezeigt. Er war vom ersten und zweiten Stock zugänglich und lag direkt über dem Mühlgraben. Auch der Abort im Erdgeschoss führte direkt zum Graben.

Während das Weberhaus heute noch erhalten ist, wurde das 1717 erbaute Krankenhaus zwischen 1891 und 1910 abgerissen.[641] Aus dem 19. Jahrhundert sind jedoch Außenansichten und Grundrisse überliefert (Abb. 11 und 12). Sie zeigen das Gebäude mit einem Anbau zur rechten Seite, der erst zu Beginn des 19. Jahrhunderts errichtet worden ist. Das Krankenhaus war zwar schlicht mit einem schmucklosen Erdgeschoss aus Stein und einem Fachwerkstock ausgeführt, aber die symmetrische Front mit zentralem Eingang und den beiden Dachgauben, die sie seitlich begrenzten, entsprach mehr als das Weberhaus, bei dem die alten Grundmauern die Gestalt des Gebäudes bestimmten, dem Architekturgeschmack zu Beginn des 18. Jahrhunderts.

Das Krankenhaus hatte neben dem Erdgeschoss zwei Stockwerke, das zweite bereits unter dem Dach gelegen. Darüber folgte ein Dachboden, der aber nicht der Unterbringung von Hospitalitinnen diente. Der älteste Grundriss des Krankenhauses ist auf dem gleichen Blatt überliefert wie der bereits gezeigte Grundriss des Weberhauses. Allerdings sind nur Erdgeschoss und erster Stock abgebildet, während das Dachgeschoss fehlt. Im ersten Stock entspricht die Aufteilung der des 18. Jahrhunderts – den Anbau zur rechten Seite weggedacht –, während sich im Erdgeschoss einige Umbauten zeigen. Dieses war im 18. Jahrhundert fast ebenso aufgeteilt wie der erste Stock, einziger Unterschied war, dass ein Gang zum Hinterausgang führte, so dass eine Kammer weniger vorhanden war.[642] Die Aufteilung des Dachgeschosses, das der Grundriss nicht zeigt, entsprach hingegen völlig der des ersten Stockwerks.[643]

---

641 Erckenbrecht 1983, S. 44.

642 Im Grundriss geben zwei eingezeichnete Pfosten im Zimmer rechts neben dem Hintereingang die ursprüngliche Lage der Wand an. Ein Grundriss von 1891 zeigt zudem zwei Pfosten, die für eine ursprünglich gleiche Größe der beiden Kammern rechts neben dem linken großen Zimmer sprechen, wie sie sie im ersten Stock auch vorhanden ist. Für eine gleichmäßige Aufteilung der Zimmergrößen im älteren Teil des Gebäudes sprechen auch die Inventare.

643 Dies zeigen die Inventare und ein späterer Grundriss von 1891. Der Grundriss ist gedruckt bei Erckenbrecht 1983, S. 45.

Abb. 12: Grundriss des Krankenhauses, undatiert, 19. Jh. (HStAM, Best. P II 8241, Blatt 25, Ausschnitt).

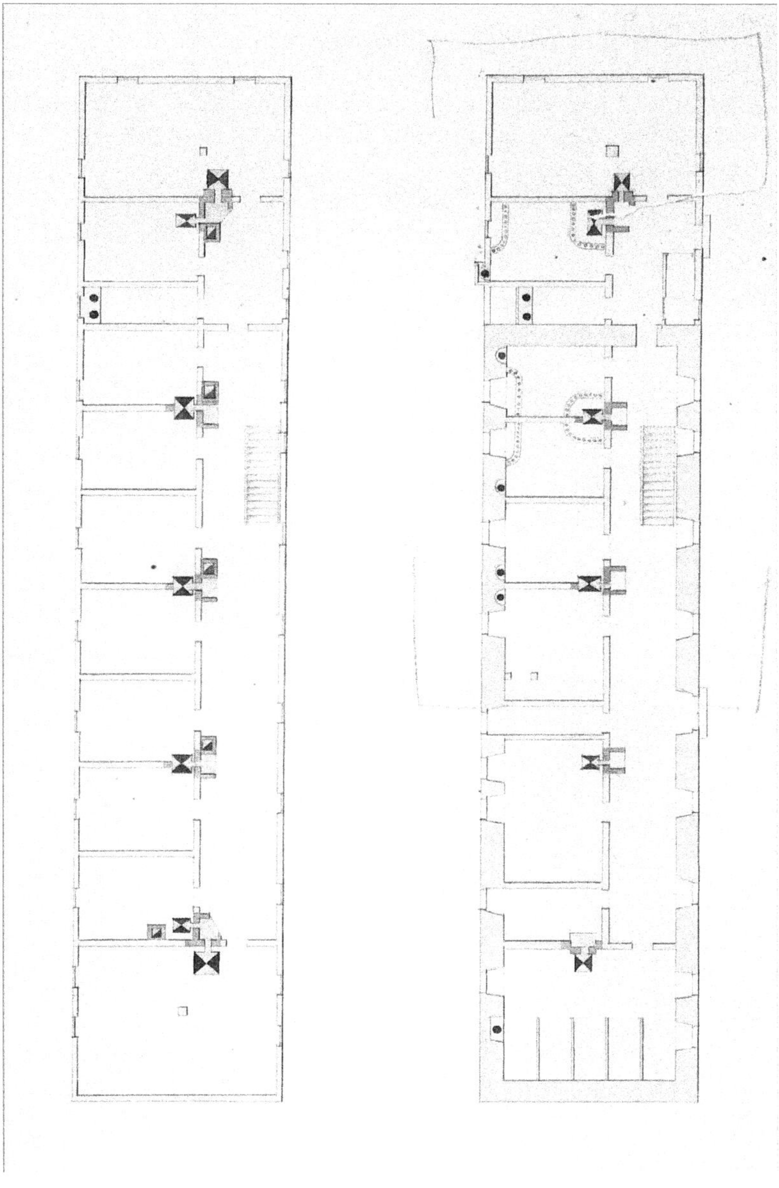

Im Erdgeschoss zeigt der Grundriss in einigen Räumen Vorbauten vor Fenstern und Öfen, vermutlich Schutzvorrichtungen, damit sich die Insassen nicht verletzten. Diese Vorrichtungen sind für das 18. Jahrhundert und zu Beginn des 19. Jahrhunderts nicht belegt. Allerdings waren alle Fenster des Erdgeschosses und einige des ersten Stocks vergittert. Das große Zimmer an der linken Seite des Erdgeschosses war schon im 18. Jahrhundert in kleinere Abschnitte unterteilt, in denen vor allem psychisch differente Hospitalitinnen untergebracht waren, die sich aggressiv verhielten.[644]

Die Aborte in den einzelnen Zimmern sind hingegen Umbauten des 19. Jahrhunderts. Im Gegensatz zum Weberhaus verfügte das Krankenhaus zunächst über keinen Abort, der vom Haus aus zugänglich war, sondern dieser lag ursprünglich an der Seite des Hauses, an der der Anbau errichtet wurde, und war nur von außerhalb des Gebäudes zugänglich. Angesichts der Abortanlage im Weberhaus überrascht es, dass im Krankenhaus keine ähnliche Einrichtung getroffen wurde. Erst mit dem neuen, 1801 fertiggestellten Anbau an das Krankenhaus, war auch der Bau eines gut zugänglichen Aborts verbunden. Merxhausen zeigte sich in dieser Hinsicht geradezu fortschrittlich. Beim Neubau der Charité in Berlin, der Ende des 18. Jahrhunderts errichtet wurde, hatte man zum Beispiel aus Kostengründen auf Aborte im Gebäude verzichtet.[645]

Die Erweiterung des Krankenhauses wurde seit 1797 geplant. Die ursprüngliche Idee ging wohl auf Hospitalsarzt Dr. Duncker zurück, treibende Kraft war in der Folgezeit jedoch Amtmann Wachs von Merxhausen, aber auch Obervorsteher von Stamford unterstützte das Vorhaben gegenüber der Samtkommission.[646] Wachs schlug zwei Möglichkeiten für einen Anbau vor und fügte seinen Ausführungen einen skizzierten Lageplan bei.[647]

644 Siehe Kap. 7.2.1.2.

645 Marz 2010, S. 43.

646 HStAM 229 I, B I 1 a, Paket 3: Medizinalbericht von Dr. Duncker an Samtkommission und Obervorsteher, Frankenberg 13.05.1797; Bericht von Amtmann Wachs zum Medizinalbericht von Dr. Duncker an die Samtkommission, Haina 04.06.1797.

647 HStAM 229 I, B VI, Paket 1: Bericht von Amtmann Wachs an Obervorsteher von Stamford, Merxhausen 20.12.1797.

Abb. 13: Risszeichnung von Amtmann Wachs über die mögliche Lage eines Anbaus an das Krankenhaus, 1797 (HStAM 229 I, B VI, Paket 1).

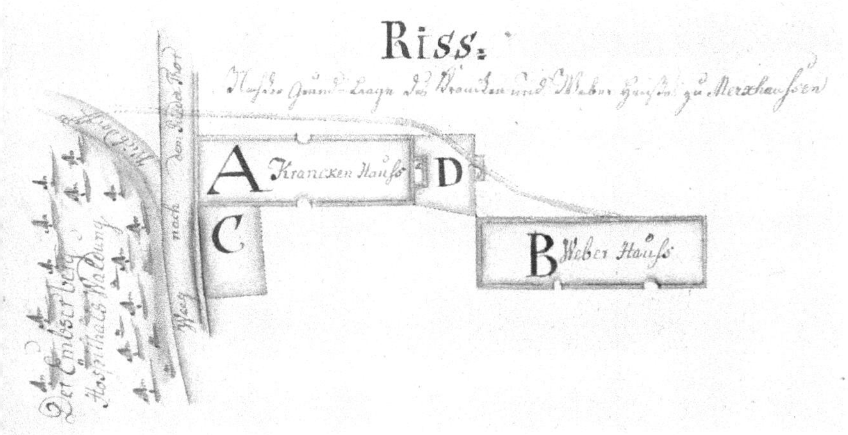

Ein möglicher Anbau im rechten Winkel (C) wurde schnell verworfen. Wachs hatte ihn von Anfang an als zu teuer und auch ungünstig für die Lichtverhältnisse im alten Gebäude eingestuft. Einen Vorteil in der Verlängerung des Gebäudes (D), der schließlich wie im bereits gezeigten Aufriss und Grundriss zu sehen ausgeführt wurde, sah er nicht zuletzt in der Verlegung des alten Aborts (a) über den Mühlgraben (d), wie es im Weberhaus schon der Fall war.

Schließlich wurde Bauscribent Schüler aus Kassel beauftragt, einen Entwurf für das neue Gebäude vorzulegen.[648] Auf Grund des recht weichen Bodens plante Schüler, den Anbau im Gegensatz zum alten Gebäudeteil komplett in Fachwerk auszuführen. Die Aborte verlegte Schüler außerdem abweichend vom Vorschlag des Amtmanns ins Innere des Gebäudes, wo er auch vom alten Gebäudeteil aus gut zu erreichen war. Ein Anschluss an den Mühlgraben war dennoch gewährleistet, denn der Mühlgraben wurde unter dem Gebäude hindurchgeführt. Der Bau wurde in dieser Weise von den kasselischen Räten der Samtkommission genehmigt und wie der Grundriss gezeigt hat, auch in dieser Weise ausgeführt.[649]

---

648 HStAM 229 I, B VI, Paket 1: Bericht von Bauscribent Schüler an Samtkommission und Obervorsteher von Stamford, Kassel 17.09.1798.

649 HStAM 229 I, B VI, Paket 1: Bericht von Amtmann Wachs an Obervorsteher von Stamford, Merxhausen 26.09.1798; Schreiben von Obervorsteher von Stamford an die Samtkommission, Haina 02.10.1798, darauf die Genehmigung der Räte Rays und Schmerfeld, 19.11.1798.

Abb. 14: Grundriss des Anbaus an das Krankenhaus, Entwurf von Bauscribent Schüler aus Kassel, 1798 (HStAM 229 I, B VI, Paket 1).

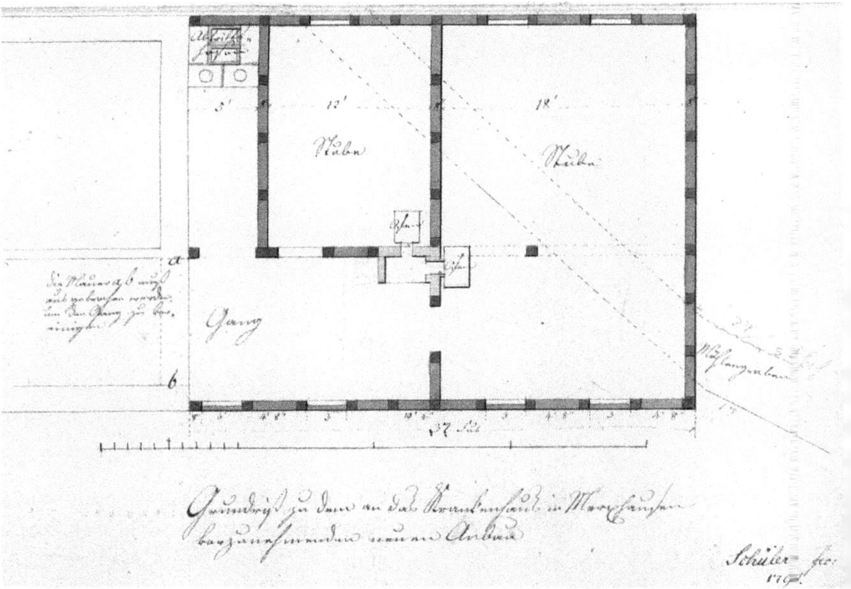

1801 wurde der Anbau fertiggestellt. Der Obervorsteher zeigte sich jedoch wenig zufrieden mit dem Ergebnis. Die Kosten waren weit höher als geplant ausgefallen, und die Aufteilung der Räume war seiner Meinung nach misslungen. Gegenüber der Samtkommission äußerte er sich dazu folgendermaßen:

> *»Wäre nur der neue Schwestern-Bau nicht so erbärmlich elend aufgeführt, so daß das schlechtste Bauernhauß in den Einrichtungen der Zimmer so übel nicht wie dieses entstellt wird, so wollte ich doch noch zufrieden seyn, daß er so viel kostet. So aber hat Bauschreiber Schüler, unter dessen Leitung er erbaut worden, kein gutes Probestück damit vorgezeigt. die beyde grösten Stuben, wovon eine für die Krancken apartirt ist[650], werden durch dicke hölzerne Pfosten, womit die decken unterstützt sind, aufs heßlichste verunstaltet, und versperren den Raum. Alle Thüren sind so niedrig wie vor Laubenhäuser, und was das schlimmste ist, so sind 2 Stuben mit Sandplatten die doch wegen ihrer feichtigkeit der Gesundheit so schädlich sind, belegt worden.«*[651]

650 Zur Einrichtung eines gesonderten Zimmers für Kranke siehe Kap. 7.2.3.

651 HStAM 229 I, B I 1 a: Plansbericht von Obervorsteher von Stamford, Haina 01.05.1801.

Obervorsteher von Stamford hatte konkrete Vorstellungen, wie eine Unterkunft für Hospitalsinsassen idealerweise beschaffen sein sollte: große, offene und trockene Räume sollten es sein, die er in dem neuen Anbau nicht vorfand. Zwar hatte der Bauplan auch Samtkommission und Obervorsteher vorgelegen, aber letztendlich wurde Amtmann Wachs vom Obervorsteher für den seiner Meinung nach misslungenen Anbau verantwortlich gemacht. Wachs ließ die Sandplatten herausnehmen und beauftragte einen Zimmermann, einen Vorschlag zu unterbreiten, wie die Pfosten entfernt werden könnten.[652]

Mit der Anordnung der Räume im Anbau folgte man dem älteren Teil des Gebäudes, in dem im Erdgeschoss und ersten Stock ein kleineres Zimmer am Flur lag und ein größeres Zimmer den Abschluss zur Giebelseite bildete. Über die Aufteilung im zweiten Dachgeschoss sind wir nicht informiert.[653] Ähnlich wie im Krankenhaus – ein großes Zimmer und mehrere Kammern jeweils auf einem Stockwerk – hatte man schon den ersten und zweiten Stock des Weberhauses gegliedert. Jedoch war das Weberhaus insgesamt geräumiger, die Kammern und Stuben waren größer als im Krankenhaus. Anhand der Grundrisse lassen sich nur ungefähre Aussagen machen. Die Größe der Kammern dürfte bei etwa 15 qm gelegen haben, die der großen Zimmer im Krankenhaus zwischen 40 und 55 qm und die Stuben im Weberhaus dürften etwa 100 qm groß gewesen sein.

Die zahlreichen kleinen Kammern, wie sie zu Beginn des 18. Jahrhunderts eingerichtet worden waren, stellten im Gegensatz zur Unterbringung seit der Gründung des Hospitals im 16. Jahrhundert eine Neuerung dar. Zuvor hatten große Räume dominiert, in denen eine große Anzahl von Hospitalitinnen wohnte. Umbau bzw. Neubau zu Beginn des 18. Jahrhunderts zeigen, dass nun eine andere Form der Unterkunft mit weniger Personen in einem Raum bevorzugt wurde. Diese Art der Unterbringung wurde auch noch zu Beginn des 19. Jahrhunderts als geeignet angesehen, denn umfassende Umbauten fanden erst im Verlauf des 19. Jahrhunderts statt.

7.1.2 Stuben für Hospitalitinnen von Stande

Im Hospital Merxhausen gab es lange Zeit keine gesonderten Zimmer oder gar ein Gebäude für gesellschaftlich höher gestellte Hospitalitinnen. Dies dürfte auch ein Grund dafür gewesen sein, dass sie eher selten aufgenommen wurden.

---

652 LWV 13, Merxhausen: Schreiben von Amtmann Wachs an Obervorsteher von Stamford, Merxhausen 08.06.1801.

653 Der Grundriss von 1891 zeigt insgesamt erhebliche Umbauten im Anbau, so dass hier keine Rückschlüsse gezogen werden können.

Eine Unterbringung bei den übrigen Hospitalitinnen wurde in der Regel nicht in Betracht gezogen, sondern es wurde von Fall zu Fall nach geeigneten Lösungen gesucht. So wohnte die Oberjägermeisterin von Dittfurth zunächst in einer Stube im Haus des Vogtes, später dann beim Pfarrer.[654] Auch anderen Frauen wurden eigene Stuben zugestanden, für die allerdings nicht deutlich wird, wo genau sie sich befanden.[655] Als dies im Fall von Frau Weller, der Witwe eines Vogtes von Wetter, nicht möglich war, zog diese es vor, zu einem verwandten Papiermacher in der Nähe von Elben zu ziehen, der sie gegen Zahlung eines Kostgelds dauerhaft bei sich aufnehmen wollte.[656] Diese Vereinbarung zwischen dem Papiermacher und dem Hospital währte offenbar nur kurze Zeit, denn drei Monate später kehrte die Witwe zurück.[657] Im Fall der Witwe Weller stand der Einquartierung in einer eigenen Stube wohl auch im Wege, dass sie kein Inferendum eingebracht hatte, sondern gratis aufgenommen worden war. Bei der Aufnahme der Hospitalitin Vogtin aus Kassel wurde die eigene Stube hingegen ausdrücklich aufgrund der Zahlung von 100 R. bewilligt, während der Oberjägermeisterin von Dittfurth wegen des stattlichen Inferendums von 1000 R. eine standesgemäße Unterbringung im Vogtshaus eingerichtet worden war.[658]

Erst 1808 wurden in Merxhausen Zimmer eigens eingerichtet, um Hospitalitinnen von Stande unterzubringen, während in Haina schon am Ende des

---

654 HStAM 229 I, B I 1 a, Paket 1: Schreiben (Kopie) von Pfarrer Wachs und Assessor Oeser aus Gießen, dem Vormund der Oberjägermeisterin von Dittfurth, Merxhausen 24.11.1772.

655 Vanja 2008a, S. 233. In der zweiten Hälfte des 18. Jahrhunderts erhielten Frau von Carnap, Anna Gertrud Vogtin und Madame Descoudres eine eigene Stube. Ergänzend zu den Angaben bei Vanja siehe LWV 13, Merxhausen: Schreiben von Henrich Descoudres, dem Schwiegersohn von Madame Descoudres an Obervorsteher von Stamford, Kassel 08.05.1787.

656 Die Hohen Hospitäler unterhielten in einigen Ortschaften Vogteien, so auch in Wetter. Frau Weller kam demnach als Witwe eines Bediensteten in das Hospital, allerdings stellt sie aufgrund ihrer höheren Stellung eine Ausnahme dar. LWV 13, Merxhausen: Bericht von Vogt Wachs an Obervorsteher von Stamford, Merxhausen 03.07.1786.

657 HStAM 229, Küchenwochenrechnung 1786. Die Küchenwochenrechnungen verzeichnen auch die neu ankommenden Hospitalitinnen, so für den 28.10. die Witwe Weller.

658 HStAM 229 I, B III a, Paket 7: Weisung von Obervorsteher von Haller, Haina 31.09.1780. Vogt Fuhrhans von Merxhausen quittierte die Zahlung der Summe von 100 R. auf dem gleichen Blatt; Einigung über die Unterbringung der Oberjägermeisterin von Dittfurth im Haus des Vogtes, unterzeichnet durch Curator Oeser als Vertreter der Oberjägermeisterin von Dittfurth, Merxhausen 01.07.1769.

18. Jahrhunderts mit dem sogenannten Honoratiorenbau am Westflügel des Kreuzgangs ein neues Gebäude für männliche Hospitaliten von Stande errichtet worden war. In Merxhausen reichten die finanziellen Mittel jedoch nicht für ein neues Gebäude aus, wie die Samtkommission 1808 betonte. Auch ging man von einer geringen Anzahl an Hospitalitinnen von Stande aus, so dass die Errichtung eines eigenen Gebäudes nicht für nötig befunden wurde. Stattdessen sollten im Südflügel des Kreuzgangs die bisherige Wohnung des Lesers, ein angrenzendes Zimmer des Küchenschreibers und die sogenannte Schwesternstube umgebaut werden. Letztere Bezeichnung deutet vielleicht darauf hin, dass hier schon Hospitalitinnen untergebracht gewesen waren.

1809 waren drei Stuben fertig eingerichtet, zusätzlich sah man Erweiterungsmöglichkeiten in der Auflösung der Gegenschreiberwohnung, wodurch ein Flügel des Küchengebäudes komplett den Honoratioren dienen würde. 1818 wurde dies in Teilen umgesetzt, indem nun auch die restliche ehemalige Leserwohnung, aber auch die vorherige Winterkirche zur Unterkunft umgebaut wurde.[659] 1827 entstand in Merxhausen schließlich doch noch ein eigenes Gebäude für Hospitalitinnen von Stande. Das als »Honoratiorenbau« oder »Pensionat« bezeichnete Gebäude lag zwischen Krankenhaus und Kirche und schloss somit den Platz nach Osten hin ab.[660] Im Gegensatz zum Krankenhaus besteht das Gebäude heute noch.

7.1.3 Das ehemalige Schusterhäuschen

Um 1817 wurde ein ehemaliges Schusterhäuschen, das hinter dem Krankenhaus gelegen war, aus Platzmangel zur Unterkunft für Hospitalitinnen umgewidmet.[661] Der Lageplan (Abb. 7) bezeichnet es als Hospitalitinnenhäuschen und zeigt, dass es sich direkt über dem Mühlgraben befand. Über die Aufteilung im Innern des Hauses liegen keine Informationen vor, es wird lediglich erwähnt, dass hier nur wenige Hospitalitinnen untergebracht waren, was aufgrund der geringen Größe kaum verwundert. Zudem wurde es nur als ungünstige Übergangslösung angesehen und sollte schon bald abgerissen werden. Stattdessen

---

659 HStAM 229, B I 2: Verwaltungsbericht von Hospitalsinspektor Scheffer, Merxhausen 21.06.1819.

660 Vanja 2008a, S. 233f.

661 HStAM 229 I, B I 2: Verwaltungsbericht von Hospitalsinspektor Scheffer, Merxhausen 21.06.1819.

wurde 1818 eine neue Unterkunft für Hospitalitinnen geplant, die aber zunächst nicht verwirklicht worden zu sein scheint.[662]

7.1.4 Außenanlagen

Am Ende des 18. Jahrhunderts wurde in Merxhausen ein Außenplatz für die Hospitalitinnen angelegt. Die Einrichtung eines Ortes, der ausschließlich der Freizeit und Erholung an der frischen Luft diente, entsprach den medizinischen Ansichten der Zeit.[663] In Haina hatte Obervorsteher von Stamford 1789 begonnen, einen englischen Garten anzulegen, der auch den Hospitaliten zur Verfügung stand, und außerdem einen Platz direkt vor den Unterkünften erbauen lassen.[664] Letzterer diente als Vorbild für die folgenden Maßnahmen in Merxhausen, die, von Amtmann Wachs und Dr. Duncker angestoßen, auch die Unterstützung des Obervorstehers fanden.[665]

In Merxhausen wurde der rein funktionale Hof zwischen Weberhaus, Krankenhaus und Kreuzgang zunehmend als unpassend empfunden, zumal er von Ställen und Misthaufen dominiert wurde und häufig unter Wasser stand, was sich laut des Hospitalsarztes Dr. Duncker insgesamt nachteilig auf die Gesundheit der Hospitalitinnen auswirke. Um den Erholungsplatz einzurichten, wurden zunächst die Bretterställe und Misthaufen verlegt und der Platz eingeebnet und neu aufgeschüttet, so dass das Wasser besser ablief. Danach folgte die Bepflanzung mit Rasen und einer Allee aus Linden, unter denen Bänke aufgestellt wurden. Der Plan des Hospitals von 1810 (Abb. 7) zeigt die Allee zur unbebauten Ostseite des Platzes. Die Bäume sollten auch dazu dienen, Hospitalitinnen, die normalerweise eingesperrt waren, daran anzubinden, so dass auch sie bei gutem Wetter an die frische Luft gebracht werden konnten, wie es in Haina bereits praktiziert wurde.[666]

---

662 HStAM 229 I, B VI, Paket 1: Bericht von Obervorsteher Boyneburg an Hassenpflug, Haina 05.01.1818.

663 Siehe Kap. 10.

664 Albus 2008.

665 HStAM 229 I, B I 1 a, Paket 3: Bericht von Amtmann Wachs an die Samtkommission, Merxhausen 22.07.1793; Medizinalbericht von Dr. Duncker an Samtkommission und Obervorsteher, Haina 25.05.1794 (= Anlage 8 zur Plansverordnung für Merxhausen 1794).

666 HStAM 229 I, B VI, Paket 2: Schreiben von Obervorsteher von Stamford an Amtmann Wachs, Haina 15.07.1794; Berichte (Entwürfe) von Amtmann Wachs an Obervorsteher von Stamford, Merxhausen 24.07.1794, 19.08.1794, 16.09.1794; B I 1 a, Paket 3: Medizinalbericht von Dr. Duncker an Samtkommission und Ober-

Abb. 15: *Geplante Wegeführung und Bepflanzung des 1817 bis 1819 errichteten neuen Erholungsplatzes für Hospitalitinnen in Merxhausen, der in dieser Form nicht ausgeführt wurde. Der Fischteich, der im Entwurf den Mittelpunkt der Anlage bildet, wurde stattdessen aufgeschüttet und eingeebnet. (HStAM 229 I, B VI, Paket 1)*

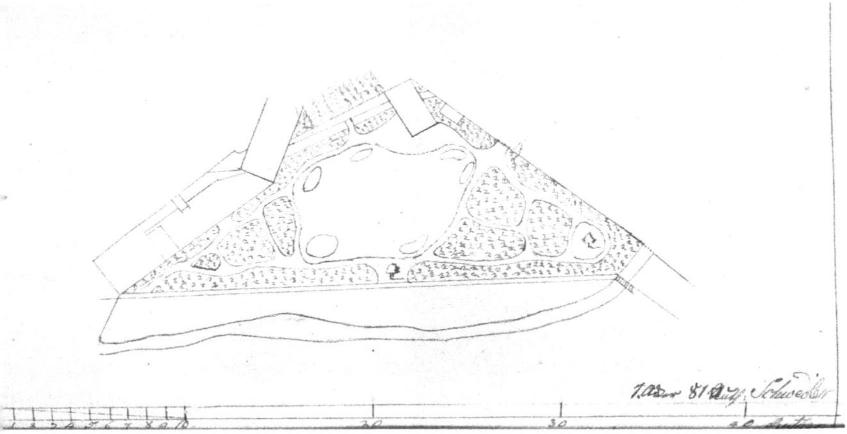

1817 wurde die Anlage eines weiteren Erholungsplatzes in Angriff genommen, diesmal auf der Rückseite von Krankenhaus und Weberhaus, wo bisher der Fischteich lag. Dieser wurde aufgefüllt und der Platz eingeebnet und bepflanzt. Da hier im Gegensatz zum bisherigen Erholungsplatz keine Rücksicht auf den Wirtschaftsbetrieb genommen werden musste, der bedingte, dass der erste Erholungsplatz allgemein zugänglich bleiben musste, konnte der neue Erholungsplatz komplett umzäunt bzw. mit Mauern umgeben werden.

Scheffer legte einem Bericht zum geplanten Erholungsplatz einen Lageplan (Abb. 15) bei. Das Gelände war großzügig angelegt. An der nördlichen Seite (links im Plan) wurde es durch das Weberhaus (nur durch eine Linie angezeigt) und das Krankenhaus, das schräg hineinragte, begrenzt. Das Hospitalitinnenhäuschen im Osten über dem Mühlengraben stand fast komplett auf dem Gelände. Der Osten zur Ems hin wurde durch eine große Mauer abgeschlossen. Unter dem Namen »Tobgarten« oder »Irrgarten« war der Platz noch bis in das

vorsteher, Haina 25.05.1794 (= Anlage 8 zur Plansverordnung für Merxhausen 1794); Bericht von Amtmann Wachs an Samtkommission und Obervorsteher, o. O. 16.04.1795.

20. Jahrhundert hinein in Gebrauch.[667] Schon 1820 äußerste sich Hospitalsinspektor Scheffer äußerst zufrieden über die beiden Erholungsplätze: »*Die Anlagen auf der Bleiche und auf dem Krankenhof sind bis jetzt in gutem Stand erhalten und gewähren mir die tägliche Freude, die Unglücklichen des Instituts und zwar von allen Classen, größtentheils zufrieden herumwandeln zu sehen.*«[668]

7.2 Die Nutzung und Ausstattung der Räume

7.2.1 Die Unterkünfte der Hospitalitinnen

7.2.1.1 Allgemein

Der größte Teil der Räume in Weber- und Krankenhaus diente der Unterkunft von Hospitalitinnen. Die Einrichtung war auf das Nötigste beschränkt, so dass sich in den Kammern vor allem ihre Betten befanden. Sowohl in den kleinen Kammern des Weberhauses als auch des Krankenhauses waren es bis zu vier, in den größeren Stuben bis zu zehn Betten, von denen einige mit Vorhängen ausgestattet waren.[669] Nicht immer stand einer Hospitalitin ein Bett alleine zur Verfügung, so dass einige der Betten von zwei Personen benutzt wurden.[670]

Außerdem befanden sich in den Zimmern noch sogenannte »*Kasten*«, die zur Lagerung der Habseligkeiten der Hospitalitinnen dienten. Die meisten dieser Kasten und auch einige Schränke waren jedoch in den Fluren aufgestellt.[671] Sie waren den Hospitalitinnen fest zugeteilt und konnten von ihnen verschlossen werden.[672] Welche Habseligkeiten die Hospitalitinnen hatten, darüber gibt es kaum Informationen. Über ihre Kleidung hinaus dürften viele Hospitalitinnen

667 Fotos um 1900 zeigen den Tobgarten, der mittlerweile durch den Bau neuer Gebäude zu seinen Seiten verkleinert worden war. Siehe Erckenbrecht 1983, S. 59, 90, 91.

668 HStAM 229 I, B I 2: Verwaltungsbericht von Hospitalsinspektor Scheffer, Merxhausen 07.06.1820.

669 HStAM 229, Jahresrechnung 1789: Inventar; HStAM 229 I, B I 7: Inventar des Hospitals Merxhausen, ca. 1725, überarbeitet 1776.

670 Nach dem Selbstmordversuch einer Hospitalitin bat die Hospitalitin, die mit ihr bisher das Bett geteilt hatte darum, ein »*einschläfriges Bett*« zu bekommen. HStAM 330 Niedenstein, Nr. 1305: Anzeige einer Hospitalitin gegen den Koch Wendel wegen Unterschleifs, 1803.

671 StAM, Best 229, Jahresrechnung 1789: Inventar.

672 Der Vogt ließ die Kasten einiger verstorbener Hospitalitinnen 1786 aufbrechen und bei einer Untersuchung musste Gegenschreiber Ruhl sich 1797 die Kasten von den jeweiligen Hospitalitinnen aufschließen lassen. LWV 13, Merxhausen: Tagebuch von Vogt Wachs, 03.–06.07.1786; HStAM 229 I, B IV, Paket 10: Untersuchungsprotokoll

noch über private Besitztümer in kleinerem Umfang verfügt haben. Zumindest berichtet Dr. Duncker, dass die Enge in den Unterkünften auch dadurch entstehe, dass *»eine jede [...] ihr kleines Hausgereuch bei sich«*[673] habe. Auch *»köchelten und brutzelten«*[674]die Hospitalitinnen sich – verbotenerweise – teilweise selbst Mahlzeiten über den Öfen, was eine gewisse Ausstattung an Küchengeräten voraussetzt.[675]

7.2.1.2 Die Unterbringung der »Tollen« und »Rasenden«

Schon kurz nach der Erbauung des Krankenhauses waren im großen Zimmer des Erdgeschosses *»die Tollen«* untergebracht. Hier befanden sich zunächst sechs, später dann nur noch fünf der sogenannten *»Behälter«*, in denen Hospitalitinnen eingeschlossen werden konnten.[676] Zwei weitere Räume des Erdgeschosses verfügten ebenfalls über Behälter. Der Grundriss aus dem 19. Jahrhundert zeigt sie nur noch im großen Zimmer (Abb. 12). Anhand der Grundrisse ist von einer Größe von etwa 4 qm auszugehen. Somit boten sie nur geringe Bewegungsfreiheit, auch wenn die Hospitalitinnen sich etwas bewegen und hinlegen konnten. Zusätzlich waren alle Fenster im Erdgeschoss und teilweise auch im ersten Stock vergittert, so dass auch in den übrigen Zimmern Hospitalitinnen eingesperrt werden konnten.[677]

Die Inventare des Hospitals zeigen, dass die Behälter zur Einsperrung von *»Tollen«* schon kurz nach der Erbauung des Krankenhauses vorhanden waren. Dies widerspricht deutlich der Schilderung Jakob Mauvillons, der auf einer Reise das Hospital Merxhausen 1783 zum zweiten Mal besuchte und die Unterbringung in Behältern als eine Neuerung beschrieb.[678]

über den heimlichen Brotverkauf, erstellt durch Amtmann Wachs, Merxhausen 19.08.1797.

673 HStAM 229 I, B I 1 a, Paket 3: Medizinalbericht von Dr. Duncker an Samtkommission und Obervorsteher, Frankenberg 13.05.1797.

674 HStAM 229 I, B IV, Paket 10: Untersuchungsprotokoll über den heimlichen Brotverkauf, erstellt durch Amtmann Wachs, Merxhausen 19.08.1797.

675 Davon berichtet auch HStAM 229 I, B I 1 a, Paket 1: Schreiben von Gärtner Himmelmann an Obervorsteher von Haller, Merxhausen 03.12.1774 (= Anhang 37 zum Ökonomie- und Schuldentilgungsplan von 1773).

676 HStAM 229 I, B I 7: Inventar des Hospitals Merxhausen, ca. 1725, überarbeitet 1776.

677 Ebd.

678 Zur Person Jakob Mauvillons und seines Besuchs in Merxhausen siehe: Vanja 2006; Aumüller et al. 2008.

»Hiebey kann ich eine Veränderung nicht unbemerkt lassen, die der Klugheit und Menschlichkeit dessen, der sie angegeben hat, viel Ehre macht. In Haina waren die Zwänger der Rasenden immer ziemlich geräumig und hell, so viel ich mich von zwanzig Jahren her, da ich sie als ein junger Mensch flüchtig besahe, noch besinne. Ich fand aber, als ich vor einigen Jahren in Marxhausen war; daß es hier, tief in die Mauer hineingehende Löcher, (die gar kein Licht hatten) und dabey so niedrig waren, daß die Menschen nicht aufrecht darinn stehen konnten. Sie sahen völlig so aus, wie etwas geräumige Gänseställe; oder vielmehr, daß ich es recht sage, keine Beschreibung kann einen angemessnen Begriff von diesen Löchern geben. Der klügste Mensch, in so einem Loche eingesperrt, hätte müssen innerhalb 24 Stunden toll werden; wie vielmehr war, für eine rasende Person, alle Hoffnung dahin, jemals zu genesen. Dies ist geändert worden; die Rasenden sind nun in Behältern, worinn sie so wohl stehen als liegen können, und wo sie das Tageslicht erblicken.«[679]

Was Mauvillon hier beschreibt, lässt sich anhand anderer Quellen nicht belegen. In Weberhaus und Krankenhaus sind die beschriebenen Löcher in den Mauern nicht zu finden. Dass ein weiterer Unterbringungsort für »Rasende« außerhalb der beiden Gebäude vorhanden war, der weder in Inventaren noch in anderen Quellen erwähnt wird, ist eher unwahrscheinlich. Somit bleiben die Aussagen Mauvillons rätselhaft und es kann nicht abschließend geklärt werden, ob die beschriebenen Löcher wirklich existierten oder ob Mauvillon hier dramatisierte.

Am Anfang des 19. Jahrhunderts hatte das Hospital auch im Fall der »Rasenden« mit Überfüllung zu kämpfen, so dass mehrere Hospitalitinnen in einem Behälter untergebracht waren, und einige auch einfach auf dem Boden vor den Behältern liegen mussten. Küchenschreiber und Controlleur stellten daher bei Amtmann Otto 1803 den Antrag, auch das große Zimmer im neuen Anbau des Krankenhauses für die »Rasenden« umzubauen. Wegen der Dringlichkeit ließ der Amtmann die Arbeiten sofort ausführen.[680] Gegenüber der Samtkommission schildert er die beengten Zustände auf dramatische Weise:

»[…] daß wegen der sich immer vergrößernden Anzahl von ankommenden Hospitalitinnen, und besonders von Rasenden, kein Platz mehr ist, leztere voneinander separirt zu halten, und es daher höchst nöthig seyn will, in der […] großen Stube neue Pritschen und Scheidewände machen zu lassen, indem für jetzt Vernünftige und Rasende fast so enge zusammengeprest liegen wie die Neger auf den Sklavenschiffen.«[681]

---

679 Mauvillon 1784.

680 HStAM 229 I, B VI, Paket 1: Schreiben von Küchenschreiber Ruhl und Controlleur Scheffer an Amtmann Otto, Merxhausen 15.08.1803. Genehmigung am gleichen Tag durch Amtmann Otto auf dem Schreiben.

681 HStAM 229 I, B VI, Paket 1: Bericht von Amtmann Otto an die Samtkommission, Merxhausen 25.08.1803.

Das Zimmer wurde wie der bereits vorhandene große Raum für »Rasende« mit Bretterwänden in die sogenannten Behälter aufgeteilt. Aufgrund der dünneren Außenmauern im Anbau war es jedoch möglich, hier sechs Behälter einzurichten, die jeweils mit einer Pritsche und einem Nachtstuhl ausgestattet wurden.[682] Im Frühjahr des nächsten Jahres berichtete Bauverwalter Freise, der im Auftrag der Samtkommission die Notwendigkeit und die Durchführung der Umbauten begutachten sollte:

> *»Bey meiner Dorthinkunft waren die Behältnisse, worum hier unterthänig gebeten wird, schon in Stand gesezt, selbige waren aber auch schon so mit Rasenden angefüllt, daß kein leeres Pläzgen mehr vorhanden war, mithin ist die dringendste Nothwendigkeit der Herstellung wohl nicht zu bezweifeln.«*[683]

Das Problem der Überfüllung war trotz der Erweiterung nicht gelöst, da einige Behälter weiterhin doppelt belegt waren.[684]

7.2.1.3 *Stuben für die Gebrechlichen*

Im Weberhaus unterschied sich ein Raum in seiner Ausstattung von den übrigen. In der hintersten Stube im Erdgeschoss war ein Tisch *»zur Administration des Hl. Abendmahls bey denen gebrechlichen in diesen Stuben«* aufgestellt.[685] *»Gebrechlich«* bezeichnet hier diejenigen, die das Bett nicht mehr verlassen konnten, um am Gottesdienst teilzunehmen. Die Formulierung *»in diesen Stuben«* deutet darauf hin, dass auch in der vordersten Stube des Erdgeschosses vornehmlich bettlägerige Hospitalitinnen untergebracht waren.

Gottesdienst, gemeinsames Gebet und die Feier des Abendmahls waren wichtige Bestandteile des Lebens im Hospital. Es liegt daher nahe, diejenigen, die nicht mehr am Gottesdienst teilnehmen konnten, nah beieinander unterzubringen, um mit ihnen zu beten und das Abendmahl zu feiern. Für die beiden Stuben des Erdgeschosses führt das Inventar auch zwei Bibeln und ein Gebetbuch auf. Es sind neben einer weiteren Bibel in der Stube des ersten Stocks des Weberhauses die einzigen Bücher, die genannt werden.

---

682 HStAM 229 I, B VI, Paket 1: Verzeichnis von Baumaterial für die Anfertigung von 6 Behältern für »Rasende«, erstellt durch Schreiner Ritter, o. A. (= Anhang B zum Bericht von Bauverwalter Freise an die Samtkommission, Haina 20.05.1804).

683 HStAM 229 I, B VI, Paket 1: Bericht von Bauverwalter Freise an die Samtkommission, Haina 20.05.1804.

684 HStAM 229 I, B I 1 a, Paket 4: Plansverordnung für Merxhausen 1806, Merxhausen 30.06.1806.

685 HStAM 229, Jahresrechnung 1789: Inventar.

7.2.1.4 *Die Stuben für Hospitalitinnen von Stande*

Dass die Stuben der Hospitalitinnen von Stande sich deutlich von den Unterkünften der übrigen Hospitalitinnen abhoben, wurde als völlig selbstverständlich angesehen. Allerdings wird die Einrichtung nicht genauer beschrieben. Im Fall der Oberjägermeisterin Dittfurth ist von ihrem »*standesmäßigen und gebührenden Auffenthalt*«[686] die Rede, offenbar wusste man, was darunter zu verstehen ist. Ähnlich verhält es sich bei den Stuben, die seit 1808 für Hospitalitinnen von Stande eingerichtet wurden. Zu erwarten sind hier neben Betten weitere Möbel wie Tische, Stühle und Schränke, vielleicht auch Polstermöbel. Auch eine Ausstattung mit besserem Geschirr und Textilien wie Vorhängen und Tischtüchern ist anzunehmen. Zum Teil wird diese Einrichtung aber auch von den Hospitalitinnen selbst mitgebracht worden sein, wie es für Haina belegt ist und wie es schon zuvor für die Hospitalitinnen von Stande auch in Merxhausen üblich war.[687] Angesichts der angespannten Finanzlage des Hospitals ist eine luxuriöse Ausstattung der Zimmer eher unwahrscheinlich. Hospitalsmeister Scheffer zeigte sich dennoch zuversichtlich, dass die Zimmer »*Beifall finden werden*«.[688]

7.2.2 Die Kammern der Aufwärter und Aufwärterinnen

Im Krankenhaus bewohnten die Aufwärterehepaare jeweils eine Kammer. Ein Ehepaar war im Erdgeschoss im Zimmer direkt neben der großen »*Tollenstube*« untergebracht. Die »*Tollenstube*« wurde direkt von der Kammer des Aufwärterehepaares aus beheizt und die direkte Nähe zu den eingesperrten Hospitalitinnen ermöglichte eine bessere Beaufsichtigung. Das zweite Aufwärterehepaar wohnte im ersten Stock in der fünften Kammer von links, schräg gegenüber der Treppe, wodurch man von der Kammer aus auch schnell in den zweiten Stock gelangen konnte.

Im Gegensatz zu den Unterkünften der Hospitalitinnen nennen die Inventare für die Unterkünfte der Aufwärter (Tab. 7) eine Vielzahl von Gegenständen. Besonders ein Inventar ist hier sehr aufschlussreich. Es ist kurz nach der Erbauung des Krankenhauses ca. 1725 entstanden und wurde 1776 überarbeitet. Spätere Inventare nennen deutlich weniger Gegenstände, wie das Beispiel von 1789 zeigt.

---

686 HStAM 229 I, B III a, Paket 7: Einigung über die Unterbringung der Oberjägermeisterin von Dittfurth im Haus des Vogtes, unterzeichnet durch Curator Oeser als Vertreter der Oberjägermeisterin von Dittfurth, Merxhausen 01.07.1769.

687 Vanja 2008a, S. 234.

688 HStAM 229 I, B I 1 a: Plansverordnung für Merxhausen 1808, Haina 01.07.1808; B I b, Paket 4: Plansbericht von Hospitalsmeister Scheffer, 05.05.1809.

Vielleicht zählten hier einige Gegenstände wie Bettspanne und Schrank mittlerweile zum persönlichen Besitz der Aufwärterehepaare und wurden daher in den Inventaren nicht mehr berücksichtigt. Andere Gegenstände, so Schüsseln und Körbe, waren schon 1776 nicht mehr aufgeführt und scheinen nicht mehr in den Kammern der Aufwärter gelagert worden zu sein.

Angesichts der geringen Größe der Kammern im Krankenhaus und der zahlreichen Gegenstände, die in ihnen gelagert wurden, war die Wohnsituation der Aufwärterehepaare sehr beengt, zumal wenn noch Kinder mit ihnen zusammenwohnten. Älteren Kindern wurde gelegentlich eine eigene Kammer eingerichtet, was anhand eines Falls deutlich wird, bei dem die Tochter des Aufwärters Säumer einen Schuhknecht in ihrer Kammer übernachten ließ.[689]

Wie bei den Hospitalitinnen geben die Inventare keinen Aufschluss über persönliche Besitztümer der Aufwärterehepaare. Die Gegenstände geben aber erste Hinweise zu ihrem Aufgabenspektrum. Deutlich ist zu erkennen, dass hier über die eigentliche Versorgung und Beaufsichtigung der Hospitalitinnen hinaus, auf die Schüsseln, ein Löffel zur Verabreichung von Medizin aber auch die Hand- und Fußschellen bzw. die Leibriemen hinweisen, auch andere Aufgaben wahrgenommen wurden, wie Holzhacken, Hopfenernten oder das Ausheben von Gräbern.

Tab. 7: Einrichtung und Gebrauchsgegenstände in den Kammern der Aufwärterehepaare im Krankenhaus

Inventar ca. 1725, Überarbeitung 1776[690]	**Inventar 1789**[691]
Kammer des Aufwärterehepaars im Erdgeschoss des Krankenhauses	
1 Ofen in der Wand	
1 Bettspanne	
1 Schrank	
2 (*3*) Eimer	
2 Schlösser	

689 HStAM 330 Niedenstein, Nr. 1320: Behandlung eines Hurenfalls in Merxhausen, Christina Saumer und Christian Gleim von Hoof, 1804.

690 HStAM 229 I, B I 7: Inventar des Hospitals Merxhausen, ca. 1725, überarbeitet 1776. Das Inventar wurde 1776 vom Küchenschreiber durchgesehen, der jeweils vermerkte, was noch vorhanden war, bzw. Ergänzungen vornahm. Diese sind in der Tabelle kursiv gekennzeichnet.

691 HStAM 229, Jahresrechnung 1789: Inventar.

Inventar ca. 1725, Überarbeitung 1776	**Inventar 1789**
1 Schloss 1725 hinzugekommen	
4 Bein- und 4 Handschellen	3 lederne und mit Haaren gefütterte Leibriemen
22 hölzerne Schüsseln, »*Nota, sind von den dollen Leuten zerbrochen und gehen ab*«	
1 Hopfenpfahl	
1 großer Suppenlöffel	
1 »*Stechschüppe*«[692]	1 Schippe
1 großes Vorhängeschloss	
1 Schere	
1 große Hacke, um Gräber damit zu machen	1 Hacke, um die Totengräber zu machen
	2 Seile zum Sarg einsenken
1 Spaten	
	1 Mistgabel
8 hölzerne Becken (?), »*sind von den rasend. zerbrochen*«	
1 »*blechern Nösell*«[693] aus dem Bierkeller, »*will der Diener nicht agnosciren weilen es nicht geliefert ihm*«	1 »*blechern nösselln*«
1 Leiter »*1725 zukommen*«	
23 große und kleine hölzerne Schüsseln, »*nur noch 4 st. da die übrigen von den Tollen gebrochen wurden*«	
1 kleiner Messinglöffel, um den Armen Medizin zu geben, »*will sich nicht finden und ist dem Diener nicht geliefert*«	
12 Lichter	3 Lichter
1 Bank	1 Bank
1 Axt, »*ist zum alten eisen gelieffert, cessirt und muß eine neue dafür geschaffet werden*«	1 Axt
1 Barte[694]	1 Barte

692 Spaten.

693 Ein »*nöszel*« ist ein Hohlmaß, hier handelt es sich also um eine Blechkanne oder ähnliches mit diesem Maß.

694 Axt oder Axtschneide.

Inventar ca. 1725, Überarbeitung 1776	Inventar 1789
2 eiserne Keile	
6 »*Reffe*«[695], »*verstehet niemand was damit angezeigt wird*«	4 »*reffen*«
2 Körbe, »*sind abgegangen und zerbrochen*«	
1 Glutpfanne	
2 alte Kasten	3 Kasten für die Kleider der Armen
Kammer des Aufwärterehepaars im 1. Stock des Krankenhauses	
1 Ofen in der Wand	1 eiserner Ofen in der Wand
1 Bettspanne	
2 Körbe, »*abständig*«	
1 Eimer	1 Eimer
4 hölzerne Schüsseln, »*sind dem Diener nicht geliefert, weil sie zerbrochen gewesen*«	
1 Stechschippe	
1 neue Axt	1 Axt
1 Kasten	
1 Bank	1 Bank
1 Hopfenpfahl und 1 Hopfenpfahl vom Schmied bekommen	1 Hopfenpfahl
1 Barthe	1 Barte
	1 Kreuzhacke
	1 »*blechern Nösell*«

Während die Aufwärterehepaare im Krankenhaus über eine eigene Kammer verfügten, war dies für die Aufwärterinnen im Weberhaus die meiste Zeit nicht der Fall. Auch nach dem Umbau des Weberhauses wohnten die beiden Aufwärterinnen weiterhin in der alten Unterkunft »Auf dem Hof«. In der zweiten Hälfte des 18. Jahrhunderts wurde sie jedoch nicht mehr genutzt. Stattdessen

695 Ein »*reff*« ist ein Tragegestell, das auf den Rücken geschnallt werden kann, um zum Beispiel Holz zu transportieren. Siehe Art. »Reff«. In: Oekonomische Encyklopaedie von Johann Georg Krünitz, Bd. 121 (1812), S. 416.

hatten die Aufwärterinnen *»bey denen Schwestern freye Wohnung und warme Stuben«*[696], wohnten also mit den Hospitalitinnen zusammen in einem Raum. Anfang des 19. Jahrhunderts schreibt Amtmann Otto an den Obervorsteher anlässlich des Aufenthalts der Töchter der beiden Aufwärterinnen im Hospital: *»diese Mädchens wohnen in derselben Stuben worinnen ihre Mütter wohnen mit 20–24 Hospitalitinnen, die dadurch beengt werden.«*[697] Nur zwischenzeitlich war auch im Weberhaus zumindest eine Kammer für eine Aufwärterin eingerichtet, zunächst im Dachgeschoss, später im zweiten Stock links der Treppe.[698] Die Einrichtung dieser Kammern wurde nicht vom Hospital gestellt, sondern die vorher dort befindlichen Dinge wurden unter den Hospitalitinnen aufgeteilt, denn 1776 heißt es dazu: *»ist nichts mehr darin vom Hospital, sondern andernorts unter die schwestern [= Hospitalitinnnen] gegeben worden.«*[699] Die Ausstattung der Kammer musste die Aufwärterin demnach selbst bewerkstelligen. Sie war aber offensichtlich nicht dauerhaft von Bestand. Hierbei könnte die Überfüllung des Hospitals zum Ende des 18. Jahrhunderts eine Rolle gespielt haben.

Eine solche Unterbringung der Aufwärterehepaare wäre im Krankenhaus aufgrund der männlichen Aufwärter nicht möglich gewesen, da eine Übernachtung in einem Zimmer zusammen mit Hospitalitinnen als unschicklich gegolten hätte. Einige Gegenstände, die im Krankenhaus in den Kammern der Aufwärterehepaare gelagert wurden, befanden sich im Weberhaus in den unteren Stuben: Axt, Schippe, Schüssel und Lichter.[700] Im Vergleich zum Krankenhaus ist die Anzahl der Gegenstände insgesamt jedoch sehr gering, vor allem finden sich keine Werkzeuge, die außerhalb des Hauses gebraucht wurden.

7.2.3 Krankenstube und Apotheke

Das Hospital Merxhausen verfügte im 18. Jahrhundert über keinen Raum, um Hospitalitinnen mit akuten und als ansteckend angesehenen Krankheiten von den anderen zu isolieren. Problematisch erschien diese Situation zunächst Hospitalsarzt Dr. Duncker, der mit einer halbjährlichen Medizinalvisitation in

696 HStAM 229 I, B I 1 a, Paket 1: Feststellung der Beamten- und Hausdienerbesoldungen des Hospitals Merxhausen (= Anhang 9 zum Ökonomie- und Schuldentilgungsplan von 1773).

697 HStAM 229 I, B I 14, Paket 6: Bericht von Amtmann Otto an Obervorsteher von Breidenbach, Merxhausen 23.10.1804.

698 HStAM 229, Jahresrechnung 1789: Inventar; HStAM 229 I, B I 7: Inventar des Hospitals Merxhausen, ca. 1725, überarbeitet 1776.

699 Ebd.

700 Ebd.; HStAM 229, Jahresrechnung 1789: Inventar.

Merxhausen beauftragt worden war und der 1794 die Samtkommission um die Einrichtung eines Zimmers für Kranke bat.[701] Im neuen Anbau des Krankenhauses wurde schließlich in einer der beiden großen Stuben ein Krankenzimmer eingerichtet, das allerdings nicht lange Bestand hatte.[702] Vermutlich spielte auch hier die ständige Überbelegung des Hospitals eine Rolle, die es kaum möglich machte, ein großes Zimmer nur für die akut Erkrankten vorzusehen. Im Zuge größerer Renovierungen in Weber- und Krankenhaus sollte 1806 wiederum in einer großen Stube des Anbaus eine Krankenstube (auch als Lazarettstube bezeichnet) eingerichtet werden, während in einem kleineren, angrenzenden Raum eine Apotheke ihren Platz finden sollte.[703] Die Lazarettstube wurde mit neuen Matratzen, Stühlen, zwei kleinen Tischen und einem abschließbaren Eckschrank, unter anderem für die Lagerung von Medizin, ausgestattet. Anstelle von Oberbetten kamen hier besser zu reinigende Wolldecken zum Einsatz.[704]

Auch eine Apotheke hatte es in Merxhausen bisher nicht gegeben. Die Medikamente, die Chirurg oder Arzt nicht bei sich hatten, wurden von diesen verschrieben und in den nächstgelegenen Apotheken bestellt. Dieses Vorgehen war sowohl zeitaufwändig als auch kostspielig, wie Amtmann Sanner 1802 bemerkte: *»weil eben durch den Mangel an einer Apotheke dahier, die Kranken nicht allein auf die Medicin einen ganzen Tag länger warten müssen, sondern auch durch das Verschicken in die Apotheken ein beträchtliches für Botenlohn an Präben das jahr hindurch aufgehet.«*[705] Auch sein Nachfolger Amtmann Otto wies die Samtkommission erneut auf die Vorteile einer eigenen Apotheke hin.[706] Vor allem die Aussicht auf Einsparungen bewog die Samtkommission schließlich 1804 zunächst probeweise, eine Bestellung von Komponenten für Medikamente im Voraus zu

---

701 HStAM 229 I, B I 1 a, Paket 3: Medizinalbericht von Dr. Duncker an Samtkommission und Obervorsteher, Haina 25.05.1794 (= Anlage 8 zur Plansverordnung für Merxhausen 1794).

702 HStAM 229 I, B I 1 a, Paket 3: Bericht von Amtmann Wachs zum Medizinalbericht von Dr. Duncker an die Samtkommission, Haina 04.06.1797; HStAM 229 I, B I 1 a: Plansbericht von Obervorsteher von Stamford, Haina 01.05.1801.

703 HStAM 229 I, B I 1 a, Paket 4: Kostenanschlag über die Instandsetzung der beiden Hospitalitinnengebäude in Merxhausen, durch Bauverwalter Freise, o. D. (Anlage 4 zur Plansverordnung von 1806).

704 HStAM 229 I, B IV, Paket 8: Weisung durch Obervorsteher von Breidenbach, Haina 22.09.1807.

705 HStAM 229 I, B I 1 a, Paket 4: Plansbericht von Amtmann Sanner und Gegenschreiber Ruhl an Obervorsteher von Stamford, Merxhausen 24.04.1802.

706 HStAM 229 I, B I 1 a, Paket 4: Plansbericht von Amtmann Otto und Gegenschreiber Ruhl an Obervorsteher, Merxhausen 06.06.1803.

machen, und tatsächlich konnte Hospitalsarzt Dr. Hildebrand von Einsparungen berichten.[707] Daraufhin wurde schließlich 1806 die Apotheke eingerichtete.

7.2.4 Die Lagerung von Gegenständen und das Trocknen von Wäsche

Im Weberhaus und im Krankenhaus stand nur wenig Platz ausschließlich für die Lagerung von Gegenständen zur Verfügung. Im Krankenhaus diente der Dachboden als Lagerraum.[708] Im Weberhaus war im kleinsten Raum des dritten Stocks eine Kammer, in der Kleidung und Bettzeug aufbewahrt wurden.[709] Vogt Wachs fand sie bei seinem Dienstantritt in einem desolaten Zustand vor. Die Textilien waren teilweise auf der Erde gelagert und von Motten und Mäusen zerfressen worden. Wachs ließ daraufhin Haken, Stangen und Seile anbringen, um die Sachen aufhängen zu können.[710] Im Krankenhaus gab es einen solchen Raum offenbar nicht, allerdings existierte eine Kleiderkammer außerhalb der beiden Hospitalitinnengebäude, in der nicht benötigtes Bettzeug und Kleidung gelagert wurde und über die der Küchenschreiber die Aufsicht führte.[711] Ansonsten dienten vor allem die Flure, in denen Kasten und Schränke standen, als Stauraum, sowie natürlich die Zimmer selbst. Dies galt nicht nur für die Hospitalitinnen, sondern auch für die Aufwärter und Aufwärterinnen, wie die zahlreichen Werkzeuge in ihren Zimmern gezeigt haben.

Zu den sowieso schon beengten Verhältnissen in den Zimmern kam im Winter noch das Trocknen der Wäsche. Denn auch hierfür stand lange kein gesonderter Raum zur Verfügung, so dass die Wäsche bei den Öfen in den Zimmern

---

707 1803 hatte sich die Samtkommission noch skeptisch gezeigt, auch wenn sie die Vorteile grundsätzlich anerkannte. HStAM 229 I, B I 1 a, Paket 4: Plansverordnung für Merxhausen 1803, Haina 16.07.1803; Plansverordnung für Merxhausen 1804, Haina 21.06.1804; Bericht von Hospitalsarzt Dr. Hildebrand (= Anlage G ½ zum Plansbericht von Amtmann Otto und Gegenschreiber Ruhl, Merxhausen 28.04.1805).

708 HStAM 229 I, B I 4, Paket 1: Bericht von Vogt Wigand an Amtsvogt Fuhrhans (Haina), Merxhausen 20.03.1786.

709 HStAM 229, Jahresrechnung 1789: Inventar.

710 LWV 13, Merxhausen: Tagebuch von Vogt Wachs, Merxhausen 03.–06.07.1786.

711 Die Kleiderkammer wird verschiedentlich erwähnt, u. a. waren die Aufwärter angewiesen, nicht mehr gebrauchte Kleidungsstücke an die Kleiderkammer abzuliefern. HStAM 229 I, B I 1 a, Paket 2: Plansverordnung für Merxhausen 1786, Haina 16.06.1786; B II b, Paket 1: Instruktion des Aufwärters Ludwig Israel durch Obervorsteher von Breidenbach, o. O. 01.06.1805; Instruktion (Abschrift) des Aufwärters Henrich Ködding durch Obervorsteher von Breidenbach, Haina 27.02.1809.

aufgehängt wurde.[712] 1805 schlug der Küchenschreiber Scheffer vor, im ersten Stock des Krankenhauses zwei Kammern zusammenzulegen, um eine beheizbare Trockenstube einzurichten.[713] Diese Initiative verlief jedoch im Sande, so dass das Problem der feuchten Wäsche in den Räumen weiterhin bestand.[714]

7.3 Differenzierung in der Unterbringung und der Ausstattung der Hospitalitinnen

In Hospitälern des 18. Jahrhunderts war eine breit gefächerte Insassenklientel die Regel, auch wenn diese für jedes Hospital sehr individuelle Züge aufweisen konnte. Aber allein die Tatsache, dass eine Einrichtung unterschiedlichste Insassen aufnahm, bedeutete nicht, dass diese völlig gemischt untergebracht waren. In Merxhausen führten vor allem zwei Kriterien zu gesonderten Formen der Unterbringung, die auch in vielen anderen Hospitälern zu finden sind.

Eine höhere gesellschaftliche Stellung, bzw. der als Pfründe eingebrachte Geldbetrag führten zu besserer Verpflegung und Unterkunft – meist deutlich getrennt von den übrigen Insassen zum Beispiel in einem eigenen Gebäude oder Stockwerk.[715] Wie in Merxhausen wurden dabei die genauen Konditionen der Unterbringung und Verpflegung bei der Aufnahme gesondert ausgehandelt.[716] Das Gegenteil war bei Personen der Fall, die aufgrund ihres Verhaltens eingesperrt wurden, wobei es sich meistens um geistig differente Menschen handelte. Gesicherte Zellen, wie sie in Merxhausen im Erdgeschoss des Krankenhauses existierten, sind in ähnlicher Form für andere Hospitäler schon seit dem späten Mittelalter belegt.[717] Differenziert wurde hier also zwischen Personen, die

---

712 HStAM 229 I, B I 1 a, Paket 3: Medizinalbericht von Dr. Duncker an Samtkommission und Obervorsteher, Haina 25.05.1794 (= Anlage 8 zur Plansverordnung für Merxhausen 1794).

713 HStAM 229 I, B IV, Paket 8: Schreiben von Küchenschreiber Scheffer an Amtmann Otto, o. O. 06.04.1805.

714 HStAM 229 I, B II a, Paket 3: Bericht von Hospitalsmeister Scheffer an Obervorsteher von Breidenbach, Merxhausen 22.08.1808.

715 Schmidt 2010, S. 263. Aderbauer 2000, S. 159, 161–163, 177 beobachtet zum Ende des 18. Jahrhunderts ein Aufweichen der strikt getrennten Unterbringung.

716 Weiß 2010, S. 221f.

717 Sander 2000, S. 117 nennt die Hospitäler in Osnabrück, Soest, Frankfurt und Köln. Sie weist auch darauf hin, dass bis in das 17. Jahrhundert die Unterbringung in Hospitälern seltener der Fall war als in den häufiger zu findenden »Tollenkisten«, bei denen es sich nicht um Bretterverschläge, sondern durchaus um kleine Gebäude mit massiven Wänden und Dach handelte. Die Einrichtung spezialisierter Irrenhäuser

als gefährlich oder zumindest als die Ordnung störend eingestuft wurden und solchen, die in dieser Hinsicht als unbedenklich galten. In Merxhausen wurde anhand der Gebäude noch eine dritte Gruppe sichtbar, für die zumindest ein gesonderter Raum eingerichtet worden war. Bettlägerige und darin eingeschlossen auch Sterbende waren im Weberhaus teilweise gemeinsam untergebracht, vor allem um ihre geistliche Betreuung zu vereinfachen, mit ihnen beten und das Abendmahl feiern zu können.

Hospitalitinnen von Stande, verhaltensauffällige Personen und Bettlägerige waren somit von den übrigen Hospitalitinnen stärker abgesondert, wenn auch auf sehr unterschiedliche Weise und bedingt durch sehr unterschiedliche Hintergründe: Während bei den bettlägerigen und den verhaltensauffälligen Hospitalitinnen krankheitsbedingte Kriterien im Vordergrund standen, beruhte die getrennte Unterbringung von Hospitalitinnen von Stande neben finanziellen Aspekten vor allem auf ständischem Denken.

Die räumliche Struktur des Hospitals Merxhausen liefert somit wichtige Hinweise auf Unterschiede in der Unterbringung verschiedener Insassen. Dem wird im Folgenden noch etwas genauer und vor allem im Alltag nachgegangen. Für die Aufwärter und Aufwärterinnen waren diese Unterschiede nicht unerheblich, denn Krankenhaus und Weberhaus waren in Zuständigkeitsbereiche der Aufwärterehepaare bzw. Aufwärterinnen unterteilt. Eine Differenzierung in der Unterbringung müsste demnach auch bedeuten, dass sie jeweils für eine unterschiedliche Insassenklientel zuständig waren und sich dadurch auch ihre Aufgaben und Tätigkeiten unterschieden haben könnten. Teilweise in einem engen Zusammenhang mit dem Unterbringungsort stand die Ausstattung mit Bettwerk und Kleidung, die deshalb im Folgenden auch eine Rolle spielen wird und die zudem wichtige Aspekte der Hygiene im Hospital beleuchtet.

Weberhaus und Krankenhaus verfügten über die genannten Räume zur Einsperrung und für Bettlägerige hinaus über eine grundsätzlich unterschiedliche Insassenstruktur. Ein Kleiderregister von 1786 ermöglicht hierzu einen punktuellen Zugang, indem es die Hospitalitinnen geordnet nach den Aufwärtern und Aufwärterinnen, denen sie unterstanden, anführt. Es zeigt, dass die körperlich differenten Hospitalitinnen fast ausnahmslos im Weberhaus untergebracht waren, die geistig differenten hingegen bis auf wenige im Krankenhaus.[718] Auch

---

erfolgte ebenfalls seit dem 16. Jahrhundert, verstärkt aber seit dem 17. Jahrhundert und löste letztendlich die Tollenkisten ab. Tollenkisten sowie Irrenhäuser wurden teilweise von Hospitälern mitbetreut. Siehe ebd., S. 117–121, 123.

718 HStAM 229 I, B IV, Paket 8: Verzeichnis über Bettwerk und Kleidung, erstellt durch Gegenschreiber Ruhl, Merxhausen 12.07.1786; Ermittlung der Aufnahmediagnosen

die Hospitalitinnen, die als *»arm«* oder *»alt«* bezeichnet wurden, waren überwiegend im Weberhaus untergebracht. Gleichmäßig auf beide Gebäude verteilt waren die Hospitalitinnen mit der Diagnose *»simpel«*. Ebenfalls in beiden Gebäuden befanden sich Epileptikerinnen, allerdings waren es 1786 nur drei, so dass eine allgemeine Tendenz hier kaum auszumachen ist.

Grundsätzlich wohnten somit die beiden großen Insassengruppen der körperlich differenten und der geistig differenten Hospitalitinnen getrennt, auch wenn dies nicht völlig strikt gehandhabt wurde. Innerhalb der Gebäude zeigt sich außerdem eine weitere Ausdifferenzierung in der Zuständigkeit der Aufwärterehepaare bzw. Aufwärterinnen. Die Aufwärterin Holzapfel war für die unteren beiden Stockwerke des Weberhauses zuständig und demnach auch für die Stuben der Bettlägerigen. Dem entspricht, dass sich unter den 30 Hospitalitinnen, die ihr unterstanden, der größte Teil der körperlich differenten befand, darunter auch die lahmen. Außerdem war sie bis auf eine Ausnahme für alle Sinnesbehinderten zuständig. Einzelne Hospitalitinnen dieser Krankheitsgruppen hatte jedoch auch die Aufwärterin Heinin im oberen Teil des Weberhauses unter ihrer Aufsicht. Gleichmäßig auf beide Aufwärterinnen verteilt waren zwei Epileptikerinnen und elf Hospitalitinnen, bei denen die Diagnose *»simpel«* mit großer Wahrscheinlichkeit auf eine geistige Behinderung schließen lässt. Zu den 25 Hospitalitinnen, die der zweiten Aufwärterin Heinin unterstellt waren, gehörten zudem vier weitere geistig differente Hospitalitinnen.[719] Demnach lässt sich die Tendenz feststellen, in den unteren Stockwerken des Weberhauses eher körperlich differente Hospitalitinnen und in den oberen Stockwerken eher die geistig differenten Hospitalitinnen unterzubringen.

Auch im Krankenhaus waren die Aufwärterehepaare für bestimmte Räume zuständig. Die Anzahl der Hospitalitinnen war 1786 gleichmäßig auf die Aufwärterehepaare verteilt, 24 Hospitalitinnen unterstanden dem Aufwärterehepaar Icke im Erdgeschoss und Teilen des ersten Stocks und 23 Hospitalitinnen dem

---

anhand der Jahresrechnung: HStAM 229, Jahresrechnung 1786, Verzeichnis der Hospitalitinnen.

719 Diagnosen der 30 Hospitalitinnen unter der Dienerin Holzapfel: gebrechlich (5), scabies (1), mit Flüssen behaftet (1), lahm (2), blind (4), blödgesicht (1), stumm (1), epileptisch (1), simpel (5), arm (1), Diagnose unbekannt (8).
Diagnosen der 25 Hospitalitinnen unter der Dienerin Heinin: gebrechlich (2), elendig (1), blind (1), lahmer arm (1), epileptisch (1), simpel (6), sinnlos (1), unsinnig (1), blödsinnig (1), rasend (1), arm (2) alt (1), Diagnose unbekannt (6).

Aufwärterehepaar Säumer im restlichen ersten Stock und im Dachgeschoss.[720] Damit war im Krankenhaus doppelt so viel Wartpersonal wie im Weberhaus für eine insgesamt geringere Anzahl von Hospitalitinnen eingesetzt. Auch wenn die männlichen Aufwärter durch Nebentätigkeiten, die sie für das Hospital verrichteten, seltener anwesend waren als die Aufwärterinnen, lag dieser höhere Personalaufwand auch am Krankheitsspektrum im Krankenhaus, das im Durchschnitt einen erhöhten Aufwand bei Wartung und Aufsicht mit sich brachte.

Zunächst aber bringt das Kleiderregister von 1786 Überraschendes in Bezug auf die Unterbringung von Hospitalitinnen im Krankenhaus zu Tage. Keine der sechs mit der Diagnose *»rasend«* aufgenommenen Frauen befand sich in den Behältern. Hingegen waren eindeutig vier Hospitalitinnen, die als *»melancholisch«*, *»närrisch«* und mit *»manie«* in das Hospital aufgenommen worden waren und eine, für die keine Diagnose genannt wird, in den Behältern eingesperrt. Das Beispiel zeigt erneut, wie schwierig es ist, allein anhand der Diagnosen von psychisch differenten Hospitalitinnen Rückschlüsse auf ihr Verhalten, noch weniger auf ihr dauerhaftes Verhalten, zu ziehen. Dies zeigt sich auch an den übrigen Hospitalitinnen im Krankenhaus. Obwohl zwischen der Unterbringung im unteren, stärker gesicherten, und dem oberen Teil des Krankenhauses unterschieden wurde, finden sich anhand der Diagnosen der Jahresrechnung von 1786 dafür keine Anhaltspunkte und somit auf den ersten Blick keine Unterschiede zwischen dem Tätigkeitsfeld der beiden Aufwärterehepaare.

Die Aussagen des Aufwärters Butzbach, die er anlässlich der Untersuchung seiner Dienstvergehen zu Protokoll gab, verdeutlichen aber über die räumlichen Gesichtspunkte hinaus die Unterschiede zwischen den Stockwerken. Butzbach argumentierte, dass seine Dienstversehung schwerer als die des Aufwärters Säumer im unteren Teil des Hauses sei, weil die ihm zugeteilten Hospitalitinnen eben nicht völlig *»verstandlos«* seien und dies den Umgang mit ihnen eher erschwere. Auch die Witwe Icke, die anstelle einer Ehefrau den Dienst mit ihm versah, könne sich nur schlecht gegen diese durchsetzen. »*[…] die alte Ickin [würde] denn von diesen Leuten überrumpelt […], wenn sie was dagegen sagte. Das hätte*

720 Diagnosen der 24 Hospitalitinnen unter dem Aufwärterehepaar Icke im Erdgeschoss und 1. Stock des Krankenhauses: mit Flüssen behaftet (1), melancholisch (2), sinnlos (1), wahnsinnig (1), in delirio (2), blödsinnig (2), rasend (6), epileptisch (1), simpel (3), Diagnose unbekannt (5).
Diagnosen der 23 Hospitalitinnen unter dem Aufwärterehepaar Säumer im ersten und zweiten Stock des Krankenhauses: gebrechlich (1), melancholisch (1), sinnlos (1), in delirio (1), blödsinnig (2), närrisch (2), manie (1), simpel (5), alt (1), Diagnose unbekannt (8).

bey den untern Armen, die bey ihrem Unverstand an so was nicht dächten, weit weniger zu sagen, als oben, und also wäre auch der diener Säumer hirunter beßer dran, als er.«[721] Schon einige Jahre zuvor hatte er sich ähnlich verteidigt, nachdem er eine Hospitalitin, die nicht in ihre Stube gehen wollte am Klotz, den sie am Bein trug, dorthin geschleift hatte: *»Durch solche wie die benamte Hospitalittinnen seyen, würde einem Aufwarter sein Dienst oft schwer und drückend und noch gefährlicher als bey rasenden Persohnen gemacht.«*[722]

Die Aussagen verdeutlichen, dass im unteren, stärker gesicherten Teil des Krankenhauses vor allem Hospitalitinnen untergebracht und auch eingesperrt wurden, denen entweder aufgrund ihrer kognitiven Fähigkeiten nicht zugetraut wurde, dass sie sich frei bewegten oder die sich so aggressiv verhielten, dass sie als gefährlich betrachtet wurden.[723] Die Aufteilung zwischen oberem und unterem Teil des Krankenhauses ist aber auch nicht absolut zu sehen, wie die Zeugenbefragungen zu den Dienstvergehen von Butzbach zeigen. Sowohl unter seiner Aufsicht als auch unter der des Ehepaars Säumer befanden sich Hospitalitinnen, die als Zeuginnen befragt werden konnten. Amtmann Wachs gab an, dass er diejenigen zur Befragung ausgewählt habe, *»die ihrer Sinne mächtig sind, sich vernünftig äußern können, und wovon nichts anders zu erwarten war, als daß sie mit der Sprache geradezu herausgehen würden.«*[724]

In der Ausstattung mit Kleidung und Bettwerk sind 1786 gerade im Vergleich der eingesperrten mit den übrigen Hospitalitinnen eklatante Unterschiede zu erkennen. Diejenigen, die dem Aufwärterehepaar Säumer im unteren Teil des Krankenhauses unterstanden, waren nämlich weit schlechter ausgestattet als alle anderen. Von ersteren verfügten die meisten nur über einen Satz Kleidung, der aus Hemd, Camisol und Schürze aus Leinen, Wollrock, Halstuch, Mütze und meist auch aus einem Paar Schuhen bestand. Die vier Hospitalitinnen schließlich, die nachweislich in Behältern untergebracht waren, waren bis auf eine, die einen Kittel trug, nackt, was der Schreiber des Registers mit den Worten *»leidet nichts an«* oder *»reist alles entzwey«* vermerkte. Aus dem gleichen Grund wurde

---

721 HStAM 229 I, B II b, Paket 1: Protokoll über die Dienstvergehen des Aufwärters Butzbach, erstellt durch Vogt Wachs, Merxhausen 08.01.1800.

722 HStAM 330 Niedenstein, Nr. 1265: Anklage gegen den Aufwärter Butzbach wegen Misshandlung einer Hospitalitin in Merxhausen, 03.06.1796.

723 Ähnlich wie in Merxhausen waren im 1746 gegründeten Tollhaus in Ludwigsburg die schweren Fälle im untersten Stock, die weniger schweren in der ersten Etage untergebracht. Siehe Wittern 1983, S. 112–127.

724 HStAM 229 I, B II b, Paket 1: Bericht von Amtmann Wachs an Obervorsteher von Stamford, Merxhausen 01.09.1800.

auch die Ausstattung mit Bettwerk als überflüssig beziehungsweise als Verschwendung angesehen, wie die Aussage Dr. Dunckers, der insgesamt den Mangel an Bettwerk beklagte, verdeutlicht: »*Hier muß ich sagen ist gantz und gar die Rede nicht von denen die Angeschloßen, hier würden sie [die Betten = Bettwerk] keinen Nutzen haben und würden gewiß zerrißen werden. Dieser Bett Mangel ist bloß noch bei denen Gebrechlichen so auf denen Kammern liegen.*«[725]

Eine Grundausstattung an Bettwerk bestand aus einer Unterlage aus Stroh, einem Unterbett, das über das Stroh gelegt wurde, und einem Kissen oder Pföhl[726], allesamt mit Federn gefüllt. Hinzu kamen Betttuch und Bezüge.[727] 1797 wurden auf Vorschlag des Arztes Dr. Duncker die Unterbetten statt mit Federn mit trockenem Moos gefüllt.[728] Den Hintergrund bildeten weniger medizinische Erwägungen als vielmehr Einsparungen, die durch das selbst gesammelte Moos erzielt werden sollten. Anfang des 19. Jahrhunderts begann man dann nach dem Vorbild von Haina Unterbetten und Stroh durch Matratzen zu ersetzen, die mit Ross- und Rehhaaren ausgestopft waren.[729]

Die 1795 von Dr. Duncker getroffene Aussage, dass nicht nur die eingesperrten, sondern auch einige andere Hospitalitinnen kein Bettwerk hatten, bestätigt auch das Kleiderregister von 1786. Im Vergleich mit dem unteren Teil des Krankenhauses war dies jedoch eher selten der Fall. Fast alle übrigen Hospitalitinnen verfügten über Kleidung zum Wechseln, und dabei häufig über mehr als einen zweiten Satz, bei dem auch die Materialien zwischen Wolle, Cattun und Leinen

725 HStAM 229 I, B I 1 a, Paket 3: Medizinalbericht von Dr. Dunker an Samtkommission und Obervorsteher, Frankenberg 09.05.1795.

726 Pföhle oder Pfühle sind große Kissen, die als Unterlage für weitere Kissen, Oberkörper oder Beine dienten.

727 HStAM 229 I, B I 1 a, Paket 3: Überschlag über die Kosten eines Bettes für eine Hospitalitin, erstellt durch Gegenschreiber Ruhl, Merxhausen 15.04.1795. Der Überschlag gibt die Menge an Stoff und Federn für ein Bett (dies bezeichnet immer das Bettwerk und nicht das Bettgestell) einer Hospitalitin an. Die Kosten für eine Grundausstattung waren mit 9 R., 21 Alb. und 4 H. nicht unerheblich. Ergänzend zur Ausstattung: HStAM 229 I, B IV, Paket 8: Verzeichnis über Bettwerk und Kleidung, erstellt durch Gegenschreiber Ruhl, Merxhausen 12.07.1786.

728 HStAM 229 I, B I 1 a, Paket 3: Medizinalbericht von Dr. Duncker, Frankenberg 23.05.1796. Amtmann Wachs berichtet, dass dies durchgeführt wurde: Plansbericht von Amtmann Wachs und Küchenschreiber Ruhl an Obervorsteher von Stamford, 24.04.1797.

729 HStAM 229 I, B IV, Paket 8: Schreiben von Küchenmeister Cranz (Haina) an Küchenschreiber Scheffer, Haina 14.07.1807.

variieren konnten. Oftmals befand sich die Kleidung jedoch in einem schlechten Zustand.[730]

In einem Schreiben baten die Hospitalitinnen 1786 den Obervorsteher um eine bessere Versorgung mit Kleidung und Bettwerk und berichteten, dass für einige nur ein Hemd vorhanden war und diese, wenn es gewaschen würde, gar keines hatten.[731] Das Schreiben ist mit *»Sämmtliche Hospitalitinnen«* unterzeichnet, trägt aber deutlich die Handschrift des Amtmanns und ist nicht zuletzt ein geschickter Schachzug, das Problem der schlechten Ausstattung mit Kleidung auf dramatische Weise vorzubringen. Inwieweit Hospitalitinnen zuvor beim Amtmann Klagen vorgebracht hatten, bleibt unklar. Ein direktes Schreiben der Hospitalitinnen an den Obervorsteher war unüblich, ansonsten wurden Klagen von Hospitalitinnen allenfalls durch den Vogt bzw. Amtmann weiter berichtet, was aber selten vorkam.

Das Schreiben verfehlte seine Wirkung jedoch nicht. Obervorsteher von Stamford erließ eine neue Verordnung über die Kleiderei in Merxhausen, die auch die Erstellung des Kleiderregisters zur Folge hatte.[732] Vor allem sollte die ungleiche Verteilung der Kleidung untersucht werden. Die Hospitalsvorschriften sahen vor, dass bei Aufnahme Bettwerk und Kleidung von zu Hause mitzubringen waren. Das Kernproblem bestand darin, dass viele Frauen jedoch schlecht ausgestattet nach Merxhausen kamen, die Samtkommission aber gleichzeitig nicht genug Geld genehmigte, um alle angemessen zu versorgen. Daher sei es kein Wunder, so Obervorsteher und Amtmann in Übereinstimmung, dass der vorgesehene Betrag für Kleidung und Bettwerk regelmäßig nicht ausreiche.[733] Gerade im Bereich des Bettwerks war eine Grundversorgung nicht gewährleistet. So berichtet 1785 Vogt Fuhrhans, der mittlerweile nach Haina versetzt worden war, anlässlich eines Besuchs in Merxhausen: *»Es liegen viele seit 2–3 Jahren*

730 Das Kleiderregister hat für die verschiedenen Kleidungsstücke die Kategorien *»gut«*, *»mittel«*, *»schlecht«*.

731 HStAM 229 I, B IV, Paket 8: Schreiben »sämmtlicher Hospitalitinnen« an Obervorsteher von Stamford, [1786].

732 HStAM 229 I, B IV, Paket 8: Verordnung über die Kleidereiverwaltung zu Merxhausen, erstellt durch Obervorsteher von Stamford, Haina 25.07.1786. Schon 1773 hatte die Samtkommission verfügt, ein jährliches Kleiderregister anzulegen, das einmal jährlich aktualisiert werden sollte. Ob überhaupt eines angelegt wurde, ist unklar, auf Dauer wurde jedoch keines geführt, wie die Vorgänge um 1786 zeigen.

733 Ebd. und HStAM 229 I, B I 1 a, Paket 2: Plansbericht von Amtmann Wachs und Gegenschreiber Ruhl an Obervorsteher von Stamford, 16.04.1792.

her noch auf dem Stroh, weil sie kein Bett mitgebracht.«[734] Auch in den folgenden Jahren blieb dieses Grundproblem bei der Ausstattung bestehen, wie 1792 Obervorsteher von Stamford berichtete:

> *»Fast nackend werden die Armen Geschoepfe dem Closter blos zu geführt und der unbarmherzige Verwandte hoert meistentheils ganz gelassen zu, wenn ihm gesagt wird daß der von ihm eingebrachte auf dem Stroh so lange liegen müsse bis für denselben ein Bette angeschafft waere.«*[735]

Der rigide Sparkurs der Samtkommission verhinderte letztendlich trotz der Bemühungen von Amtmann und Obervorsteher über Jahre hinweg, dass alle Hospitalitinnen ausreichend ausgestattet wurden. Zwar genehmigte die Samtkommission seit 1786 regelmäßig zusätzliches Geld in Höhe von mehreren hundert Reichstalern für neue Anschaffungen, aber dies reichte nur dazu aus, die größten Mängel zu beseitigen, aber nicht, jede Hospitalitin mit einer Grundausstattung vor allem an Hemden (drei bis fünf wurden als ausreichend angesehen) und Betttüchern zu versorgen.[736] Nicht zuletzt wurde dies auf die ständig steigende Zahl von Hospitalitinnen zurückgeführt.[737] Erst um 1800 verbesserte sich die Situation deutlich und endeten die Klagen über die schlechte Ausstattung,[738] sc

---

734 HStAM 229 I, B I 4, Paket 1: Schreiben von Vogt Fuhrhans an die Samtkommission, Haina 26.11.1785.

735 HStAM 229 I, B I 1 a, Paket 2: Plansbericht (Konzept) durch Obervorsteher von Stamford, 21.04.1792. Das Problem war keineswegs neu, dazu auch: HStAM 229 I, B IV, Paket 10: Weisung durch Obervorsteher von Stamford an Amtmann Wachs, 29.06.1786.

736 HStAM 229 I, B I 1 a, Paket 2: Plansverordnung für Merxhausen 1791, Haina 09.06.1791; Plansbericht (Konzept) durch Obervorsteher von Stamford an die Samtkommission, [1791].

737 HStAM 229 I, B IV, Paket 8: Verordnung über die Kleidereiverwaltung zu Merxhausen, erstellt durch Obervorsteher von Stamford, Haina 25.07.1786; Bericht des Gegenschreibers Ruhl an Obervorsteher von Stamford, Merxhausen 21.07.1789; Bericht von Obervorsteher von Stamford an die Samtkommission, Haina 01.09.1789; Schreiben von Obervorsteher von Stamford an die Samtkommission, Haina 04.10.1796; B I 1 a, Paket 2: Plansbericht von Amtmann Wachs und Gegenschreiber Ruhl an Obervorsteher von Stamford und Samtkommission, Merxhausen 13.04.1790; Plansverordnung für Merxhausen 1792, Haina 15.06.1792.

738 1799 wurde zum ersten Mal weniger Geld als bewilligt für die Kleiderei ausgegeben. Auch in den folgenden Jahren wurde der Etat nur im Jahr 1800 überschritten. HStAM 229 I, B I 1 a, Paket 3: Plansbericht von Amtmann Wachs und Gegenschreiber Ruhl an Obervorsteher von Stamford, Merxhausen 17.04.1799; Plansbericht von Amtmann Wachs und Gegenschreiber Ruhl an Obervorsteher von Stamford,

dass die Samtkommission schließlich 1801 die *»wegen der Kleiderey eingeführte gute Ordnung«*[739] lobte.

Auf der anderen Seite gab es schon zuvor Hospitalitinnen, die sehr gut ausgestattet ins Hospital kamen. Als Beispiel sei hier die Epileptikerin Ziegler von Kassel unter der Aufwärterin Heinin im Weberhaus angeführt, die 1783 gratis in das Hospital aufgenommen worden war. Sie hatte ein Oberbett, drei Unterbetten, einen Pföhl, sechs Kissen, zwei Betttücher, einen Bettbezug, fünf Kissenbezüge, sieben Wollröcke, fünf Leinenhemden, fünf Contuschen[740], vier Camisole und fünf Schürzen, letztere jeweils aus Baumwolle, sowie die stattliche Menge von 23 Halstüchern und immerhin acht Mützen und noch ein paar Schuhe. Letztendlich bestand somit innerhalb des Hospitals auch ein Verteilungsproblem. Dadurch, dass die mitgebrachte Ausstattung Privatbesitz blieb, hatte das Hospital darauf keinerlei Zugriff, um eine gleichmäßigere Verteilung zu gewährleisten.

Insgesamt zeigt sich, dass vor dem 19. Jahrhundert nicht zuletzt diejenigen Hospitalitinnen besser ausgestattet waren, die in dieser Hinsicht für sich selbst sorgen konnten. Von Geld, das regelmäßig vom Hospital ausgeteilt wurde, das sie sich teilweise aber auch nebenher verdienten, kauften sie sich Kleidung bzw. Stoff, um selbst Kleidung zu nähen.[741] Gelegentlich schickten auch Verwandte zusätzlich Geld und Kleidungsstücke.[742] Nach dem Tod einer Hospitalitin fiel ihr

---

Merxhausen 26.04.1800; Plansbericht von Amtmann Wachs und Gegenschreiber Ruhl an Obervorsteher von Stamford, Merxhausen 27.04.1801; Plansbericht von Amtmann Sanner und Gegenschreiber Ruhl an Obervorsteher von Stamford, Merxhausen 24.04.1802.

739 HStAM 229 I, B I 1 a, Paket 3: Plansverordnung für Merxhausen 1801, Haina 23.06.1801.

740 Eine hemdähnliche Oberbekleidung.

741 Das Geld wurde den Hospitalitinnen anstelle eines Leibes Brot (1 Alb. wöchentlich) und Butter (4 Alb. monatlich) ausgezahlt. 1809 wurde dies abgeschafft. HStAM 229 I, B II a, Paket 3: Untersuchungsprotokoll über die Pflichtwidrigkeiten des Aufwärterehepaars Israel, erstellt durch Hospitalsmeister Scheffer, Merxhausen 16.07.1808; B I 4, Paket 1: Regulativ für das Hospital Merxhausen, erstellt durch Appellationsrath und Commissarius der Hohen Hospitäler Hassenpflug, Kassel 21.10.1809, im Anschluss genehmigt vom Minister des Innern Graf von Wolffradt; B I 1 a, Paket 2: Plansbericht von Amtmann Wachs und Gegenschreiber Ruhl an Obervorsteher von Stamford, 16.04.1792.

742 HStAM 229 I, B III a, Paket 7: Untersuchungsprotokoll über den Verbleib des Nachlasses zweier Hospitalitinnen, erstellt durch Vogt Fuhrhans, Merxhausen 25.04.1781; B I 5, Paket 15: Protokoll. Merxhausen gegen Röse zu Dodenhausen wegen Erbschaftsgeldern einer Hospitalitin, verfasst durch J. H. Mulhause, Haina 03.10.1765.

Nachlass allerdings dem Hospital zu. Dies stellte gewissermaßen eine Entschädigung für die genossene Versorgung dar und richtete sich nicht zuletzt gegen Erbansprüche von Verwandten.[743] Die eingezogenen Güter verteilte das Hospital an andere Hospitalitinnen oder setzte sie sogar in Geld um.[744]

Die Hospitalsverwaltung scheiterte bis in das 19. Jahrhundert hinein daran, den Bedarf an Kleidung und Bettwerk im Hospital abzudecken. Hinter finanziellen Erwägungen traten die Bedürfnisse der Hospitalitinnen zurück. Eine grundsätzliche Umverteilung von Kleidung und Bettwerk wurde ebenfalls nicht erwogen und ihr stand im Wege, dass es sich gerade bei gut ausgestatteten Hospitalitinnen um deren privaten Besitz handelte. Somit schliefen gut gebettete Hospitalitinnen direkt neben anderen, die auf Stroh lagen und vielleicht nur über eine Decke verfügten, wie auch Vogt Fuhrhans von Haina 1786 kritisch anmerkte.[745] Auch weiterhin galt, wer zuvor mehr besessen hatte, tat dies auch im Hospital, und wer sich etwas zusätzlich selbst besorgen konnte, war ebenfalls besser dran. Die sehr schlechte Ausstattung gerade der eingesperrten Hospitalitinnen ist nicht zuletzt vor diesem Hintergrund zu sehen. Damit waren aber gerade diejenigen am schlechtesten ausgestattet, die tendenziell ihre Körperfunktionen weniger unter Kontrolle hatten. Dies gilt auch für die Bettlägerigen, bei denen keine bessere Versorgung mit Betttüchern und Unterbetten zu erkennen ist und für die Dr. Dunker 1795 eine Verbesserung angemahnt hatte.

Erst 1801 wurde eine gezielte Vorratshaltung an Kleidung und nicht eine Verfertigung von Kleidungsstücken und Bettwerk nach Bedarf, wie es bisher geschehen war, angeordnet: »*Müssen, statt der bisherigen Einrichtung, – alle Arten*

---

743 Regelungen, die sicherstellten, dass die Besitztümer verstorbener Hospitalitinnen dem Hospital zufielen, waren in anderen Hospitälern schon seit dem Mittelalter und in der Frühen Neuzeit allgemein üblich. Siehe Wellschmied 1963, S. 79, 81 f.; Hatje 2002, S. 333–336; Scheutz, Weiß 2008, S. 200; Weiß 2010, S. 221. In Merxhausen schrieb der Ökonomieplan von 1773 die Ablieferung der Kleidung von verstorbenen Hospitalitinnen an das Hospital vor. Im Zusammenhang mit der Neuordnung des Kleiderwesens wurde dies 1786 nochmals ausdrücklich vorgeschrieben. HStAM 229 I, B I 1 a, Paket 1: Verordnung über das Kleiderwesen, Haina 30.07.1774 (= Anhang 35 zum Ökonomie- und Schuldentilgungsplan von 1773); B IV, Paket 8: Verordnung über die Kleidereiverwaltung zu Merxhausen, erstellt durch Obervorsteher von Stamford, Haina 25.07.1786; B I 1 a: Plansverordnung für Merxhausen 1786, Haina 16.06.1786.

744 LWV 13, Merxhausen: Bericht von Amtmann Wachs an Obervorsteher von Stamford, 26.06.1788.

745 HStAM 229 I, B I 4, Paket 1: Schreiben von Vogt Fuhrhans (Haina), Haina 03.02.1786.

von Kleidungsstücke in Vorrath gemacht und auf die Kleiderkammer abgeliefert werden, um den Armen nach Nothdurft die nötigen verhandreichen zu können.«[746] Die Ungleichheit in der Ausstattung der Hospitalitinnen sollte ebenfalls behoben werden, indem *»so viel wie möglich eine Gleichheit in den nötigsten Kleidungsbedürfnissen zu Stande kommt und deshalb jede Hospitalittinn 4 Hemden und 2 Bettücher habe.«*[747]

Die »Rasenden« waren hiervon aber weiterhin ausgenommen, allerdings ist das Bemühen zu erkennen, sie nun zumindest mit Wolldecken zu versorgen.[748] Ein Jahrzehnt später wurde gezielt Kleidung für die *»ganz rasenden und blödsinnigen Hospitalitinnen«* eingesetzt, die aus Trilch[749] bestand, da dieser *»der gewaltsamen Zerstörung«* besser widerstehe. [750] Nun überlegte man allerdings, Leinen aus Flachs in blauer Farbe, da diese das Ungeziefer besser abwehre, einzusetzen. Insgesamt wurde die Kleidung der Hospitalitinnen nun einheitlicher gefertigt – im Winter aus grünem Biberstoff und im Sommer aus buntem Leinen – und unterschied sich damit deutlicher von einer üblichen Alltagskleidung, so dass sich die Hospitalitinnen nun von den unteren Bediensteten stärker abhoben. Eine Hospitalskleidung, wie sie in der Frühen Neuzeit in zahlreichen Bürgerhospitälern vor allem in katholischen Gebieten belegt ist, und die außerhalb des Hospitals zum Beispiel zum Kirchgang oder bei Reisen getragen wurde und die Hospitalsinsassen als solche zu erkennen gab, hatte es in Merxhausen zuvor nicht gegeben.[751]

Die Unterschiede in der Ausstattung der Hospitalitinnen sind insgesamt nicht auf ein gezieltes Vorgehen der Hospitalsverwaltung zurückzuführen. Erst am Anfang des 19. Jahrhunderts ist ein solches zu erkennen, indem spezielle Kleidungsstücke für die Hospitalitinnen und insbesondere für die »Rasenden« Hospitalitinnen angeschafft wurden. Eine gezielte Differenzierung zwischen Hospitalitinnen zeigt sich vor allem in der Unterbringung in den Gebäuden Weberhaus

---

746 HStAM 229 I, B I 1 a, Paket 3: Regulativ über die Kleiderei (Abschrift) erstellt durch Amtmann Wachs, 16.09.1800, genehmigt von Obervorsteher von Stamford, 25.09.1800 (= Anlage E ½ zum Plansbericht für Merxhausen 1801).

747 Ebd.

748 HStAM 229 I, B I 1 a, Paket 4: Plansbericht von Amtmann Otto und Gegenschreiber Ruhl an Obervorsteher von Breidenbach, Merxhausen 06.05.1804.

749 Fester, recht grober Hanfstoff.

750 HStAM 229 I, B I 2: Verwaltungsbericht von Hospitalsinspektor Scheffer, Merxhausen 21.06.1819; Verwaltungsbericht von Hospitalsinspektor Scheffer, Merxhausen 07.06.1820.

751 Weiß 2010, S. 224.

und Krankenhaus bzw. in verschiedenen Gebäudeteilen. Die Aufwärterehepaare und Aufwärterinnen waren zwar für keine homogene Gruppe zuständig, da keine strikte Trennung der Hospitalitinnen nach Krankheitsgruppen stattfand, dennoch sind eindeutige Schwerpunkte zu erkennen. Dies setzt die bewusste Belegung der Häuser bzw. Zimmer voraus. Die zeitweise Doppelbelegung der Behälter, die durch die steigende Anzahl von »Rasenden« bedingt war, hat gezeigt, dass hierbei nicht vorausschauend schon bei der Aufnahme der Hospitalitinnen geplant wurde. Die Differenzierung in der Unterbringung ging nicht so weit, dass man bestimmte Kapazitäten für bestimmte Insassengruppen hatte, die dann besetzt wurden. Differenziert und über die Unterbringung entschieden wurde erst vor Ort in Merxhausen.

Eine stärkere Differenzierung zwischen Krankheitsgruppen forderte schließlich Hospitalsarzt Dr. Hildebrand 1806 gegenüber der Samtkommission. In einer Liste mit Verbesserungsvorschlägen schrieb er kurz und knapp: *»Gänzliches Absondern der Wahnsinnigen von Blödsinnigen und Gebrechlichen.«*[752] Die Samtkommission verordnete umfassender, dass eine *»schickliche Zusammenlegung«* der Hospitalitinnen vom Amtmann unter Rücksprache mit Dr. Hildebrand durchgeführt werden solle. Außerdem sollten in Zukunft ohne Rücksprache mit dem Arzt keine Veränderungen in der Einquartierung vorgenommen werden. Vor allem das Wartpersonal wurde hierzu ermahnt.[753] Amtmann und Arzt führten gemeinsam eine neue Zusammenlegung der Hospitalitinnen durch, allerdings liefern die Quellen leider keine Auskunft darüber, inwieweit hier eine strikte Trennung der Hospitalitinnen nach dem Kriterium der Krankheit stattfand. In der Folgezeit stellte sich in der Praxis zumindest das Problem, dass der Hospitalsarzt nicht immer anwesend war. Amtmann Otto und Küchenschreiber Scheffer schildern daher:

> *»[…] die Bequartierung der Hospitalitinnen und die bei den periodisch Rasenden vorzunehmenden Veränderungen [sind] nicht immer mit Zuziehung des Arzts geschehen, da gar öfters dergleichen noch am Abend oder auch des Nachts vorgenommen werden müssen, um Gefahr und Unglück zu verhüten, wo also die Ankunfft des Arzts nicht abgewartet werden kann. Ausser diesen Fällen, wo nämlich die Sache keinen Verzug leidet, geschiehet die Bequartierung mit Zuziehung des Arztes.«*[754]

---

752 HStAM 229 I, B I 1 a, Paket 4: Medizinalbericht von Dr. Hildebrand, Merxhausen 25.06.1806 (= Anlage 3 zur Plansverordnung für Merxhausen 1806).

753 HStAM 229 I, B I 1 a, Paket 4: Plansverordnung für Merxhausen 1806, Merxhausen 30.06.1806.

754 HStAM 229 I, B I 1 a, Paket 4: Plansbericht von Amtmann Otto und Küchenschreiber Scheffer, Merxhausen 10.07.1807.

Gerade bei der oftmals unangekündigten Ankunft von Hospitalitinnen im Hospital oder falls eine Hospitalitin zeitweise eingesperrt wurde, weil sich ihr Verhalten änderte, war eine Absprache mit dem Arzt wegen dessen Abwesenheit nicht möglich. Trotz dieser Einschränkung erlangte der Hospitalsarzt zunehmend Einfluss auf die Belange der Unterbringung und konnte diese stärker als zuvor nach medizinischen Gesichtspunkten organisieren. Die Ansicht des Arztes wurde nun als wichtiger erachtet als die des Amtmanns von Merxhausen oder der Aufwärter und Aufwärterinnen, auch wenn diese im Gegensatz zum Arzt alltäglich mit den Hospitalitinnen befasst waren.

Die stärkere Durchsetzung der medizinischen Deutungsmacht entspricht genauso der Tendenz zu Beginn des 19. Jahrhunderts wie die angestrebte räumliche Trennung verschiedener Insassengruppen. In diesem Zusammenhang ist auch der Versuch zu sehen, Kranke mit ansteckenden Krankheiten bis zu ihrer Genesung in gesonderten Zimmern unterzubringen, der ebenfalls durch Dr. Hildebrand vorangetrieben wurde.[755] Gleichzeitig wurden Reformbestrebungen im Hospital immer zwischen verschiedenen Akteuren ausgehandelt, die teilweise unterschiedliche Interessen verfolgten. Die Vögte bzw. Amtmänner, die Obervorsteher und die Ärzte waren in der Regel bestrebt, die Situation der Hospitalitinnen zu verbessern, was aber oftmals von den strikten Finanzvorgaben der Samtkommission eingeschränkt wurde. Deutlich wird zudem, dass die Hospitalitinnen, aber auch die Aufwärter und Aufwärterinnen, erwartungsgemäß kaum in den Kommunikationsprozess eingebunden waren, obwohl sie von den Veränderungen am unmittelbarsten betroffen waren.

755 HStAM 229 I, B I 1 a, Paket 4: Medizinalbericht von Dr. Hildebrand, Merxhausen 25.06.1806 (= Anlage 3 zur Plansverordnung für Merxhausen 1806).

8. Aufgaben der Aufwärter und Aufwärterinnen

8.1 Sauberkeit im Hospital: Körperpflege, Wäsche waschen und Reinigung der Zimmer und Aborte

Die Körperpflege der Hospitalitinnen und das Wechseln und Waschen der Wäsche waren vor allem Aufgabe der Aufwärterinnen. Dass Aufwärter die Körperpflege bei Frauen übernahmen, wurde als unschicklich angesehen. 1800 wies Amtmann Wachs darauf hin, dass die Aufwärterin Icke die Hospitalitinnen nicht mehr gut reinigen konnte, weil sie immer kurzsichtiger wurde. Butzbach wollte er diese Aufgabe nicht übertragen, da *»an einen Aufwärter beym weiblichen Geschlecht, so was nicht gefordert werden kann.«*[756] Und einige Instruktionen für die Aufwärter(ehepaare) nennen die Körperpflege der Hospitalitinnen ausdrücklich als Tätigkeitsbereich der Ehefrauen.[757]

Die Grenze der Schicklichkeit verlief bei Tätigkeiten, die sich unmittelbar mit dem Körper und vor allem dem Intimbereich der Hospitalitinnen befassten. Aufwärter sahen einige Hospitalitinnen, die zum Beispiel nie Kleidung trugen, durchaus nackt. Auch griffen sie körperlich ein, wenn sie eine Hospitalitin festhielten, gegen ihren Willen einsperrten oder ähnliches. Aber hierbei war die Wahrnehmung des weiblichen Körpers oder der direkte körperliche Kontakt durch oder mit Männern eine Notwendigkeit, die zur Erfüllung bestimmter Aufgaben akzeptiert wurde. Stand der Körper allerdings im Zentrum der Tätigkeit, wurde diese in der Regel von Frauen ausgeführt. Dies zeigt sich neben dem Waschen der Hospitalitinnen auch in anderen Bereichen. Zum Beispiel zog Controlleur Scheffer bei einer Untersuchung der Sauberkeit der Hospitalitinnen zwei Frauen von Bediensteten zur Begutachtung heran.[758] Und als der Vogt feststellen wollte, ob eine Hospitalitin schwanger war, wurden die Hebamme und

756 HStAM 229 I, B II b, Paket 1: Bericht von Amtmann Wachs an Obervorsteher von Stamford, Merxhausen 01.09.1800.

757 HStAM 229 I, B II b, Paket 1: Instruktion des Aufwärters Ludwig Israel durch Obervorsteher von Breidenbach, o. O. 01.06.1805; Instruktion (Abschrift) des Aufwärters HenrichKödding durch Obervorsteher von Breidenbach, Haina 27.02.1809; Instruktion des Aufwärters Henrich Müller durch Obervorsteher von Boyneburg, Merxhausen 19.04.1817.

758 HStAM 229 I, B IV, Paket 8: Resolution über die wegen der Reinlichkeit vorgenommene Visitation, erstellt durch Controlleur Scheffer, 09.1800.

zwei Frauen hinzugezogen, die sie in einem Nebenraum auf Anzeichen einer Schwangerschaft untersuchten.[759]

Auch das Waschen von Wäsche und alle sonstigen Belange, die mit der Kleidung und dem Bettzeug in Zusammenhang standen, waren Aufgabe der Aufwärterinnen. Weniger als bei der Körperpflege spielten hierbei Fragen der Schicklichkeit eine Rolle als vielmehr traditionelle geschlechtsspezifische Aufgabenfelder. Kleidung und Bettwerk zu waschen und zu flicken war vor allem Frauensache und in größeren Haushalten ein typischer Aufgabenbereich der Mägde.[760] Im Hospital Haina, wo auch einzelne männliche Aufwärter tätig waren, waren zusätzlich Waschweiber angestellt, um die Wäsche der Hospitaliten zu waschen. Innerhalb der Hospitalsverwaltung wurde schlichtweg nicht in Betracht gezogen, die Wäsche von Männern verrichten zu lassen, sondern sie war ganz selbstverständlich Aufgabe von Frauen.

Die Aufwärterinnen erledigten die Körperpflege und das Waschen der Wäsche allerdings nur für die Hospitalitinnen, die diese Aufgaben aufgrund fehlender geistiger oder körperlicher Fähigkeiten selbst nicht erledigen konnten.[761] In der Instruktion der Aufwärterin Hilmer werden sie als diejenigen benannt, *»welche solches wegen Mangel an Verstand oder Kräfte nicht selbst verrichten können.«*[762] Bei den übrigen Hospitalitinnen sollten die Aufwärterinnen die Körperpflege und den Zustand von Kleidung und Bettwäsche kontrollieren. In der gleichen Instruktion heißt es dazu: *»Soll sie […] auch darauf halten, daß alles dieses von den Hospitalitinnen welche die Reinlichkeit unter ihrer Anweisung selbst sorgen können, geschehe.«*[763] Widersetzte sich eine Hospitalitin den Anweisungen, sollte die Aufwärterin sie dem Amtmann anzeigen.[764] Die Aufwärter waren zudem dazu angehalten, die Arbeiten ihrer Ehefrauen zu kontrollieren und sie gegebenenfalls auch zurechtzuweisen.

In den Instruktionen für die Aufwärter und Aufwärterinnen erscheinen die Körperpflege der Hospitalitinnen, das Sauberhalten der Betten und das Waschen der Wäsche als geordnete Arbeitsbereiche, die regelmäßig verrichtet werden

759 HStAM 229 I, B III a, Paket 5: Fornikationsprotokoll Anna Elsa Umbachin, erstellt durch Vogt Fuhrhans, Merxhausen 28.08.1775.

760 Eder 1995, S. 58f.

761 HStAM 229 I, B IV, Paket 8: Schreiben von Küchenschreiber Scheffer an Amtmann Otto, o. O. 06.04.1805.

762 HStAM 229 I, B II b, Paket 1: Instruktion (Konzept) der Aufwärterin Dorothea Hilmer, Merxhausen 06.1802.

763 Ebd.

764 Die übrigen Instruktionen verfügen dies in ähnlicher Weise.

sollten. Für das Waschen der Hospitalitinnen wird gelegentlich zwei Mal in der Woche als Anhaltspunkt genannt, eine Instruktion begründet dies plastisch mit den Worten *»damit sie nicht von Unflath und Läusen übernommen werden.«*[765] Auch das regelmäßige Kämmen diente dem Zweck, Kopfläuse fernzuhalten.[766] Die Aufwärterin Israel berichtete, dass sie sich *»bey den vielen schwachsinnigen Hospitalitinnen alle Mühe gebe, daß keine Leuse sich einnisten könnten, sie käme, die Haare abscher, die Latten reinige und alles thue um ihr Schicksal erträglich zu machen.«*[767]

Zwar nennen alle Instruktionen die *»Reinigung«* der Hospitalitinnen als wichtigen Aufgabenbereich der Aufwärterinnen, sie schenken der konkreten Verrichtung der Tätigkeit jedoch kaum Aufmerksamkeit. Ähnlich ist dies auch beim Waschen der Wäsche. Erst zu Beginn des 19. Jahrhunderts finden sich hier überhaupt konkrete Vorgaben darüber, wie häufig die Wäsche gewechselt werden sollte: Alle sieben bis zehn Tage sollte jede Hospitalitin ein sauberes Hemd bekommen, alle drei bis vier Wochen neue Bettwäsche.[768]

Bei bestimmten Krankheitsgruppen wurde jedoch ein häufigeres Waschen und Wechseln der Kleidung für nötig angesehen. Entsprechend der Zuordnung der Kranken zu den beiden Häusern werden in der Instruktion der Aufwärterin Hilmer im Weberhaus die *»Sinnlosen«* und *»Kranken«* und bei der Instruktion des AufwärtersKödding im Krankenhaus die *»Rasenden«* genannt.[769] Bezeichnenderweise ist bei ersteren von Hemden und Betttüchern die Rede, bei letzteren nur von Kitteln, wird also auch hier die unterschiedliche Ausstattung deutlich. Mit dem Begriff Kranke sind hier all diejenigen zusammengefasst, die

---

765 HStAM 229 I, B II b, Paket 2: Instruktion (Abschrift) des Aufwärters Sylas Mey durch Obervorsteher von Urff, Merxhausen 01.03.1737.

766 HStAM 229 I, B II b, Paket 1: Instruktion des Aufwärters Ludwig Israel durch Obervorsteher von Breidenbach, o. O. 01.06.1805.

767 HStAM 229 I, B II a, Paket 3: Untersuchungsprotokoll über die Pflichtwidrigkeiten des Aufwärterehepaars Israel, erstellt durch Hospitalsmeister Scheffer, Merxhausen 16.07.1808.

768 Ebd.; Instruktion (Abschrift) des Aufwärters HenrichKödding durch Obervorsteher von Breidenbach, Haina 27.02.1809; Instruktion (Konzept) der Aufwärterin Dorothea Hilmer, Merxhausen 06.1802; Instruktion der Aufwärterin Anna Catharine Wilhelm, Merxhausen 17.10.1816; Instruktion der Aufwärterin Maria Wilker, Merxhausen 24.08.1819; Instruktion der AufwärterinKödding durch Obervorsteher von Boyneburg und Hospitalsinspektor Scheffer, Merxhausen 27.09.1831.

769 HStAM 229 I, B II b, Paket 1: Instruktion (Abschrift) des Aufwärters HenrichKödding durch Obervorsteher von Breidenbach, Haina 27.02.1809; Instruktion (Konzept) der Aufwärterin Dorothea Hilmer, Merxhausen 06.1802.

nicht in der Lage waren, das Bett zu verlassen. Dies wird auch in der Instruktion des Aufwärters Israel deutlich, der zusammen mit seiner Frau zusätzlich zu den beiden Aufwärterinnen im Weberhaus eingesetzt wurde. Sie sollten die Betten der Kranken täglich machen und alles tun, was zu ihrer Reinlichkeit und Bequemlichkeit erforderlich war.[770] Amtmann Wachs berichtet davon, dass die Aufwärterin die meist verstandlosen Hospitalitinnen täglich reinige.[771]

Über Bettwäsche und Kleidung hinaus sollten auch die Betten regelmäßig gesäubert werden. Das Stroh, das als Unterlage in den Betten und in den sogenannten Behältern diente und gegebenenfalls auch Fäkalien aufnahm, sollte regelmäßig ausgetauscht werden.[772] Der Kot wurde im Hof aufgehäuft und dann zum Düngen von Garten und Obstbäumen verwendet.[773] Zu Beginn des 19. Jahrhunderts wurde auch im Bereich der Betten verstärkt auf Sauberkeit Wert gelegt. Das Bettwerk sollte im Sommer alle zwei bis vier Wochen in die Sonne gehängt und ausgeklopft werden, um dadurch vor allem zu verhindern, dass sich Läuse, Wanzen und Flöhe einnisteten. Gleichzeitig sollten auch die Bettstellen abgewaschen werden.[774]

Zur allgemeinen Sauberkeit in den Unterkünften waren alle Zimmer und Gänge täglich zu kehren, zu Beginn des 19. Jahrhundert finden sich zudem

---

770 HStAM 229 I, B II b, Paket 1: Instruktion des Aufwärters Ludwig Israel durch Obervorsteher von Breidenbach, o. O. 01.06.1805.

771 HStAM 229 I, B II b, Paket 1: Bericht von Amtmann Wachs an Obervorsteher von Stamford, 01.09.1800.

772 HStAM 229 I, B II b, Paket 2: Instruktion (Abschrift) des Aufwärters Sylas Mey durch Obervorsteher von Urff, Merxhausen 01.03.1737; B II b, Paket 1: Instruktion (Abschrift) des Aufwärters Johann Balthasar (Balzer) Butzbach durch Obervorsteher von Stamford, Haina 26.08.1794; Instruktion des Aufwärters Ludwig Israel durch Obervorsteher von Breidenbach, o. O. 01.06.1805; Instruktion (Abschrift) des Aufwärters Henrich Ködding durch Obervorsteher von Breidenbach, Haina 27.02.1809.

773 HStAM 229 I, B II b, Paket 1: Instruktion des Aufwärters Ludwig Israel durch Obervorsteher von Breidenbach, o. O. 01.06.1805; Instruktion (Abschrift) des Aufwärters Henrich Ködding durch Obervorsteher von Breidenbach, Haina 27.02.1809.

774 HStAM 229 I, B II b, Paket 1: Instruktion des Aufwärters Ludwig Israel durch Obervorsteher von Breidenbach, o. O. 01.06.1805; Instruktion (Abschrift) des Aufwärters Henrich Ködding durch Obervorsteher von Breidenbach, Haina 27.02.1809; Instruktion (Konzept) der Aufwärterin Dorothea Hilmer, Merxhausen 06.1802; Instruktion der Aufwärterin Anna Catharine Wilhelm, Merxhausen 17.10.1815; Instruktion der Aufwärterin Maria Wilker, Merxhausen 24.08.1819; Instruktion der Aufwärterin Ködding durch Obervorsteher von Boyneburg und Hospitalsinspektor Scheffer, Merxhausen 27.09.1831.

Anweisungen, diese im Sommer im Abstand von einigen Wochen, im Winter bei mildem Wetter, auch auszuwaschen.[775] Aufgabe der Aufwärter war es zudem, die Aborte von Weberhaus und Krankenhaus zu reinigen. Da das Krankenhaus lange keinen Wasserabfluss hatte, musste die Kloake hier regelmäßig ausgegraben werden. Aber auch der Wasserabfluss durch den Graben beim Weberhaus und später auch beim Krankenhaus musste freigehalten werden. Die Kloakenreinigung gehörte in der frühen Neuzeit zu den am wenigsten angesehenen Tätigkeiten, die häufig von Scharfrichtern, Totengräbern und Abdeckern verrichtet wurde, die zudem auch gelegentlich die Reinigung von Gefängnissen übernahmen.[776] Im Fall der Aufwärter, die ansonsten auch mit Exkrementen zu tun hatten, war es naheliegend, dass die Abortreinigung ebenfalls durch sie erfolgte. Und umgekehrt übernahmen sie auch die Arbeit als Totengräber im Hospital.

Die Vorgaben in den Instruktionen sagen nur bedingt etwas darüber aus, wie es um die Sauberkeit der Hospitalitinnen, ihrer Kleidung und Bettwäsche sowie ihrer Unterkünfte tatsächlich bestellt war. Von Seiten der Hospitalsbeamten und der Hospitalsärzte wurde die Sauberkeit im Hospital am Ende des 18. Jahrhunderts zunehmend als unzureichend angesehen. Die schlechte Ausstattung mit Kleidung und Bettzeug, die nicht häufig gewechselt werden konnten, sahen sie als Hauptgrund für mangelnde Sauberkeit und die damit verbundene Ausbreitung von Ungeziefer an. Zunehmend wurde thematisiert, dass sich die mangelnde Sauberkeit auch negativ auf die Gesundheit der Hospitalitinnen auswirkte.[777]

Obervorsteher von Stamford äußerte bei einer Visitation in Merxhausen, dass durch den Mangel an Hemden und Bettwerk *»so viel Unfläthereien entstehn, daß*

775 HStAM 229 I, B II b, Paket 2: Instruktion (Abschrift) des Aufwärters Sylas Mey durch Obervorsteher von Urff, Merxhausen 01.03.1737; B II b, Paket 1: Instruktion (Abschrift) des Aufwärters Johann Balthasar (Balzer) Butzbach durch Obervorsteher von Stamford, Haina 26.08.1794; Instruktion des Aufwärters Ludwig Israel durch Obervorsteher von Breidenbach, o. O. 01.06.1805, Instruktion (Abschrift) des Aufwärters Henrich Ködding durch Obervorsteher von Breidenbach, Haina 27.02.1809; Instruktion (Konzept) der Aufwärterin Dorothea Hilmer, Merxhausen 06.1802; Instruktion der Aufwärterin Anna Catharine Wilhelm, Merxhausen 17.10.1816; Instruktion der Aufwärterin Maria Wilker, Merxhausen 24.08.1819; Instruktion der Aufwärterin Ködding durch Obervorsteher von Boyneburg und Hospitalsinspektor Scheffer, Merxhausen 27.09.1831.

776 Pechaček 2003, S. 182f.; Kinzelbach 1995, S. 101; Dülmen 1999, S. 44f.

777 HStAM 229 I, B IV, Paket 8: Bericht von Obervorsteher von Stamford an die Samtkommission, Haina 01.09.1789; Bericht von Amtmann Wachs an Obervorsteher von Stamford, Haina 27.05.1796; Schreiben von Obervorsteher von Stamford an die Samtkommission, Haina 04.10.1796.

ich zurückschauderte.«[778] Hemden waren gelegentlich mit Kot und Blut besudelt und mussten dennoch mehrere Wochen getragen werden.[779] Bei dem Blut handelte es sich wohl vor allem um Menstruationsblut. Amtmann Wachs und Gegenschreiber Ruhl wiesen darauf hin, dass »*die grobe beschaffenheit des Linnens [...] zu schlecht [ist], als daß es, zumal bey weiblichen Umständen, wo es einer öftern und nachdrücklichere Wasche bedarf, von langer Dauer seyn könnte.*«[780] Und auch Hospitalsarzt Dr. Duncker aus Haina wies bei seiner Visitation in Merxhausen darauf hin, dass die »*weiblichen Umstände oft grösere Reinlichkeit erfordern*«.[781] Gerade dem Arzt aus Haina, der es dort nur mit männlichen Hospitaliten zu tun hatte, fielen die Menstruationsblutungen unter dem Gesichtspunkt der Sauberkeit besonders auf. Zudem wurden Fußboden und Wände davon verschmutzt, dass Hospitalitinnen einfach dort Speichel ausspuckten oder sich erbrachen, wo sie gerade waren.[782] Der Gestank in den Gebäuden, von dem häufiger berichtet wird, verwundert angesichts von Kot, Urin, Blut und Erbrochenem nicht. Ein ständiges Problem waren zudem Läuse und vor allem Wanzen, die sich in Haaren, Betten und Wänden einnisteten und aufgrund der großen Anzahl von Menschen, die auf beengtem Raum zusammenlebten, nur schwer auszurotten waren.

Angesichts solcher Aussagen in den Quellen erscheint das Hospital als Ort, an dem die Hospitalitinnen, aber auch die Aufwärter und Aufwärterinnen, zusammengepfercht in unvorstellbarem Dreck hausten. Ohne Zweifel waren die hygienischen Bedingungen insgesamt eher schlecht. Auf die einzelnen Hospitalitinnen bezogen gab es aber durchaus Unterschiede. Die Problematik der Verschmutzung mit Fäkalien und Blut betraf, schlimm genug, vor allem die Hospitalitinnen in den Behältern und die Bettlägerigen. Kaum lässt sich allerdings sagen, dass alle Hospitalitinnen ständig völlig verschmutzt gewesen wären.

---

778 HStAM 229 I, B IV, Paket 8: Bericht von Obervorsteher von Stamford an die Samtkommission, Haina 01.09.1789.

779 HStAM 229 I, B I 1 a, Paket 4: Medizinalbericht von Dr. Hildebrand, Merxhausen 25.06.1806 (= Anlage 3 zur Plansverordnung für Merxhausen 1806).

780 HStAM 229 I, B I 1 a, Paket 3: Plansbericht von Amtmann Wachs und Küchenschreiber Ruhl an Obervorsteher von Stamford, Merxhausen 24.04.1797.

781 HStAM 229 I, B I 1 a, Paket 3: Medizinalbericht von Dr. Duncker an Samtkommission und Obervorsteher, Frankenberg 13.05.1797 (= Anhang 3 zur Plansverordnung für Merxhausen 1797).

782 HStAM 229 I, B I 1 a, Paket 3: Bericht von Amtmann Wachs an die Samtkommission, Merxhausen 22.07.1793.

1800 führte Controlleur Scheffer eine Visitation über die Sauberkeit bei den Hospitalitinnen durch.[783] Insgesamt bemängelte er die Reinlichkeit im Krankenhaus vor allem beim Aufwärter Butzbach, und merkte dazu an, dass die Wäsche versäumt wurde und das Bettwerk an sonnigen Tagen nicht rausgehängt und ausgeklopft wurde. Das Weberhaus befand er insgesamt für sauberer, jedoch auch dort wurde das Bettwerk nicht ausgeklopft. Die genaueren Ausführungen Scheffers zeigen allerdings, dass vor allem einzelne Hospitalitinnen betroffen waren. Im Krankenhaus wies Scheffer besonders auf zwei Frauen unter dem Aufwärter Säumer und fünf unter dem Aufwärter Butzbach hin, die vor allem Läuse in ihren Kleidern und Betten hatten. Bei Butzbach beschreibt er zudem, dass das Bettwerk einer Hospitalitin sehr dreckig war. Im Weberhaus wurde nur eine Hospitalitin besonders hervorgehoben, die ungepflegt war und deren Bett voller Wandläuse und Flöhe war.

Die Untersuchung Scheffers zeigt auch, dass es bei den Hospitalitinnen, die selbst für ihre Körperpflege verantwortlich waren, Unterschiede im Sauberkeitsempfinden gab. Grundsätzlich waren die Aufwärter und Aufwärterinnen auch dafür verantwortlich, alle Hospitalitinnen zu kontrollieren und gegebenenfalls zu einer besseren Reinigung ihres Körpers anzuhalten. Dies geschah gelegentlich jedoch nur unzureichend, worüber sich andere Hospitalitinnen durchaus beschwerten. Eine Hospitalitin bat die Aufwärterin Israel, mehr auf die Reinlichkeit einer Hospitalitin zu achten, mit der sie die Kammer teilte.[784] Vor allem bei verlausten Hospitalitinnen sahen andere zu Recht die Gefahr, ebenfalls von Läusen befallen zu werden.[785]

Einzelne Aufwärter und Aufwärterinnen kamen ihren Dienstverpflichtungen bei Körperpflege, Wäsche und Reinigung der Zimmer somit nur unzureichend nach. Die größere Aufmerksamtkeit, die die Hospitalsbeamten der Sauberkeit entgegenbrachten, führte zunehmend zu Kontrollen und Strafandrohungen, falls die Aufgaben nicht bewältigt wurden.[786] Neben dem Unwillen Einzelner spielte aber auch das strukturelle Problem des ständigen Mangels an sauberer

783 HStAM 229 I, B IV, Paket 8: Resolution über die wegen der Reinlichkeit vorgenommene Visitation, erstellt durch Controlleur Scheffer, 09.1800.

784 HStAM 229 I, B II a, Paket 3: Untersuchungsprotokoll über die Pflichtwidrigkeiten des Aufwärterehepaars Israel, erstellt durch Hospitalsmeister Scheffer, Merxhausen 16.07.1808.

785 HStAM 229 I, B IV, Paket 8: Resolution über die wegen der Reinlichkeit vorgenommene Visitation, erstellt durch Controlleur Scheffer, 09.1800; Anzeige durch Controlleur Scheffer, Merxhausen 03.07.1806.

786 Siehe Kap. 9.2.2.

Kleidung und Bettwerk eine Rolle dabei, dass die Hygiene mangelhaft blieb. Vermehrte Sauberkeit konnte sich im Hospital erst durchsetzen, als dieses Problem Anfang des 19. Jahrhunderts einigermaßen gelöst war.

Zusätzlich wurden Maßnahmen ergriffen, um die Arbeitsabläufe bei der Wäsche zu optimieren. Zunächst wurden die Aufwärterinnen 1801 verpflichtet, alle vier Wochen zu waschen. Offenbar hatte die Wäsche zuvor deutlich seltener stattgefunden, denn es wurde jeder Aufwärterin ein Betrag von 2 R. für Seife bewilligt, um die zusätzlichen Ausgaben zu decken. Während die Aufwärterinnen für den größeren Arbeitsaufwand keine zusätzliche Entlohnung erhielten, bat der Amtmann für Küchenschreiber und Controlleur darum, ihnen eine Geldbelohnung wegen ihrer Bemühungen um die Sauberkeit im Hospital auszuzahlen.[787]

Im Winter erwies sich die häufigere Wäsche jedoch als kaum durchführbar. Es gab nicht genügend Platz, um alle Wäsche gleichzeitig zu trocknen. Und da die Trockenräume nicht beheizt waren, hing die Wäsche dort mehrere Wochen, bevor sie in den Zimmern der Hospitalitinnen nachgetrocknet wurde. Angesichts einer regelrechten Ungezieferepidemie im Winter 1804/05 im Hospital, bei der sich vor allem Läuse ausgebreitet hatten, trieb Controlleur Scheffer eine Neuordnung der Abläufe bei der Wäsche voran. Ein beheizbarer Trockenraum sollte gewährleisten, dass die Wäsche rechtzeitig trocknete. Als Problem sah er aber auch die Hospitalitinnen an, die selbst für ihre Wäsche zuständig waren, und diese oft nur unzureichend versahen, weil sie seiner Ansicht nach zu faul oder zu geizig waren.

Einige Hospitalitinnen ließen die Wäsche nämlich auch von den Aufwärterinnen gegen Bezahlung erledigen. Scheffer unterstellte hier denjenigen, die dies nicht taten, sie seien schlichtweg zu geizig, um diese Ausgabe auch zu bezahlen. Seine Lösung war, die Wäsche nun für alle Hospitalitinnen von den Aufwärterinnen erledigen zu lassen, die, da sie nun allein dafür verantwortlich wären, die Schuld bei Unreinlichkeiten auch nicht mehr auf die Hospitalitinnen schieben könnten. Dieses Mal wurde auch der erhöhte Arbeitsaufwand, der mit der Umstrukturierung verbunden war, berücksichtigt. Den Aufwärterinnen wurden neun Hospitalitinnen zugeteilt, die verpflichtet waren, ihnen bei der Wäsche zu helfen. Außerdem wurde ein vierwöchiger Rhythmus eingeführt, so dass jede Woche eine andere Aufwärterin mit der Wäsche an der Reihe war und diese sich

787 HStAM 229 I, B I 1 a, Paket 3: Plansbericht von Amtmann Wachs und Gegenschreiber Ruhl an Obervorsteher von Stamford, Merxhausen 27.04.1801; Plansverordnung für Merxhausen 1801, Haina 23.06.1801.

nicht in die Quere kamen. Bei diesen Umstrukturierungen zeigt sich auch, wie langsam die bürokratischen Abläufe im Hospital sein konnten. Von den Vorschlägen Scheffers bis zur endgültigen Umsetzung dauerte es immerhin zwei Jahre.[788]

Gleichzeitig mit den von Scheffer vorgeschlagenen Maßnahmen genehmigte die Samtkommission 1806 auch einige Vorschläge des Hospitalsarztes Dr. Hildebrand in Bezug auf die Sauberkeit im Hospital. Nachdem der Obervorsteher von Unreinlichkeit der Kleidung und der Unterkünfte berichtet hatte, hatten sich die Räte der Samtkommission ausnahmsweise einmal selbst in das Hospital Merxhausen begeben, um sich ein Bild von der Lage zu verschaffen. Vor allem die »Behälter«, die zu diesem Zeitpunkt völlig überfüllt waren, hinterließen einen sehr negativen Eindruck bei ihnen, der dazu führte, dass sie ein Gutachten des Hospitalsarztes einforderten:

> *»Da zugleich nach der Art, wie die Pfründner in unreinen schmutzigen, eckelhaften Behältern, ohne gehörige Absonderung zusammen gedrängt sind, die Gesundheit derselben am Ende Noth leiden muß, so ist darüber das Gutachten des Hospitals Medico Dr. Hildebrand eingefordert worden [...].«*[789]

Dr. Hildebrands Gutachten beschränkte sich nicht nur auf die Personen in den Behältern, sondern er nutzte die Gelegenheit, eine umfassende Liste der Punkte zu erstellen, die er für die Verbesserung der Sauberkeit im Hospital für sinnvoll hielt.[790] Die Vorschläge betrafen neben baulichen Maßnahmen und der weiter oben bereits beschriebenen Trennung zwischen Krankheitsgruppen vor allem die Dienstverrichtung der Aufwärter und Aufwärterinnen.

Zur besseren Körperpflege mahnte Dr. Hildebrand an, dass alle Hospitalitinnen sich jeden Tag mindestens einmal Hände und Gesicht mit reinem Brunnenwasser waschen müssten, bzw. die Aufwärter dies erledigen müssten, und er betonte besonders, dass dies auch für *»ganz Wahnsinnige«* gelte. Bei den *»Wahn und Blödsinnigen«* müssten die Hemden häufiger gewechselt werden, und ihnen

788 HStAM 229 I, B IV, Paket 8: Schreiben von Küchenschreiber Scheffer an Amtmann Otto, o. O. 06.04.1805; Schreiben von Controlleur Scheffer an Amtmann Otto, Merxhausen 24.06.1807, Weisung von Amtmann Otto auf dem Schreiben, 24.06.1807; B I 1 a, Paket 4: Plansbericht für Merxhausen durch Obervorsteher von Breidenbach, Haina 10.05.1806; B I 1 a, Paket 4: Plansverordnung für Merxhausen 1806, Merxhausen 30.06.1806.

789 HStAM 229 I, B I 1 a, Paket 4: Plansverordnung für Merxhausen 1806, Merxhausen 30.06.1806.

790 HStAM 229 I, B I 1 a, Paket 4: Medizinalbericht von Dr. Hildebrand, Merxhausen 25.06.1806 (= Anlage 3 zur Plansverordnung für Merxhausen 1806).

alle vier Wochen die Haare abgeschnitten werden, um Läuse fernzuhalten. In ihren Unterkünften sollte zwei Mal wöchentlich das Stroh gewechselt und an den übrigen Tagen das Stroh an einen gut gelüfteten Ort gebracht werden, damit der Geruch abziehen und außerdem das Lager gereinigt werden könne.

Alle Zimmer sollten täglich gekehrt werden, ein Hinweis darauf, dass dies entgegen der Instruktionen der Aufwärter und Aufwärterinnen bisher nicht der Fall gewesen war. Außerdem forderte er, die Zimmer ein Mal in der Woche mir Unterstützung der Hospitalitinnen abzuwaschen. Die Hospitalitinnen müssten auch ihre Betten häufiger nach draußen bringen und säubern. Und ebenfalls ein Mal wöchentlich sollten die Bettspannen mit kochendem Wasser abgewaschen und mit Sand gerieben werden, um die Wanzen zu entfernen.

Alle genannten Vorschläge Dr. Hildebrands wurden von der Samtkommission genehmigt. Zudem wurden Hospitalsarzt und Hospitalsbeamte angewiesen, die Aufwärter und Aufwärterinnen stärker zu kontrollieren. Amtmann Otto und Küchenschreiber Scheffer berichteten im folgenden Jahr, dass sie sich dieser Aufgabe vorbildlich gewidmet hätten. Durch die getroffenen Maßnahmen dürfte sich die Sauberkeit im Hospital, vor allem für die Hospitalitinnen in den sogenannten Behältern, tatsächlich verbessert haben, wie die beiden Beamten 1807 ebenfalls berichteten.[791] Zwei Jahre später schilderte Scheffer, der mittlerweile zum Hospitalsmeister ernannt worden war, den dauerhaften Erfolg der Maßnahmen:

> *»Was die Reinlichkeit in denen Wohnungen und Aufwartung der Hospitalittinnen betrift, so glaube ich mit Recht sagen zu können, daß sich hierbei vieles gebessert hat, ja, daß die möglichste Reinlichkeit in denen Zimmern, selbst der Rasenden, hersche. Ich habe hierbei keine Mühe erspart und die Hinderniß die sich bey jeder Neuerung in den Weg stellt, besonders wann mit der neuerung ungleich mehr Arbeit verbunden ist, aus dem Weg geräumt.*
> *Die Zimmer der Hospitalitinnen werden im Sommer alle Woche sauber gewaschen, täglich gelüftet, die betten öfters an die Luft getragen, ausgeklopft und die bettstellen ausgewaschen.*
> *Durch diese Behandlung und daß die Hospitalitinnen alle Woche ihre weise Hemden erhalten, wird für die Pflege derselben besser gesorgt und das Ungeziefer ganz vertilgt.«*[792]

791 HStAM 229 I, B I 1 a, Paket 4: Plansbericht von Amtmann Otto und Küchenschreiber Scheffer, Merxhausen 10.07.1807. Zwei Jahre später wurden die Hemden der »Rasenden« zumindest wöchentlich gewechselt, B I 1 b, Paket 4: Plansbericht von Hospitalsmeister Scheffer, Merxhausen 05.05.1809.

792 HStAM 229 I, B I 1 b, Paket 4: Plansbericht von Hospitalsmeister Scheffer, Merxhausen 05.05.1809.

Deutlich spricht aus seinen Worten die Überzeugung, dass nun in Bezug auf die Sauberkeit neue Zeiten im Hospital angebrochen waren. Scheffer betonte, dass er diesen Umbruch gezielt vorangetrieben hat. Die Aufwärter und Aufwärterinnen erscheinen hier vor allem als ausführende Kräfte, die sich den neuen Gegebenheiten anpassen mussten.

8.2 Aufgaben im Kleiderwesen

Über das Waschen der Wäsche hinaus kamen den Aufwärtern und Aufwärterinnen weitere Aufgaben im Kleiderwesen zu. Diese Aufgaben können zwei Bereichen zugeordnet werden: der grundsätzlichen Versorgung der Hospitalitinnen mit Kleidung, Schuhen und Bettwerk auf der einen Seite und der Aufsicht darüber, wie die Hospitalitinnen diese Gegenstände verwendeten, auf der anderen Seite.

Im Zuge des Ökonomieplans von 1773 wurde auch das Kleiderwesen neu geordnet.[793] Die Hauptaufsicht darüber hatte der Küchenschreiber, dessen Arbeit vom Gegenschreiber kontrolliert wurde. Direkt mit den Hospitalitinnen waren die beiden Beamten jedoch kaum befasst. Vielmehr war es Aufgabe des Wartpersonals, dem Küchenschreiber zu melden, wenn eine Hospitalitin neue Kleidung oder neues Bettwerk benötigte. Unbrauchbare Textilien sollten sie abliefern, damit sie als Flickenstücke aufbewahrt wurden. Wenn sie auch dafür nicht verwendet werden konnten, wurden die Kleidungsreste an einen Papiermacher verkauft. Kam eine Hospitalitin neu im Hospital an, war das Wartpersonal verpflichtet, über das von ihr mitgebrachte Bettwerk und die Kleidung beim Küchenschreiber und beim Vogt Bericht zu erstatten. Ebenfalls sollte es beim Tod einer Hospitalitin deren Bettwerk und ihre Kleidung an den Küchenschreiber abliefern.

Bei den übrigen Aufgaben des Wartpersonals im Bereich des Kleiderwesens wurde wiederum unterschieden zwischen Hospitalitinnen, die ihre Kleidung selbst verwahren und in Ordnung halten konnten, und denjenigen, die dies nicht konnten. Bei ersteren übernahmen die Aufwärter und Aufwärterinnen vor allem Aufsichtsfunktionen, indem sie darauf achten sollten, dass die Hospitalitinnen die Kleidung rechtzeitig flickten. Nachlässigkeit sollten sie sofort zur Anzeige bringen. Für die übrigen Hospitalitinnen waren die Aufwärter und Aufwärterinnen vollständig verantwortlich, d. h. sie teilten Kleidung, Schuhe und Bettwerk zu, verwahrten sie und flickten sie bei Bedarf. Die Samtkommission

793 HStAM 229 I, B I 1 a, Paket 1: Verordnung über das Kleiderwesen (= Anhang 35 zum Ökonomie- und Schuldentilgungsplan von 1773), Haina 30.07.1774.

versuchte 1773 zudem, eine wöchentliche Kontrolle der Kleidung durch durch das Wartpersonal einzuführen und ihm außerdem die Aufbewahrung der Sonntagskleidung komplett zu übertragen. Damit sollte verhindert werden, dass diese auch an gewöhnlichen Tagen getragen wurde. Es gibt jedoch keine Hinweise darauf, dass die verstärkten Kontrollen in die Tat umgesetzt wurden.

Die Probleme bei der grundsätzlichen Ausstattung der Hospitalitinnen mit Bettwerk und Kleidung haben bereits gezeigt, dass das Kleiderwesen auch in den folgenden Jahren keineswegs so wohlgeordnet war, wie die Samtkommission es 1773 vorgesehen hatte. Vogt Wachs berichtet kurz nach seinem Dienstantritt 1786, dass er die »Rumpelkammer« – dabei handelte es sich bezeichnenderweise um den Aufbewahrungsort für Kleidung und Bettwerk – besucht hatte.[794] Dort hatte er die Sachen teilweise auf dem Boden, teilweise in Kisten vorgefunden, wobei einige davon von Motten und Mäusen angefressen worden waren. Er hatte daraufhin neue Halterungen anbringen lassen, um die Sachen aufzuhängen. Die Aufwärterinnen hatte er angewiesen, alle Sachen auszuklopfen und zu lüften. Außerdem waren zwei Kästen von verstorbenen Hospitalitinnen geöffnet worden, was zeigt, dass eine Abgabe der Habseligkeiten an den Küchenschreiber hier zuvor nicht stattgefunden hatte. Vogt Wachs wies zudem darauf hin, dass das Bettwerk der beiden verstorbenen Hospitalitinnen, angeblich, wie er betont, bereits an andere Hospitalitinnen gegeben worden wäre. Die übrigen Sachen der Verstorbenen hatte er ebenfalls ausklopfen und lüften lassen. Insgesamt waren nur geringe Vorräte an Bettwerk und Kleidung festgestellt worden.[795]

Insgesamt misstraute die Hospitalsverwaltung den Hospitalitinnen, aber auch dem Wartpersonal in Bezug auf die sorgfältige Verwendung und den Verbleib der Kleidung und des Bettwerks. Zum einen wurden die Hospitalitinnen verdächtigt, ihre eigenen Kleidungsstücke zu versetzen, zum anderen die von (verstorbenen) Hospitalitinnen zu stehlen.[796] Ganz unberechtigt waren diese Vorbehalte nicht. Es handelte sich um wertvolle Güter, die Begehrlichkeiten anderer Hospitalitinnen, aber auch von Verwandten und nicht zuletzt der Aufwärter

794 LWV 13, Merxhausen: Tagebuch von Vogt Wachs, Merxhausen 03.–06.07.1786.

795 LWV 13, Merxhausen: Schreiben von Vogt Wachs an Obervorsteher von Stamford, Merxhausen 09.07.1786.

796 HStAM 229 I, B I 1 a, Paket 1: Verordnung über das Kleiderwesen (= Anhang 35 zum Ökonomie- und Schuldentilgungsplan von 1773), Haina 30.07.1774; B IV, Paket 8: Verordnung über die Kleidereiverwaltung zu Merxhausen, erstellt durch Obervorsteher von Stamford, Haina 25.07.1786.

und Aufwärterinnen weckten.[797] So verkaufte die Tochter einer Hospitalitin verschiedene Kleidungsstücke, die sich ihre Mutter von anderen geliehen hatte, und eine weitere Hospitalitin hatte, wohl angestiftet durch die Aufwärterin Lomp, Kleidungsstücke gestohlen.[798] Und aufgrund einer Untersuchung über den Verbleib von Kleidungsstücken einer verstorbenen Hospitalitin im Jahr 1785 stellte sich nicht nur heraus, dass Verwandte Kleidungsstücke mitgenommen hatten und auch die Aufwärterin Heinin und ihre Tochter einige davon nutzten, sondern es *»ergab sich daß die dienerin dieser und aller Hospitalittinnen, die einfältig sind, Kleidung unter ihren eigenen Sachen ganz verworren in Vielen Kisten und Kasten habe.«*[799] Offensichtlich trennte die Aufwärterin hier weder zwischen den Sachen der verschiedenen Hospitalitinnen noch zwischen ihren eigenen. Die weitere Untersuchung beim übrigen Wartpersonal zeigte, dass die Hospitalsverwaltung bisher kaum einen Überblick hatte, sondern die Kleidungsangelegenheiten bisher vor allem unter den Aufwärtern und Aufwärterinnen geregelt worden waren, so zum Beispiel auch, wenn eine Hospitalitin ihren Unterkunftsort wechselte und dadurch ein anderer Aufwärter oder eine andere Aufwärterin für sie zuständig war. Die Erstellung des Kleiderregisters 1786 war somit auch ein Versuch der Hospitalsverwaltung, einen besseren Überblick und eine bessere Kontrolle über die Nutzung der Kleidung und deren Verbleib zu bekommen, was aber erst nach und nach gelang.

Mit Strafandrohungen gegenüber Wartpersonal und Hospitalitinnen gleichermaßen versuchte die Hospitalsverwaltung, die Entwendung von Textilien zu verhindern.[800] Bei Verlust eines Stückes sollte entweder die Hospitalitin dafür bezahlen, soweit sie selbst für ihre Kleidung verantwortlich war, oder bei den übrigen der zuständige Aufwärter oder die zuständige Aufwärterin den Verlust aus eigener Tasche begleichen. Voraussetzung, um eine solche Regelung

797 HStAM 229 I, B I 4, Paket 1: Schreiben von Vogt Fuhrhans an die Samtkommission, Haina 26.11.1785.

798 HStAM 229 I, B I 4, Paket 2: Schreiben (Konzept) von Amtmann Wachs an den Amtmann Vietor zu Gudensberg, o. O. 10.05.1786; B I 5, Paket 2: Schreiben von Vogt Wigand an die Regierung Kassel, 15.09.1785.

799 HStAM 229 I, B III a, Paket 7: Untersuchungsprotokoll über den Verbleib des Nachlasses zweier Hospitalitinnen, erstellt durch Vogt Fuhrhans, Merxhausen 25.04.1781.

800 HStAM 229 I, B I 1 a, Paket 1: Verordnung über das Kleiderwesen (= Anhang 35 zum Ökonomie- und Schuldentilgungsplan von 1773), Haina 30.07.1774; B I 1 a, Paket 2: Plansbericht von Amtmann Wachs und Gegenschreiber Ruhl, Merxhausen 04.1786.

durchzusetzen, war natürlich ein guter Überblick darüber, wer welche Kleidung hatte. Und dies wurde lange Zeit nicht erreicht. Denn auch nach 1800 wurde nicht durchgängig ein Kleiderregister geführt, in dem der Bestand an Kleidung und Bettwerk sowie Ab- und Zugänge eingetragen werden konnten. Es herrschte nur wenig Überblick über die Bestände bei den Hospitalitinnen und in der Kleiderkammer. Damit sollte nun Schluss sein und ein neues Register erstellt werden, das auch die Kleidung in der Kammer und neu angelieferte Kleidung erfasste, die außerdem auf ihre Größe hin vermessen und sortiert werden sollte. Zukünftig sollte zudem ein Vorrat an Kleidung und Bettwerk angelegt werden. Das Wartpersonal sollte bei Zuteilung und Ablieferung sowie bei der Instandsetzung zudem verstärkt kontrolliert werden.[801]

1805 richtete Controlleur Scheffer sein Augenmerk auf Fragen der Kleiderversorgung im Hospital und der damit verbundenen Sauberkeit. Ebenso wie beim Waschen der Wäsche sah er bei der Instandhaltung das Problem, dass die Hospitalitinnen dieses selbst nur unzureichend verrichteten.[802] Aufschlussreich ist der Hinweis von Obervorsteher von Breidenbach, dass man ihnen das Flicken überlasse, da man davon ausgehe, dass sie mit der Nadel umgehen könnten. Aufgrund ihrer geistigen und körperlichen Fähigkeiten (*»verstandlose und hinfällige Personen«*) seien aber nur die wenigsten wirklich in der Lage dazu.[803] Auch bisher war man in Merxhausen nicht davon ausgegangen, dass alle das Flicken selbst übernahmen. Vielmehr sollten ja gerade die Aufwärterinnen diese Aufgabe übernehmen, wenn die Fähigkeiten der Hospitalitinnen nicht ausreichten, wie die Instruktion der Aufwärterin Hilmer zeigt: *»Das Flicken der Hemden, Strümpfe und sonstigen Kleidungsstücke sowie des Bettwerks derjenigen Hospitalitinnen welche solches wegen Mangel an Verstand oder Kräfte nicht selbst verrichten können, hat sie zu rechter Zeit zu besorgen.«*[804] Aber der Hinweis des Obervorstehers kann so gedeutet werden, dass es dennoch Hospitalitinnen gab, die eigentlich für ihre Kleidung selbst verantwortlich waren, dies aber aus verschiedenen Gründen nicht leisteten. Während Scheffer hier wiederum vor allem Faulheit

801 HStAM 229 I, B I 1 a, Paket 3: Regulativ über die Kleiderei (Abschrift), erstellt durch Amtmann Wachs, 16.09.1800, genehmigt von Obervorsteher von Stamford, 25.09.1800 (= Anlage E ½ zum Plansbericht für Merxhausen 1801).

802 HStAM 229 I, B IV, Paket 8: Schreiben von Küchenschreiber Scheffer an Amtmann Otto, o. O. 06.04.1805.

803 HStAM 229, B I 1 a, Paket 4: Plansbericht für Merxhausen durch Obervorsteher von Breidenbach, Haina 10.05.1806.

804 HStAM 229 I, B II b, Paket 1: Instruktion (Konzept) der Aufwärterin Dorothea Hilmer, Merxhausen 06.1802.

am Werk sah, bezweifelte der Obervorsteher bezweifelte stärker die grundsätzlich Befähigung an. Was eher der Wahrheit entsprach, lässt sich kaum sagen. Immer den Sparzwang der Samtkommission vor Augen wiesen Scheffer und von Breidenbach auch auf die materiellen Verluste hin, die dem Hospital durch mangelnde Sorgfalt im Umgang mit den Textilien entstanden. Schon einige Zeit zuvor hatten Amtmann Sanner und Gegenschreiber Ruhl in ähnlicher Weise das Schmieren der Schuhe mit Tran thematisiert. Viermal im Jahr war Tran an die Hospitalitinnen ausgegeben worden, die diesen aber teilweise für andere Zwecke verwendeten, so dass die Schuhe verdarben. Die Aufwärter und Aufwärterinnen waren daraufhin beauftragt worden, alle vier Wochen das Schmieren der Schuhe für alle zu übernehmen.[805] Scheffer schlug nun ebenfalls vor, das Flicken der Wäsche gar nicht mehr von den Hospitalitinnen vornehmen zu lassen. In Zukunft verrichtete der Schneider von Merxhausen diese Arbeit, allerdings wurden vier Hospitalitinnen verpflichtet, ihm dabei mehrmals wöchentlich zu helfen.[806] Im Gegensatz zur Wäsche und zum Schmieren der Schuhe, wo vor allem den Aufwärterinnen vermehrt Arbeit zufiel, entfiel der Arbeitsbereich des Nähens und Flickens durch diese neue Regelung vollständig.

8.3 Ausgabe von Nahrung und Geld an die Hospitalitinnen

Bei der Versorgung der Hospitalitinnen mit Nahrung übernahmen die Aufwärter und Aufwärterinnen verschiedene Aufgaben. Bei den gemeinsamen Mahlzeiten in der sogenannten großen Hospitalsstube sollten sie helfen, das Essen aus der Küche zu holen und zu verteilen. Und während des Essens waren sie für den geordneten Ablauf zuständig. Den Hospitalitinnen, die nicht an den gemeinsamen Mahlzeiten teilnehmen konnten, brachten sie das Essen in die Unterkünfte. Instruktionen nennen hierbei Bettlägerige und Eingeschlossene, aber auch Blinde und Lahme.[807] Konnten die Hospitalitinnen nicht selbstständig essen, wurden

805 HStAM 229 I, B I 1 a, Paket 4: Plansbericht von Amtmann Sanner und Gegenschreiber Ruhl an Obervorsteher von Stamford, Merxhausen 24.04.1802; Plansverordnung für Merxhausen 1802, Merxhausen 24.07.1802.

806 HStAM 229 I, B I 1 a, Paket 4: Plansverordnung für Merxhausen 1806, Merxhausen 30.06.1806. Ausführlicher Noll 2008, S. 216f.

807 HStAM 229 I, B II b, Paket 2: Instruktion (Abschrift) des Aufwärters Sylas Mey durch Obervorsteher von Urff, Merxhausen 01.03.1737; B II b, Paket 1: Instruktion des Aufwärters Ludwig Israel durch Obervorsteher von Breidenbach, o. O. 01.06.1805; Instruktion (Abschrift) des Aufwärters HenrichKödding durch Obervorsteher von Breidenbach, Haina 27.02.1809; Instruktion (Konzept) der Aufwärterin Dorothea Hilmer, Merxhausen 06.1802.

sie gefüttert. Im Zusammenhang mit geistig differenten Hospitalitinnen werden diese anschaulich als diejenigen bezeichnet, denen *»das Brot in die Hände geschnitten wird.«*[808]

Außerdem war das Wartpersonal auch für die Verteilung der Essensrationen zuständig, die regelmäßig an alle Hospitalitinnen ausgegeben wurden und die zwei warmen Mahlzeiten am Tag ergänzten. Diese Rationen bestanden aus Brot, Butter, Käse, Hering, Bier und gelegentlich auch Wein und Kaffee. Für Hospitalitinnen, die diese Rationen nicht selbst verwahren konnten, taten dies die Aufwärter und Aufwärterinnen und gaben das Essen nach Bedarf aus.[809]

Ganz so geordnet, wie es die Vorschriften vermuten lassen, erfolgte die Verteilung der Nahrungsmittel oftmals jedoch nicht. Eher zufällig fiel Controlleur Scheffer 1801 auf, dass Portionen des Mittagessens vereinzelt doppelt ausgegeben wurden.[810] Das darüber angefertigte Untersuchungsprotokoll zeigt, dass die Hospitalitinnen recht ungeordnet ihr Essen aus der Küche bezogen und einige auch für andere die Portionen abholten. Von einer Aufsichtsfunktion des Wartpersonals bei der Ausgabe von Essen wird nichts erwähnt, aber im Anschluss an die Untersuchung wurden die Hospitalitinnen angewiesen, das Essen entweder selbst oder nur noch von den Aufwärtern und Aufwärterinnen holen zu lassen. Ebenso sollte der Koch in Zukunft Hospitalitinnen keine Portionen mehr für andere ausgeben.

Dies konnte jedoch nicht verhindern, dass Hospitalitinnen Essen untereinander tauschten. So überließen zum Beispiel zwei Hospitalitinnen ihre Fleisch-

808 HStAM 229 I, B IV, Paket 8: Schreiben von Küchenschreiber Scheffer an Amtmann Otto, o. O. 06.04.1805; ähnlich B II a, Paket 3: Untersuchungsprotokoll über die Pflichtwidrigkeiten des Aufwärterehepaars Israel, erstellt durch Hospitalsmeister Scheffer, Merxhausen 16.07.1808.

809 HStAM 229 I, B II b, Paket 2: Instruktion (Abschrift) des Aufwärters Sylas Mey durch Obervorsteher von Urff, Merxhausen 01.03.1737; B II b, Paket 1: Instruktion des Aufwärters Ludwig Israel durch Obervorsteher von Breidenbach, o. O. 01.06.1805; Instruktion (Abschrift) des Aufwärters HenrichKödding durch Obervorsteher von Breidenbach, Haina 27.02.1809; Instruktion (Konzept) der Aufwärterin Dorothea Hilmer, Merxhausen 06.1802; B II a, Paket 3: Untersuchungsprotokoll über die Pflichtwidrigkeiten des Aufwärterehepaars Israel, erstellt durch Hospitalsmeister Scheffer, Merxhausen 16.07.1808; LWV 13, Merxhausen: Schreiben von Amtmann Wachs an Obervorsteher von Stamford, Merxhausen 12.09.1793.

810 HStAM 229 I, B II a, Paket 3: Schreiben von Amtmann Wachs an Obervorsteher von Stamford, Merxhausen 18.07.1791, Weisung von Obervorsteher von Stamford auf dem Schreiben, Haina 19.07.1791; Untersuchungsprotokoll über die falsche Austeilung von Speisen, erstellt durch Amtmann Wachs, Merxhausen 20.05.1801.

rationen einer weiteren und bekamen dafür Milch und anderes Essen von ihr.[811] Gegen einen solchen Tausch untereinander schritt die Hospitalsverwaltung kaum ein. Anders sah die Sache hingegen aus, wenn Hospitalitinnen mit Essenrationen regelrecht Handel betrieben. Denn einige Hospitalitinnen verkauften durchaus auch Essen an andere Personen oder tauschten es gegen Güter oder andere Nahrungsmittel ein.[812] Diese Unterschlagung von Ressourcen des Hospitals war ausdrücklich verboten. Für Brot-und Butterzuteilungen gab es die Sonderregelung, dass sie vom Hospital zurückgekauft werden konnten. Das sogenannte Buttergeld, das allerdings zusätzlich als festgelegte Geldausgabe regelmäßig an die Hospitalitinnen gezahlt wurde, könnte auf diese Regelung zurückzuführen sein. Für die Ausgabe des Geldes waren ebenfalls die Aufwärter und Aufwärterinnen zuständig, und für Hospitalitinnen, die ihr Geld nicht selbst verwalten konnten, kauften sie auch kleinere Sachgüter, wie zum Beispiel Kleidung, ein.[813]

Ansonsten war den Hospitalitinnen jeglicher Handel mit Nahrungsmitteln, die sie vom Hospital erhielten, verboten. Das Wartpersonal war verpflichtet, solchen Handel beim Vogt bzw. Amtmann zur Anzeige zu bringen, stand aber gleichzeitig auch immer unter dem Verdacht, entweder mit den Hospitalitinnen gemeinsame Sache zu machen oder deren Essen für sich selbst zu unterschlagen.[814] Aber auch die Hospitalitinnen hatten ein wachsames Auge auf die

---

811 Ebd.

812 HStAM 229 I, B IV, Paket 10: Untersuchungsprotokoll über den heimlichen Brotverkauf, erstellt durch Amtmann Wachs, Merxhausen 19.08.1797; B III a, Paket 2: Bericht von Amtmann Otto an Obervorsteher von Breidenbach und Samtkommission, Merxhausen 11.06.1804

813 HStAM 229 I, B II a, Paket 3: Untersuchungsprotokoll über die Pflichtwidrigkeiten des Aufwärterehepaars Israel, erstellt durch Hospitalsmeister Scheffer, Merxhausen 16.07.1808.

814 HStAM 229 I, B II b, Paket 2: Instruktion (Abschrift) des Aufwärters Sylas Mey durch Obervorsteher von Urff, Merxhausen 01.03.1737; B II b, Paket 1: Instruktion (Abschrift) des Aufwärters Johann Balthasar (Balzer) Butzbach durch Obervorsteher von Stamford, Haina 26.08.1794; Instruktion des Aufwärters Ludwig Israel durch Obervorsteher von Breidenbach, o. O. 01.06.1805; Instruktion (Abschrift) des Aufwärters Henrich Ködding durch Obervorsteher von Breidenbach, Haina 27.02.1809; Instruktion (Konzept) der Aufwärterin Dorothea Hilmer, Merxhausen 06.1802. Die audrückliche Erlaubnis des Verkaufs von Brot und Butter an das Hospital in den Instruktionen lief einigen grundsätzlichen Vorschriften der Samtkommission zuwieder, auf die sich 1796 Obervorsteher von Stamford berief, und die den Handel mit Nahrungsmittel durch Hospitalitinnen ganz verboten. LWV 13, Merxhausen: Bericht von Amtmann Wachs an Obervorsteher von Stamford,

Essensausteilung durch die Aufwärter und Aufwärterinnen.[815] Zum Beispiel wiesen einige Hospitalitinnen die neue Aufwärterin Israel darauf hin, dass sie die Brotstücke für *»die ganz schwachsinnige Hospitalitinnen«*[816] zu klein bemesse. 1786 übertrug Wachs dem Leser Aufsichtsfunktionen über die Essensausgabe an die *»verrückten und Simpeln Personen.«*[817] Die Aufwärter und Aufwärterinnen sollten das Essen nun während seiner Anwesenheit beim Frühgebet austeilen. Warum nun eine verstärkte Kontrolle der Ausgabe stattfinden sollte, ob also ein konkreter Verdacht vorlag, wird allerdings nicht erwähnt.

Seit 1794 fiel den Aufwärterinnen eine neue Aufgabe bei der Essensausgabe zu. Kranken Hospitalitinnen verabreichten die Aufwärterinnen nun einen Gerstenbrei mit Obst und Butter, den sie selbst zubereiteten. Wer diese besondere Kost erhalten sollte, entschied jedoch der Hospitalschirurg bzw. später der Hospitalsarzt. Die Einführung dieser neuen Kost ging auf Vorschläge des Amtmanns und des Hospitalsarztes aus Haina zurück. Sie betonten, dass die Krankenkost, die bisher in Merxhausen neben der sogenannten gemeinen Kost verabreicht wurde, eher für alte Personen und nicht für *»würckliche Kranke«* ausgelegt sei.[818] Die Einführung der neuen Kost fand gleichzeitig mit dem Bestreben statt, akut erkrankte Hospitalitinnen stärker zu isolieren. Ihnen wurde somit mehr Aufmerksamkeit gewidmet, wodurch dem Wartpersonal ein etwas spezialisierteres Arbeitsgebiet zufiel.

Merxhausen 10.02.1796; Weisung durch Obervorsteher von Stamford an Amtmann Wachs, Haina 20.02.1796.

815 HStAM 229 I, B II a, Paket 3: Untersuchungsprotokoll über die Pflichtwidrigkeiten des Aufwärterehepaars Israel, erstellt durch Hospitalsmeister Scheffer, Merxhausen 16.07.1808; B II b, Paket 1: Protokoll über die Dienstvergehen des Aufwärters Lutzbach, erstellt durch Vogt Wachs, Merxhausen 08.01.1800.

816 HStAM 229 I, B II a, Paket 3: Untersuchungsprotokoll über die Pflichtwidrigkeiten des Aufwärterehepaars Israel, erstellt durch Hospitalsmeister Scheffer, Merxhausen 16.07.1808.

817 LWV 13, Merxhausen: Tagebuch von Vogt Wachs, Merxhausen 03.–06.07.1786.

818 HStAM 229 I, B I 1 a, Paket 3: Bericht von Amtmann Wachs an die Samtkommission, Merxhausen 22.07.1793; Medizinalbericht von Dr. Duncker an Samtkommission und Obervorsteher, Haina 25.05.1794 (= Anlage 8 zur Plansverordnung für Merxhausen 1794); Bericht von Amtmann Wachs an Samtkommission und Obervorsteher, o. O. 16.04.1795; Plansverordnung für Merxhausen 1796, Haina 20.06.1796; Medizinalbericht von Dr. Duncker an Samtkommission und Obervorsteher, Frankenberg 23.05.1796; Plansbericht von Amtmann Wachs und Küchenschreiber Ruhl an Obervorsteher von Stamford, 24.04.1797.

8.4 Beheizung der Räume

Die Beheizung der Räume und die Aufsicht über die Öfen waren im Winter ein zeitaufwändiger Arbeitsbereich des Wartpersonals. Ein beständiger Nachschub an Holz musste gehackt, ins Haus getragen, kleinere Mengen im Haus gestapelt und schließlich regelmäßig in den Öfen nachgelegt werden.[819] Bei der Untersuchung der Dienstvergehen des Aufwärters Butzbach wurde auch kritisiert, dass er sich nicht ordentlich um die Beheizung kümmerte, wodurch Unordnung im Holzverbrauch entstand. Die Hospitalitinnen trugen sich das Holz, das rationiert und den Öfen fest zugeteilt wurde, gegenseitig weg, so dass ein Raum zu warm, der andere aber zu kalt war. Insgesamt kümmerten sich die Hospitalitinnen oftmals selbst um die Befeuerung der Öfen, auch wenn das Wartpersonal die Aufsicht darüber hatte. Angesichts der zahlreichen Tätigkeiten der Aufwärter und Aufwärterinnen auch außer Haus dürfte es für sie auch schwierig gewesen sein, die Öfen beständig zu befeuern.

Die Beheizung hatte einen wichtigen Stellenwert im Hospital, war sie doch Voraussetzung für Wohlbefinden und letztendlich auch für das Überleben im Winter. Abgesehen von den Dachkammern im Weberhaus waren fast alle Unterkünfte beheizbar, was einen gewissen Luxus darstellte, war doch z. B. in Bauernhäusern oftmals nur ein Raum zu beheizen. Feuer stellte natürlich immer eine Gefahrenquelle dar. Im Weberhaus wurde dem zusätzlich angestellten Aufwärterehepaar Israel aufgetragen, die Öfen jeden Abend zu überprüfen und diese zuzustellen, damit die Katzen nicht Feuer im Haus verbreiteten. Auch sollten sie darauf achten, dass die Hospitalitinnen mit Licht und Feuer nicht zu gefährlichen und leicht Feuer fangenden Sachen gingen.[820] Einige konnten kaum die Gefahr des Feuers einschätzen, worauf viele Schilderungen in Aufnahmegesuchen hinweisen. Die beengten Wohnverhältnisse erhöhten natürlich die Feuergefahr erheblich, zumal wenn über den Öfen im Winter lange Zeit die Wäsche getrocknet wurde oder die Hospitalitinnen sich Essen darauf kochten. Von Brandfällen im Hospital ist dennoch nichts bekannt.

---

819 HStAM 229 I, B II b, Paket 1: Bericht von Amtmann Wachs an Obervorsteher von Stamford, Merxhausen 01.09.1800; Protokoll über die Dienstvergehen des Aufwärters Butzbach, erstellt durch Vogt Wachs, Merxhausen 08.01.1800.

820 HStAM 229 I, B II b, Paket 1: Instruktion des Aufwärters Ludwig Israel durch Obervorsteher von Breidenbach, o. O. 01.06.1805.

8.5 Nebentätigkeiten

Neben den Aufgaben, die zum Wartdienst gerechnet wurden, mussten die Aufwärter und Aufwärterinnen alle Tätigkeiten zu verrichten, die ihnen vom Vogt bzw. Amtmann zugewiesen wurden. Durch diese, in den Instruktionen der Hausdiener allgemein übliche Verpflichtung wurde sichergestellt, dass sie flexibel eingesetzt werden konnten und sich nicht auf ihre Dienstaufgaben berufen konnten, wenn sie zu anderen Arbeiten herangezogen wurden. Auch verdeutlichte sie nochmals die Unterordnung unter den Vogt bzw. Amtmann, dem allein zukam, darüber zu bestimmen, welche Arbeiten im Hospital von wem versehen wurden.

Bei den meist als »Hospitalsarbeit« bezeichneten Tätigkeiten handelte es sich dennoch selten um gelegentlich zugeteilte, sondern meist um saisonale Arbeiten, die vor allem im Wirtschaftsbetrieb des Hospitals anfielen. Sie wurden regelmäßig von bestimmten Personen verrichtet, wobei die Aufwärter in größerem Maße einbezogen waren als die Aufwärterinnen. Die Aufgaben umfassten:[821]

Holzeinfuhr aus dem Wald, auch Bauholz fällen, auf- und abladen
Heuernte
Getreide zur Mühle bringen und abholen
Hecken ausbessern und in Ordnung halten
Hopfen hacken und ernten
im Gemüsegarten helfen
Kraut einhobeln
Gräben säubern, allgemein beim Wasserbau helfen
Wegebau
Gräber ausheben
Botendienste

Neben dieser Hospitalsarbeit waren die Aufwärter und Aufwärterinnen auch verpflichtet, direkt für Pfarrer und Vogt bzw. Amtmann Arbeiten auf deren

821 HStAM 229, Küchenwochenrechnung 1786; HStAM 229 I, B I 2: Verwaltungsbericht 1817 (Konzept) von Hospitalsinspektor Scheffer, Merxhausen 05.06.1818; B I 1 a, Paket 4: Plansbericht von Amtmann Otto und Küchenschreiber Scheffer, Merxhausen 10.07.1807; HStAM 330 Niedenstein, Nr. 1138: Anzeige, einen Diebstahl von hospitalseigenem Schrot betreffend, 1780; LWV 13, Merxhausen: Bericht von Vogt Fuhrhans an Obervorsteher von Haller, Merxhausen 16.08.1773; Schreiben von Amtmann Wachs an Obervorsteher von Stamford, Merxhausen 12.09.1793.

Bestallungswiesen zu übernehmen, so die Reinigung und die Hilfe bei der Heu- und Grummeternte.[822]

Wegen dieser zahlreichen Aufgaben hielten sich vor allem die Aufwärter oftmals fernab der Unterkünfte der Hospitalitinnen auf und standen natürlich in dieser Zeit nicht für Aufgaben der Aufwartung zur Verfügung. Der größte Teil der alltäglichen Arbeiten bei den Hospitalitinnen oblag daher den Aufwärterinnen. Diese Gewichtung wird auch gelegentlich ausdrücklich geäußert.[823] Dennoch halfen auch die Aufwärterinnen bei verschiedenen Arbeiten vor allem zur Erntezeit im Garten und Feld, aber auch in der Mühle.

Dass gerade die Nebentätigkeiten dazu führten, dass die Hospitalitinnen zeitweise gar nicht beaufsichtigt wurden, wurde zu Beginn des 19. Jahrhunderts zunehmend als problematisch angesehen. Vor allem die Aufwärter wurden stärker zur Beaufsichtigung der Hospitalitinnen herangezogen und die Nebentätigkeiten eingeschränkt. Das folgende Kapitel beschäftigt sich ausführlicher mit dieser Entwicklung.

8.6 Aufsicht über die Hospitalitinnen und das Streben nach einem sittlichen Lebenswandel im Hospital

Die »gute Ordnung« im Hospital ist ein ständig wiederkehrendes Thema, mit dem sich Hospitalsordnungen und Instruktionen gleichermaßen befassten. An die genossene Wohltat einer Aufnahme in ein Hospital knüpften Stifter oder Träger der Einrichtungen Erwartungen, wie das Zusammenleben im Hospital gestaltet sein sollte. Kernbereiche waren ein geregelter Tagesablauf, das friedliche Miteinander sowie ein insgesamt christlicher und sittlicher Lebenswandel. Die Bediensteten waren diesen Ordnungsvorstellungen ebenso unterworfen wie die

---

822 HStAM 229 I, B II b, Paket 2: Instruktion (Abschrift) des Aufwärters Sylas Mey durch Obervorsteher von Urff, Merxhausen 01.03.1737; B II b, Paket 1: Instruktion (Abschrift) des Aufwärters Johann Balthasar (Balzer) Butzbach durch Obervorsteher von Stamford, Haina 26.08.1794; Instruktion des Aufwärters Ludwig Israel durch Obervorsteher von Breidenbach, o. O. 01.06.1805; Instruktion (Abschrift) des Aufwärters HenrichKödding durch Obervorsteher von Breidenbach, Haina 27.02.1809.

823 HStAM 229 I, B I 1 a, Paket 4: Plansbericht von Amtmann Otto und Küchenschreiber Scheffer, Merxhausen 10.07.1807; B II a, Paket 3: Schreiben von Hospitalsinspektor Scheffer an Obervorsteher von Boyneburg, Merxhausen 13.02.1817; Verwaltungsbericht 1816 von Hospitalsinspektor Scheffer, Merxhausen 15.05.1817; B I 2: Verwaltungsbericht 1817 (Konzept) von Hospitalsinspektor Scheffer, Merxhausen 05.06.1818.

Hospitalsinsassen, gleichzeitig waren die Bediensteten aber auch diejenigen, die für die Durchsetzung der Ordnung zu sorgen hatten. Aus dieser Konstellation heraus hatte auch das Wartpersonal in Merxhausen Aufsichtsfunktionen über die Hospitalitinnen. Ganz grundsätzlich hatte es dafür zu sorgen, dass diese sich der Ordnung entsprechend verhielten.

Für das Hospital Merxhausen war die Renovirte Hospitalsordnung von 1728 bis in das 19. Jahrhundert hinein maßgeblich dafür, wie das Leben im Hospital gestaltet sein sollte.[824] Sie sah vor, dass die Hospitalitinnen morgens früh gemeinsam aufstanden, sich wuschen und anzogen. Ausgenommen waren hiervon die eingesperrten und die bettlägerigen Personen. Im Sommer sollte spätestens um 6 Uhr zur halbstündigen Betstunde geläutet werden, im Winter sobald das Licht zum Lesen ausreichte. Danach sollten eine Morgensuppe sowie das Bier und Getränk für den Tag ausgeteilt werden. Bereits um 10 Uhr sollte das Mittagessen stattfinden, um spätestens 16 Uhr das Abendessen.

Während der gemeinsamen Mahlzeiten sollte der Leser aus der Bibel vorlesen. Zwischen den Mahlzeiten waren die Hospitalitinnen, die dazu in der Lage waren, angewiesen, ihnen zugeteilte Arbeiten zu verrichten. Ausdrücklich sollte damit Müßiggang verhindert werden, der als Anlass zu verwerflichen Handlungen wie übermäßigem Alkoholkonsum, sexuellen Begierden, aber auch zu Streit und Zank angesehen wurde. Lediglich sonntags unterschied sich der vorgesehene Tagesablauf von den übrigen Tagen, da hier nicht gearbeitet werden sollte. Stattdessen war der Kirchgang für alle obligatorisch. Das Verlassen des inneren Hospitalsbereichs sowie der Aufenthalt bei den Bediensteten oder in den Handwerksbetrieben war den Hospitalitinnen verboten, außer sie hatten dort Arbeiten im Auftrag des Hospitals zu erfüllen. Insgesamt wurde ein gottgefälliger und sittlicher Lebenswandel eingefordert. Gotteslästern, Fluchen, Streiten, Schlagen, Trunkenheit und natürlich sexuelle Kontakte waren verboten. Als Bestrafung bei Übertretungen wurden Essensentzug, Einsperrung und als härteste Strafe der Hospitalsverweis angedroht, wohingegen Schläge als Strafe ausdrücklich verboten waren.

Aufgrund solcher Vorgaben in Hospitalsordnungen wurden frühneuzeitliche Hospitäler in der Forschung häufig als Orte betrachtet, in denen der Alltag der Insassen sehr kontrolliert ablief und zudem Kontakte nach außen kaum möglich waren. Allerdings wurden in den letzten Jahren vermehrt Zweifel daran geäußert, dass im Alltag die angestrebte Ordnung durchgesetzt wurde und dass

824 HStAM 5, Nr. 17862: Renovirte Ordnung von 1728.

Hospitalitinnen wirklich nach außen abgeschottet lebten.[825] Auch im Hospital Merxhausen bestätigt sich dies. »Unordnung« zeigt sich an allen Ecken und Enden. Diese Unordnung bestand nicht nur darin, dass Personen sich nicht an Vorschriften hielten und dafür Strafe erwarten mussten. Vieles war im Hospitalsalltag etabliert, so dass weder die Hospitalsbeamten noch die Aufwärter und Aufwärterinnen hier Anzeichen erkennen lassen, dagegen vorzugehen.

Ein großer Teil der Hospitalitinnen durfte sich in Merxhausen frei bewegen. Dies galt für psychisch und körperlich differente Personen gleichermaßen. Wo eine Hospitalitin sich gerade aufhielt, wussten die Aufwärter und Aufwärterinnen, aber auch andere Hospitalitinnen nicht unbedingt. Und der Tagesablauf war nicht so geordnet, wie die Hospitalsordnung es vorsah. Hospitalitinnen blieben der Betstunde fern und besuchten auch die Kirche nicht. Teilweise blieben sie den ganzen Tag weg. Zum Beispiel arbeitete die *»taube und blödsinnige«* Hospitalitin Müller tagsüber bei verschiedenen Bediensteten des Hospitals. Angesichts des Vorwurfs von anderen Hospitalitinnen, dass die Aufwärterin Israel ihr das Essen nicht richtig austeile, rechtfertigte sich der Ehemann der Aufwärterin:

> *»So viel aber wiße er, daß seine Frau der Müllerin von Schreuf, die immer rumherlaufe, in ihrer Abwesenheit das Brod auf ihren Kasten lege das Essen aber dahin stelle und wann dann die Müllerin nicht komme und es zum Abendessen läute, das Essen ausschütte um das frische Essen wieder hohlen zu können. Das Bier würde zwar für die müllerin in seinem Krug geholt, allein die Müllerin trinke auch mit ihm wann sie manchmal des Tags nach Haus komme.«*[826]

Im Rahmen der gleichen Untersuchung schilderte eine Hospitalitin, dass sie häufiger das Frühstück für andere Hospitalitinnen aufhob, wenn diese gerade nicht anwesend waren. Was die Hospitalitinnen tagsüber taten, wurde zumindest bei einigen kaum kontrolliert. Zwar wurde abends stärker darauf geachtet, dass sich alle in den Unterkünften einfanden, aber vor allem die Schilderungen in Zusammenhang mit Schwangerschaften von Hospitalitinnen zeigen, dass es ihnen durchaus möglich war, die Unterkünfte auch nachts unbemerkt vom Wartpersonal zu verlassen.[827]

---

825 Watzka 2008, S. 37; Lutz 1997, S. 249, 271.

826 HStAM 229 I, B II a, Paket 3: Untersuchungsprotokoll über die Pflichtwidrigkeiten des Aufwärterehepaars Israel, erstellt durch Hospitalsmeister Scheffer, Merxhausen 16.07.1808.

827 Die Untersuchungsprotokolle zu Schwängerungen und »Unzucht« befinden sich vor allem in HStAM 229 I, B III a, Paket 5. Siehe insgesamt zu Schwängerungen im Hospital Merxhausen Sahmland 2007.

Die Verpflichtung der Hospitalitinnen, im Hospital mitzuarbeiten soweit es ihr gesundheitlicher Zustand zuließ, wurde prinzipiell umgesetzt. Hierbei handelte es sich einerseits um die bereits thematisierten Arbeiten bei Wäsche und Flicken, die jede Hospitalitin, die dazu in der Lage war, für sich selbst verrichten musste. Zum anderen gab es aber zusätzliche Arbeiten, die von Hospitalitinnen verrichtet wurden. Dies waren teilweise haushaltsnahe Tätigkeiten wie Reinigungsarbeiten oder Hilfe in der Küche, zum Teil aber auch Arbeiten im Wirtschaftsbetrieb des Hospitals. Vor allem zur Erntezeit waren Hospitalitinnen wichtige Hilfskräfte, die Heu einfuhren, Getreide zum Dreschen brachten oder in der Mühle halfen. Das ganze Jahr über arbeiteten zudem zwei Hospitalitinnen als Backmägde und eine weitere als Läuterin zur Betstunde, wofür sie sogar einen geringen Lohn erhielten.[828]

Im Rahmen ihres eigenen Tätigkeitsbereichs kontrollierten die Aufwärter und Aufwärterinnen auch die Arbeit der Hospitalitinnen. Bei anderen Tätigkeiten arbeiteten diese mit anderen Bediensteten zusammen, zum Beispiel im Backhaus oder auf dem Feld. Hier zeigt sich teilweise eine große Selbstständigkeit der Hospitalitinnen, wenn sie zum Beispiel im Backhaus das Teigkneten und nach dem Backen das Zuteilen und Abliefern der Brote an die verschiedenen Stellen im Hospital ohne Aufsicht verrichteten. Grundsätzlich unterstanden sie bei Arbeiten im Hospital aber immer anderen Bediensteten, die die Arbeit zwar nicht unbedingt beständig beaufsichtigten, aber doch kontrollierten, so zum Beispiel dem Koch und Bäckerburschen im Backhaus und dem Gärtner bei der Gartenarbeit.[829] Einige Hospitalitinnen übernahmen auch wie die oben erwähnte Hospitalitin Müller von Schreif direkt Arbeiten für Einwohner von Merxhausen, die sie dafür bezahlten oder ihnen Naturalien gaben.

Auch wenn die Aufwärter und Aufwärterinnen vielleicht nicht immer wussten, wo die Hospitalitinnen waren, bleibt zu bedenken, dass Merxhausen recht überschaubar war und jeder jeden kannte. Gab es Probleme mit Hospitalitinnen, konnten die Aufwärter und Aufwärterinnen benachrichtigt werden und umgekehrt konnten diese andere Bewohner nach dem Aufenthaltsort einer Hospitalitin fragen.

Waren viele Hospitalitinnen in ihrer Bewegungsfreiheit im Hospital kaum eingeschränkt, so war auch der Zugang zu ihren Unterkünften nicht so stark

828 Noll 2008, S. 209–214 auch zum folgenden Absatz.

829 HStAM 229 I, B I 1 a, Paket 1: Schreiben von Gärtner Himmelmann an Obervorsteher von Haller, Merxhausen 03.12.1774 (= Anhang 37 zum Ökonomie- und Schuldentilgungsplan von 1773); B II a, Paket 2: Untersuchungsprotokoll erstellt durch Amtmann Wachs, 11., 15.06.1801.

reglementiert, wie es die Instruktionen der Aufwärter und Aufwärterinnen vorschrieben. Laut der Instruktionen sollten sie verhindern, dass fremde Personen ohne Erlaubnis des Vogtes bzw. Amtmanns die Hospitalitinnen besuchten oder sogar bei ihnen übernachteten. Jegliche *»verdächtige Gesellschaft«*[830], insbesondere der Umgang mit Männern, und damit die Gefahr unzüchtigen Verhaltens, sollte unterbunden werden. Diese Regelungen wurden jedoch kaum durchgesetzt. Einige Hospitalitinnen pflegten einen freundschaftlichen Umgang gerade mit den unteren Bediensteten und den Knechten und Mägden, was sich in gegenseitigen Besuchen unter anderem zum Kaffee- und Biertrinken zeigt, und dies durchaus auch in den Unterkünften. Zudem übernachteten dort auch Verwandte und Bekannte der Hospitalitinnen, wenn sie von weiter entfernt zu Besuch kamen.[831]

Eine andere Art von Besuchern waren ständisch höhergestellte Personen, die das Hospital besichtigen wollten. Die Aufwärter und Aufwärterinnen dienten hierbei auch als Führer, die Besuchern die Unterkünfte, aber auch als besonders interessant geltende Hospitalitinnen zeigten.[832] Diese Art des »Hospitaltourismus« ist im 18. Jahrhundert vielerorts anzutreffen, und auch wenn die Reisenden des späten 18. Jahrhunderts aufklärerisch ambitioniert und auf der Suche nach Einblicken in die Natur des Menschen waren, und weniger als noch zu Beginn des 18. Jahrhunderts auf reine Belustigung aus waren, spielte ein gewisser Voyeurismus dabei weiterhin eine Rolle.[833] Dies ist auch bei Jakob Mauvillon der Fall, der 1783 Merxhausen besuchte und von einem der beiden Aufwärter durch das Hospital geführt wurde und über seine Beobachtungen einen Bericht verfasste.[834] Dieser zeigt auch den Abstand zwischen Mauvillon als Besucher und den Hospitalitinnen, die vor allem als Objekte der Beobachtung dienten. Wäh-

---

830 HStAM 229 I, B II b, Paket 2: Instruktion (Abschrift) des Aufwärters Sylas Mey durch Obervorsteher von Urff, Merxhausen 01.03.1737; B II b, Paket 1: Instruktion (Abschrift) des Aufwärters Johann Balthasar (Balzer) Butzbach durch Obervorsteher von Stamford, Haina 26.08.1794; Instruktion des Aufwärters Ludwig Israel durch Obervorsteher von Breidenbach, o. O. 01.06.1805; Instruktion (Abschrift) des Aufwärters Henrich Ködding durch Obervorsteher von Breidenbach, Haina 27.02.1809.

831 HStAM 229 I, B I 14: Protokoll über einen Flachsdiebstahl, Merxhausen 26.–29.01.1792; B III a, Paket 5: Protokoll über die *»Hurenfälle«* mit dem Knecht Diederich, Merxhausen 16.–18.08.1804; Fornikationsprotokoll Griesin, erstellt durch Amtmann Otto, Merxhausen 10.01.1807.

832 Lachmund, Stollberg 1995, S. 154.

833 Reuchlein 1986, S. 71–73.

834 Mauvillon 1784.

rend aufklärerische Besucher gerade auf der Suche nach dem Außergewöhnlichen oder auch Monströsen waren, den Abgründen, in die der Mensch geraten konnte, war der Alltag im Hospital mehr von Normalität im Umgang mit körperlich und geistig Differenten geprägt.

Dies zeigt sich vielleicht am deutlichsten im Wirtshaus, wo Hospitalitinnen ebenfalls häufig anzutreffen waren und am sonntäglichen Tanz teilnahmen, zu dem auch Leute von umliegenden Dörfern nach Merxhausen kamen. Eine Rechtfertigung des Wirtes von Merxhausen für Musik und Tanz im Wirtshaus gibt 1755 aufschlussreiche Einblicke in den sonntäglichen Alltag im Hospital und die Aufsichtsfunktion der Aufwärter:

> *»Die Hospitalit[innen] betreffend daß solche so gleich nach den Kirchen nach dem Wirthshauß lauffen sollten, so kann zwaren nicht läugnen, daß dieselben verschiedene uf die Sonntage ins Wirthshauß kommen, da die eine vor 1 Kreuzer brande Wein die andere wohl 1/8 Maas Wein vor eine Krancke hohlet, daß aber dieselbe zum Gelächter mit Tanzen oder im Tantz mit der Epilepsie befallen, und um gefallen seyn sollten, solches ist in Ewigkeit nicht zu erweißen, und sollte fast nicht glauben daß derg[leichen] Lügen erdacht oder vorgebracht werden können, und über das so sind ja hiesige Armen Aufwärter jederzeit dahin beordert, daß so sich etwa eine Simple Schwester ins Wirtshauß verlauffen solle oder unarthig aufführe selbige sogleich wieder da weg gehohlet wird, was aber den zulauff frembder Leuthe betrifft, so kann solches nicht wehren, daß ein oder andere auswärtige so etwa eine Mutter, Schwester, Tochter, oder Basen unter denen Hospitalitin[nen] hat, solche zu besuchen anhero komt, und beym kommen oder weggehen ein Glaß Bier Trinken oder wan ja etwa Music: da wäre, den Tantz zu sehen […].«*[835]

Inwieweit der Wirt hier die Situation verharmloste und Hospitalitinnen wirklich verspottet und ausgelacht wurden, ist kaum zu sagen. Ansonsten war dem Pfarrer, der die Anzeige vor dem Konsistorium vorgebracht hatte, vor allem ein Dorn im Auge gewesen, dass Musik und Tanz schon während des Gottesdiensts begannen. Das Konsistorium verfügte dementsprechend, dass nur noch samstags Musik und Tänze abgehalten werden durften.[836] Ein Verbot für die Hospitalitinnen, dorthin zu gehen, wurde nicht ausgesprochen. Lediglich die »*simplen*« Hospitalitinnen wurden von den Aufwärtern offensichtlich gleich abgeholt, wenn sie sich im Wirtshaus einfanden und auch solche, die sich schlecht benahmen, wurden von ihnen weggebracht.

---

835 HStAM 229 I, B I 14, Paket 5: Schreiben des Wirts Thielepape an das Fürstlich Hessische Konsistorium, Merxhausen 10.10.1755.

836 HStAM 229 I, B I 14, Paket 5: Weisung des Fürstlich Hessischen Konsistoriums an Vogt Fuhrhans, Kassel 18.10.1755.

Eine negative Wirkung des Wirtshausbesuchs auf die Gesundheit thematisierte der Pfarrer nur im Zusammenhang mit der Epilepsie, indem er auf die Gefahr hinwies, dass diese Hospitalitinnen durch den Tanz einen Anfall erleiden könnten. Der Alkoholkonsum wurde in dieser Hinsicht hingegen noch nicht erwähnt. Dies ändert sich in Quellen, die eher zum Ende des 18. Jahrhunderts hin entstanden sind. Der steigende Branntweinkonsum, vor allem in den unteren Schichten, machte auch vor den Hospitälern nicht halt. Das Hospital Merxhausen verfügte selbst über eine Konzession zur Branntweinherstellung, die zusammen mit dem Wirtshaus verpachtet war. Eine gewisse Doppelmoral ist also durchaus bei der Bekämpfung des Branntweinkonsums der Hospitalitinnen zu erkennen.[837]

Die Wirte hatten natürlich kein Interesse daran, den Alkoholkonsum einzuschränken. Vogt Wachs berichtete 1786 davon, dass er die Hospitalitinnen kaum vom übermäßigen Branntweintrinken abhalten konnte, da die Wirtin ihnen mehr Branntwein als die täglich erlaubte, geringe Mende ausgab. Die Wirtin sei, so Wachs, auch noch so dreist zu fragen, wovon sie denn die Pacht bezahlen solle. Empört äußerte sich Wachs darüber, dass dies gerade so klänge, als sei das Wirtshaus für den Alkoholgenuss der Hospitalitinnen angelegt worden. Insgesamt schätzte er die Wirkung des Alkoholkonsums auf die Hospitalitinnen als sehr negativ ein und führte aus, dass dieser

> *»[...] unsittliches Betragen befördert und [die] natürliche Leibes und Seelen Schwäche der hiesigen Hospitalitten, durch ein solches höchst schädliches Nahrungsmittel im übermaas noch erhöht und vermehrt [wird].«*[838]

Und 1793 fragte Wachs bei der Samtkommission an, ob der Konsum von Branntwein und Schnupftabak bei an schwachem Verstand leidenden Hospitalitinnen nicht ganz untersagt werden sollte.[839] Jedoch blieben diese Vorstöße zunächst ohne Wirkung.

Die zweite Problematik, die sich aus der geringen Beaufsichtigung ergab, waren Kontakte der Hospitalitinnen mit Männern, besonders die sexuellen Kontakte. Diese waren natürlich grundsätzlich verboten, dennoch sind zahlreiche

837 Zur Ausbreitung von Branntweinbrennereien auf dem Land im 18. Jahrhundert siehe Heggen 1988, S. 47–49. Auf eine ähnliche Doppelmoral (Alkohol zu verurteilen und ihn gleichtzeitig zu verteilen) hat auch Becker 1987, S. 55f. in Bezug auf Alkohol als Arbeitslohn bei Gesinde hingewiesen.

838 LWV 13, Merxhausen: Tagebuch von Vogt Wachs, Merxhausen 03.–06.07.1786.

839 HStAM 229 I, B I 1 a, Paket 3: Bericht von Amtmann Wachs an die Samtkommission, Merxhausen 22.07.1793.

Akten über uneheliche Schwangerschaften von Hospitalitinnen überliefert.[840] Hier gab es einerseits freiwillige Beziehungen zu Männern, andererseits aber auch Vergewaltigungen. Einige Fälle lassen zudem Züge von Prostitution erkennen, wenn Geschlechtsverkehr mit Gütern oder Geld von den Hospitalitinnen erkauft wurde.[841] Die geringe Aufsicht über die Hospitalitinnen hatte somit durchaus negative Konsequenzen, waren sie doch Übergriffen von Männern teilweise schutzlos ausgeliefert. Andere Hospitalitinnen nutzten die geringe Aufsicht und unterhielten freiwillige sexuelle Beziehungen zu Männern.

Aufgabe der Aufwärter und Aufwärterinnen war es eigentlich, es erst gar nicht zu sexuellen Kontakten kommen zu lassen. Zudem waren sie aber angewiesen, beim Vogt bzw. Amtmann Hospitalitinnen anzuzeigen, bei denen sie sexuelle Beziehungen oder schon eine Schwangerschaft vermuteten. Oft zeigten tatsächlich die Aufwärter oder Aufwärterinnen Schwangerschaften beim Vogt bzw. Amtmann an, häufig hegten aber auch Pfarrer oder Arzt einen Verdacht. Der Anzeige gingen oftmals Gerüchte voraus, die sich im Hospital verbreitet hatten, so auch 1787:

> »*Erschien die hiesige Hospitalitin Anna Margretha Pflügerin von Cassel, nebst ihrer Aufwärterin der Anna Magdalena von hier und that letztere die Anzeige wie das Gericht ginge, dass sich bemeldete Pflügerin schwanger befinde. Es wären auch solche Anzeichen da, die darüber keinen weiteren Zweifel zuliesen, wesfals sie solche zu ihrem Eingeständnis anher gebracht habe.*«[842]

Auch wenn die Anzeige nicht durch das Wartpersonal geschah, wurden die Hospitalitinnen in der Regel von dem Aufwärter oder der Aufwärterin, dem oder der sie unterstanden, beim Vogt bzw. Amtmann vorgeführt. Leugneten sie die Schwangerschaft und konnte diese zunächst nicht festgestellt werden, wurden die Aufwärterinnen beauftragt, die betreffende Frau in der folgenden Zeit genau auf Anzeichen zu beobachten. Da die Ausweisung drohte, wurde eine Schwangerschaft möglichst verborgen, so dass sie gelegentlich lange unentdeckt blieb. Eine Hospitalitin band ihren Bauch mit einer Schürze ab, um diesen möglichst zu verdecken, vielleicht auch in der Hoffnung, eine Fehlgeburt zu verursachen.[843] Eine andere Hospitalitin brachte 1783 sogar unbemerkt in ihrer Kammer ein

---

840 HStAM 229 I, B III a, Paket 5.

841 HStAM 229 I, B III a, Paket 5: Fornikationsprotokoll Cathrine Eliesabeth Fackinern, erstellt durch Vogt Wachs, 31.01.1799.

842 HStAM 229 I, B III a, Paket 5: Fornikationsprotokoll Anna Margaretha Pflüger, erstellt durch Vogt Wachs, Merxhausen 16.08., 09.09.1786.

843 HStAM 229 I, B III a, Paket 5: Fornikationsprotokoll Anna Elsa Umbachin, erstellt durch Vogt Fuhrhans, Merxhausen 28.08.1775.

Kind zur Welt, erdrosselte es und warf es in den Abort beim Krankenhaus. Das tote Kind wurde jedoch von den beiden Aufwärtern entdeckt, als sie die Kloake reinigten.[844] Der Verdacht fiel schnell auf eine bestimmte Hospitalitin, die durch den Fund blutiger Laken unter ihrem Bett überführt wurde und daraufhin schließlich geständig war. Zwar hatten andere Hospitalitinnen eine Schwangerschaft bei ihr vermutet, hatten sie aber nicht deswegen angezeigt. Dauerhaft verheimlichen konnten die meisten Hospitalitinnen eine Schwangerschaft nicht, selbst wenn andere sie vielleicht eine Zeit lang deckten. Die offensichtlichen körperlichen Anzeichen ließen sich irgendwann schlichtweg nicht mehr leugnen.

War eine Schwangerschaft schließlich festgestellt, wurden vor allem die Aufwärterinnen mit einer genaueren Aufsicht über die Hospitalitinnen beauftragt. Dabei ging es darum, den Gesundheitszustand im Auge zu behalten, den voraussichtlichen Termin der Niederkunft möglichst frühzeitig zu bestimmen, aber auch darum, mögliche Abtreibungsversuche und Kindstötungen zu verhindern. Eine Sorge, die nicht unberechtigt war, gleichzeitig aber auch die verzweifelte Lage der Mütter verdeutlicht.[845] Außerdem dienten die Angaben auch der Überlegung, ob eine Ausweisung der Hospitalitin stattfinden konnte oder sie in das Accouchierhaus gebracht werden konnte. 1799 berichtete Amtmann Wachs zum Beispiel an den Obervorsteher:

> *»Nach eingezogener Erkundigung halten es die beyden Aufwärterinnen und andre Personen, die um die Hospitalittin Fackiner herum sind, für wahrscheinlich, daß sie gegen Pfingsten ihr Kind bekommt, womit dann auch die Angabe im Protocoll, daß der beyschlaf im August geschehen zutreffen würde.*
> *Übrigens macht sie weder verkehrtes Zeug in ihren Geschäften, noch weniger war sie bisher unfolgsam, sondern thut alles, was sie geheisen wird, das gröstentheils in grober Arbeit in der Küche usw. besteht in guter Ordnung. Rasend ist sie gar nicht, wenigstens sahe man sie in einem solchen Zustand hier noch nie.«*[846]

Vor allem bei einer geistig differenten Hospitalitin musste auch eingeschätzt werden, ob sie sich um ihr Kind selbst würde kümmern können. War dies nicht der Fall, wurde die Verantwortung anderen übertragen, eine Amme eingesetzt

844 HStAM 229 I, B III a, Paket 5: Bericht von Vogt Wigand an Obervorsteher von Haller, Merxhausen 14.06.1783.

845 Ein weiteres Beispiel für eine Kindstötung durch eine Hospitalitin: LWV 13, Merxhausen: Schreiben von Vogt Wachs an Obervorsteher von Stamford, Merxhausen 23.11.1787.

846 HStAM 229 I, B III a, Paket 5: Schreiben von Amtmann Wachs an Obervorsteher von Stamford, Haina 23.02.1799 (Akten zum Fornikationsprotokoll Fackinerin).

oder das Kind in die Obhut der Aufwärterfamilie übergeben.[847] Auch wurde erwogen, das Kind ins Findelhaus abzugeben, da ihr Verbleib bei den Müttern im Hospital als problematisch wahrgenommen wurde. Dennoch blieben einige Kinder im Hospital, so dass zum Beispiel im Jahr 1800 vier Hospitalitinnen mit ihren kleinen Kindern in Merxhausen wohnten.

Die insgesamt unzureichende Aufsicht über die Hospitalitinnen ist ein Dauerthema in den Akten des Hospitals. Anhand des Alkoholkonsums und der Kontakte zu Männern zeigt sich, wie wenig die Hospitalsverwaltung die angestrebte Ordnung tatsächlich durchsetzte. Mit Blick auf das Wartpersonal sind verschiedene Punkte auszumachen, die dazu beitrugen.

Eine ständige Beaufsichtigung aller Hospitalitinnen war für das Wartpersonal schlichtweg nicht leistbar. Neben der personellen Aufstellung, die dafür nicht ausreichte, waren auch die räumlichen Gegebenheiten nicht darauf ausgerichtet. Dies betonte schon 1726 der Vogt von Merxhausen, als er angesichts eines Schwängerungsfalls zu einer stärkeren Kontrolle angewiesen worden war.[848] Dadurch, dass die Unterkünfte inmitten der übrigen Gebäude von Merxhausen lagen und von diesen nicht durch eine Mauer oder ähnliches abgetrennt waren, auch der Zugang zum Hospital recht weitläufig war und der Wirtschaftsbetrieb bedingte, dass die Ein- und Ausgänge nicht ständig verschlossen waren, bestand für Hospitalitinnen kaum eine Einschränkung in ihrer Bewegungsfreiheit. Die Folge war ein relativ offenes Zusammenleben zwischen Hospitalitinnen und übrigen Bewohnern von Merxhausen sowie ein recht unkontrollierter Zugang von Besuchern. Dass die Aufwärter und Aufwärterinnen keine beständige Beaufsichtigung leisten konnten, lag aber auch am Aufgabenspektrum, das sie zu erfüllen hatten. Wie sollte ein Aufwärter, während er beim Hopfenmachen half, oder eine Aufwärterin, die die Wäsche wusch, gleichzeitig Hospitalitinnen beaufsichtigen? Das Aufgabenspektrum des Wartpersonals stand einer ständigen Aufsicht über die Hospitalitinnen somit im Wege.

Es zeigt sich aber auch, dass die Aufwärter und Aufwärterinnen nicht unbedingt ihrer Anzeigepflicht nachkamen. Hierbei wird deutlich, dass die Vorstellungen der Lebensführung bei Hospitalitinnen und Wartpersonal gelegentlich nicht sehr weit voneinander entfernt waren. Und diese entsprachen oftmals nicht den Vorgaben in den Hospitalsordnungen. Dies betraf den Alkoholkonsum sowie die Kontakte zu Außenstehenden und Familienmitgliedern gleichermaßen.

847 HStAM 229 I, B III a, Paket 5: Bericht von Hospitalsmeister Scheffer an Obervorsteher von Breidenbach, 28.03.1808.

848 Sahmland 2007, S. 212.

Gerade beim unerlaubten Aufenthalt in den Unterkünften scheint es Solidarität zwischen Hospitalitinnen und Wartpersonal gegeben zu haben, denn letztere waren ebenfalls vom eingeschränkten Zugang zu den Gebäuden betroffen und widersetzten sich den Vorschriften, wenn sie zum Beispiel ihre Kinder dort beherbergten. Oftmals waren die Hospitalsbeamten nicht wirklich im Bilde, was in Weberhaus und Krankenhaus genau vor sich ging. In den gemeinsamen Interessen von Hospitalitinnen und Wartpersonal ist ein Grund zu sehen, warum es nicht gelang, auch nur annähernd die ständig wiederholten Vorschriften durchzusetzen.

Auch das Strafsystem konnte viele Hospitalitinnen offensichtlich nicht davon abhalten, gegen Vorschriften des Hospitals zu verstoßen. Die angedrohten Strafmaßnahmen waren Essensentzug, Gefängnis, das Anbringen eines Klotzes am Bein, der die Bewegungsfreiheit einschränkte, und als schlimmste Konsequenz die Ausweisung aus dem Hospital. Diese Sanktionen wurden teilweise auch verhängt, aber oftmals wenig stringent durchgeführt. Zum Beispiel schilderte der Vogt seine Probleme mit der Wirtin, die zu viel Branntwein ausgab, aber die Seite der Hospitalitinnen, die sich entgegen der Vorschriften mehr Branntwein holten, blieb völlig unbeachtet. Auch die Verbote des Essensverkaufs und der Besuche in den Unterkünften wurden in allgemeiner Form mehrfach angemahnt, aber keine der nachweislich involvierten Hospitalitinnen wurde bestraft. Meist führte erst der Verdacht einer Schwangerschaft dazu, dass sowohl Kontakten zu Männern außerhalb der Unterkünfte als auch Besuchen bei den Hospitalitinnen genauer nachgegangen wurde. In solchen Fällen kamen die Aufwärter und Aufwärterinnen am ehesten ihrer Anzeigepflicht nach, wohl auch, weil sich Schwangerschaften kaum dauerhaft verheimlichen ließen und sie selbst, sollten sie sie nicht anzeigen, mit Konsequenzen rechnen mussten. Zuvor schritten Aufwärter und Aufwärterinnen entgegen ihrer Instruktionen jedoch kaum ein.

Das Kontrollsystem sah lange Zeit nicht vor, Fehlverhalten von vorneherein durch die Vorgabe entsprechender Strukturen zu unterbinden. Lediglich die Arbeit erscheint in den Hospitalsordnungen in diesem Kontext, sollte doch die Übertragung von Arbeiten an die Hospitalitinnen auch Müßiggang und Laster fernhalten. Arbeit gehörte in diesem Sinne zum gottgefälligen Lebenswandel. Aber hierbei handelte es sich um eine sehr optimistische Vorstellung, denn die Arbeiten, die Hospitalitinnen in Merxhausen durchaus in erheblichem Umfang verrichteten, hielten sie keineswegs von »unsittlichem« Verhalten ab. Eher im Gegenteil kamen sie gerade hierbei in Kontakt mit Männern und konnten heimliche Beziehungen zu diesen unterhalten, aber auch Vergewaltigungen fanden häufig im Umfeld der Arbeit der Hospitalitinnen statt.

Bis zum Ende des 18. Jahrhunderts beschränkten sich die Maßnahmen vor allem in der Wiederholung der alten Vorschriften, deren Einhaltung immer wieder eingefordert wurde. Seitdem begann die Hospitalsverwaltung jedoch, neue Strategien zu verfolgen, um die Lebensführung der Hospitalitinnen im Hospital stärker zu reglementieren und diese – zumindest auf lange Sicht – auch durchzusetzen. Stärker reglementiert wurden Freizeitverhalten und die Außenkontakte. Dabei zeigt sich ein gestiegener erzieherischer Anspruch des Hospitals. In diesem Zuge gewann auch die Aufsicht der Aufwärter und Aufwärterinnen über die Hospitalitinnen an Bedeutung. Die Entwicklung lief insgesamt darauf hinaus, dass die Hospitalitinnen immer stärker von der Außenwelt abgeschottet wurden und ihr Alltag im Hospital nun tatsächlich kontrolliert und unter der Aufsicht der Aufwärter und Aufwärterinnen ablief.

Die Erholung, die die Hospitalitinnen bei geselligem Beisammensein, Trinken, Musik und Tanz suchten, war noch nie erwünscht gewesen. Mit dem ersten Erholungsplatz, der auf die Initiative von Obervorsteher von Stamford zurückging, wurde nun aber eine Alternative entwickelt, die zeigte, wie aus Sicht der Hospitalsverwaltung das Freizeitverhalten der Hospitalitinnen gestaltet sein sollte: Sie sollten möglichst unter sich, in frischer, der Gesundheit förderlicher Luft umherwandeln. Der zweite, umzäunte Erholungsplatz grenzte die Hospitalitinnen stärker von der Außenwelt ab. Scheffer betonte in diesem Zusammenhang, dass durch den Erholungsplatz auch unerwünschte Kontakte vor allem zu männlichen Personen unterbunden würden.[849] Die Einrichtung der beiden Erholungsplätze und damit verbunden auch eine bessere Hygiene rund um die Unterkünfte, da Ställe und Misthaufen von dort wegverlegt worden waren, sind sicherlich als positive Entwicklungen anzusehen. Dennoch sind sie auch ein Anzeichen für eine stärkere Beaufsichtigung der Hospitalitinnen, die zu einem erhöhten Maß an Fremdbestimmung in ihrer täglichen Lebensgestaltung führte.

Zeitgleich mit der Einrichtung des Erholungsplatzes stellte die Hospitalsverwaltung Überlegungen an, die Hospitalitinnen verstärkt zur Produktion von Kleidung für das Hospital heranzuziehen. Während zuvor die Arbeiten vor allem nach Bedarf zugeteilt worden waren, wurde nun mit dem gezielten Ankauf von Waren und der Einrichtung einer Spinnerei eine umfassende Ausschöpfung der Arbeitskraft der Hospitalitinnen angestrebt, eine Initiative, die sich

849 HStAM 229 I, B VI, Paket 1: Bericht von Hospitalsinspektor Scheffer [an Hassenpflug?], Merxhausen 19.07.1817; Bericht von Hospitalsinspektor Scheffer an Hassenpflug, 18.08.1817; Bericht von Hospitalsinspektor Scheffer an Hassenpflug, 31.01.1818.

in ähnlicher Form auch in anderen Hospitälern findet.[850] Als Vorbild dienten durchaus Arbeitshäuser, was auch explizit so formuliert wurde. Dabei erhoffte die Hospitalsverwaltung sich sogar einen wirtschaftlichen Vorteil, der durch den zusätzlichen Verkauf der verfertigten Waren erzielt werden sollte. Arbeit für Auswärtige sollten die Hospitalitinnen gar nicht mehr übernehmen, deutlich zeigt sich der Wille der Hospitalsverwaltung, die Arbeitskraft der Hospitalitinnen nur noch dem Hospital zu Gute kommen zu lassen und den Nebenverdienst, den sich die Hospitalitinnen durch die Übernahme solcher Arbeiten verschafft hatten, abzustellen. Den Aufwärterinnen fielen in diesem Zusammenhang erneut Kontrollfunktionen zu, denn sie sollten die Materialien austeilen und die Verfertigung der Kleidung überwachen. Zwei Mal, 1793 und 1806, wurde ein Versuch in dieser Richtung unternommen, er blieb jedoch jedes Mal auf Dauer erfolglos und verlief nach einiger Zeit im Sande. Und auch die Arbeit der Hospitalitinnen für Auswärtige wurde nicht dauerhaft unterbunden.[851]

Erholungsplatz und Spinnerei sind, auch wenn letztere scheiterte, ein deutliches Anzeichen dafür, dass Ordnung und Disziplin in stärkerem Maße und mit neuen Mitteln im Hospital angestrebt wurden. Den Aufwärtern und Aufwärterinnen kam dabei die Rolle derjenigen zu, die für die Durchsetzung der jeweiligen Maßnahmen zu sorgen hatten.

Auch in anderer Hinsicht zeigt sich am Beginn des 19. Jahrhunderts der gestiegene Disziplinierungswille der Hospitalsverwaltung. Angesichts mehrerer schwangerer Hospitalitinnen um 1800 regte Obervorsteher von Stamford einen anderen Umgang mit diesen an, der auf eine verstärkte Disziplinierung abzielte und zur Folge hatte, dass die Frauen stigmatisiert und ausgegrenzt wurden. Nach dem Willen von Stamfords sollten sie in einem Zimmer getrennt von den übrigen Hospitalitinnen untergebracht sein, dessen Tür die Aufschrift »*Quartier der liederlichen oder der Unwürdigen*« trug, und zudem sollten die Frauen immer ein Schandbrett umgehängt haben, auf dem geschrieben stand: »*des Hospitals durch Liederlichkeit unwürdig*«.[852] Amtmann Otto und Hospitalsarzt Dr. Hildebrand hießen diese Maßnahmen gut und erweiterten sie sogar noch dadurch, dass sie besondere Kleidung für die betroffenen Hospitalitinnen vorschlugen, da diese im Gegensatz zum Schandbrett auch bei der Arbeit getragen werden könnte. Zumindest die Absonderung in einem besonderen Zimmer wurde bis zum Jahresende vollzogen. Es befand sich im Krankenhaus in unmittelbarer Nähe eines

850 Geppert 1999, S. 56–64.

851 Noll 2008, S. 214–218.

852 HStAM 229, B III a, Paket 5: Schreiben von Obervorsteher von Stamford an Amtmann Otto und Dr. Hildebrand, o. D.

der Zimmer der Aufwärterehepaare, wodurch, wie betont wurde, eine ununterbrochene Aufsicht möglich sei. Auch wurde angeraten, das Zimmer abends von außen zu verschließen, um weitere sexuelle Kontakte zu verhindern, wobei den betroffenen Frauen unterstellt wurde, generell lüstern zu sein.[853]

Die Befolgung des Verbots für Außenstehende, die Unterkünfte der Hospitalitinnen nicht zu betreten, wurde Anfang des 19. Jahrhunderts insgesamt stärker kontrolliert. Nach einem Besuch in Merxhausen hatte Obervorsteher von Breidenbach hierzu strikte Vorschriften erlassen.[854] Er verbot Männern gemeinen Standes generell den Zugang zu den Gebäuden der Hospitalitinnen, auswärtige »Honoratioren«, die das Hospital besichtigen wollten, brauchten eine schriftliche Erlaubnis des Amtmanns oder mussten sich von einem der Hospitalsbeamten herumführen lassen. Besuche von Verwandten oder von Personen, die den Hospitalitinnen Arbeiten vorbeibrachten, durften nur in Anwesenheit eines Aufwärters oder einer Aufwärterin stattfinden. Auch Verwandte und Bekannte von Aufwärtern und Aufwärterinnen durften die Gebäude nicht mehr ohne gesonderte Genehmigung betreten oder gar dort übernachten. Den Aufwärtern und Aufwärterinnen drohte von Breidenbach die Entlassung an, sollten sie seine Vorgaben nicht beachten. Und zunächst wurden die Vorschriften tatsächlich durchgesetzt.

Für die zusätzlichen Verdienstmöglichkeiten der Hospitalitinnen erwies sich dies als sehr nachteilig, da die Personen, die ihnen normalerweise Sachen zum Stricken, Flicken und Nähen gebracht hatten, nun keinen Zugang zu den Unterkünften mehr hatten. Da die Aufwärter und Aufwärterinnen weiterhin häufig nicht in den Gebäuden anwesend waren, um etwaige Besucher zu den Hospitalitinnen zu begleiten, sahen letztere ihre Geschäfte mit den Einwohnern aus der umliegenden Gegend gefährdet. Auf Bitte der Hospitalitinnen ließ sich der Obervorsteher tatsächlich auf einen Kompromiss ein und erlaubte Frauen wieder den Zugang zu den Unterkünften. Allerdings sollten sie zuvor dem Aufwärter oder der Aufwärterin anzeigen, mit welcher Hospitalitin sie sprechen wollten. Wenn sie das Gebäude verließen, sollten sie sich ebenfalls beim Aufwärter oder der Aufwärterin wieder abmelden.[855] Aber auch hier zeigt sich, dass diese Regelungen unterlaufen wurden, denn 1807 berichtete Aufwärterin Israel,

853 Sahmland 2007, S. 221f.

854 HStAM 229 I, B III a, Paket 2: Weisung durch Obervorsteher von Breidenbach, Merxhausen 17.02.1807.

855 HStAM 229 I, B III a, Paket 2: Bittschrift der Hospitalitinnen von Merxhausen an Obervorsteher von Breidenbach, [vor 14.03.1807]; Resolution durch Obervorsteher von Breidenbach, Haina 27.03.1807.

»daß dem wiederholten Verbott ohnerachtet, der Amtsdiener Mauerwerck, tag und Nacht, auch noch gestern Abend um 10 Uhr sich darin [= im Weberhaus] aufgehalten und gegeßen habe. Uber diesen Menschen wär zwischen der Holzdörfer und mehreren andern Tag und Nacht Zanck und Streit und man höre nichts als Schimpfen und schelten über diesen Kerlen, aus lauter Mißgunst.«[856]

Das Beispiel zeigt zudem eine schwache Stellung der Aufwärterin gegenüber den Hospitalitinnen, da sie sich offenbar kaum gegen die Hospitalitinnen durchsetzen konnte.

Die Problematik, dass vor allem die Aufwärter aufgrund ihrer sonstigen Verpflichtungen nicht ständig bei den Hospitalitinnen anwesend waren, bestand weiterhin. 1806 wurde von Hospitalsarzt Dr. Hildebrand vor allem im Zusammenhang mit den *»ganz unglücklichen Wahnsinnigen«* eine bessere Aufsicht durch die Aufwärter angemahnt.[857] Er hielt es für notwendig, dass diese wenigstens einige Tage in der Woche ausschließlich in den Gebäuden sein sollten und zu diesem Zweck von ihren Nebentätigkeiten entlastet werden müssten. Die Samtkommission beschloss daraufhin:

»Wann die Aufwärter und Aufwärterinnen eine fortgesetzte Aufsicht über die ihnen anvertrauten Leute führen sollen: so dürfen selbige mit sonstiger Arbeit nicht beschäftigt werden, es sollen daher dieselbe künftig zu sonstigen Verrichtungen nicht weiter angeheisen, aber desto strenger angesehen werden, wann sie in gehöriger Wartung und Pflege der Hospitalittinnen im geringsten fehlen lassen.«[858]

Völlig befreite der Amtmann die Aufwärter und Aufwärterinnen jedoch nicht von den Nebentätigkeiten, da er ihre Arbeitskraft kaum entbehren konnte. Lediglich beim Holzhauen im Wald mussten sie nicht mehr helfen, zu den übrigen Hospitalsarbeiten zog er nur zwei Aufwärter gleichzeitig heran, so dass der dritte *»zu Haus seie und die nötige Aufsicht halte.«*[859] Bei den Aufwärterinnen wies er hingegen darauf hin, dass diese sowieso kaum zusätzliche Hospitalsarbeiten verrichten mussten, was zumindest zur Erntezeit nicht ganz der Wahrheit entsprach. Zudem führten Aufgaben, die zum eigentlichen Wartdienst gehörten, vornehmlich die Wäsche, dazu, dass die Aufwärterinnen nicht in den Gebäu-

---

856 HStAM 229 I, B III a, Paket 5: Fornikationsprotokoll Griesin, erstellt durch Amtmann Otto, Merxhausen 10.01.1807.

857 HStAM 229 I, B I 1 a, Paket 4: Medizinalbericht von Dr. Hildebrand, Merxhausen 25.06.1806 (= Anlage 3 zur Plansverordnung für Merxhausen 1806).

858 HStAM 229 I, B I 1 a, Paket 4: Plansverordnung für Merxhausen 1806, Merxhausen 30.06.1806.

859 HStAM 229 I, B I 1 a, Paket 4: Plansbericht von Amtmann Otto und Küchenschreiber Scheffer, Merxhausen 10.07.1807.

den anwesend waren. Die Aussagen des Amtmanns lassen auch einen gewissen Unwillen erkennen, auf die Arbeitskraft der Aufwärter und Aufwärterinnen zu verzichten. Weiterhin verrichteten sie über den Wartdienst hinaus zahlreiche Aufgaben für das Hospital, so dass sie nicht immer in den Unterkünften anwesend waren.[860]

Erst 1820 erfuhr diese Regelung eine grundlegende Erweiterung, die gleichzeitig zeigt, dass auch in der Zwischenzeit nicht unbedingt jeden Tag ein Aufwärter bei den Gebäuden anwesend gewesen war. Diesmal waren die getroffenen Veränderungen jedoch mehr auf die Hospitalitinnen ausgerichtet, die sich draußen bewegen durften. Hospitalsmeister Scheffer verfügte, dass jeden Tag im Wechsel ein Aufwärter zu Hause bleiben sollte, *»um die Specialaufsicht über die herumgehende Hospitalitinnen zu führen.«*[861] Unterschieden wurde nun zwischen den Hospitalitinnen, die ausschließlich den neuen, umzäunten Erholungsplatz nutzen durften, und denjenigen, die sich auch außerhalb des Tores aufhalten konnten. Letztere sollten dem Aufsicht habenden Aufwärter jeden Morgen namentlich angegeben werden. Dieser bewachte nun ständig den Platz und die Tore und kontrollierte auch den Zugang zum Hospital, der fremden Personen nicht ohne gesonderte Erlaubnis des Hospitalsinspektors erlaubt war. Die kleineren Pforten sollten nun ständig verschlossen bleiben, so dass es den Hospitalitinnen nicht mehr möglich war, unbemerkt den engeren Hospitalsbezirk zu verlassen.

8.7 Einsperrung und Bestrafung

Die Einsperrung, aber auch Ankettung von Personen, die als Gefahr für sich oder für andere angesehen wurden, war im 18. Jahrhundert allgemein üblich. Dies betraf vor allem psychisch differente Personen, die nicht nur in Hospitälern oder Irrenhäusern, sondern auch im familiären Umfeld in dieser Weise behandelt wurden. In der Regel galten diese Maßnahmen als letzte Möglichkeit, dann aber als durchaus angemessenes Mittel. Demgemäß schreibt auch Mauvillon, der 1783 Merxhausen besuchte: *»Die Rasenden sind, wie natürlich, eingesperrt […].«*[862] Allerdings darf nicht der Fehler gemacht werden, das Einsperren und Anketten mit dem Umgang mit geistig Differenten schlechthin gleichzusetzen. Häufig ist von einer allgemeinen Einsperrung von »Irren« in Hospitälern, Toll-

860 HStAM 229 I, B I 2: Verwaltungsbericht 1817 (Konzept) von Hospitalsinspektor Scheffer, Merxhausen 05.06.1818.

861 HStAM 229 I, B III a, Paket 2: Verordnung durch Hospitalsinspektor Scheffer, 07.08.1820.

862 Mauvillon 1784.

häusern usw. die Rede, ohne dass auch eine gleichzeitige andere Umgangsweise mit psychisch Differenten in Betracht gezogen wird.[863] Vor allem Untersuchungen anhand einzelner Einrichtungen zeigen, dass oftmals ein differenzierterer Umgang mit geistig Differenten stattfand.[864] Auch vor dem 18. Jahrhundert unterschied man zwischen geistig differenten Personen, die als harmlos galten, und solchen, die als gefährlich oder als Gefährdung der öffentlichen Ordnung angesehen wurden. Dass in der Regel nur letztere eingesperrt wurden, hat Sander am Beispiel von Städten für das 15. bis 17. Jahrhundert festgestellt.[865] Auch der Bericht von Mauvillon über Merxhausen weist in diese Richtung, indem er betont, dass »*die bloß Blödsinnigen, und mit einem unschädlichen Wahnsinn befallnen, [...] frey herum*«[866] gehen.

Trotz des großen Anteils an psychisch differenten Hospitalitinnen waren nach Auskunft von Mauvillon nur fünf dauerhaft eingesperrt. Auch anhand des Kleiderregisters von 1786 sind nur vier Hospitalitinnen zu identifizieren, die dauerhaft in den »Behältern« untergebracht waren. Insgesamt waren somit nur wenige Hospitalitinnen in Merxhausen längerfristig eingesperrt.[867] Die steigende Anzahl an psychisch differenten Hospitalitinnen zum Ende des 18. Jahrhunderts und die Problematik der überfüllten Behälter zeigen jedoch, dass ihre Zahl anstieg.[868]

Zu den dauerhaft eingesperrten kamen gelegentlich weitere Hospitalitinnen, weil sich ihr Zustand verschlechterte oder eine Einsperrung aus anderen Gründen als sinnvoll erachtet wurde. Insgesamt lässt sich beobachten, dass sich die Einsperrung am konkreten Verhalten der Hospitalitin orientierte. Verhielt sich eine Hospitalitin aggressiv oder wurde ihr Verhalten als völlig sinnlos angesehen, wurde befürchtet, dass sie sich selbst etwas antun, einen Unfall haben oder sich verirren könnte, oder auch dass sie willentlich entlaufen könnte, wurde sie

863 Blasius 1980, S. 20–22; Dörner 1975, S.26–29; Mixa 1996, 97–100; Nolte 1996, S. 153f., 202; Schmidt 2004, S. 299.

864 Hähner-Rombach 2003, S. 1145–1147; Lutz 1997, S. 249f.; Lutz 2005, bes. S. 138f.; Brenner 2008, bes. S. 50–52. Mit Bezug auf den Umgang mit geistig Differenten im häuslichen Umfeld am Beispiel Schottlands siehe Houston 1999.

865 Sander 2000.

866 Mauvillon 1784.

867 Vanja 1995, S. 71f.

868 Siehe Kap. 7.2.1.2.

eingesperrt. Gelegentlich wurden zur Ruhigstellung auch Fuß- und Handschellen oder Leibriemen verwendet.[869]

Gerade bei Hospitalitinnen, bei denen man ein Weglaufen oder Verirren befürchtete, kam gelegentlich auch ein Klotz zum Einsatz, der am Bein befestigt wurde und der die Bewegungsfreiheit durch das Gewicht, das hinterhergeschleift werden musste, stark einschränkte. Besserte sich der Zustand wieder, wurde die Einsperrung auch wieder beendet oder der Klotz entfernt. Dabei wurde individuell, auf das jeweilige Verhalten einer Hospitalitin bezogen, entschieden.[870] Die Diagnosen, die zuvor durch die Gutachten in den Aufnahmereskripten erstellt worden waren, spielten hier weniger eine Rolle als der gesundheitliche Zustand bzw. das Verhalten der jeweiligen Hospitalitin, wie es sich bei ihrer Ankunft und bei ihrem weiteren Aufenthalt im Hospital zeigte.[871] Dies verdeutlich das Beispiel der Anna Catharina Steinbrecher, die 1799 in Merxhausen mit der Diagnose »*wahnsinnig*« aufgenommen worden war und über die der Vogt ein Jahr später berichtete: »*[...] doch hat man so wenig etwas der Art bisher an ihr wahrnehmen können daß sie vielmehr in der Hospitalsbeckerey als backemagd angestelt worden, und da ihre Schäfte [Geschäfte] bisher in aller Ordnung, Stille und Fleiß versehen hat.*«[872]

Einsperrung diente im Hospital aber nicht nur als Umgehensweise mit geistig differenten Hospitalitinnen, sondern auch als Strafmaßnahme für Hospitalitinnen, die sich nicht entsprechend der Hospitalsvorschriften verhielten. Neben der Einsperrung wurde Essensentzug als Bestrafung ausgesprochen. Prügelstrafen sind hingegen kaum belegt und kamen wohl nur zur Anwendung, wenn erste Strafmaßnahmen keine Besserung mit sich brachten.[873]

---

869 Karl Wilhelm Justi beschrieb die Leibriemen anlässlich seines Besuchs im Hospital Haina 1803 folgendermaßen: »Um den Leib haben sie sie einen Gürtel von dreifachem Pfundleder, woran die um die Hände liegenden Schellen angeschlossen sind. Doch können sie diesen Gürtel mit den Händen an dem Leibe so weit herauf ziehen, daß eine Hand an den Mund reichet. Zur Verhütung des Einschneidens werden die Hand- und Fusschellen mit Leder überzogen.« Justi 1803, S. 36.

870 Vgl. Watzka 2005, S. 100f.

871 Vgl. für das Hospital Haina Sahmland 2008b, S. 17f.

872 HStAM 330 Niedenstein, Nr. 1306: Ehescheidung einer Hospitalitin Anna Catharina Steinbrecher, 1800. Als Backmägde wurden fast ausschließlich Hospitalitinnen eingesetzt, die dafür aber einen festen Jahreslohn erhielten. Siehe Noll 2008, S. 209–211.

873 HStAM 330 Niedenstein, Nr. 968: Prügelstrafe einer Hospitalitin in Merxhausen, 1763.

Die Entscheidung über geeignete Strafmaßnahmen lag grundsätzlich beim Vogt bzw. beim Amtmann, dem das Wartpersonal Übertretungen der Hospitalsvorschriften oder Fehlverhalten melden sollten. Aber es gibt Hinweise, dass die Aufwärter Hospitalitinnen auch eigenmächtig einsperrten bzw. einen Klotz befestigten, oder auch diese Maßnahmen wieder rückgängig machten, ohne dass eine Rücksprache mit Vogt bzw. Amtmann immer stattgefunden hätte.[874] Vor allem trafen die Aufwärter wohl selbstständig Entscheidungen, wenn schneller Handlungsbedarf gesehen wurde und Vogt bzw. Amtmann nicht greifbar waren. Als der Hospitalsarzt verlangte, dass Umquartierungen nur noch nach Rücksprache mit ihm vorgenommen werden sollten, wurde darauf verwiesen, dass dies in dringenden Fällen, wenn z. B. eine Hospitalitin in »Raserei« verfiel, aufgrund seiner seltenen Anwesenheit kaum möglich war. In solchen Fällen konnten Aufwärter auch weiterhin ohne Rücksprache handeln.[875]

Die Durchführung der Maßnahmen war auf jeden Fall Aufgabe des Wartpersonals. Dies ging nicht immer ohne Gewalt vor sich, denn selbstverständlich wehrten sich Hospitalitinnen auch dagegen, eingesperrt oder angekettet zu werden. Aber selbst pflegerische Maßnahmen gingen nicht immer gewaltlos vor sich. Aufwärter Butzbach schildert bei einer geistig differenten Hospitalitin, dass sie sich nicht *»ohne Zwang aus und anziehen«* lasse.[876] Hospitalitinnen festzuhalten oder gewaltsam ins Hospital zurückzubringen, wenn sie entlaufen waren, wurde vor allem als Aufgabe der Aufwärter betrachtet. Amtmann Wachs äußerte sich dazu 1793 folgendermaßen:

> *»[…] weil besonders bey Rasenden männliche Aufsicht und Stärcke nöthig ist, um sie zu verwahren und im Gehorsam zu erhalten, an und loszuschließen und im Entweichungs Fall ein oder der andere auch der Minder Rasenden, Einfältigen und Wahnsinnigen ihnen nachzugehen und sie wieder herbeyzuschaffen hat, welches alles von einer weiblichen hülfe nicht zu erwarten ist […]«*[877]

874 HStAM 229 I, B III a, Paket 5: Protokoll zur Schwängerung einer Hospitalitin durch Aufwärter Knaz, Merxhausen 02.07., 05.08.1732; HStAM 330, Niedenstein, Nr. 1265: Anklage gegen den Aufwärter Butzbach wegen Misshandlung einer Hospitalitin in Merxhausen, 03.06.1796.

875 Siehe auch Kap. 7.3.

876 HStAM 330, Niedenstein, Nr. 1265: Anklage gegen den Aufwärter Butzbach wegen Misshandlung einer Hospitalitin in Merxhausen, 03.06.1796.

877 LWV 13, Merxhausen: Schreiben von Amtmann Wachs an Obervorsteher von Stamford, Merxhausen 12.09.1793.

Dass die Aufwärter hier in erster Linie gefragt waren, wird auch später noch mit ihrer größeren körperlichen Stärke begründet.[878] Der Einsatz von Aufwärterehepaaren bei den eingesperrten Hospitalitinnen im Krankenhaus war demnach kein Zufall, sondern darin begründet, dass hier die Anwesenheit von Männern als notwendig angesehen wurde.

Dass Hospitalitinnen von den Aufwärtern und Aufwärterinnen gegen ihren Willen in Merxhausen festgehalten und eingesperrt wurden, steht außer Frage. Sowohl bei der Einsperrung als auch beim Klotz anlegen handelte es sich um Maßnahmen, die den Aufwand der Beaufsichtigung minimieren konnten. Auch die Gesuche um Aufnahme in das Hospital berichten häufig davon, dass eine wie auch immer geartete Gefährdung gesehen wurde, eine beständige Aufsicht nicht leistbar war und die Person deshalb eingesperrt oder angekettet war.

Die geringe Beaufsichtigung durch das Wartpersonal stellt sich für die eingesperrten Hospitalitinnen, die über lange Strecken in dieser Situation allein gelassen waren, weitaus schlechter dar als für andere Hospitalitinnen, denen die geringe Aufsicht gewisse Freiheiten ermöglichte. Während die stärkere Aufsicht über die Hospitalitinnen ab Anfang des 19. Jahrhunderts für diejenigen, die sich frei bewegen durften, auf Dauer eine stärkere Einschränkung ihrer Bewegungsfreiheit darstellte, war es bei den eingesperrten Hospitalitinnen genau umgekehrt. Mehr Freiraum wurde hier erst durch mehr Aufsicht möglich und dazu mussten sich die räumlichen Gegebenheiten und der Wartdienst ändern. Ein erster Schritt wurde Ende des 18. Jahrhunderts mit der Einrichtung des ersten Erholungsplatzes getan. Auf Veranlassung von Obervorsteher von Stamford wurden gezielt Bäume gepflanzt, die es ermöglichen sollten, die zuvor Eingesperrten bei schönem Wetter im Freien an den Stämmen anzubinden. Diejenigen, die bisher die »Behälter« nie verlassen durften, kamen nun zeitweise nach draußen, wenn auch weiterhin angekettet. Mit der Einrichtung des zweiten, fest umzäunten Erholungsplatzes erschien es dann möglich, diese Hospitalitinnen zeitweise nicht mehr anzuketten. Denn Hospitalsinspektor Scheffer verteidigte die kostspielige Umzäunung des Erholungsplatzes damit, dass sich auf diese Weise Hospitalitinnen unter Aufsicht des Wartpersonals frei bewegen konnten, die bisher nur mit Klötzen am Bein oder an die besagten Bäume angebunden nach draußen gelassen worden waren.[879] Insgesamt blieb die Einsperrung aber

878 HStAM 229 I, B II b, Paket 1: Bericht von Hospitalsinspektor Scheffer, Merxhausen 15.11.1813; B I 2: Verwaltungsbericht 1816 von Hospitalsinspektor Scheffer, Merxhausen 15.05.1817.

879 HStAM 229 I, B VI, Paket 1: Bericht von Hospitalsinspektor Scheffer [an Hassenpflug?], Merxhausen 19.07.1817; Bericht von Hospitalsinspektor Scheffer an

auch im 19. Jahrhundert ein selbstverständlicher Teil des Umgangs mit psychisch Differenten.

3.8 Medizinische Aufgaben

Auch wenn das Hospital Merxhausen darauf ausgerichtet war, Frauen mit Krankheiten aufzunehmen, die als unheilbar galten, fand eine medizinische Behandlung statt. Diese richtete sich lange in geringerem Maße auf Grunderkrankungen, die zur Aufnahme geführt hatten, als vielmehr auf akute Krankheitsfälle und Verletzungen.[880] Die Chirurgen und später die Hospitalsärzte kamen in der Regel wöchentlich in das Hospital, um Behandlungen vorzunehmen und Arzneimittel zu verschreiben. Nicht nur die Hospitalitinnen sondern auch die unteren Bediensteten wurden von ihnen kostenfrei behandelt. Im Jahr 1760 wurden 581 Arzneimittel vom Chirurgen Schmidt vor allem für Hospitalitinnen, aber auch für Bedienstete verschrieben, darunter Pflaster, Pulver, Pillen, Brechmittel, Salben sowie Arzneien in flüssiger Form (Elixiere, Tinkturen, Spiritusse) zur inneren und äußeren Anwendung.[881] Diese Behandlungen wurden durch die Besuche des Baders ergänzt, der zur Ader ließ, Schröpfköpfe setzte und Schwitzbäder durchführte. Insgesamt ist die medizinische Versorgung im Hospital Merxhausen als gut zu kennzeichnen, vergleicht man sie damit, was der armen Landbevölkerung, aus der die Hospitalitinnen zu großen Teilen stammten, ansonsten zur Verfügung stand.

Die Aufwärter und Aufwärterinnen gingen den Chirurgen, Ärzten und Badern zur Hand, wenn sie die Hospitalitinnen untersuchten oder behandelten. Über die konkrete Form dieser Zusammenarbeit ist leider nur wenig zu erfahren. Da Chirurg oder Arzt nicht täglich anwesend waren, gaben sie Anweisungen, was während ihrer Abwesenheit zu tun sei. Vor allem die Verabreichung von Medizin wurde dem Wartpersonal übertragen.[882] Neben der Arzneimittel-

---

Hassenpflug, 18.08.1817; Bericht von Hospitalsinspektor Scheffer an Hassenpflug, 31.01.1818.

880 Sahmland 2008b, S. 16.

881 Friedrich 2008, S. 144–146.

882 HStAM 229 I, B II b, Paket 1: Instruktion des Aufwärters Ludwig Israel durch Obervorsteher von Breidenbach, o. O. 01.06.1805; Instruktion (Konzept) der Aufwärterin Dorothea Hilmer, Merxhausen 06.1802; Instruktion der Aufwärterin Anna Catharine Wilhelm, Merxhausen 17.10.1816; Instruktion der Aufwärterin Maria Wilker, Merxhausen 24.08.1819; Instruktion der AufwärterinKödding durch Obervorsteher von Boyneburg und Hospitalsinspektor Scheffer, Merxhausen 27.09.1831.

ausgabe waren die Aufwärter und Aufwärterinnen angehalten, den Gesundheitszustand der Hospitalitinnen zu beobachten und gegebenenfalls Krankheiten zu melden.[883]

Dennoch machten medizinische Aufgaben im engeren Sinn insgesamt nur einen geringen Anteil der Aufgaben von Aufwärtern und Aufwärterinnen aus. Dies lag nicht zuletzt in der Ausrichtung des Hospitals begründet, als dessen zentrales Ziel die (meist) dauerhafte Versorgung angesehen wurde. Zu dieser Grundversorgung gehörte auch die medizinische Behandlung, aber sie war bis in das 19. Jahrhundert nicht der eigentliche Zweck der Einrichtung.

Gleichzeitig mit der Einsetzung von Ärzten anstelle von Chirurgen im Hospital Merxhausen zum Ende des 18. Jahrhunderts ist zu beobachten, dass medizinische Belange stärker in den Vordergrund rückten. Mehr als die Chirurgen nahmen die Ärzte Einfluss auf gesundheitliche und medizinische Fragen im Hospital, die über die reine Behandlung von Hospitalitinnen in akuten Krankheitsfällen hinausgingen. Die Samtkommission beförderte diesen Prozess, da sie Berichte der Ärzte einforderte, wie zum Beispiel zur Hygiene in den Unterkünften.

Wie in anderen Hospitälern ist auch in Merxhausen um 1800 zu erkennen, dass Ärzte im Hospital mehr und mehr eine Vorrangstellung in medizinischen Fragen erlangten. Dies betraf die Vögte bzw. Amtmänner, die von ihrem Selbstverständnis her im 18. Jahrhundert in allen – und damit auch in medizinischen Belangen – des Hospitals zumindest die letztendliche Entscheidungsbefugnis für sich beansprucht hatten. Eine Streitigkeit zwischen Amtmann Wachs und dem neuen Arzt Dr. Hildebrand zeigt dieses grundsätzliche Selbstverständnis auch 1801 noch deutlich. Als Dr. Hildebrand die wöchentliche Visitation in Merxhausen ohne Rücksprache mit Amtmann Wachs durchgeführt hatte, wandte letzterer sich sofort an die Samtkommission mit der Bitte, eine Anweisung an den Arzt ergehen zu lassen. Nicht zuletzt sei die Rücksprache mit ihm notwendig, da bei der häufigen Abwesenheit des Arztes jemand über dessen Verordnungen, genannt werden Kuren, Krankenkost und Wein, Bescheid wissen müsse.[884]

Auch ansonsten scheute sich Amtmann Wachs nicht, sich in medizinischen Belangen deutlich zu Wort zu melden. So geriet 1797 die Tätigkeit des Baders im Hospital in die Kritik. Amtmann Wachs äußerte gegenüber der Samtkommission starke Bedenken gegen das Aderlassen und berichtete, dass viele

883 HStAM 229 I, B II b, Paket 1: Instruktion (Konzept) der Aufwärterin Dorothea Hilmer, Merxhausen 06.1802.

884 HStAM 229 I, B I 1 a, Paket 3: Plansbericht von Amtmann Wachs und Gegenschreiber Ruhl an Obervorsteher von Stamford, Merxhausen 27.04.1801.

Hospitalitinnen danach völlig blass und schwindelnd umherwanken würden.[885] Er gab damit Vorbehalte wieder, wie sie um 1800 in der akademischen Medizin gegen Aderlass und Schröpfen, zumindest wenn sie im Übermaß stattfanden, weit verbreitet waren. Die Methoden wurden vor dem Hintergrund neuer medizinischer Erkenntnisse und Konzepte als zunehmend veraltet empfunden.[886] Die Samtkommission stimmte völlig überein und »*die ganz zweckwiedrige und mit ganz unnoetigen Kosten verknüpfte Schroepf-Anstalt, welche bisher noch in diesem Hospital beibehalten worden*«[887], wurde abgeschafft und der Bader vor vollendete Tatsachen gestellt.[888] Allerdings verzichtete man nicht vollständig auf seine Dienste, sondern er wurde dem neuen Hospitalsarzt unterstellt und durfte nur noch auf dessen Anweisung Schröpfköpfe setzen, während man vom Aderlassen ganz absah.[889] Die Position des Arztes im Hospital wurde damit weiter gestärkt.

Dass die Hospitalsärzte immer mehr Einfluss erlangten, wurde nicht allein von den Ärzten selbst vorangetrieben. Vielmehr ist zu beobachten, dass die verantwortlichen Personen – Amtmänner, Samtkommission und Ärzte – meist ähnliche Vorstellungen vertraten, auch wenn es gelegentlich zu Auseinandersetzungen um Kompetenzen im Einzelnen kommen konnte.

Über die eigentliche Tätigkeit des Hospitalsarztes hinaus wurden zum Ende des 18. Jahrhunderts gesundheitliche und medizinische Belange im Hospital als immer wichtiger erachtet. In unmittelbarem Zusammenhang damit steht, dass die Aufgaben des Wartpersonals sich stärker auf die eigentliche Versorgung der Hospitalitinnen konzentrierten. Dies wurde in den vorherigen Kapiteln unter anderem anhand der Maßnahmen zur Hygiene im Hospital und zur verstärkten

---

885 HStAM 229 I, B I 1 a, Paket 3: Bericht von Vogt Wachs zum Medizinalbericht von Dr. Duncker an die Samtkommission, Haina 04.06.1797 (= Anhang 4 zur Plansverordnung für Merxhausen 1797).

886 Böning 1990, S. 28f.

887 HStAM 229 I, B I 1 a, Paket 3: Plansverordnung für Merxhausen 1797, Haina 20.06.1797.

888 Amtmann Wachs bemerkt dazu lediglich: »Die Schröpf Anstalt hat auf erhalten Hohe Genehmigung, nunmehr das vorige Jahr hindurch cessirt, und ist dieses, so wie daß [...] damit seither verbunden gewesene Gehalt, hinfüro nicht mehr Platz finden soll, dem Baader Stähle bekannt gemacht worden.« HStAM 229 I, B I 1 a, Paket 3: Plansbericht von Amtmann Wachs und Gegenschreiber Ruhl an Obervorsteher von Stamford, Merxhausen 21.04.1798.

889 HStAM 229 I, Jahresrechnungen 1799–1805. Die Formulierungen lauten hier nun »*auf gut befinden des Doctors*«, »*auf Verordnung des Arztes*« oder ähnlich. Die vorherige jährliche Besoldung von 4 R. 28 Alb. und 1 Paar Schuhen sank je nach Anzahl der Schröpfköpfe (zwischen 70 und 252) auf 17 Alb. 6 H. bis 1 R. 31 Alb.

Aufsicht über die Hospitalitinnen deutlich. Medizinische Aufgaben im engeren Sinne waren von dieser Entwicklung jedoch zunächst nicht betroffen. Hier kam es erst im weiteren Verlauf des 19. Jahrhunderts zu einer Verschiebung, die das Wartpersonal stärker in den medizinischen Kontext rückte.

Deutlich wird dies 1825 daran, dass das Wartpersonal nun die vorherigen Aufgaben des Baders übernehmen sollte. Hierin ist letztendlich eine Nachwirkung der Ende des 18. Jahrhunderts erfolgten Unterstellung des Baders unter den Arzt zu sehen, die eine eigenständige Erfüllung der Badertätigkeiten überflüssig machte. 1825 war Hospitalsinspektor Scheffer nun der Meinung, dass diese nach kurzer Einweisung ebenso gut von Aufwärtern und Aufwärterinnen erledigt werden konnten. Vor allem ging es um das Schröpfen im Auftrag des Arztes, aber auch um das Klistieren und das Setzen von Blutegeln. Dr. Groß stellte im Gegensatz zu Scheffer jedoch die grundsätzliche Eignung des gegenwärtig in Merxhausen tätigen Wartpersonals für die Erfüllung dieser Aufgaben in Frage.[890]

Trotz der Vorbehalte des Arztes wurde schließlich der Aufwärter Rudolph als Bader unterwiesen.[891] Hier zeigt sich in Merxhausen zum ersten Mal eine Form der gezielten Unterrichtung von Wartpersonal, die zudem fortgeführt wurde. Auch der Nachfolger von Rudolph, Aufwärter Müller, sollte die Badergeschäfte übernehmen. Ausdrücklich wies Hospitalsinspektor Scheffer darauf hin, der neue Hospitalsarzt Dr. Reccius habe versichert, dass Müller über die nötigen Fähigkeiten verfüge, in das Badergeschäft eingewiesen zu werden. Im dezidiert medizinischen Bereich erkannte Scheffer somit an, dass dem Hospitalarzt hier eine größere Kompetenz zukam.[892]

Die Kurfürstliche Regierung äußerte nun jedoch Vorbehalte wegen der Versehung der Badergeschäfte bei den Hospitalitinnen durch einen Mann und fragte nach, ob nicht eine der Aufwärterinnen darin unterwiesen werden könne, da dies *»angemessener«* sei. Wiederum wurde der Hospitalsarzt hierzu um Stellungnahme gebeten.[893] Hier zeigt sich eine Unsicherheit in der Frage, ob Krankenpflege durch das jeweils andere Geschlecht gegen die Sittlichkeit verstieß.

---

890 Siehe hierzu Kap. 6.2.4.

891 1835 geht aus einem Bericht über den Tod des Aufwärters Rudolph hervor, dass dieser als Bader unterrichtet worden war. HStAM 229 I, B II b, Paket 1: Bericht durch Hospitalsinspektor Scheffer an die Kurfürstliche Regierung, Merxhausen 14.12.1835.

892 Ebd.

893 HStAM 229 I, B II b, Paket 1: Auszug aus dem Protokolle der kurfürstlichen Regierung der Provinz Niederhessen, Kassel 19.12.1835.

Hospitalsinspektor Scheffer und Hospitalsarzt Dr. Reccius bevorzugten einen Mann, da dieser auch im Verbinden von Wunden und Knochenbrüchen unterrichtet werden sollte, was sie offenbar als männliche Tätigkeiten ansahen. *»Um die Schamhaftigkeit nicht zu beleidigen«*[894], schlugen sie jedoch vor, dass das Klistieren und das Setzen von Blutegeln von einer Aufwärterin erlernt werden sollte.

Während Aufwärter Müller vom Wundarzt in Naumburg innerhalb von drei Wochen sechs Mal unterrichtet wurde, unterrichtete der Hospitalsarzt selbst die Aufwärterin.[895] Laut Scheffer und Hospitalsarzt hatte Müller dadurch die nötigen Baderkenntnisse sowie Kenntnisse im Verbinden von Knochenbrüchen, Wunden und Geschwüren erhalten, die er in Abwesenheit des Arztes anwenden konnte. Die Aufwärterin Ködding wiederum besitze *»sodann durch den ihr ertheilten Unterricht die nöthige Kenntnisse um verordnete Klistire zu appliziren und Blutegel anzusetzen und ist ausserdem so brav, dass wir sie für eine Wohltäterin der Kranken halten.«*[896]

Im Anschluss ließ sich die Kurfürstliche Regierung noch versichern, dass Müller nur in äußersten Notfällen, wie bei einem Unfall, selbstständig tätig wurde. Ausdrücklich sollte er ansonsten nur nach Anweisung des Arztes handeln.[897] Der Kurfürstlichen Regierung widerstrebte die Vorstellung ganz offensichtlich, dass kurz eingewiesene Aufwärter und Aufwärterinnen selbstständige medizinische Tätigkeiten wahrnehmen, und damit vielleicht gleichzeitig in einen Bereich der medizinischen Berufsausübung vordringen könnten, den man in den letzten Jahrzehnten immer erfolgreicher reglementiert hatte.

Das Wartpersonal in Merxhausen entfernte sich in der ersten Hälfte des 19. Jahrhunderts zunehmend aus dem wirtschaftlichen Sektor des Hospitals und rückte stärker in den medizinischen Bereich vor. Damit verbunden war auch, dass die Arbeitsversehung immer mehr der Aufsicht des Hospitalsarztes

---

894 HStAM 229 I, B II b, Paket 1: Bericht durch Hospitalsinspektor Scheffer an die Kurfürstliche Regierung, Merxhausen 14.02.1836. Siehe auch Schreiben von Hospitalsinspektor Scheffer an Hospitalsarzt und Amtsphysikus zu Naumburg Dr. Reccius, 03.02.1836.

895 HStAM 229 I, B II b, Paket 1: Auszug aus dem Protokolle der kurfürstlichen Regierung der Provinz Niederhessen, Kassel 24.02.1836.

896 HStAM 229 I, B II b, Paket 1: Bericht durch Hospitalsinspektor Scheffer und Hospitalsarzt und Amtsphysikus zu Naumburg Dr. Reccius an die Kurfürstliche Regierung, Merxhausen 23.09.1836.

897 HStAM 229 I B II b, Paket 1: Bericht durch Hospitalsinspektor Scheffer und Hospitalsarzt und Amtsphysikus zu Naumburg Dr. Reccius an die Kurfürstliche Regierung, Merxhausen und Naumburg 02.12.1836; Auszug aus dem Protokolle der kurfürstlichen Regierung der Provinz Niederhessen, Kassel 10.12.1836.

unterstand. Auch wenn das Wartpersonal weiterhin nicht als ausdrücklich medizinisches Personal galt, beginnt sich mit der Ausrichtung der Tätigkeit vorrangig auf die Versorgung der Hospitalitinnen das Pflegepersonal im modernen Sinne abzuzeichnen. Im Hospital Merxhausen war dieser Prozess bis in das erste Drittel des 19. Jahrhunderts weniger durch ein klar formuliertes Reformprogramm für die Krankenpflege bestimmt als vielmehr durch kleinschrittige Veränderungen. Wie zu erwarten, sind diese Veränderungen aufs engste mit den allgemeinen Entwicklungen im Gesundheitswesen und in der Medizin verknüpft, die auch die Reformen im Hospital Merxhausen seit dem Ende des 18. Jahrhunderts bestimmten.

8.9 Geschlechtsspezifische Tätigkeitsfelder in der Aufwartung

Die Arbeitsteilung, die zwischen Aufwärtern und Aufwärterinnen im Hospital Merxhausen zu erkennen ist, verlief teilweise anhand traditioneller Rollenzuweisungen, wie sie unter anderem beim Gesinde zu finden sind.[898] Darunter fallen vor allem das Wäschewaschen und Flicken als Aufgabe der Frauen und die stärkere Einbeziehung der Männer in die Wald- und Feldarbeit in Form der Nebentätigkeiten. Eine stärkere Betonung der innerhäuslichen Tätigkeiten der Aufwärterinnen und der außerhäuslichen der Aufwärter ist zwar zu erkennen, sie ist aber keineswegs als völlige Trennung zwischen diesen Sphären zu sehen. Zum Beispiel erfüllten Aufwärter Reinigungsarbeiten im Haus und die Aufwärterinnen halfen auch bei der Feldarbeit. Auch bei bäuerlichen Haushalten hat sich die von der älteren Forschung etablierte Sichtweise der innerhäuslichen Arbeit der Frauen und der außerhäuslichen für Männer nur sehr eingeschränkt bestätigt.[899]

Sinnvoller erscheint es daher, einzelne geschlechtsspezifische Tätigkeitsfelder in den Blick zu nehmen. Mit Bezug auf den Wartdienst in Merxhausen waren dies die Körperpflege und das Waschen der Wäsche durch die Aufwärterinnen auf der einen Seite, die (gewaltsame) Einsperrung durch die Aufwärter auf der anderen Seite. Damit sind zugleich Tätigkeiten benannt, die im Gesindedienst in der Regel eher eine seltene (Körperpflege) oder keine (Einsperrung) Rolle spielten.

Wichtigstes Argument dafür, dass die Körperpflege von den Aufwärterinnen durchgeführt wurde, war, dass es als unschicklich angesehen wurde, dass ein Mann eine Frau wusch. Andere Hospitäler liefern Hinweise, dass dies auch umgekehrt galt. Im Kastenhospital in Frankfurt, wo ebenfalls Aufwärterehepaare

898 Eder 1995, S. 58f.
899 Wunder 1993, S. 30f.

angestellt waren, wuschen die Aufwärter die Männer, die Aufwärterinnen die Frauen.[900] Ebenso wurden im neu gegründeten Wiener Allgemeinen Krankenhaus 1784 Wärter für die männlichen Patienten eingesetzt und Wärterinnen für die weiblichen.[901] Auch in der Charité in Berlin waren Aufwärter in den Abteilungen der Männer, Aufwärterinnen in den Abteilungen der Frauen angestellt, eine Aufteilung, die auch im 19. Jahrhundert allgemein üblich war.[902] Körperpflege war somit kein per se weibliches Tätigkeitsfeld, sondern es wurde Geschlechtertrennung angestrebt. Inwiefern diese Grenze im 18. Jahrhundert in Hospitälern allgemein gezogen wurde, ist bisher unklar. Einiges deutet darauf hin, dass es als weniger problematisch angesehen wurde, dass Frauen die Körperpflege bei Männern übernahmen als umgekehrt. Der Artikel »Kranken-Wärter« in der Ökonomischen Enzyklopädie von 1789 erläutert, warum eine Hausfrau eine Krankenwärterin gegenüber einem Krankenwärter bevorzugen sollte:

»Daß eine Frau, wo nicht in allen, doch den meisten, Fällen zur Wärterinn zu erwählen sey, erhellt zum Theil aus folgenden Gründen. Das Geschäft des Krankenwartens ist aus mancherley kleinern Arbeiten zusammen gesetzt, deren sehr viele bloß von Frauens=Personen verrichtet zu werden pflegen. Die Reinigung schmutziger, durch mancherley Ausleerungen verunreinigter Wäsche, gehört vorzüglich dahin. Es müßte also dieses Geschäft, wofern man einen männlichen Kranken=Wärter wählt, entweder von den weiblichen Haus=Genossen verrichtet, oder es müßte eine besondere Frau dazu angenommen werden. Beydes fällt weg, wenn die Wartung des Kranken von einer Frauensperson besorgt wird, die leicht, während der Kranke schläft, oder auch sonst nur ruhige Stunden hat, das Auswaschen und Reinigen des verunreinigten leinenen oder wollenen Zeuges bewerkstelligen kann. So ist es auch ferner bey den Krankheiten des weiblichen Geschlechtes anständiger und schicklicher, wenn sie von Personen ihres Geschlechtes gepfleget und gewartet werden. […] Endlich wird man auch finden, daß Frauenspersonen eher die zu einem so beschwerlichen, langweiligen, oft ekelhaften und einsamen Geschäfte, als das Krankenpflegen ist, erforderliche Geduld besitzen; ob es freylich wohl unter diesem Geschlechte ebenfalls nicht an ungeduldigen Geschöpfen fehlt, welche aber nie sich einem solchem Geschäfte unterziehen sollten; wenigstens ist es keiner Haus=Mutter zu rathen, einer ungeduldigen, hitzigen und heftigen Frau die Pflege irgend eines Kranken anzuvertrauen.«[903]

---

900 Braum 1986, S. 51.

901 Walter 2004a, S. 72f.

902 Schweikardt 2008, S. 78; Stahler-Gey 2002, S. 34. Zur Charité siehe Art. »Kranken-Haus«. In: Oekonomische Encyklopaedie von Johann Georg Krünitz, Bd. 47 (1789), S. 120–245, hier S. 516.

903 Art. »Kranken-Wärter«. In: Oekonomische Encyklopaedie von Johann Georg Krünitz, Bd. 47 (1789), S. 597–629, hier S. 609f.

Die Überzeugung, dass Frauen grundsätzlich besser für die Krankenpflege geeignet sind, begründet der Autor auf mehreren Ebenen. Erstens wird ein Teil der Tätigkeiten als spezifisch weibliche Tätigkeiten angesehen, allen voran wiederum die Wäsche, für die bei der Einstellung eines Mannes zusätzlich eine Frau zu sorgen hätte. Zweitens wird auch hier betont, es sei bei Frauen schicklicher, dass die Wartung von Frauen übernommen wird. Drittens wird die besondere charakterliche Eignung von Frauen hervorgehoben. Auch wenn darauf hingewiesen wird, dass letzteres durchaus nicht auf alle Frauen zutraf, galten diese wegen der ihrem Geschlecht zugeschriebenen Eigenschaften als für die Pflege prädestiniert. Noch deutlicher zeigt sich diese Einschätzung an anderer Stelle im gleichen Artikel:

> »Auch ist das männliche Geschlecht weniger zu dieser Art von Geschäften fähig, als das weibliche, welches seiner Natur nach, und durch Erziehung gewöhnt, biegsamer und duldener, weichherziger und mitleidiger, als jenes, folglich zur Pflege ungeduldiger und eigensinniger Kranken geschickter ist.«[904]

Solche Zuschreibungen, die erheblich zur Konstituierung der Krankenpflege als weibliches Tätigkeits- und Berufsfeld beigetragen haben, sind in Merxhausen bis zum Beginn des 19. Jahrhunderts nicht zu finden. Inwieweit sie vielleicht im Hintergrund vorhanden waren, ohne schriftlichen Niederschlag in den Akten gefunden zu haben, ist nicht zu sagen.

Für einen weiteren Aspekt der geschlechtsspezifischen Arbeitsteilung zwischen Aufwärtern und Aufwärterinnen in Merxhausen lohnt es sich, noch kurz beim Artikel der Ökonomischen Enzyklopädie zu bleiben. Den Einsatz von Aufwärtern hält der Autor nämlich vor allem dort für nötig, *»wo die Hülfe stärkerer Männer erforderlich ist«*.[905] Und im Krankenpflegelehrbuch von Reyher wird gerade die Pflege von »Rasenden« als Ausnahme gesehen, wenn die besondere Eignung von Frauen für die Krankenpflege hervorgehoben wird: *»Wenn man die wirklich Rasenden [...] ausnimmt, so ist es keinem Zweifel unterworfen, daß die weibliche Pflege sorgfältiger und milder sey, als die männliche.«*[906]

Die Vorgehensweise in Merxhausen, dass Einsperrung und körperliche Gewaltanwendung in Form von Festhalten und Wegbringen vor allem bei psychisch Differenten von Männern durchgeführt wurden, entspricht somit einer allgemein verbreiteten Überzeugung, dass Männer dafür vor allem aufgrund ihrer größeren Körperkraft geeigneter waren. Ein Blick auf andere Einrichtungen

---

904 Ebd., S. 607f.
905 Ebd., S. 609.
906 Reyher 1801.

zeigt, dass auch in der Praxis im Umgang mit stark verhaltensauffälligen oder gewalttätigen Personen vor allem Männer eingesetzt wurden.[907]

Die Arbeitsfelder von Aufwärterinnen und Aufwärtern in Merxhausen ergänzten sich somit. Die These vom Arbeitspaar, das durch komplementäre Arbeitsbereiche aufeinander angewiesen war, lässt sich durchaus auf die Aufwärterehepaare in Merxhausen übertragen.[908] Dass sie als Arbeitseinheit gesehen wurden, zeigt sich dann auch, wenn einer der Ehepartner dauerhaft nicht mehr in der Lage war, den Dienst zu verrichten, oder sogar verstarb. Dann nämlich endete der Dienst auch für den anderen Ehepartner. Die einzeln angestellten Aufwärterinnen passen zunächst nicht in dieses Bild. Aber hier kommen die Unterschiede zwischen Krankenhaus und Weberhaus zum Tragen. Der Arbeitsbereich in der Aufwartung, für den Männer als unerlässlich angesehen wurden, fiel im Weberhaus weg, da die »Einsperrung« ausschließlich im Krankenhaus stattfand.

Die These vom Arbeitspaar der Frühen Neuzeit beruht auch auf der Annahme, dass weibliche Tätigkeitsfelder nicht unbedingt schlechter bewertet wurden als männliche. Auch dies ist in Merxhausen bei der Aufwartung zu erkennen, es wurde sogar betont, dass die Arbeit der Frauen für die Aufwartung weit wichtiger war als die der Männer.[909] Trotz dieser Gleich- oder sogar Höherbewertung der eigentlichen Arbeitsleistung war die Stellung der Aufwärterinnen im Hospital schlechter als die der Männer: die Bezahlung war niedriger oder fand völlig über den Ehemann statt und bei den Ehepaaren waren die Frauen ausdrücklich ihren Männern untergeordnet. Dies zeigt sich zum Beispiel in Formulierungen wie »*Soll er [...] besonders darauf sehen, daß seine Ehefrau denen Kranken Hospitalittinnen fleisig zur Hand gehe*« oder »*hat er durch seine Ehefrau, zur rechten Zeit ebenfalls besorgen zu lassen*«[910] Mit der Einrichtung der dritten Stelle für ein Aufwärterehepaar wurden auch die beiden Aufwärterinnen im Weberhaus verstärkt der Aufsicht des nun dort tätigen Aufwärters unterstellt.[911] Bei Dienstvergehen durch die Aufwärterinnen wurde die Verantwortung auch beim Ehemann gesucht, der es aus Sicht der Hospitalsverwaltung an Aufsicht über seine Frau hatte mangeln lassen. So wurde Aufwärter Israel vorgeworfen, »*daß er*

---

907 Stahler-Gey 2002, S. 34, Anm. 31; Walter 2004a, S. 75.

908 Wunder 1993; Eckart 2004.

909 HStAM 229 I, B II a, Paket 3: Schreiben von Hospitalsinspektor Scheffer an Obervorsteher von Boyneburg, Merxhausen 13.02.1817.

910 HStAM 229 I, B II b, Paket 1: Instruktion des Aufwärters Ludwig Israel durch Obervorsteher von Breidenbach, o. O. 01.06.1805.

911 Ebd.

sich nicht genug um die Geschäfte seines Dienstes selbst bekümmert, sondern seine Ehefrau nach gefallen schalten lassen«[912] hat. Allerdings zeigt sich daran auch, dass die Aufwärterinnen im Alltag nicht unbedingt unter der Herrschaft ihrer Ehemänner standen, sondern sich gegen diese durchzusetzen wussten. Dabei konnte durchaus die Ehefrau diejenige sein, die im Alltag die Richtung vorgab. Zu unterscheiden ist hier also zwischen den strukturellen Vorgaben, die für die Aufwärterinnen neben der von den Ehemännern abhängigen Besoldung eine Unterordnung unter diese vorsahen, und der praktischen Ausgestaltung des Ehe- und Arbeitsleben der Aufwärterehepaare. Verschiedene Charaktere trafen hier aufeinander und bestimmten das Verhältnis untereinander, das sich nicht unbedingt mit den Vorstellungen von Seiten der Hospitalsverwaltung deckte.

912 HStAM 229 I, B II a, Paket 3: Untersuchungsprotokoll über die Pflichtwidrigkeiten des Aufwärterehepaars Israel, erstellt durch Hospitalsmeister Scheffer, Merxhausen 16.07.1808.

9. Dienstversehung und Dienstvergehen

9.1 Hospitalitinnen und Wartpersonal in der gegenseitigen Wahrnehmung

Die Behandlung der Arbeitsbereiche der Aufwärter und Aufwärterinnen hat bereits gezeigt, dass das Zusammenleben von Wartpersonal und Hospitalitinnen auf recht beengtem Raum teilweise eigenen Regeln folgte, die mit den Hospitalsvorschriften nicht immer in Einklang standen. An verschiedenen Stellen wurde dabei auch deutlich, wie sich die sozialen Beziehungen untereinander gestalteten. Dies wird nun nochmals aufgegriffen, wobei die Wahrnehmung dieser Beziehungen und der Dienstversehung des Wartpersonals durch die Beteiligten mit einbezogen wird.[913]

Sympathie und Antipathie sowie Bündnisse und Cliquenbildung auf der einen und Ausgrenzungsmechanismen auf der anderen Seite sind grundlegende Komponenten des sozialen Zusammenlebens, die sich auch in Weberhaus und Krankenhaus wiederfinden. Als Akteure nahmen die Hospitalitinnen verschiedene Positionen ein. Zum Beispiel ist zu beobachten, dass einige Hospitalitinnen als Wortführerinnen auftraten und sich in verschiedene Belange einmischten, während andere eher zurückhaltend waren und versuchten, Konflikte möglichst zu vermeiden.[914] Aufgrund ihrer Erkrankungen konnten einige Frauen – auch wenn sie nicht eingesperrt oder bettlägerig waren – nicht gleichwertig am sozialen Leben im Hospital teilhaben, worauf sie gelegentlich im Rahmen von Befragungen selbst hinwiesen. So äußerte die 60 Jahre alte Hospitalitin Kohlin, dass sie zu der verhandelten Sache nichts sagen könne, *»da sie nunmehr Altershalber nicht wohl sehe noch höre«* und die 37 Jahre alte Hospitalitin Minkin wies darauf hin: *»Alles was sie [...] wisse, hätte sie von hörensagen, da sie blind sey [...].«*[915]

---

913 Die Aussagen hierzu bauen vor allem auf zwei Untersuchungsprotokollen zu den Dienstvergehen des Aufwärters Butzbach bzw. der Aufwärterin Israel auf, die vergleichsweise tiefe Einsichten in die gegenseitige Wahrnehmung von Wartpersonal und Hospitalitinnen ermöglichen.

914 HStAM 229 I, B II a, Paket 3: Untersuchungsprotokoll über die Pflichtwidrigkeiten des Aufwärterehepaars Israel, erstellt durch Hospitalsmeister Scheffer, Merxhausen 16.07.1808.

915 Ebd.

Dennoch erscheinen diese sinnesbehinderten Hospitalitinnen als in das soziale Zusammenleben im Hospital eingebunden. Das galt auch für geistig differente Hospitalitinnen, um die sich andere teilweise kümmerten.

Gegenseitiger Hilfe standen aber auch Konflikte und Abgrenzungsmechanismen gegenüber. Deutlich wurde dies bei der schlechten Körperhygiene einiger Hospitalitinnen, die von Zimmergenossinnen deswegen angezeigt wurden. Eine weitere Hospitalitin wollte mit einer anderen, die versucht hatte, sich umzubringen, das Bett nicht mehr teilen. Und die Verwendung des Begriffs »Tobs-Weib« als Schimpfwort ist ein Hinweis darauf, dass solche Hospitalitinnen insgesamt wenig angesehen waren. Verschiedentlich wurde deutlich, dass im Hospital teilweise ein rauer verbaler Umgangston herrschte. Streit, Beschimpfungen und Beleidigungen kamen häufig vor. Einige Hospitalitinnen hatten den Ruf, dass sie besonders streitlustig seien und mit ihnen schwer auszukommen war. Andere Hospitalitinnen äußerten in diesem Zusammenhang auch, dass es für das Wartpersonal nicht immer einfach war, nicht selbst mit diesen in Streit zu geraten. Eine Hospitalitin urteilte in Bezug auf den Aufwärter Butzbach, dessen Dienstversehung sich verbessert hatte:

> *»Nebst dem wäre es auch für ihn gut gewesen, daß die Hospitalittin Meyerin von ihm weg ins Weberhauß, desgleichen daß die Curtzrockin auf die große Stube etwas weiter von ihm verlegt worden; die hätten böse Mäuler und ihn oft aufgebracht.«*[916]

Die Aufwärterin Israel galt allgemein als *»zänkisch«* und einige Hospitalitinnen äußerten im Untersuchungsprotokoll zu ihren Dienstvergehen, dass sie ein *»sehr schlimmes Maul habe«*. Eine andere Hospitalitin zeigte dafür durchaus Verständnis:

> *»Sie könne über die Aufwärterin Israel und ihren Mann nicht klagen, daß sie manchmal schelte wäre wohl wahr allein es geschehe dies doch nicht anders, als wann unter den Hospitalittinnen Zänkereien entstünden und der Aufwärter Israel und dessen Frau ruhe stiften müssen. Einer jeden Hospitalittin zu Gefallen zu leben; könne kein Aufwärter und wer nicht zänkisch sey, könne sich auch weder über den Israel noch über seine Frau in diesem Stück beklagen.«*[917]

Die Aufwärterin selbst rechtfertigte sich vor dem Vogt mit ähnlichen Argumenten:

---

916 HStAM 229 I, B II b, Paket 1: Protokoll über die Dienstvergehen des Aufwärters Butzbach, erstellt durch Vogt Wachs, Merxhausen 08.01.1800.

917 HStAM 229 I, B II a, Paket 3: Untersuchungsprotokoll über die Pflichtwidrigkeiten des Aufwärterehepaars Israel, erstellt durch Hospitalsmeister Scheffer, Merxhausen 16.07.1808.

»Daß sich die Hospitalittinnen zum theil über sie beklagten, daß sie schlimm mit dem Maul sey, thue ihr leid, allein sie könne zu dieser Beschwerde keinen Grund finden, da sie Comparentin jede Hospitalittin ordentlich bescheide und zurecht zu weisen suche, daß sie aber so 36 Personen verschiedenen Tempraments stets zu gefallen leben, oder bey der öfteren Zänkereien die dabey vorfielen und wo manchmal alle Zuredungen nichts fruchteten, stets ruhig bleiben könne, wäre nicht wahr allein sie glaube auch nicht daß ihr deshalb etwas zur Last falle, da sie bey Zänkerei wohl manchmal bös werde aber doch gewiß immer schonend mit denen Hospitalittinnen umgehe.«[918]

Sowohl die Hospitalitinnen als auch die Aufwärterin sahen somit im Zusammenleben von vielen Personen mit unterschiedlichen Charakteren ein grundlegendes Konfliktpotential, wobei ganz deutlich Erfahrungswerte ihres eigenen Lebens im Hospital zum Ausdruck kommen. Dem Wartpersonal fiel die Aufgabe des Streitschlichters zu, die auch von den Hospitalitinnen eingefordert wurde. Die Hospitalitin Dielemann berichtete zum Beispiel, dass sie den Aufwärter Butzbach nachts wegen eines Streits zwischen mehreren Personen geweckt hatte und dieser ihn beendet hatte.[919] Solche Angelegenheiten waren kein Grund, die Hospitalsbeamten zu informieren, sondern wurden sozusagen intern geregelt. Dabei hing auch die Durchsetzungsfähigkeit gegenüber den Hospitalitinnen teilweise von der Persönlichkeit des Aufwärters oder der Aufwärterin ab. Der als zu gutmütig beschriebene Aufwärter Müller wurde vom Krankenhaus ins Weberhaus versetzt, da er sich nicht gegen die Hospitalitinnen durchzusetzen wusste.[920]

Die Position des Wartpersonals war durchaus schwierig. Einerseits lebte es eng mit den Hospitalitinnen zusammen und unterhielt teilweise freundschaftliche Verbindungen zu diesen. Gleichzeitig gehörte es zu den Aufgaben des Wartpersonals, Anweisungen zu erteilen und Streitigkeiten zu schlichten, wofür eine gewisse Autorität nötig war. Diese Autorität bezog das Wartpersonal vor allem durch die Möglichkeit, bei den Hospitalsbeamten Anzeige zu erstatten. Letztere untersuchten die Sache ihrerseits und Sprachen eventuell Strafen aus. Hierdurch stand das Wartpersonal aber in einer nicht ganz einfachen Zwischenposition. Für die alltägliche Lebensführung spielten die Hospitalitinnen eine große Rolle, denn Aufwärter und Aufwärterinnen mussten jeden Tag von morgens bis abends mit diesen auskommen. Andererseits mussten sie auch den Vorgaben durch die

918 Ebd.

919 HStAM 229 I, B II b, Paket 1: Protokoll über die Dienstvergehen des Aufwärters Butzbach, erstellt durch Vogt Wachs, Merxhausen 08.01.1800.

920 HStAM 229 I, B I 2: Verwaltungsbericht 1816 von Hospitalsinspektor Scheffer, Merxhausen 15.05.1817.

Hospitalsverwaltung gerecht werden, da sie sonst selbst Bestrafung zu erwarten hatten.

Anhand von Untersuchungsprotokollen zu Verstößen von Hospitalitinnen gegen Vorschriften des Hospitals hat sich gezeigt, dass es meist nicht das Wartpersonal war, das solche Vergehen anzeigte. Im weiteren Verlauf der Untersuchung wird aber häufiger deutlich, dass ein Aufwärter oder eine Aufwärterin durchaus bereits Kenntnisse oder eine Ahnung von Vorkommnissen hatten, zum Beispiel vom Brotverkauf oder Sexualkontakten. Es entsteht der Eindruck, dass das Wartpersonal zumindest bei einigen Fällen die Strategie verfolgte, wegzuschauen, die Sache zu ignorieren und auf sich beruhen zu lassen. Dies funktionierte nur so lange, bis die Hospitalsverwaltung davon Kenntnis erlangte. Wurde eine Untersuchung angestrengt, trug das Wartpersonal durchaus zur Untersuchung bei, wechselte also die Strategie, wobei es vorsichtig sein musste, nicht in Erklärungsnöte zu gelangen, warum eine Sache nicht zuvor zur Anzeige gekommen war. Von vorneherein zeigte das Wartpersonal Vergehen von Hospitalitinnen beim Vogt bzw. Amtmann an, wenn klar wurde, dass sich etwas nicht dauerhaft verbergen ließ, wie es bei Schwangerschaften von Hospitalitinnen der Fall war, oder wenn sie vom Wartpersonal als sehr schwerwiegend empfunden wurden, wie zum Beispiel ein Selbstmordversuch einer Hospitalitin.

Die Interessen von Hospitalitinnen und Wartpersonal waren aber keineswegs immer die gleichen. Gerade wenn Aufwärter und Aufwärterinnen ihren Dienst schlecht versahen oder in Konflikt mit Hospitalitinnen kamen, waren es diese, die sich an die Hospitalsverwaltung wandten. Dabei scheuten sie sich nicht, charakterliche Defizite des Wartpersonals zu benennen oder dessen Dienstversehung zu beurteilen. Ihr Blickwinkel ist der der unmittelbar Betroffenen.

Die 68 Jahre alte Hospitalitin Saurin äußerte sich zur Aufwärterin Israel *»[…] überhaupt auch betrage sich die Aufwärterin so störrig und seye so ungefällig, daß sich keine Hospitalittinn traue sie etwas zu fragen oder etwas von ihr zu begehren.«*[921] Das Wartpersonal wurde miteinander verglichen und hierbei flossen Erfahrungswerte mit ein, die Hospitalitinnen mit verschiedenen Aufwärtern und Aufwärterinnen gesammelt hatten. Zum Aufwärter Butzbach äußerte eine Hospitalitin: *»Es wäre ihnen lieber wenn sie einen andern Aufwärter hätten. Der Säumer wäre viel besser und ein ordentlicher Mann.«*[922] Und eine andere

---

921 Ähnlich auch weitere Hospitalitinnen. HStAM 229 I, B II a, Paket 3: Untersuchungsprotokoll über die Pflichtwidrigkeiten des Aufwärterehepaars Israel, erstellt durch Hospitalsmeister Scheffer, Merxhausen 16.07.1808.

922 HStAM 330, Niedenstein, Nr. 1265: Anklage gegen den Aufwärter Butzbach wegen Misshandlung einer Hospitalitin in Merxhausen, 03.06.1796.

Hospitalitin fällte folgendes Urteil über das Aufwärterehepaar Israel: »*Schließlich müsse sie bemerken, daß sie schon 27 Jahr hier im Hospital sey, allein daß unter alle denen Aufwärter bey denen sie gewesen der Israel und seine Frau die schlimmsten wären.*«[923]

Teilweise zeigt sich in den Bewertungen der Dienstversehung durch Hospitalitinnen zudem, dass ihnen andere Punkte in Bezug auf die Aufwartung und das Wartpersonal wichtig waren. Besonderen Wert legten die Hospitalitinnen auf eine gerechte Essensverteilung und insgesamt darauf, dass sie die ihnen zustehenden Güter ordentlich erhielten. Hingegen spielten aus ihrer Sicht andere Dienstvergehen, die von der Hospitalsverwaltung verfolgt wurden, wie Alkoholkonsum, der Aufenthalt von erwachsenen Kindern des Wartpersonals im Hospital und die unehelichen Schwangerschaften von Töchtern des Wartpersonals kaum eine Rolle. Hier lagen Verhaltensweisen und Interessenlagen von Wartpersonal und Hospitalitinnen nah beieinander, die gleichermaßen zum Ziel von Maßnahmen durch die Hospitalsverwaltung wurden, die bestimmte Verhaltensweisen unterbinden wollte.

Es zeigt sich somit ein vielschichtiges Verhältnis zwischen Wartpersonal und Hospitalitinnen. Auf der einen Seite ist es es durch soziale Nähe, ähnliche Wertvorstellungen und das alltägliche enge Zusammenleben im Hospital gekennzeichnet. Auf der anderen Seite waren Aufwärter und Aufwärterinnen Bedienstete des Hospitals. Sie erfüllten Arbeiten für die Hospitalitinnen und übten gleichzeitig Kontrollfunktionen über diese aus. Diese Konstellation führte zu einer Trennlinie zwischen beiden Gruppen und unterschiedlichen Interessenlagen in einigen Bereichen.

9.2 Die Perspektive von Hospitalsbeamten und Ärzten

9.2.1 Die Art der Dienstvergehen und gute Dienstversehung

Dass das Wartpersonal den Dienst nicht immer zur Zufriedenheit der Hospitalsverwaltung versah, wurde bereits an verschiedenen Stellen deutlich. Nun wird nochmals zusammenfassend der Blick darauf gerichtet, was die Hospitalsverwaltung als Dienstvergehen behandelte und wie sie diese ahndete. Aber auch die gute Dienstversehung durch das Wartpersonal wird thematisiert.

923 HStAM 229 I, B II a, Paket 3: Untersuchungsprotokoll über die Pflichtwiedrigkeiten des Aufwärterehepaars Israel, erstellt durch Hospitalsmeister Scheffer, Merxhausen 16.07.1808.

Eine schlechte Dienstversehung von Aufwärtern und Aufwärterinnen wird im Hospital immer dann greifbar, wenn sie Gegenstand einer offiziellen Untersuchung wurde. Voraussetzung dafür war natürlich, dass der Vogt bzw. Amtmann davon erfuhr, indem jemand Anzeige bei ihm erstattete, ihm Gerüchte zu Ohren kamen oder er selbst Mängel festgestellt hatte. Darüber hinaus gibt es außerhalb von offiziellen Untersuchungen Äußerungen in Schreiben und Berichten, in denen eine Unzufriedenheit mit der Dienstversehung einzelner Aufwärter und Aufwärterinnen deutlich wird, die aber nicht als Dienstvergehen geahndet wurde.

Insgesamt lassen sich die Verfehlungen von Aufwärtern und Aufwärterinnen verschiedenen thematischen Bereichen zuordnen: Nachlässigkeit bei der Wartung der Hospitalitinnen, Gewalt gegen diese einschließlich von Vergewaltigungsfällen durch Aufwärter, Unterschleif und Diebstahl des Eigentums von Hospitalitinnen und Verstoß gegen allgemeine Vorschriften des Hospitals.

Innerhalb des Hospitals war die Angst vor Unterschleif, d. h. der Veruntreuung von Gütern oder Geldern für eigene Zwecke, im Grunde allgegenwärtig. Die Instruktionen für alle Bediensteten enthielten in der Regel einen Passus, der sie verpflichtete, alles zum Besten des Hospitals zu tun und Schaden von diesem abzuwenden.[924] Es galt, den Besitzstand des Hospitals unter allen Umständen zu wahren und dies betraf nicht nur größere Geldsummen, sondern auch die kleinsten Beträge und Güter. Ein Beispiel hierfür ist das verbotene Schweinehalten durch Aufwärter. Nicht nur hatten die Aufwärter grundsätzlich kein Recht, eigenes Vieh im Hospital zu halten, wie es einigen Bediensteten zustand, sondern im konkreten Fall hatte der Aufwärter das Schwein mit Essensresten, dem »Gespühl«, gefüttert, das damit dem Hospital verloren ging.[925] Ebenso verhielt es sich bei der Aneignung von Kleidungsstücken von verstorbenen Hospitalitinnen durch das Wartpersonal.[926] Auch als Geschenk durften sie solche nicht von den Hospitalitinnen annehmen, da nach deren Tod ihr Besitz dem Hospital zufiel.

924 Zu den Aufwärterinstruktionen siehe Kap. 6.2.3. Zu Unterschleif in den Hohen Hospitälern siehe Droste 2007.

925 HStAM 229 I, B II a, Paket 3: Bericht (Konzept) vermutlich durch Vogt Wigand, 09.09.1784.

926 HStAM 229 I, B I 4, Paket 1: Schreiben von Vogt Fuhrhans an die Samtkommission, Haina 26.11.1785; Bericht von Vogt Wigand an Amtsvogt Fuhrhans (Haina), Merxhausen 20.03.1786; Schreiben von Vogt Fuhrhans (Haina), Haina 03.02.1786; B I 1 a, Paket 2: Plansverordnung für Merxhausen 1786, Haina 16.06.1786; HStAM 330, Nr. 1132: Anzeige gegen eine Dienerin des Hospitals Merxhausen wegen Aneignung eines Kleidungsstücks, Merxhausen 13.10.1779.

Die Übergänge von Unterschleif zu Diebstahl sind gelegentlich fließend. Die Aufwärterin Lomp soll eine Hospitalitin zu einem Diebstahl von Essen angestiftet haben, der Aufwärterin Israel wurde der Diebstahl von Geld sowie später von Garn einer Hospitalitin vorgeworfen.[927] Unterschleif bezog sich dagegen eher auf das Einbehalten von Gütern und Mitteln, die Bedienstete selbst verwalteten. Bei den meisten Fällen, in denen Aufwärtern oder Aufwärterinnen Unterschleif oder Diebstahl vorgeworfen wurde, handelte es sich um Gelegenheitsfälle, die offensichtlich nicht besonders geplant stattfanden. Auch der Wert von Geld oder Gütern, die gestohlen oder veruntreut wurden, waren nicht besonders hoch. Einen Diebstahl größeren Ausmaßes verübte hingegen das Aufwärterehepaar Hoffmann zusammen mit ihrem Schwiegersohn, indem sie anderem Wartpersonal Tuch und Zwirn entwendeten.[928] Während das Aufwärterehepaar über das nötige Wissen über die Lagerung und die räumlichen Gegebenheiten verfügte und den Diebstahl geplant hatte, führte der einige Kilometer entfernt wohnende Schwiegersohn den Diebstahl schließlich aus und sorgte für den Verkauf der Ware. Da diese jedoch wiedererkannt wurde, konnte die Sache vom Vogt aufgeklärt werden.

Ebenfalls im Kontext des unrechtmäßigen Gebrauchs von Mitteln des Hospitals stand der verbotene Aufenthalt von Verwandten des Wartpersonals im Hospital.[929] In einigen Bereichen wurde hier zudem nicht nur der Verlust von Ressourcen befürchtet, sondern auch eine Gefährdung der Sittlichkeit im Hospital gesehen, wenn sich erwachsene Söhne oder unehelich schwangere Töchter des Wartpersonals in den Unterkünften der Hospitalitinnen aufhielten.

Weitere Dienstvergehen des Wartpersonals waren Nachlässigkeiten bei der Wartung der Hospitalitinnen: ungerechte oder zu wenig Verteilung von Essen, unzureichende Körperpflege, zu langsame Verrichtung der Wäsche, das Durcheinanderbringen von Wäsche der Hospitalitinnen und Verlust derselben und die schlechte Beheizung der Räume. Vor allem das Aufwärterehepaar Israel und der Aufwärter Butzbach standen hierbei in der Kritik.[930]

Zwei Fälle sind überliefert, in denen die Gewaltanwendung gegen Hospitalitinnen von der Hospitalsverwaltung als Dienstvergehen untersucht wurde.

---

927 Siehe die jeweiligen Lebensläufe.

928 HStAM 330 Niedenstein, Nr. 924: Protokoll über den Diebstahl von Tuch und Zwirn im Hospital Merxhausen 1756.

929 Siehe Kapitel 6.2.6.

930 HStAM 229 I, B II a, Paket 3: Untersuchungsprotokoll über die Pflichtwidrigkeiten des Aufwärterehepaars Israel, erstellt durch Hospitalsmeister Scheffer, Merxhausen 16.07.1808.

Schon Ende des 17. Jahrhunderts wurde einer Beschwerde gegen den Aufwärter Förster nachgegangen, der eine Hospitalitin misshandelt hatte.[931] Etwa 100 Jahre später versah Aufwärter Butzbach wegen seines Alkoholproblems seinen Dienst insgesamt schlecht, und wurde auch gewalttätig gegenüber Hospitalitinnen.[932] Trotz des zeitlichen Abstands weisen die Vorfälle Parallelen auf. Sowohl Förster als auch Butzbach wollten eine Hospitalitin mit Gewalt in einen anderen Raum bringen und beide Frauen wehrten sich massiv dagegen. Diese Gewaltanwendung wurde bei den Untersuchungen zwar nicht grundsätzlich als problematisch angesehen, allerdings befand man in beiden Fällen die Art und Weise, in der dies geschehen war, als unangemessen und unnötig gewaltsam. Bei Förster war es die Schilderung der betroffenen Hospitalitin, dass dieser sie mit seiner Tabakspfeife verbrannt und sie geschlagen hatte, bei Butzbach, dass er die Hospitalitin an ihrem Klotz durch den Flur schleifte, so dass sie Verletzungen davontrug.

In den geschilderten Fällen hatte die Gewalt aus Sicht der Hospitalsverwaltung ein gewisses Maß überschritten. Schwieriger ist die Frage, inwieweit Gewaltanwendung im alltäglichen Umgang eine Rolle spielte, ohne als Dienstvergehen verfolgt zu werden. Im Zuge der Untersuchung gegen Butzbach berichtete eine 60-jährige Hospitalitin von weiteren Gewalttätigkeiten, die zuvor nicht zur Anzeige gebracht worden waren: *»Er habe sie auch einmal hart wider die Bettspanne gestoßen, die Judith am Kopf geschüttelt, und die Gerdrauth Schusterin auch geschmissen.«*[933] Eine 73-jährige Hospitalitin schilderte in Bezug auf die Aufwärterin Israel, dass kaum eine Hospitalitin sich traue, die Aufwärterin anzusprechen, *»um nicht über die Nase gehauen zu werden«*[934] Diese Vorkommnisse wurden nur aktenkundig, weil Untersuchungen weiterer Dienstvergehen stattfanden. Sie sind ein Hinweis darauf, dass »Klapse« und Schläge im alltäglichen Umgang zumindest bei einigen Aufwärtern und Aufwärterinnen häufiger vorkamen.

931 Siehe Kap. 5.2.

932 Siehe Lebenslauf Butzbach (Kap. 6.1.3).

933 HStAM 330, Niedenstein, Nr. 1265: Anklage gegen den Aufwärter Butzbach wegen Misshandlung einer Hospitalitin in Merxhausen, 03.06.1796.

934 HStAM 229 I, B II a, Paket 3: Untersuchungsprotokoll über die Pflichtwidrigkeiten des Aufwärterehepaars Israel, erstellt durch Hospitalsmeister Scheffer, Merxhausen 16.07.1808.

Eine drastische Form der Gewalt gegen Hospitalitinnen durch Aufwärter stellen hingegen zwei Vergewaltigungen dar.[935] Der erste Fall fand 1732 statt.[936] Da der beschuldigte Aufwärter Knaz und dessen Sohn die Tat bis zum Schluss nicht eingestanden, ist der genaue Tathergang schwer zu klären. Das Beharren der Hospitalitin auf ihrer Schilderung während der gesamten Verhandlungen und weitere Hinweise von Zeuginnen deuten darauf hin, dass ihre Schilderung eher der Wahrheit entsprach. Demnach hatte der Aufwärter Knaz die »simple« Hospitalitin sowohl in seiner Stube als auch in der Tollenstube über mehrere Wochen hinweg mehrfach vergewaltigt. Und auch der Sohn des Aufwärters hatte die Hospitalitin offenbar sexuell missbraucht, auch wenn es wohl nicht zum Geschlechtsverkehr gekommen war. Schon zwei Jahre zuvor hatte eine andere Hospitalitin dem Aufwärter eine Vergewaltigung vorgeworfen. Eine weitere und wahrscheinlich auch die Ehefrau des Aufwärters waren zudem Zeuginnen der neuerlichen Vergewaltigungen geworden. Nach längeren Verhandlungen, in denen sich Vogt und Pfarrer durchaus für eine Aufklärung einsetzten, widerrief die Hospitalitin schließlich vor dem Gericht in Gudensberg. Eine Bestrafung oder Verweisung des Aufwärters aus dem Dienst fand daher nicht statt, er und die schwangere Hospitalitin blieben weiterhin im Hospital. An keiner Stelle wird deutlich, dass der Umstand, dass es sich beim Opfer um eine »simple« Hospitalitin handelte, in den Verhandlungen berücksichtigt worden war.

Etwa 80 Jahre später fand erneut eine Vergewaltigung einer Hospitalitin durch einen Aufwärter in Merxhausen statt. Wiederum handelte es sich um eine »simple« Hospitalitin, die ebenfalls wie beim ersten Fall durchaus befragt werden konnte. Sie berichtete, dass AufwärterKödding ihr schon länger nachgestellt und sie schließlich unter einem Vorwand auf den Dachboden gelockt habe, wo er sie vergewaltigte.[937] In der Vorgehensweise der Hospitalsverwaltung sind Un-

935 Ein dritter Fall einer Schwängerung einer Hospitalitin durch einen Aufwärter wurde 1756 vermutet, aber die genaueren Umstände werden nicht deutlich, da der Fall nur indirekt bei Nachforschungen des Amtmanns Wachs zum Aufwachsen von Kindern von Hospitalitinnen im Hospital, erwähnt wird. HStAM 229 I, B III b, Paket 5: Attest durch Pfarrer Wachs, 27.04.1799.

936 HStAM 229 I, B III a, Paket 5: Protokolle zur Schwängerung einer Hospitalitin durch Aufwärter Knaz, Merxhausen 02.07., 05.08.1732; 06.08.1732; 23., 24.01.1733.

937 HStAM 229 I, B III a, Paket 5: Protokolle zur Schwängerung einer Hospitalitin durch AufwärterKödding, 20.01.1817; 23.01.1817; Bericht von Hospitalsinspektor Scheffer an die Direktion der Hohen Hospitäler, 20.01.1817; Bericht von Hospitalsinspektor Scheffer an den Obervorsteher, 24.01.1817.

terschiede zum ersten Fall zu erkennen, vor allem wird die Schwere des Vergehens deutlich hervorgehoben.

Es folgte die sofortige Suspendierung des Aufwärters bis zur Klärung der Sache, da ein Verbleib des Aufwärters unter den Hospitalitinnen als untragbar galt. Umso erstaunlicher erscheint, dass, nachdemKödding die Tat eingestanden hatte, er schließlich im Hospitalsdienst verblieb. Die Entlassung Köddings, die zunächst beschlossen worden war, wurde in eine Versetzung in das Hospital Haina als Torwärter umgewandelt. Es war für die Personen der Hospitalsverwaltung unvorstellbar, Ködding als Aufwärter bei Hospitalitinnen weiter zu beschäftigen. Allerdings hatten die Bittschriften seiner Ehefrau, die darauf hinwies, dass sie und ihre Kinder schuldlos durch die Entlassung mit ins Unglück gestürzt würden, bewirkt, dass von der Entlassung abgesehen und ihr Ehemann an anderer Stelle eingesetzt wurde.[938]

Schwieriger fassbar als die Dienstvergehen ist die gute Dienstversehung des Wartpersonals, da diese eben nicht Gegenstand einer offiziellen Untersuchung wurde. Ein genaues Lesen der Quellen zeigt jedoch, dass es auch Aufwärter und Aufwärterinnen gab, die den Dienst zur vollen Zufriedenheit der Hospitalsverwaltung versahen. Vor allem die Beamten vor Ort äußerten sich positiv zu einzelnen Personen. Da wird zum Beispiel der *»brave, brave Aufwärter Säumer«*[939] genannt, und der Aufwärterin Israel, die *»sich der ihr übertragenen Dienstverrichtung als Aufwärterin mit Fleiß und treue unterzogen«* hat, konnte Hospitalsinspektor Scheffer in ihren 25 Dienstjahren immer *»das beste Zeugniß geben.«*[940] Wie hier wurde gerade im Zusammenhang mit den Bitten, die für die Aufwärter und Aufwärterinnen um Aufnahme in das Hospital gestellt wurden, Zufriedenheit mit dem verrichteten Dienst geäußert.[941] 1820 schrieb Hospitalsinspektor Scheffer zur Dienstversehung des Wartpersonals: *»Das Betragen der Aufwärter und Aufwärterinnen kann ich nur loben, da sie mit Treue und Fleiß ihre Functionen*

938 HStAM 229 I, B II a, Paket 3: Bittschrift der Aufwärterin Ködding an Obervorsteher von Boyneburg, [1817]; Bittschrift der Aufwärterin Ködding an die Kurfürstliche Direktion der Hohen Hospitäler, [1817].

939 HStAM 229 I, B II b, Paket 1: Bericht von Amtmann Wachs an Obervorsteher von Stamford, Merxhausen 01.09.1800.

940 Hier handelte es sich um die zweite Aufwärterin Israel, und nicht um die bei den Dienstvergehen genannte. HStAM 229 I, B II b, Paket 1: Bericht von Hospitalsinspektor Scheffer an die Kurfürstliche Regierung, Merxhausen 15.09.1830.

941 Siehe Kap. 6.2.5.

überall versehen und sich der Wartung und Pflege der ihnen anvertrauten Hospitalittinnen unterzogen haben.«[942]

Ein allgemeines Urteil lässt sich somit weder in die eine noch in die andere Richtung fällen. Das Wartpersonal, das seinen Dienst nachlässig versah, was bis zur Vernachlässigung und Misshandlung von Hospitalitinnen reichen konnte, gab es genauso wie das Wartpersonal, das um die Dienstverrichtung und auch die Hospitalitinnen bemüht war.

9.2.2 Kontrollmechanismen durch das Hospital – Bestrafung und Belohnung

Neben der Kontrolle des Wartpersonals durch andere Bedienstete waren Strafandrohung und die tatsächliche Bestrafung die wichtigsten Mittel innerhalb des Hospitals, um eine gute Dienstversehung zu erreichen. Es wurden Geldstrafen und Gefängnisstrafen von einigen Tagen bis zu mehreren Wochen verhängt. Allerdings kamen diese nur relativ selten zur Anwendung, denn oftmals wurde zunächst nur eine Strafe angedroht, falls sich das Verhalten nicht ändern sollte.

Wurden Strafen ausgesprochen, sah der Vogt bzw. Amtmann sich gerade beim Wartpersonal gelegentlich nicht in der Lage, sie zu vollziehen. Damit blieben Konsequenzen für eine schlechte Dienstversehung aus. Zwar wurden Fälle häufiger vor dem Vogt verhandelt, aber nur selten wurden sie mit Geldbußen oder wenigen Tagen Gefängnis, im Ausnahmefall des Aufwärters Butzbach sogar mit einer Prügelstrafe bestraft. Im Fall der Geldstrafen sah sich die Hospitalsverwaltung vor dem Problem, dass das Wartpersonal diese kaum bezahlen konnte, da es nur über geringe finanzielle Mittel verfügte. Eine Gefängnisstrafe bedeutete wiederum einen Dienstausfall, der sich auf die Versorgung der Hospitalitinnen auswirkte, was von Seiten der Verwaltung als problematisch angesehen wurde.[943] Eine Enthebung aus dem Dienst wurde wegen Fehlverhaltens zwar häufiger als Drohung ausgesprochen, aber keine einzige Aufwärterin und kein einziger Aufwärter wurde in der zweiten Hälfte des 18. und zu Beginn des 19. Jahrhunderts aus dem Hospitalsdienst entlassen.

---

942 HStAM 229 I, B I 2: Verwaltungsbericht von Hospitalsinspektor Scheffer, Merxhausen 07.06.1820.

943 HStAM 229 I, B I 14, Paket 6: Bericht von Amtmann Otto an Obervorsteher Breidenbach, Merxhausen 23.10.1804. Resolution des Obervorstehers Breidenbach, Haina 30.10.1804; HStAM 229 I, B I 14, Paket 6: Bericht von Amtmann Otto an Obervorsteher Breidenbach, Merxhausen 16.11.1804.

Gerade bei den beiden Aufwärtern, bei denen eine Entlassung ernsthaft in Erwägung gezogen wurde, zeigt sich, wie sehr das Dienstverhältnis auch eine große Verantwortlichkeit des Dienstherrn gegenüber dem Bediensteten und seiner Familie mit sich brachte. Die Versorgung von Butzbach im Hospital und die Versetzung vonKödding auf eine Stelle in Haina gewährten Vogt und Obervorsteher nur widerwillig und sie betonten, dass die beiden Aufwärter eine solche Behandlung eigentlich nicht verdient hätten. Aber dennoch wurde sie ihnen zuteil.

Bestrafungen griffen natürlich erst, wenn Vogt bzw. Amtmann von Vergehen Kenntnis erlangt hatten. Denunziationen waren im Hospital ausdrücklich erwünscht.[944] Zwar denunzierten Hospitalitinnen Wartpersonal und umgekehrt, an vielen Stellen hat sich jedoch auch gezeigt, dass sie sich gegenseitig ebenso deckten. Der Durchsetzungskraft der Hospitalsbeamten waren dadurch Grenzen gesetzt, dass sie in vielen Bereichen auf die Mitarbeit von Hospitalitinnen und Wartpersonal angewiesen waren. Die Untersuchungsprotokolle zeigen, dass die Hospitalsbeamten teilweise Zeugen unter Druck setzten, teilweise auch gegeneinander auszuspielen versuchten, um zu Aussagen zu gelangen. Gelegentlich wurden eher inoffizielle Wege gewählt, eine Person beauftragt, eine andere nochmals vertraulich in ein Gespräch zu verwickeln, um weitere Details zu erfahren oder der Pfarrer redete jemandem nochmals ins Gewissen. Oftmals führten solche Maßnahmen zum Erfolg, denn das Amt des Vogtes und die moralische Instanz des Pfarrers hatten durchaus ihr Gewicht. An anderen Stellen zeigten sich die Protagonisten jedoch weniger beeindruckt und die Untersuchung musste erfolglos beendet werden.

Neben der Anzeige von Dienstvergehen sollten regelmäßige Kontrollen des Wartpersonals, vor allem durch die Hospitalsbeamten, eine gute Dienstversehung gewährleisten. Das Wartpersonal war in seiner Dienstversehung grundsätzlich nie selbstständig, sondern den Anweisungen des Vogtes bzw. Amtmannes, aber auch der übrigen Hospitalsbeamten unterstellt. Es gab also keinen Arbeitsbereich, in dem die Hospitalsbeamten keine Weisungsbefugnis hatten. Dennoch zeigt sich in der alltäglichen Praxis, dass die Hospitalsbeamten nicht ständig die Arbeit des Wartpersonals anwiesen oder kontrollierten, ja sogar gelegentlich über die genauen Abläufe nicht genau Bescheid wussten. Die Hospitalsbeamten suchten die Unterkünfte der Hospitalitinnen nur sehr sporadisch auf. Das Wartpersonal arbeitete demnach innerhalb eines gewissen Rahmens durchaus eigenständig.

944 Droste 2007, S. 188.

Seit dem Ende des 18. Jahrhunderts wurde die Arbeit des Wartpersonals allerdings immer mehr der Kontrolle durch andere Personen unterstellt. Der Leser kontrollierte zeitweise das Füttern von Hospitalitinnen, der Küchenschreiber wurde vermehrt angewiesen, die Kleiderverwaltung durch das Wartpersonal zu überprüfen.[945] Auch den Hospitalsärzten fiel eine stärkere Kontrolle zu als es noch bei ihren Vorgängern, den Hospitalschirurgen, der Fall gewesen war. Zuerst im Rahmen der halbjährigen Visitationen von Dr. Duncker aus Haina, dann in der Instruktion für den ersten Hospitalsarzt von Merxhausen, Dr. Schmidt, wurden die Ärzte beauftragt, die Arbeit des Wartpersonals zu kontrollieren und Mängel bei Obervorsteher oder Amtmann anzuzeigen.[946] Aber nach wie vor waren die Ärzte weiterhin nicht ständig in Merxhausen anwesend und eine tägliche Kontrolle fand auch Anfang des 19. Jahrhunderts nicht statt. Erst 1824 wurde eine solche gewährleistet, allerdings nicht durch den Arzt, sondern dem Leser wurde die tägliche Kontrolle der Dienstversehung des Wartpersonals übertragen.[947]

Die Bestrafung von Dienstvergehen wurde zunehmend durch eine beständigere Überprüfung der Arbeit des Wartpersonals ergänzt, die damit positiv beeinflusst werden sollte. Mit der gleichen Intention ging man im 19. Jahrhundert dazu über, für eine gute Dienstversehung Anreize zu schaffen. Hospitalsbedienstete, die über das Jahr hinweg gute Arbeit geleistet hatten, erhielten eine Belohnung (»*Douceur*«) in Form eines zusätzlichen Geldbetrages. Das Wartpersonal kam häufiger in den Genuss dieser Belohnungen, was zeigt, dass die Hospitalsverwaltung grundsätzlich zufrieden war.[948]

945 Siehe Kap. 8.2.

946 HStAM 229 I, B II b, Paket 5: Instruktion (Abschrift) für Dr. Schmidt als Hospitalsmedicus und- chirurg von Merxhausen, Haina 22.06.1797.

947 HStAM 229 I, B III a, Paket 2: Bericht (Auszug) von Hospitalsinspektor Scheffer an die Kurfürstliche Regierung der Provinz Niederhessen, 25.05.1824; Beschluss (Auszug) der Kurfürstlich Hessischen Regierung der Provinz Niederhessen, Kassel 02.07.1824; Bericht (Auszug) von Hospitalsinspektor Scheffer an die Kurfürstliche Regierung der Provinz Niederhessen, Merxhausen 25.06.1825.

948 Zuerst HStAM 229 I, B I 2: Verwaltungsbericht 1817 (Konzept) von Hospitalsinspektor Scheffer, Merxhausen 05.06.1818. Solche Belohnungssysteme etablierten sich auch in anderen Einrichtungen im 19. Jahrhundert. Siehe Höll, Schmidt-Michel 1989, S. 37.

Kontrolle, Bestrafung und Belohnung waren somit die Disziplinierungsmechanismen, die die Hospitalsverwaltung gegenüber dem Wartpersonal und auch den übrigen Bediensteten anwendete, um deren Verhaltensweisen und Arbeitsverrichtung ihren Vorstellungen entsprechend zu beeinflussen. In der Tendenz wurde dieses System zudem zum 19. Jahrhundert hin immer ausgereifter.

10. Der Einfluss von Gesundheitsdiskursen auf die Aufwartung in Merxhausen

Seit dem letzten Drittel des 18. Jahrhunderts ist im Hospital Merxhausen ein zunehmender Reformwille von Seiten der Hospitalsverwaltung zu erkennen. Ein langsamer und schrittweiser Umbruch fand in dieser Zeit statt, indem Vorgehensweisen, die sich über lange Zeit etabliert hatten, nun teilweise hinterfragt wurden. Allgemein bestand die Tendenz, aktiver auf die Abläufe einzuwirken, stärker im Voraus zu planen und diese Planung mit konkreten Zielvorgaben zu verbinden. Dies prägte sowohl Reformen im Finanzbereich des Hospitals, die durch die Verschuldung veranlasst wurden, als auch Reformen, die allgemeine gesundheitliche Fragen, in geringerem Maße auch medizinische Fragen im engeren Sinne, betrafen. Gesundheitsorientierte Reformen wurden immer auch in Hinsicht auf ihren Kostenfaktor behandelt und dadurch teilweise eingeschränkt oder gar nicht realisiert. Auffallend ist außerdem, dass im Gegensatz zum Finanzwesen kein umfassendes Reformprogramm für den gesundheitlichen Bereich aufgestellt wurde. Veränderungen fanden hier eher in kleinen Einzelschritten statt. Aufwartung und das Wartpersonal erscheinen zunächst nicht als Bereiche, die für sich selbst ein Thema innerhalb der Reformdiskussionen im Hospital waren, aber sie wurden indirekt durch die Reformen beeinflusst.

Viele der im Hospital getroffenen Maßnahmen waren von gesundheitlichen Konzepten geprägt, die zum Ende des 18. Jahrhunderts nicht nur in Bezug auf Hospitäler und Krankenhäuser, sondern auf breiter Basis im Rahmen der medizinischen Volksaufklärung und der »medizinischen Policey« propagiert wurden.[949] Hervorzuheben sind vor allem »frische Luft« und »Reinlichkeit« als

949 Die »medizinische Policey« erklärte die Gesundheit der Untertanen zum Ziel staatlichen Handelns, da sie diese als Voraussetzung für ein funktionierendes Staatswesen ansah. In diesem Rahmen wurden oftmals konkrete Vorgehensweisen der Gesundheitssicherung der Bevölkerung durch den Staat beschrieben. Übergänge zur medizinischen Volksaufklärung sind teilweise fließend, letztere richtete sich zumindest dem Anspruch nach direkt an den »gemeinen Mann« und dessen Lebensführung, die nach gesundheitlichen Kriterien verändert werden sollte, während die »medizinische Policey« eher den Staat und staatliche Maßnahmen im Blick hatte. Ausführlich zu dieser Thematik: Möller 2005; Barthel 1989; Böning 1990; Labisch 1992, S. 85–96; Hardy 2005, S. 37–61. Stärker auf die praktische Umsetzung bezogen: Wischhöfer 1991.

gesundheitsfördernde Elemente, die Schlüsselthemen des allgemeinen Gesundheitsdiskurses waren.[950]

Dass frische Luft und Reinlichkeit einen positiven Einfluss auf die Gesundheit hatten bzw. umgekehrt schlechte Luft und Verschmutzung gesundheitsschädlich sein konnten, war am Ende des 18. Jahrhunderts keine neue Erkenntnis. Die Vorstellung, dass Luft als Übertragungsweg für Krankheiten diente, indem sie die »Miasmata«, die schlechten Ausdünstungen des kranken Körpers, auf einen andern übertragen konnte, ging auf die antike Medizin zurück. Auch Dünste, die aus stehenden Gewässern oder Unrat hervorgingen, konnten nach dieser Vorstellung die Luft verunreinigen.[951] Außerdem erlebte die Lehre der antiken Diätetik – die Lehre von der gesunden Lebensführung – am Ende des 18. Jahrhunderts einen neuen Aufschwung, indem sie innerhalb des allgemeinen Gesundheitsdiskurses breit rezipiert wurde.[952] Eines der sechs »res non naturales«, deren Ausgewogenheit als Voraussetzung für ein gesundes Leben angesehen wurde, war »Licht und Luft« (»aer«).[953] Frischer Luft wurde auch vor diesem Hintergrund eine besondere Bedeutung für die Gesundheit beigemessen. Aus der antiken Diätetik erklärt sich zudem die große Bedeutung, die viele Autoren der richtigen Speise für die Gesunderhaltung des Körpers zumaßen, denn auch »Speise und Trank« (»cibus et potus«) gehörte zu den »res non naturales«. In diesem Zusammenhang wurde auch der Alkoholkonsum zunehmend unter gesundheitlichen Aspekten kritisiert.[954]

Am Ende des 18. Jahrhunderts herrschte unter Autoren, die sich in Zeitschriften, Lexika oder in eigenen Veröffentlichungen zu gesundheitlichen Themen äußerten, in der Regel ein Konsens darüber, dass frische Luft und Reinlichkeit im direkten Lebensumfeld sowie die richtige Ernährung sich positiv auf die Gesundheit auswirkten. Ihre gesundheitsfördernde Wirkung war allgemein so anerkannt, dass sie in der Regel nicht mehr explizit medizinisch erklärt werden musste. Auch die Autoren der frühen Krankenpflegelehrbücher wie Franz Anton Mai folgten diesen allgemeinen Überzeugungen:

950 Böning 1990, S. 26.

951 Kinzelbach 1995, S. 98–103; Stevenson 2000, S. 158–160.

952 Hardy 2005, S. 54.

953 Die übrigen »res non naturales« waren »Essen und Trinken«, »Bewegung und Ruhe«, »Schlafen und Wachen«, »Ausscheidungen« und »Gemütsbewegungen«.

954 Vgl. Möller 2005, S. 30–33.

»Was helfen die Heilmittel, wenn ihre Kräfte durch unreine Luft in den Krankenzimmern, durch die wohlthätige Vergiftungen der so genannten Krankenspeisen, durch Vernachlässigung der so nöthigen Säuberung behindert, oder gar vereitelt werden?«[955]

Allgemein verbreitet war die Überzeugung, dass schlechte Lüftungsverhältnisse und eine große Anzahl von Menschen auf engstem Raum die Übertragung von Krankheiten begünstigten und für die Heilung hinderlich waren.[956] Aber auch direkte negative Auswirkungen von stickiger Luft als Ursache für Atemwegserkrankungen und Augenentzündungen wurden betont. Feuchtigkeit galt es sowohl in den Unterkünften als auch in der direkten Umgebung zu vermeiden. »Unrat« wurde ebenfalls als Verursacher von schlechten Dünsten gesehen, die die Gesundheit beeinträchtigten, und »Reinlichkeit« war somit unerlässlich für die Aufrechterhaltung der Gesundheit.[957]

Die Maßnahmen, die zur Erreichung dieser Ziele in Bezug auf Hospitäler, aber auch andere Institutionen wie Gefängnisse und Arbeitshäuser von verschiedenen Autoren eingefordert wurden, ähnelten sich. Und sie entsprachen auffällig den Reformen, die im Hospital Merxhausen – und in ähnlicher Weise auch im Hospital Haina – durchgeführt wurden.[958]

---

955 Mai 1782, S. 4. Ähnlich Krügelstein 1807, S. 11: »Durch nichts kann er [der Krankenwärter] so leicht der Ansteckung entgehen, als wenn er nie eine Anhäufung von Schmuz im Zimmer, und im Bette des Kranken sowohl, als an seinem eigenen Körper statt finden läßt, und immer bedacht ist, alles von sich und dem Kranken zu entfernen, was einen ekeln Anblick gewährt, oder die Wäsche und Geräthe verunreinigt. Wie bald würde auch das Krankenzimmer ein Sammlungsort des Schmutzes, der faulen Dünste und des abscheulichsten Geruches werden, wenn er nicht immer durch Erneuerung der Luft, durch öftern Wechsel der Wäsche und fleißiges Säubern zuvorkäme.«

956 Stevenson 2000, S. 155–158.

957 Art. »Gefängniß«. In: Oekonomische Encyklopaedie von Johann Georg Krünitz, Bd. 16 (1779), S. 586–612, hier S. 600: »Allein, es haben die ansteckenden Theile gemeiniglich ihren Sitz in den Lumpen und Geräthe, und können von einer sonst gesunden Person darin herumgetragen und ausgebreitet werden.«

958 Zur parallelen Entwickung im Hospital Haina siehe Sahmland 2008b. Die am weitesten verbreitete Schrift der medizinischen Volksaufklärung, die »Anleitung für das Landvolk in Absicht auf seine Gesundheit« (frz. Original »Avis au peuple sur sa santé«) von Simon André Tissot, die zahlreiche weitere Schriften beeinflusste, liest sich in Teilen wie eine Anleitung für die Reformmaßnahmen im Hospital Merxhausen. Tissot nennt als Ursachen für Krankheiten unter anderem die schlechte Luft in den Zimmern, die durch eine große Anzahl von Menschen auf engem Raum und vor allem durch schlechte Belüftung hervorgerufen wurde; eine schlechte bauliche Beschaffenheit der Häuser, die Feuchtigkeit in den Räumen befördert; die

Eine bessere Durchlüftung der Unterkünfte wurde in Merxhausen durch den Umbau der Fenster erreicht, die zuvor nicht geöffnet werden konnten. Auch über die Installation von Ventilatoren, die als neue Technik in einigen Schriften angepriesen wurden und bereits in anderen Hospitälern eingesetzt wurden, um für zusätzliche Belüftung zu sorgen, wurde in Merxhausen nachgedacht.[959] Dass die Ansammlung von Fäkalien in der Nähe der Unterkünfte in Form von Abortgruben und Misthaufen in Merxhausen beendet wurde, entsprach genauso den Vorstellungen in Gesundheitsschriften wie die Trockenlegung des Hofes, um Feuchtigkeit bei den Unterkünften zu vermeiden. Auch wurden in den Unterkünften Steinböden, in denen sich Feuchtigkeit speichern würde, zunehmend durch Holzböden ersetzt und die Wäsche sollte wegen der Feuchtigkeit nicht mehr in den Zimmern der Hospitalitinnen getrocknet werden.

Zu diesen architektonischen Maßnahmen kamen die Bestrebungen, mehr Sauberkeit im Hospital zu erreichen, indem Bettwäsche und Kleidung regelmäßig gewechselt und gewaschen und auch die Unterkünfte häufiger gereinigt werden sollten. In diesen Bereichen behinderten jedoch die Sparmaßnahmen der Samtkommission lange die erfolgreiche Umsetzung der angestrebten Reformen.

Neben diesen eher allgemein auf die Gesundheit ausgerichteten Maßnahmen sind im engeren medizinischen Bereich in Merxhausen am Ende des 18. Jahrhunderts die Bestrebungen zu nennen, Hospitalitinnen mit ansteckenden Krankheiten von den übrigen abzusondern. Eine Krankenstube, durch die dies möglich wurde, bestand jedoch zunächst wegen Platzmangels nicht dauerhaft. Außerdem wurde eine gesonderte Kost für akut erkrankte Hospitalitinnen eingeführt.

Darüber hinaus ist vor allem eine Änderung im Umgang mit denjenigen Hospitalitinnen zu erkennen, die bisher eingesperrt waren. Hier griff man im Hospital auf, was in Bildungskreisen auf breiterer Basis diskutiert wurde. In Merxhausen ließ man die zuvor in den »Behältern« eingesperrten Hospitalitinnen zeitweise nach draußen, zunächst angekettet und später auf einen umzäunten

Misthaufen direkt unterhalb von Fenstern und stehendes, fauliges Wasser direkt bei den Häusern, die schlechte Dünste verursachen würden. Siehe Tissot 1763, S. 39f., 44–46. Siehe zusammenfassend zu Tissot und weiteren Autoren Böning 1990, S. 23–39.

959 HStAM 229 I, B I 1 a, Paket 4: Plansbericht für Merxhausen durch Obervorsteher von Breidenbach, Haina 10.05.1806; Plansverordnung für Merxhausen 1808, Haina 01.07.1808; Medizinalbericht von Dr. Hildebrand, Merxhausen 25.06.1806 (= Anlage 3 zur Plansverordnung für Merxhausen 1806).
Vgl. Hatje 2002, S. 379.

Platz. Diese Maßnahmen wurden vor allem von Obervorsteher von Stamford vorangetrieben, der sich angesichts seiner Reformmaßnahmen gerne selbst als Menschenfreund stilisierte.[960] Innerhalb der philanthropischen Bewegung des aufgeklärten Bürgertums Ende des 18. Jahrhunderts war Mitleid eine zentrale Tugend. Das Mitleid galt den »Unglücklichen« – ein Begriff, den von Stamford auch gerne in Bezug auf die Hospitalsinsassen verwendete – den schuldlos ins Unglück Geratenen.[961] Philanthropische Überzeugungen haben ihren Teil dazu beigetragen, dass die Einsperrung von geistig Differenten in Hospitälern, Tollhäusern und anderen Einrichtungen zunehmend als unmenschlich angesehen wurde. Von Stamford stand solchen Ideen offensichtlich nahe und setzte sie in seinem Wirkungskreis um.

Auch bei dem zeitweiligen Aufenthalt der zuvor eingesperrten Hospitalitinnen außerhalb der Gebäude spielte zudem die Überzeugung von der gesundheitsfördernden Wirkung des Aufenthalts im Freien eine Rolle. Dr. Duncker führte aus, dass der Platz dazu *»bestimmt ist den Sommer denen Schwestern die frische gesunde Luft genißen zu laßen.«*[962]

Inwieweit allerdings auch die sich zur gleichen Zeit verändernde medizinische Wahrnehmung von geistig differenten Personen dazu beigetragen haben könnte, diesen Hospitalitinnen einen Aufenthalt im Freien zu ermöglichen, geht hingegen aus den Quellen nicht hervor. Die Heilbarkeit von psychischen Erkrankungen rückte zunehmend in den Fokus und man begann, gezielt Heilmethoden zu diskutieren, was Anfang des 19. Jahrhunderts einerseits spezielle Einrichtungen zur Behandlung psychisch Kranker und andererseits die Psychiatrie als eigenständige Disziplin hervorbrachte.[963]

Eine verstärkte medizinische Behandlung sowohl der geistig differenten als auch der übrigen Hospitalitinnen mit dem Ziel der Heilung ist jedoch bis zum Anfang des 19. Jahrhunderts in Merxhausen kaum zu erkennen. Die Heilungsbestrebungen gelten allgemein als Kennzeichen des Umbruchs, der um 1800 im Bereich der institutionellen Krankenversorgung stattfand.[964] Die grundsätzliche Ausrichtung des Hospitals Merxhausen auf als nicht heilbar eingestufte Kranke mag diesen Prozess verzögert haben, insgesamt wurden ältere Einrich-

960 Vgl. Aumüller 2008b, S. 295.

961 Reuchlein 1986, S. 60–63.

962 HStAM 229 I, B I 1 a, Paket 3: Medizinalbericht von Dr. Duncker an Samtkommission und Obervorsteher, Frankenberg 23.05.1796.

963 Kutzer 1999, S. 46; Hähner-Rombach 2003, S. 1153f.; Kaufmann 1995, S. 113–117, 304f.

964 Lindemann 1999, S. 139–141.

tungen nicht in gleichem Maße und zur gleichen Zeit in Krankenhäuser und Heilanstalten umgewandelt. Gerade Einrichtungen, die vor allem chronisch Kranke und Alte versorgt hatten, entwickelten sich auf lange Sicht auch oftmals zu Pflegeheimen. Für die Hohen Hospitäler betonte man Anfang des 19. Jahrhunderts noch ausdrücklich, dass diese eben keine Heilanstalten seien. Dennoch sind gleichzeitig erste Bestrebungen zu erkennen, gezielte Heilversuche zu unternehmen. In Merxhausen fanden diese Forderungen aber zunächst keinen erkennbaren Niederschlag. Erst nachdem 1815 bei der Neuordnung der Hohen Hospitäler Haina und Merxhausen festgeschrieben worden war, dass Heilversuche unternommen werden sollten, vollzog sich eine Wende in diese Richtung.[965]

Insgesamt griff die »Bildungsschicht« des Hospitals – also Vögte bzw. Amtmänner oder Hospitalsmeister, die Obervorsteher und die Räte der Samtkommission – allgemeine Diskurse der Zeit auf und setzte sie in konkrete Maßnahmen um. Auffällig ist, dass dieser Personenkreis grundlegende Vorstellungen davon teilte, was im Hospital reformbedürftig war. Dass Sauberkeit und frische Luft erstrebenswert waren, hatten sie schon so weit internalisiert, dass sie darüber nicht diskutieren mussten. Ganz selbstverständlich wurden Aussagen getroffen wie die folgende von Hospitalsarzt Dr. Duncker: »*Gesunde Luft ist gleichsam der Balsam des Lebens, die […] uns Gesundt erhält, in Gegentheil aber vor unserer Gesundheit sehr nachtheilig seyn kann.*«[966] Diskussionen entspannen sich hingegen über die konkrete Umsetzung und die Kosten. Bei der Umsetzung wurden zunehmend die Ärzte des Hospitals zu Rate gezogen, so dass sich ihr Einfluss auf Dauer verstärkte.

Mit den Beamten des Hospitals, Obervorstehern und Räten der Samtkommission sowie den Hospitalsärzten ist der Personenkreis benannt, von dem Impulse für Veränderungen ausgingen. Reformen wurden auf der Leitungsebene des Hospitals angestoßen und vorangetrieben, während die untere Ebene der Bediensteten und damit auch das Wartpersonal an den Entscheidungsprozessen in keiner Weise beteiligt war. Gleichzeitig ist auch nicht erkennbar, dass von Seiten des Wartpersonals in irgendeiner Weise Vorstöße unternommen wurden, Veränderungsvorschläge selbst einzubringen.

Umgekehrt hatten die Neuerungen und oftmals kleinschrittigen Reformen aber Einfluss auf das Wartpersonal und die Aufwartung im Hospital Merxhausen. Das Wartpersonal war in einigen Bereichen die ausführende Kraft,

965 Sahmland 2008b, S. 28f., 31f.

966 Medizinalbericht von Dr. Duncker an Samtkommission und Obervorsteher, Frankenberg 13.05.1797 (= Anhang 3 zur Plansverordnung für Merxhausen 1797).

die zur Umsetzung der Reformen beitrug bzw. beitragen musste. Vor allem die Bestrebungen um mehr Sauberkeit führten dazu, dass Arbeitsbereiche neu organisiert wurden, so vor allem im Bereich des Kleiderwesens. Teilweise wurden Arbeiten intensiviert: Wäsche wurde häufiger gewaschen, die Unterkünfte häufiger gereinigt, Bettzeug und Kleidung sorgfältiger gepflegt und insgesamt die Körperpflege der Hospitalitinnen verbessert. Bestimmten Hospitalitinnengruppen wurde verstärkte Aufmerksamkeit zuteil: Einerseits den akut Erkrankten, indem sie (zumindest zeitweise) getrennt untergebracht wurden und ihnen vom Wartpersonal eine besondere Kost zubereitet wurde, andererseits den eingesperrten Hospitalitinnen, die zeitweise nach draußen durften. Hinzu kam, dass die Hospitalsverwaltung eine bessere Beaufsichtigung der Hospitalitinnen anstrebte, die vor allem durch das Wartpersonal gewährleistet werden sollte. Dem erhöhten Arbeitsaufwand, der durch diese Veränderungen für das Wartpersonal entstand, versuchte man auf unterschiedliche Weise zu begegnen. Ein Flickarbeiten wurden ganz ausgelagert und nicht mehr vom Wartpersonal verrichtet, bei der Wäsche wurden Hospitalitinnen als Helferinnen fest zugeteilt und die erhöhte Aufsicht versuchte man durch die Einschränkung der Nebentätigkeiten des Wartpersonals zu begegnen.

Die Kernbereiche der Aufwartung – die Arbeiten im direkten Umfeld der Hospitalitinnen – wurden gerade von Seiten der Ärzte für wichtiger erachtet als die Nebentätigkeiten im Wirtschaftsbereich des Hospitals. Insgesamt ist die Tendenz zu erkennen, Arbeitsbereiche klarer zu definieren und gegeneinander abzugrenzen. Auch die Mitarbeit von Hospitalitinnen war von Umstrukturierungen betroffen, indem zum Ende des 18. Jahrhunderts ihre Aufgaben konkreter gefasst und gegenüber denen des Wartpersonals klarer abgegrenzt wurden.

Mit höheren Ansprüchen an die Sauberkeit im Hospital und an die Beaufsichtigung der Hospitalitinnen stiegen auch die Anforderungen an die Dienstversehung des Wartpersonals. Dem entsprach eine zunehmende Kontrolle des Wartpersonals und seiner Dienstversehung. Insgesamt führten die Reformprozesse innerhalb des Hospitals seit dem Ende des 18. Jahrhunderts dazu, dass sich die Hospitalverwaltung gezielt mit einzelnen Aspekten der Aufwartung befasste.

11. Fazit

In der vorliegenden Studie wurde der Ansatz verfolgt, Aufwärter und Aufwärterinnen sowie die Aufwartung als Tätigkeit innerhalb der Lebens- und Arbeitszusammenhänge vom 16. bis zum frühen 19. Jahrhundert zu untersuchen. Die mikrohistorische Analyse anhand eines Hospitals ermöglichte es dabei, nicht nur die organisatorische und strukturelle Seite des Hospitals mit einzubeziehen, sondern auch die sozialen Beziehungen und individuellen Handlungsweisen im Alltag zu berücksichtigen.

Die Auffassung, dass sich frühneuzeitliche Hospitäler grundlegend von modernen Krankenhäusern und anderen Institutionen, in denen Menschen heute versorgt und gepflegt werden, unterschieden, ist nicht neu. Nimmt man diese Feststellung aber ernst, wird es schwierig bis unmöglich, die Aufwartung in einen direkten Vergleich mit der modernen Krankenpflege zu setzen, wie dies innerhalb der Geschichtsschreibung zur Krankenpflege häufiger geschehen ist. Bei einer solchen Gegenüberstellung kann die Aufwartung nur als eine schlechte und rückständige Form von Krankenpflege erscheinen.

Ein Ziel der vorliegenden Arbeit war es daher, das zeitgenössische Bezugs system offenzulegen, innerhalb dessen sich die Aufwärter und Aufwärterinnen bewegten und tätig waren. Dabei wurde deutlich, dass das frühneuzeitliche Hospital als Institution durch Lebens- und Arbeitszusammenhänge geprägt war, die in verschiedener Hinsicht als vormodern gekennzeichnet werden können. Im konkreten Fall des Hospitals Merxhausen zeigt sich dies durch die gesamte Einbindung der Familie in das Hospital, eine ständisch geprägte Bedienstetenstruktur und die damit verbundenen Rekrutierungs- und Karriereformen im Hospital.

Die kaum vorhandene Trennung von Arbeits- und Lebensort, die prägend für große Teile der frühneuzeitlichen Gesellschaft war, bedingte auch in Merxhausen, dass die Bediensteten mit ihren Familien im Hospital wohnten. Über engere Familienmitglieder hinaus kamen noch weitere Verwandte, sowie bei den höheren Hospitalsbediensteten eigenes Gesinde und bei den Handwerkern Lehrburschen hinzu. Am Ende des 18. Jahrhunderts hatte das Hospital ohne die Hospitalitinnen dadurch eine Bevölkerungszahl von fast 200 Personen bei nur etwas über 20 Bedienstetenstellen. Damit versorgte das Hospital im Umfeld der Bediensteten etwa ebensoviele Personen wie es als Hospitalitinnen aufnahm.

Durch die Bevölkerungszahl und -zusammensetzung, aber auch durch die Formen des sozialen Zusammenlebens glich das Hospital in vielem einem Dorf. Es gab Heiraten, gegenseitige Patenschaften und Freundschaften ebenso wie

Streit und Auseinandersetzungen, den sonntäglichen Kirchgang genauso wie Trinken und Tanzen im Wirtshaus. Von einem Dorf unterschied Merxhausen sich jedoch nicht nur durch die Hospitalitinnen, sondern auch dadurch, dass alle Familien in ökonomischer Abhängigkeit zum Hospital standen und zudem der Aufsicht des Hospitalsvogtes unterstellt waren. In dieser Hinsicht, aber auch in seiner Wirtschaftsführung insgesamt, ist Merxhausen mit großen Gutsbetrieben vergleichbar.

Die Aufwärter und Aufwärterinnen in die Strukturen und sozialen Beziehungen des Hospitals Merxhausen einzuordnen, war eines der Ziele dieser Studie. Für die Zeit direkt nach der Gründung des Hospitals im 16. Jahrhundert bis zum Ende des 17. Jahrhunderts erwies sich dies jedoch aufgrund der Quellenlage als kaum durchführbar. Festgestellt werden konnte allerdings, dass sich Aufwartung als Lohnarbeit nicht mit der Gründung des Hospitals im 16. Jahrhundert etablierte, sondern dass zunächst Hospitalsinsassen selbst Aufgaben der Aufwartung erfüllten. Auch wenn sie in dieser Funktion als Aufwärter und Aufwärterinnen oder ähnlich bezeichnet wurden, so erhielten sie dennoch für ihre Tätigkeit keine gesonderte Entlohnung und ihr Status als Hospitalsinsassen änderte sich nicht. Erst am Ende des 17. Jahrhunderts bildeten sich nach einer Übergangsphase, in der das Wartpersonal zwischen Hospitalsinsassen und Bediensteten angesiedelt war, eigene Stellen für den Wartdienst heraus. Im 18. Jahrhundert war das Wartpersonal dann fest als Bedienstete etabliert: Die Stellen von zwei Aufwärterehepaaren und zwei Aufwärterinnen wurden immer wieder besetzt, es gab eine festgelegte Besoldung und zumindest die männlichen Aufwärter erhielten schriftliche Dienstinstruktionen. Dieser Befund zeigt, dass Übergänge zwischen Wartpersonal und Hospitalsinsassen gelegentlich fließend gesehen werden müssen.

Die Quellenlage für das Hospital Merxhausen bedingte außerdem, dass die umfassende Untersuchung des Personenkreises der Aufwärter und Aufwärterinnen und deren Tätigkeit in Merxhausen nur für das 18. und beginnende 19. Jahrhundert durchgeführt werden konnte, also für die Zeit, in der Aufwärter und Aufwärterinnen als Bedienstete bereits fest etabliert waren.

Innerhalb der Pflegegeschichtsschreibung wurde gelegentlich geäußert, dass die Beschäftigung von Personen aus ärmeren Schichten im Wartdient eine Notlösung war, die aus einem generellen Arbeitskräftemangel heraus entstanden sei. Im Hospital Merxhausen zeigt sich hingegen, dass bei Stellenbesetzungen insgesamt Kriterien zum Tragen kamen, die in der vormodernen, ständischen Gesellschaftsordnung verankert waren. Soziale Stellung und familiäre Herkunft bestimmten in hohem Maße, welche Stelle eine Person erlangen konnte. Innerhalb der hierarchischen Ordnung des Hospitals Merxhausen gehörte das

Wartpersonal zu den unteren Bediensteten der sogenannten Hausdienerschaft. Ganz selbstverständlich wurden diese Stellen mit Menschen besetzt, die auch ansonsten niedrig bezahlte Lohnarbeit verrichteten. Umgekehrt kam für höhergestellte Personenkreise eine Betätigung im Wartdienst überhaupt nicht in Frage.

Es ist sinnvoll, den Wartdienst stärker als bisher geschehen in den Kontext der frühneuzeitlichen Lohnarbeit einzuordnen. Vor diesem Hintergrund ist auch das Fehlen einer Ausbildung für das Wartpersonal, die ebenfalls in der Pflegegeschichtsschreibung vor allem kritisch beurteilt wird, als wenig überraschend anzusehen. Auch in Merxhausen gab es keine Ausbildung oder spezifische Vorbereitung vor dem Antritt einer Stelle im Wartdienst. Im Bereich der Landwirtschaft und des Haushalts stellte dies in der Frühen Neuzeit und noch weit darüber hinaus jedoch keine Besonderheit dar. Die informelle Weitergabe von Wissen und das Erlernen von Tätigkeiten durch ihre Ausübung waren für weite Teile der frühneuzeitlichen Arbeitswelt übliche Formen der Aneignung von Fähigkeiten. Der Aspekt des Erfahrungswissens ist bisher in die Diskussion um die Ausbildung des Wartpersonals jedoch kaum einbezogen worden.

Der Großteil der Aufgaben, die das Wartpersonal wahrnahm, fiel in einem Haushalt oder in der Landwirtschaft auch an. Dabei ist davon auszugehen, dass sie meistens schon seit der Kindheit der Aufwärter und Aufwärterinnen von diesen ausgeübt worden waren. In Merxhausen gelangten zudem häufig Kinder von vorherigem Wartpersonal in den Wartdienst, und auch die übrigen Aufwärter und Aufwärterinnen hatten sich, schon bevor sie die Stelle antraten, im Umfeld des Hospitals bewegt. Dies deutet darauf hin, dass Erfahrungswissen beim Umgang mit Hospitalitinnen und der Versorgung von Kranken für die Stellenbesetzung von Bedeutung gewesen sein könnte.

Mit dem für die vorliegende Arbeit gewählten mikrohistorischen Ansatz war die Zielsetzung verbunden, die Außensicht auf Aufwärter und Aufwärterinnen durch eine subjektbezogene Perspektive zu ergänzen, die das Wartpersonal als historische Individuen einbezieht. Der Stellenwert, der dem Wartdienst beigemessen wird, verschiebt sich dadurch. Gesamtgesellschaftlich gesehen war der Wartdienst eine schlecht entlohnte und wenig angesehene Tätigkeit. Aus Sicht von Personen aus der ärmeren Gesellschaftsschicht konnte er aber als sehr erstrebenswerte Position erscheinen. In Merxhausen zeigen dies die Lebensläufe der Aufwärter und Aufwärterinnen und die sozialgeschichtliche Untersuchung der Familienverhältnisse und Arbeitsbedingungen. Durch die lebenslange Anstellung im Hospital bot der Wartdienst eine Sicherung der Lebensgrundlage, die Gesindedienst oder Tagelohn nicht bieten konnten. In diesem Punkt ist jedoch davon auszugehen, dass sich die Situation in vielen anderen Hospitälern abweichend darstellte. Soweit anhand bisheriger Forschungen erkennbar, wurden Aufwärter und Aufwärterinnen häufig zum Gesinde gerechnet, das grundsätzlich in einem zeitlich begrenzten Dienstverhältnis stand, auch wenn es über Jahre hinweg tätig sein konnte. Die Stellung solcher Aufwärter und Aufwärterinnen war somit weit unsicherer als in Merxhausen.

Ein weiterer Kritikpunkt, der vor allem von der frühen Geschichtsschreibung zur Krankenpflege vorgebracht wurde, war, dass das Wartpersonal seine Tätigkeit nicht aus einer »höheren Gesinnung« für die Pflege heraus verrichtete. Weit verbreitet ist auch in neueren Forschungen die Vorstellung, dass das Wartpersonal der Verrichtung seiner Arbeit kein Interesse entgegenbrachte und sich allgemein gleichgültig gegenüber Hospitalsinsassen verhielt.

Für die Aufwärter und Aufwärterinnen in Merxhausen hat der Aspekt einer »höheren Gesinnung« beim Antritt einer Stelle tatsächlich keine erkennbare Rolle gespielt. Dies zu erwarten, geht aber grundsätzlich an den Realitäten im Hospital vorbei. Aufwartung erscheint hier bis zum Ende des 18. Jahrhunderts auch aus der Sicht der Hospitalsverwaltung vor allem als Arbeit, die verrichtet werden musste, auch wenn in einigen Aussagen durchklingt, dass die Aufwartung als besonderer Arbeitsbereich wahrgenommen wurde, der entsprechende Fähigkeiten wie zum Beispiel Geduld, aber auch ein besonderes Durchsetzungsvermögen bei geistig differenten Hospitalitinnen verlangte. Aber die Tätigkeit als Ganzes wurde insgesamt eher pragmatisch und weniger ideell aufgefasst und thematisiert.

Aus Sicht des Wartpersonals selbst war die Sicherung der eigenen Existenz der hauptsächliche Beweggrund, eine Stelle im Wartdienst anzutreten. Vor allem bei ledigen Frauen und Witwen von Hospitalsbediensteten, die in den Wartdienst kamen, war ein großer existenzieller Druck festzustellen. Die Frauen, die häufig noch Kinder zu versorgen hatten, waren arm und fanden kaum andere Arbeitsmöglichkeiten. Bei den Aufwärterehepaaren war die Situation hingegen weniger prekär. Meist hatten die Männer bereits eine andere Stelle im Hospital inne, waren zum Beispiel als Brauknechte oder Holzhauer tätig. Hier war die Übernahme des Wartdienstes gleichzeitig ein Aufstieg zu einer höher entlohnten Stelle. Auch die unteren Bediensteten konnten somit eine Karriere im Hospital durchlaufen.

Dass der Beweggrund für eine Anstellung als Aufwärter oder Aufwärterin anzutreten, in erster Linie ein wirtschaftlicher war, bedeutet jedoch nicht, dass das Wartpersonal per se den Hospitalitinnen gegenüber gleichgültig eingestellt gewesen wäre. Hier galt es, die Quellen sorgfältig zu lesen, denn Niederschlag fanden vor allem schlechte Dienstversehung und Dienstvergehen. Das Gegenteil tritt in Merxhausen eher am Rande zu Tage: eine Aufwärterin, die eine aubstumme Hospitalitin so gut kennt, dass sie für den Vogt deren Äußerungen und Gesten übersetzen kann; eine für die gute Aufwartung geschenkte Jacke einer Hospitalitin; gemeinsames Kaffee- und Biertrinken von Wartpersonal und Hospitalitinnen; eine Aufwärterin, die weint, weil sie die schlechte Ausstattung der Hospitalitinnen mit Kleidung und Bettwerk kaum erträglich findet; ein Aufwärter, der sich für die bessere Verpflegung einer Hospitalitin einsetzt. Zu betonen ist auch, dass die Hospitalsverwaltung in weiten Teilen zufrieden mit der Dienstversehung des Wartpersonals war. Auch hierin zeigt sich eine Bewertung des Wartpersonals, die deutlich von der Bewertung im zeitgleichen Schrifttum zur Thematik abweicht.

Gleichwohl wurden anhand des Hospitals Merxhausen Problematiken deutlich, die auch die allgemeine Kritik am Wartpersonal nennt: Alte, in ihrer körperlichen Leistungsfähigkeit eingeschränkte Aufwärter und Aufwärterinnen, Alkoholkonsum, schlechte Dienstversehung sowie Gewalttätigkeit einzelner Aufwärter und Aufwärterinnen gegenüber Hospitalitinnen und sogar Vergewaltigungsfälle kamen vor.

Im Gegensatz zur allgemeinen Kritik am Wartpersonal wurde die schlechte Dienstversehung von der Hospitalsverwaltung in Merxhausen jedoch in individualisierter Form wahrgenommen. Für sie ging es um die konkrete Dienstversehung eines Aufwärters oder einer Aufwärterin und nicht um »das« Wartpersonal. Innerhalb des Hospitals wurde daher über Wartpersonal und Aufwartung kaum in abstrakter Weise diskutiert. Verallgemeinernde, vor allem negative Äußerungen über das Wartpersonal, wie sie vor allem von Ärzten seit dem Ende des 18. Jahrhunderts geäußert wurden, finden sich in Merxhausen erst in den 1820er Jahren. Auch hier ist es zuerst ein Arzt, der die Befähigung des bisherigen Wartpersonals für die Aufwartung insgesamt in Frage stellt. Dies scheint zu bestätigen, was sich auch anhand der kritischen Schriften seit dem Ende des 18. Jahrhunderts zeigt: Vor allem die Ärzte begannen, andere Ansprüche an das Wartpersonal zu stellen.

Im Hospital Merxhausen trafen verschiedene Komponenten zusammen, die sich negativ auf die Aufwartung und die Dienstversehung des Wartpersonals auswirken konnten. Es zeigte sich eine hohe Verantwortlichkeit der Hospitalsverwaltung für die grundlegende Lebenssicherung der Bediensteten und ihrer Familien, die eine Beendigung des Dienstverhältnisses de facto fast unmöglich machte. Aus dieser Verantwortlichkeit heraus ließ sich auch die Alterssicherung von Bediensteten und deren Witwen erklären, die in den Hohen Hospitälern weiter versorgt wurden. Um Kosten zu vermeiden, wurde diese Versorgung von Seiten der Hospitalsverwaltung jedoch so lange wie möglich hinausgezögert. Diese

Mischung aus einerseits vorhandener großer Verantwortlichkeit gegenüber den Bediensteten, die eine Entlassung im Falle von Dienstvergehen verhinderte und eine Sicherung im Alter und bei Krankheit garantierte, und andererseits dem beständigen Willen der Hospitalsverwaltung, Kosten zu sparen, was ein Verbleiben im Dienst auch bei eingeschränkter Leistungsfähigkeit bei Krankheit und Alter bedingte, wirkte sich auf die Qualität der Aufwartung negativ aus. Eine schlechtere Versorgung der Hospitalitinnen, teilweise sogar Gewalttätigkeiten ihnen gegenüber wurden dadurch in Kauf genommen.

Insgesamt traten prägnante Unterschiede zwischen den Vorgaben in Hospitalsordnungen, Dienstinstruktionen und sonstigen Bestimmungen und ihrer tatsächlichen Ausführung zu Tage. Festgestellt werden konnte hierbei, dass diese Diskrepanz nicht nur in der Missachtung von Regeln zum Beispiel durch Wartpersonal und Hospitalitinnen begründet war. Oftmals spielten strukturelle Bedingungen eine Rolle, verhinderte der Geldmangel zum Beispiel die Umsetzung von Reformen bei Wäsche und Kleidung oder hielten andere Dienstverpflichtungen der Aufwärter diese von einer besseren Versorgung der Hospitalitinnen ab. Im Hospital hatten sich darüber hinaus Handlungsweisen fest etabliert, die den aufgestellten und verschriftlichten Regeln zuwiderliefen, aber lange Zeit allgemein akzeptiert waren. Vor allem der feste Tagesablauf der Hospitalitinnen und die Abgrenzung des Hospitals nach außen wurden kaum nach den Vorschriften in den Hospitalsordnungen gehandhabt. Stattdessen hatten zum Beispiel die meisten Hospitalitinnen in ihrer alltäglichen Lebensführung im Hospital große Freiräume und auch Besuche im Hospital fanden wenig kontrolliert statt.

Hospitalsinsassen und Wartpersonal wurden in der Hopitals- und Pflegegeschichte häufig als sich gegenüber stehende Gruppen wahrgenommen. Dies entspricht auch unseren heutigen Vorstellungen von Pflege, bei der auf der einen Seite diejenigen, die pflegten und auf der anderen Seite diejenigen, die gepflegt werden, stehen. Dass dem Wartpersonal zudem unterstellt wurde, es habe überwiegend schlechte Arbeit geleistet, die Hospitalsinsassen misshandelt und vor allem als deren Bewacher fungiert, legte die Betonung auf sich zuwiderlaufende Interessen von Wartpersonal und Hospitalsinsassen. Vor allem bei Interpretationsansätzen, die das Hospital als disziplinierende Einrichtung auffassen, rückt das Wartpersonal geradezu in einen natürlichen Gegensatz zu den Hospitalsinsassen, werden Aufwärter und Aufwärterinnen leicht auf diejenigen reduziert, die Disziplinierung durchsetzten und die Hospitalsinsassen auf diejenigen, die ihr ausgeliefert waren.

Das Verhältnis zwischen Wartpersonal und Hospitalitinnen stellte sich im Hospital Merxhausen jedoch grundlegend anders dar. Zunächst wurde deutlich, dass beide Gruppen viele Gemeinsamkeiten aufwiesen, auch nachdem sich Aufwärter und Aufwärterinnen dort am Ende des 17. Jahrhunderts als Bedienstete etabliert hatten. Die Lebensumstände des Wartpersonals im Hospital ähnelten denen der Hospitalitinnen. Ihre Unterbringung erfolgte in den gleichen Gebäuden, im Falle der allein angestellten Aufwärterinnen sogar in den gleichen Räumen mit den Hospitalitinnen, und alle erhielten die gleiche Verpflegung aus der Hospitalsküche. In die Arbeitsabläufe waren nicht nur das Wartpersonal, sondern – soweit es die körperliche und geistige Verfassung zuließ, auch die Hospitalitinnen eingebunden. Wartpersonal und Hospitalitinnen verrichteten daher teilweise die gleichen Arbeiten.

Darüber hinaus verbande Wartpersonal und Hospitalitinnen ihre soziale Herkunft aus der ärmeren, meist ländlichen Bevölkerung. Beide Gruppen teilten ähnliche Erfahrungen, Handlungsweisen und Wertvorstellungen, die sich von denen der Hospitalsbeamten in vieler Hinsicht unterschieden. Deutlich tritt dies beim Alkoholkonsum und beim geselligen Zusammensein in den Hospitalsgebäuden hervor. Hier empfingen Hospitalitinnen wie Wartpersonal Verwandte und Besucher, häufig auch entgegen der Verbote der Hospitalsleitung. Hospitalitinnen und Wartpersonal enthielten der Hospitalsleitung gemeinsam bestimmte Dinge vor. Dies hat sich unter anderem daran gezeigt, dass vor allem erwachsene Kinder von Wartpersonal sich teilweise verbotenerweise über Wochen unbemerkt in den Unterkünften aufhielten, ohne von den Hospitalsbeamten bemerkt zu werden.

Ein Kennzeichen für die Stellung des Wartpersonals im Hospital war, dass es meist zwischen Hospitalitinnen und Hospitalsleitung agierte. Der sozialen und räumlichen Nähe zu den Hospitalitinnen stand die Funktion des Wartpersonals als Bedienstete gegenüber. Bei allen Überschneidungen im alltäglichen Zusammenleben und daraus resultierenden ähnlichen Interessenlagen in einigen Bereichen kam den Aufwärtern und Aufwärterinnen dennoch eine andere Rolle im Hospital zu als den Hospitalitinnen. Auch wenn das Wartpersonal die entsprechenden Hospitalsvorschriften teilweise missachtete, und nicht immer alles zur Anzeige brachte, erfüllten Aufwärter und Aufwärterinnen Funktionen im Sinne der Hospitalsleitung. In seiner Dienstversehung war das Wartpersonal den höheren Hospitalsbeamten und insbesondere den Hospitalsvögten (später Amtmännern) unterstellt. Bei schlechter Dienstversehung und persönlichen Verfehlungen waren Konsequenzen zu befürchten, auch wenn diese, wie bereits oben dargestellt, häufig geringer ausfielen als vorgesehen. Und auch die Hospitalitinnen hatten ein Interesse an einer guten Dienstversehung des Wartpersonals, bestimmte diese doch darüber, wie sich ihre eigene Situation im Hospital gestaltete.

Hier zeigen sich somit auch gegenläufige Interessenlagen von Wartpersonal und Hospitalitinnen.

Ein zentraler Teil der vorliegenden Arbeit befasste sich mit den Aufgabenfeldern der Aufwartung. Ziel war es, das Tätigkeitsspektrum, das mit der Aufwartung verbunden sein konnte, genau zu umreißen. Darüber hinaus stand die Ausgestaltung der Arbeiten im Alltag im Vordergrund. Im Hospital Merxhausen umfasste das Tätigkeitsspektrum des Wartpersonals die Bereiche Sauberkeit und Hygiene, Versorgung der Hospitalitinnen mit Nahrung und Gütern des alltäglichen Bedarfs, medizinische Versorgung sowie Beaufsichtigung und Bestrafung.

Im Bereich der Sauberkeit und Hygiene waren die hauptsächlichen Aufgaben des Wartpersonals die Körperpflege der Hospitalitinnen, das Wechseln und Waschen von Kleidung und Bettwäsche sowie die Reinigung der Unterkünfte und Aborte. Bei der Versorgung der Hospitalitinnen mit Nahrung war das Wartpersonal dafür zuständig, die korrekte Verteilung der Essensrationen zu gewährleisten, aber auch Hospitalitinnen wenn nötig zu füttern.

Bei der medizinischen Versorgung ging das Wartpersonal den Hospitalschirurgen bzw. -ärzten bei deren Besuchen zur Hand und verteilte von diesen verschriebene Arzneimittel an die Hospitalitinnen. Das Wartpersonal hatte allgemein die Aufgabe, deren Gesundheitszustand zu beobachten und Veränderungen zu melden.

Das Hospital versorgte die Hospitalitinnen mit Gütern des alltäglichen Gebrauchs, vor allem mit Kleidung, Schuhen und Bettwäsche. Darüber hinaus erhielten sie einen regelmäßigen kleinen Geldbetrag vom Hospital. Die Ausgabe dieser Güter nahm das Wartpersonal nur teilweise vor, es hatte aber in allen Fällen auf deren sorgfältige Verwendung zu achten.

Die Aufsichtsfunktionen des Wartpersonals erstreckten sich darüber hinaus auch darauf, allgemein die »gute Ordnung« im Hospital aufrecht zu erhalten, d. h. für das friedliche Miteinander und einen christlichen und sittlichen Lebenswandel der Hospitalitinnen zu sorgen. Bei Personen, die wegen ihres Verhaltens eingesperrt wurden, oder denen ein Klotz angelegt wurde, um sie am Davonlaufen zu hindern, war das Wartpersonal für die Durchführung dieser Maßnahmen zuständig. Als Strafmaßnahmen für Fehlverhalten kamen im Hospital die zeitweise Einsperrung, Essensentzug und sehr selten auch die Prügelstrafe zum Einsatz. Auch hier war das Wartpersonal für die Ausführung der Strafen zuständig, die vom Hospitalsvogt festgesetzt wurden.

Zusammenfassend kann festgehalten werden, dass Aufwartung im Hospital Merxhausen – im Ideal – in umfassender Weise die Versorgung der Hospitalitinnen in allen Belangen des alltäglichen Lebens gewährleistete. Sie kann als praktische Umsetzung dessen aufgefasst werden, was das Hospital allgemein seinen Insassen zur Verfügung stellte.

Der große Anteil haushälterischer Tätigkeiten des Wartpersonals wurde vor allem innerhalb der Geschichtsschreibung zur Krankenpflege häufig negativ beurteilt. In dieser Wahrnehmung wird das Wartpersonal durch haushälterische Tätigkeiten wie Wäsche waschen und putzen von seiner eigentlichen Tätigkeit – der Krankenpflege – vermeintlich abgehalten. Am Beispiel des Hospitals Merxhausen wurde jedoch deutlich, dass die haushälterischen Tätigkeiten fester Bestandteil des Wartdienstes waren. Es handelte sich um wichtige und grundlegende Aufgaben des Wartpersonals, die zu verrichten von ihm erwartet wurde. Genauso gehörten zum Wartdienst aber auch die Versorgung und Pflege der Hospitalsinsassen. Die geringe Bedeutung dezidiert medizinischer Belange erscheint hingegen weniger überraschend, wenn man bedenkt, dass Hospitäler häufig noch gar nicht auf medizinische Behandlung ausgerichtet waren. Dies trifft in besonderem Maße auf das Hospital Merxhausen zu, das bis in das 19. Jahrhundert hinein vor allem Kranke aufnahm, deren Krankheiten als chronisch und als kaum heilbar angesehen wurden.

Die vorliegende Studie bewegt sich mit ihrem Schwerpunkt im 18. und beginnenden 19. Jahrhundert in dem Zeitraum, in dem sich die Krankenpflege stärker als vornehmlich weibliches Tätigkeitsfeld zu konstituieren beginnt. Der Frage, inwieweit geschlechtsspezifische Zuschreibungen für die Aufwartung in Merxhausen eine Rolle gespielt haben, wurde daher besondere Aufmerksamkeit entgegengebracht. Zunächst bestätigte sich die Feststellung, dass Aufwartung in der Frühen Neuzeit noch nicht als spezifisch weibliche Arbeit angesehen wurde, allein dadurch, dass in Merxhausen sowohl Aufwärter als auch Aufwärterinnen eingesetzt wurden. Die Untersuchung hat allerdings verdeutlicht, dass Aufwartung durchaus ein Arbeitsfeld mit geschlechtsspezifischen Tätigkeitsfeldern war.

Während die Körperpflege der Hospitalitinnen und das Waschen und Flicken der Wäsche nur von den Aufwärterinnen verrichtet wurden, waren es vor allem die Aufwärter, die Gewaltmaßnahmen gegen Hospitalitinnen einsetzten und für die Einsperrung zuständig waren. Zudem wurden die Aufwärter stärker als die Aufwärterinnen für außerhäusliche Tätigkeiten wie Feldarbeit und Botendienste eingesetzt. Für die geschlechtsspezifische Zuordnung der Tätigkeiten konnten unterschiedliche Faktoren ermittelt werden. Bei der Wäsche handelte es sich um einen Arbeitsbereich, der in der frühneuzeitlichen Gesellschaft traditionell von Frauen verrichtet wurde. Hier erschien es geradezu selbstverständlich, auch im Hospital Frauen für diese Tätigkeiten einzusetzen. Im Bereich der Körperpflege kamen hingegen Sittlichkeitsvorstellungen zum Tragen, die die Pflege des

Intimbereichs von Frauen durch Männer als unschicklich erscheinen ließen. Hier hat der Vergleich mit anderen Hospitälern gezeigt, dass Körperpflege bei Männern durch Frauen nicht in gleichem Maße als problematisch wahrgenommen wurde, gleichzeitig aber auch Männer andere Männer pflegen konnten. Die Körperpflege war somit kein spezifisch weiblicher Tätigkeitsbereich, sondern es kam auf die jeweilige Geschlechterkonstellation an. Bei der Gewaltanwendung und Einsperrung von Hospitalitinnen schließlich ist die im Durchschnitt größere körperliche Stärke von Männern als Grund für deren verstärkten Einsatz in diesem Bereich anzusehen, was auch von den Zeitgenossen selbst auf diese Weise begründet wurde. In Merxhausen waren diese geschlechtsspezifischen Aufgabenverteilungen der Grund dafür, dass im Krankenhaus, wo Hospitalitinnen auch eingesperrt wurden, die Aufwärterehepaare eingesetzt wurden, während in der zweiten Unterkunft des Weberhauses die Aufwärterinnen tätig waren. Zuschreibungen, die eine grundsätzlich bessere Eignung von Frauen für die Aufwartung postulieren, wie sie bereits zum Ende des 18. Jahrhunderts vermehrt aufkommen, finden sich in Merxhausen bis zum Anfang des 19. Jahrhunderts hingegen nicht.

Ein weiterer wichtiger Aspekt, den die Behandlung der Tätigkeitsfelder der Aufwartung verdeutlicht hat, ist der differenzierte Umgang mit Hospitalitinnen mit verschiedenen Krankheiten. In Merxhausen war ein großes Spektrum an Krankheiten vertreten, deren einzige Gemeinsamkeit war, dass sie als unheilbar angesehen wurden. Mit heutiger Terminologie bezeichnet befanden sich in Merxhausen daher körperlich und geistig behinderte, chronisch erkrankte und psychisch kranke Hospitalitinnen. Bei den historischen Krankheitsbezeichnungen hat es sich für die weitere Analyse als sehr hilfreich erwiesen, mit Kategorisierungen zu arbeiten, die nicht von modernen Krankheitsbegriffen ausgehen, gleichzeitig aber eine Zusammenfassung der historischen Krankheitsbezeichnungen zu Krankheitsgruppen erlauben. Zu diesem Zweck wurden die Begriffe der geistigen und körperlichen Differenz mit weiteren Unterkategorien eingeführt. Die Zuordnung der verwendeten Krankheitsbegriffe zu den Kategorien ermöglichte es, Veränderungen in der Zusammensetzung der Hospitalitinnen bezogen auf ihre Krankheiten sowie Unterschiede im Umgang mit verschiedenen Krankheiten im Hospital zu analysieren.

Eine krankheitsbedingte Differenzierung hat sich vor allem bei den Bettlägerigen und den sogenannten »Rasenden« gezeigt. Die Bettlägerigen waren gemeinsam untergebracht, um mit ihnen beten und das Abendmahl feiern zu können. Die »Rasenden« waren hingegen in den sogenannten Behältern eingesperrt, worunter abgeteilte hölzerne Kammern von wenigen Quadratmetern zu verstehen sind. Die Bettlägerigen und »Rasenden« waren gleichzeitig auch die beiden Hospitalitinnengruppen, die vollständig auf die Versorgung durch das Wartpersonal angewiesen waren. Dies spiegelt sich auch darin wider, dass die Wichtigkeit der Körperpflege bei ihnen besonders betont wurde.

Das Krankheitsbild bestimmte auch, wieviel Freiraum einer Hospitalitin zukam. Sieht man von den bettlägerigen und eingesperrten Hospitalitinnen ab, waren die meisten Frauen in ihrer alltäglichen Lebensführung sehr selbstständig und wurden zeitweise überhaupt nicht beaufsichtigt. Nicht nur die körperlich differenten Hospitalitinnen konnten sich in Merxhausen frei bewegen, sondern auch die geistig differenten. Der Umgang mit letzteren orientierte sich im Alltag vor allem am konkreten, individuellen Verhalten. Änderte sich dieses, passten sich auch die Umgehensweisen und Maßnahmen von Seiten des Hospitals an. Nur ein sehr geringer Anteil an Hospitalitinnen war in Merxhausen daher dauerhaft eingesperrt. Der Umgang geistig differenten Hospitalitinnen war im Hospital auch von einer gewissen Normalität geprägt. Zum Beispiel erfüllten sie Arbeiten gemeinsam mit anderen Hospitalitinnen oder besuchten auch das Wirtshaus. Das teilweise in der Forschung gezeichnete Bild, der Umgang mit geistig differenten Personen sei in der Frühen Neuzeit vor allem durch deren Misshandlung und Einsperrung geprägt gewesen, findet sich in Merxhausen nicht bestätigt.

Hingegen spiegelt sich die in der Forschung festgestellte Umbruchphase des Hospitalswesens um 1800 in Merxhausen wider. Zu beobachten ist, dass gesundheitliche und medizinische Fragen bei Reformen an Bedeutung gewannen. Gleichzeitig wurden die Hospitalschirurgen von Hospitalsärzten abgelöst, zusätzlich gewannen letztere im beginnenden 19. Jahrhundert im Hospital zunehmend an Einfluss.

Am Ende des 18. Jahrhunderts wurde mit den Reformen mehr Sauberkeit und Hygiene im Hospital angestrebt, sie zielten aber auch auf einen veränderten Umgang mit den Hospitalitinnen. Eine stärkere Trennung von Hospitalitinnen mit verschiedenen Krankheiten wurde beabsichtigt. Zuvor eingesperrten Hospitalitinnen sollte ermöglicht werden, sich außerhalb der Unterkünfte aufzuhalten, was durch die Schaffung von teilweise umzäunten Erholungsplätzen ermöglicht wurde. Im gleichen Zuge wurden aber auch diejenigen, die sich zuvor frei im Hospital bewegen konnten, einer verstärkten Aufsicht unterstellt. Die Reformmaßnahmen führten zu einer Verschiebung der Aufgabenbereiche der Aufwartung. Grundsätzlich wurde versucht, die Tätigkeiten des Wartpersonals stärker direkt auf die Hospitalitinnen auszurichten, indem zum Beispiel Arbeiten in der Hospitalswirtschaft eingeschränkt wurden. Eine Folge der Maßnahmen war, dass Hospitalitinnen und Wartpersonal im Alltag immer stärker auseinanderrückten.

Ihr Tagesablauf, ihre Lebensführung im Hospital bis hin zu ihrer Kleidung setzten sich in der ersten Hälfte des 19. Jahrhunderts stärker voneinander ab, als dies noch im 18. Jahrhundert der Fall gewesen war.

Um 1820 und damit zum Ende des in dieser Studie untersuchten Zeitraums wird dann erkennbar, dass dezidiert medizinische Belange für die Aufwartung an Bedeutung gewannen. Zum ersten Mal fand eine gezielte Unterweisung von Wartpersonal durch einen Chirurgen bzw. durch den Hospitalsarzt statt. Ein enger Zusammenhang bestand zudem zwischen diesem Vorrücken des Wartpersonals in den medizinischen Bereich und der kritischen Sicht von Ärzten auf das Wartpersonal. Diese Feststellung, die bereits anhand von Schriften zur Aufwartung aus der Spätaufklärung getroffen werden konnte, bestätigt sich mit zeitlicher Verzögerung im 19. Jahrhundert auch für das Hospital Merxhausen. Mit der zunehmenden Trennung zwischen Wartpersonal und Hospitalsinsassen und der stärkeren Betonung medizinischer Belange in der Aufwartung deutet die Entwicklung in Merxhausen in Richtung auf die moderne Pflege hin. Es wäre ein lohnenswertes Unterfangen, die Entwicklung im 19. Jahrhundert weiter zu verfolgen, da zu erwarten ist, dass in diesem Jahrhundert die Modernisierungsprozesse in der Medizin und im Krankenhauswesen zu weiteren Veränderungen in Bezug auf das Wartpersonal und seine Tätigkeit führten.

In der vorliegenden Arbeit standen ausdrücklich die vormodernen Lebens- und Arbeitszusammenhänge im Vordergrund, die für Wartpersonal und Aufwartung bis zum Beginn des 19. Jahrhunderts als bestimmend angesehen werden können. Die Berücksichtigung dieser Zusammenhänge trägt zu einem besseren Verständnis der Aufwartung bei und lässt sie als eigenständiges Tätigkeitsfeld erscheinen, das nicht nur in Abgrenzung zur modernen Pflege analysiert werden sollte. Dadurch zeigt sich, dass Aufwartung weniger eine schlechte Form der modernen Pflege, sondern eher eine *andere* Form der Pflege darstellte.

Abkürzungen

HStAM	Hessisches Staatsarchiv Marburg
LWV	Archiv des Landeswohlfahrtsverbandes Hessen
LKAK	Landeskirchliches Archiv der Evangelischen Kirche von Kurhessen-Waldeck, Kassel
R.	Reichstaler
Alb.	Albus
H.	Heller

Tabellenverzeichnis

Abbildungsverzeichnis

Quellen- und Literaturverzeichnis

Ungedruckte Quellen

Hessisches Staatsarchiv Marburg (HStAM)
Bestand 5 Geheimer Rat
Bestand 17 Landgräflich Hessische Regierung Kassel
Bestand 229 Landeshospital Merxhausen
Bestand 330 Niedenstein

Archiv des Landeswohlfahrtsverbandes Hessen (LWV)
Bestand 13 Hospitalsarchiv Haina

Landeskirchliches Archiv der Evangelischen Kirche von Kurhessen-Waldeck, Kassel (LKAK)
Bestand Kirchenbücher

Gedruckte Quellen

Carrère, Joseph-Barthélemy-François (1787): Handbuch zur Krankenpflege. Straßburg.

Dieffenbach, Johann Friedrich (1832): Anleitung zur Krankenwartung. Berlin.

Hoffmann, Christoph Luwig (1788): Bestättigung der Nothwendigkeit, einem jeden Kranken in einem Hospitals sein eigenes Zimmer zu geben. Gegen Herrn Karl Strack [...]. Mainz.

Horn, Ernst (1818): Öffentliche Rechenschaft über meine zwölfjährige Dienstführung als zweiter Arzt des Königl. Charité-Krankenhauses zu Berlin nebst Erfahrungen über Krankenhäuser und Irrenanstalten. [Microfiche-Ausg.]. Berlin (Deutsche Hochschulschriften / Alte Reihe, 62).

Justi, Karl Wilhelm (1803): Das Hospital zu Haina. Versuch einer Darstellung seiner ehemaligen und gegenwärtigen Beschaffenheit. Marburg.

Krügelstein, Franz Christian Karl (1807): Handbuch der allgmeinen Krankenpflege. Zum Gebrauch für Aerzte und Familienväter. Erfurt.

Mauvillon, Jakob (1784): Nachrichten von den heßischen Sammthospitalien, besonders aus dem Kloster Marxhausen (!). In: Journal von und für Deutschland 1, S. 29–36, hier S. 31.

Mai, Franz Anton (1782): Unterricht für Krankenwärter zum Gebrauch öffentlicher Vorlesungen. Mannheim.

Reil, Johann Christian (1803): Rhapsodieen ueber die Anwendung der psychischen Curmethode auf Geisteszerrüttungen. Halle.

Reyher, Johann Georg (1801): Anweisung zur Krankenpflege und Krankenwartung. Hamburg.

Sammlung Fürstlich Hessischer Landes-Ordnungen und Ausschreibungen. 8 Bände (1767–1816). Kassel.

Sammlung der im vormaligen Kurfürstenthume Hessen noch geltenden gesetzlichen Bestimmungen von 1813 bis 1866, hg. von Wilhelm Möller und Carl Fuchs. 2 Bände (1867).

Serin (1777): Instructions pour les personnes qui gardent les malades. Ouvrage utile à toutes les familles. Amsterdam.

[Serin?] (1787): Die vollkommene Krankenwärterinn oder Unterricht wie kranke Personen gut zu pflegen und abzuwarten sind. Aus dem Französischen übersetzt von Doctor Pfähler. 2. Aufl. Straßburg.

Systematische Zusammenstellung der für die Verwaltung des Bezirksverbandes des Regierungsbezirks Cassel geltenden Gesetze, Verordnungen, Reglements und sonstigen Bestimmungen (1900). Cassel.

Storch, Johann (1756): Die wohl-unterrichtete Krancken-Waerterin bestehend in einer kurtzen mit Obrigkeitlichen Consens vor die hiesige ordentlich-bestellte Krancken-Waerterinnen abgefaßten, nachgehends aber etwas weitläuftiger erlaeuterten, und vor alle, welche derer Krancken pflegen, brauchbar gemachten Instruction, entworffen. Gotha.

Tissot, Simon André (1763): Anleitung für das Landvolk in Absicht auf seine Gesundheit. Aus dem Französischen übersetzt durch H. E. Hirzel. 2. verm. u. verb. Aufl. Zürich.

Literatur

Abel-Smith, Brian (1960): A history of the nursing profession. London.

Aderbauer, Herbert (1997): Das Tübinger Spital und der Wandel seiner sozialen Funktion in der frühen Neuzeit. Vom Pfründnerheim zur Armen- und Arbeitsanstalt. Stuttgart (Beiträge zur Tübinger Geschichte, 9).

Aderbauer, Herbert (2000): Das landstädtische Spital in der frühen Neuzeit und die Entwicklung seiner sozialen Funktion am Beispiel Tübingen. In: Johanek, Peter (Hg.): Städtisches Gesundheits- und Fürsorgewesen vor 1800. Köln (Städteforschung / A, 50), S. 151–181.

Albus, Manfred (2008): Der Stamford'sche Garten in Haina – Landschaftspark, Hospitalgarten und Naherholungsgebiet. In: Friedrich, Arnd; Sahmland, Irmtraut; Vanja, Christina (Hg.): An der Wende zur Moderne. Die hessischen Hohen Hospitäler im 18. und 19. Jahrhundert; Festschrift zum 475. Stiftungsjahr. Petersberg (Historische Schriftenreihe des Landeswohlfahrtsverbandes Hessen / Quellen und Studien, 14), S. 407–419.

Ammerer, Gerhard (Hg.) (2010): Orte der Verwahrung. Die innere Organisation von Gefängnissen Hospitälern und Klöstern seit dem Spätmittelalter. Leipzig (Geschlossene Häuser, 1).

Aumüller, Gerhard (2004): Ärztliche Versorgung und Leitung der hessischen Hohen Hospitäler im 16. und 17. Jahrhundert. In: Friedrich, Arnd; Heinrich, Fritz; Vanja, Christina (Hg.): Das Hospital am Beginn der Neuzeit. Soziale Reform in Hessen im Spiegel europäischer Kulturgeschichte. Zum 500. Geburtstag Landgraf Philipps des Großmütigen; [Beiträge des interdisziplinären Kolloquiums vom 27. bis 29. September 2003 in Haina (Kloster) und Frankenberg (Eder)]. Petersberg (Historische Schriftenreihe des Landeswohlfahrtsverbandes Hessen / Quellen und Studien, 11), S. 79–93.

Aumüller, Gerhard (2007): Die Hohen Hospitäler Hessens als geordnete christliche Haushalte. Die ökonomischen Grundlagen der Hospitäler in einer frühen Phase der Medikalisierung. In: Aumüller, Gerhard; Grundmann; Kornelia; Vanja, Christina (Hg.): Der Dienst am Kranken. Krankenversorgung zwischen Caritas, Medizin und Ökonomie vom Mittelalter bis zur Neuzeit; Geschichte und Entwicklung der Krankenversorgung im sozioökonomischen Wandel. Marburg (Veröffentlichungen der Historischen Kommission für Hessen, 68), S. 113–151.

Aumüller, Gerhard (2008a): Die Aufwärter und ihre Aufgaben – Pflegevorschriften und Pflegebedingungen in den Hohen Hospitälern bis zum Ende des 18. Jahrhunderts. In: Friedrich, Arnd; Sahmland, Irmtraut; Vanja, Christina (Hg.): An der Wende zur Moderne. Die hessischen Hohen Hospitäler im

18. und 19. Jahrhundert; Festschrift zum 475. Stiftungsjahr. Petersberg (Historische Schriftenreihe des Landeswohlfahrtsverbandes Hessen / Quellen und Studien, 14), S. 303–320.

Aumüller, Gerhard (2008b): Obervorsteher und Küchenmeister – Instanzen der Verwaltung und der Versorgung der Hohen Hospitäler im 17. und 18. Jahrhundert. In: Friedrich, Arnd; Sahmland, Irmtraut; Vanja, Christina (Hg.): An der Wende zur Moderne. Die hessischen Hohen Hospitäler im 18. und 19. Jahrhundert; Festschrift zum 475. Stiftungsjahr. Petersberg (Historische Schriftenreihe des Landeswohlfahrtsverbandes Hessen / Quellen und Studien, 14), S. 273–302.

Aumüller, Gerhard; Noll, Natascha; Sahmland, Irmtraut (2008): „Trotz der geringen medicinalischen Pflege geschicht es doch, dass einige genesen" – Eine Reise in die Lebenswelt von Wahnsinnigen während der Spätaufklärung. In: Pethes, Nicolas; Richter, Sandra (Hg.): Medizinische Schreibweisen. Ausdifferenzierung und Transfer zwischen Medizin und Literatur (1600–1900). Tübingen (Studien und Texte zur Sozialgeschichte der Literatur, 117), S. 189–225.

Barthel, Christian (1989): Medizinische Polizey und medizinische Aufklärung. Aspekte des öffentlichen Gesundheitsdiskurses im 18. Jahrhundert. Frankfurt am Main (Campus Forschung, 603).

Bauer, Franz (1965): Geschichte der Krankenpflege. Handbuch der Entstehung und Entwicklung der Krankenpflege von der Frühzeit bis zur Gegenwart. Kulmbach (Schriftenreihe zur Theorie und Praxis der Krankenpflege, 1).

Becker, Siegfried (1987): Alkohol als Arbeitslohn. Zum Verhältnis von Arbeit, Entgelt und Brauchformen in der sozialen Struktur landwirtschaftlicher Gesinde- und Tagelöhnerbeschäftigung in Oberhessen. Eine Skizze. In: Bimmer, Andreas C.; Becker, Siegfried (Hg.): Alkohol im Volksleben. Marburg (Hessische Blätter für Volks- und Kulturforschung, N. F., 20), S. 55–74.

Beierle, Elisabeth (1997): Die Krankenversorgung und der Beginn der Krankenpflegeausbildung im Göttingen des 18. und 19. Jahrhunderts. In: Göttinger Jahrbuch, H. 45, S. 123–144.

Bingener, Andreas; Fouquet, Gerhard; Fuhrmann, Bernd (2000): Almosen und Sozialleistungen im Haushalt deutscher Städte des späten Mittelalters und der frühen Neuzeit. In: Johanek, Peter (Hg.): Städtisches Gesundheits- und Fürsorgewesen vor 1800. Köln (Städteforschung / A, 50), S. 41–62.

Bischoff-Wanner, Claudia (1992): Frauen in der Krankenpflege. Zur Entwicklung von Frauenrolle und Frauenberufstätigkeit im 19. und 20. Jahrhundert. Überarb. und erw. Neuausg. Frankfurt am Main.

Bischoff-Wanner, Claudia (1997): Frauen in der Krankenpflege. Zur Entwicklung von Frauenrolle und Frauenberufstätigkeit im 19. und 20. Jahrhundert. 3., durchges. Aufl. Frankfurt am Main.

Blasius, Dirk (1980): Der verwaltete Wahnsinn. Eine Sozialgeschichte des Irrenhauses. Frankfurt am Main.

Bleker, Johanna; Brinkschulte, Eva (1995): Windpocken, Varioloiden oder echte Menschenpocken – zu den Fallstricken der retrospektiven Diagnostik. Eine Untersuchung anhand der Patientendaten des Würzburger Juliusspitals 1819–1829. In: NTM. Zeitschrift für Geschichte der Wissenschaften, Technik und Medizin, H. NF 3, S. 97–116.

Bolognese-Leuchtenmüller, Birgit (1997): Imagination „Schwester". Zur Entwicklung des Berufsbildes der Krankenschwester in Österreich seit dem 19. Jahrhundert. In: L'homme. Zeitschrift für feministische Geschichtswissenschaft, H. 8,1, S. 155–178.

Böning, Holger (1990): Medizinische Volksaufklärung und Öffentlichkeit. Ein Beitrag zur Popularisierung aufklärerischen Gedankengutes und zur Entstehung einer Öffentlichkeit über Gesundheitsfragen. Mit einer Bibliographie medizinischer Volksschriften. In: Internationales Archiv für Sozialgeschichte der deutschen Literatur, Jg. 15, S. 1–92.

Borgolte, M. (1977–1999): Stiftung. I. Abendländischer Westen. In: Lexikon des Mittelalters. 10 Bände, Bd. 8, S. 178–180.

Borscheid, Peter (1987): Geschichte des Alters. 2. Aufl. Münster (Studien zur Geschichte des Alltags, 7).

Boucsein, Heinrich (1983): Die Forsten der Hohen Hospitäler Haina und Merxhausen im 16. Jahrhundert. In: Heinemeyer, Walter; Pünder, Tilman (Hg.): 450 Jahre Psychiatrie in Hessen. Marburg (Veröffentlichungen der Historischen Kommission für Hessen, 47), S. 185–209.

Brakensiek, Stefan (2000): Richter und Beamte an den Unterbehörden in Hessen-Kassel. Möglichkeiten und Grenzen einer Kollektivbiographie. In: Wilbertz, Gisela; Scheffler, Jürgen (Hg.): Biographieforschung und Stadtgeschichte. Lemgo in der Spätphase der Hexenverfolgung. Bielefeld (Beiträge zur Geschichte der Stadt Lemgo, 5), S. 44–69.

Braum, Dagmar (1986): Vom Tollhaus zum Kastenhospital. Ein Beitrag zur Geschichte der Psychiatrie in Frankfurt am Main. Hildesheim (Frankfurter Beiträge zur Geschichte Theorie und Ethik der Medizin, 5).

Braunschweig, Sabine (2004): Die Entwicklung der Krankenpflege und de Psychiatriepflege in der Schweiz. In: Walter, Ilsemarie (Hg.): Wider die Ge schichtslosigkeit der Pflege. Wien, S. 113–122.

Brenner, Andrea (2008): Der Wiener „Narrenturm" und seine PatientInnen – Ei erster Arbeitsbericht. In: Watzka, Carlos; Chahrour, Marcel (Hg.): VorFreud Therapeutik der Seele vom 18. bis zum 20. Jahrhundert. Wien.

Bretschneider, Falk (2004): Fürsorge oder Disziplinierung? Die Armen und da Waldheimer Zuchthaus im 18. Jahrhundert. In: Bräuer, Helmut (Hg.): Arme ohne Chance. Protokoll der internationalen Tagung „Kommunale Armut un Armutsbekämpfung vom Spätmittelalter bis zur Gegenwart"; vom 23. bis 25 Oktober 2003 in Leipzig. Leipzig, S. 135–159.

Bretschneider, Falk (Hg.) (2011): Personal und Insassen von „Totalen Instituti onen" – zwischen Konfrontation und Verflechtung. Leipzig (Geschlossen Häuser, 3).

Breuer, Stefan (1986): Sozialdisziplinierung. Probleme und Problemverlagerun gen eines Konzepts bei Max Weber, Gerhard Oestreich und Michel Foucault In: Christoph Sachße und Florian Tennstedt (Hg.): Soziale Sicherheit und so ziale Disziplinierung. Beiträge zu einer historischen Theorie der Sozialpolitik Frankfurt am Main, S. 45–69.

Broman, Thomas (2003): Zwischen Staat und Konsumgesellschaft: Aufklärung und die Entwicklung des deutschen Medizinalwesens im 18. Jahrhundert. In Wahrig, Bettina; Sohn, Werner (Hg.): Zwischen Aufklärung, Policey und Ver waltung. Zur Genese des Medizinalwesens 1750–1850. Wiesbaden (Wolfen bütteler Forschungen, 102), S. 91–107.

Brown, Richard D. (2003): Microhistory and the post-modern challenge. In: Jour nal of the Early Republic (23), S. 1–20.

Bueltzingsloewen, Isabelle von (1992): Enseignement clinique et médicalisati on de la societé dans l'Allemagne des XVIIIe et XIXe siècles, 2 Bde. Thèse d'histoire. Lyon. Université Louis Lumières Lyon II.

Bullough, Vern (1994): Men, Women and Nursing History. In: Journal of Profes sional Nursing, H. 10,3, S. 127.

Bulst, Neithard (2007): Zur Geschichte des spätmittelalterlichen Hospitals. Eine Zu sammenfassung. In: Bust, Neithard; Spieß, Karl-Heinz (Hg.): Sozialgeschichte mittelalterlicher Hospitäler. Ostfildern (Vorträge und Forschungen, LXV) S. 301–316.

Bumiller, Casimir (2000): Zur Biographik der „kleinen Leute". In: Wilbertz, Gise la; Scheffler, Jürgen (Hg.): Biographieforschung und Stadtgeschichte. Lemgo in der Spätphase der Hexenverfolgung. Bielefeld (Beiträge zur Geschichte der Stadt Lemgo, 5), S. 29–43.

Burghartz, Susanna (2006): Historische Anthropologie / Mikrogeschichte. In: Eibach, Joachim; Lottes, Günther (Hg.): Kompass der Geschichtswissenschaft. Ein Handbuch. 2. Aufl. Göttingen, S. 206–218.

Büsche-Schmidt, Gerlind (1993/1994): Die Geschichte der evangelischen Pflegediakonie im 19. und beginnenden 20. Jahrhundert. In: Historia Hospitalium, H. 19, S. 165–194.

Carré, Jacques (2005): Hospital Nurses in Eighteenth-Century Britain. Service without Responsibility. In: Baudino, Isabelle (Hg.): The invisible woman. Aspects of women's work in eighteenth-century Britain. Aldershot, S. 89–100.

Demandt, Karl E. (1980): Die Anfänge der staatlichen Armen- und Elendenfürsorge in Hessen. In: Hessisches Jahrbuch für Landesgeschichte, Jg. 30, S. 176–235.

Demandt, Karl E. (1983): Die Hohen Hospitäler Hessens. Anfänge und Aufbau der Landesfürsorge für die Geistesgestörten und Körperbehinderten Hessens (1528–1591). In: Heinemeyer, Walter; Pünder, Tilman (Hg.): 450 Jahre Psychiatrie in Hessen. Marburg (Veröffentlichungen der Historischen Kommission für Hessen, 47), S. 35–133.

Demel, Walter (2000): Europäische Geschichte des 18. Jahrhunderts. Ständische Gesellschaft und europäisches Mächtesystem im beschleunigten Wandel (1689/1700–1789/1800). Stuttgart.

Dickens, Charles ([1843/44] 1984): Martin Chuzzlewit. Edited with an introduction and notes by Margaret Cardwell. Oxford.

Dock, Lavinia L.; Maitland Stewart, Isabel (1920): A Short History of Nursing. From the Earliest Times to the Present Day. London.

Dock, Lavinia L.; Maitland Stewart, Isabel (1925): A short history of nursing. From the earliest times to the present day. 2. ed., rev. and enl. New York.

Dock, Lavinia L.; Maitland Stewart, Isabel (1936): A short history of nursing. From the earliest times to the present day. 3. ed., rev. New York.

Dölemeyer, Barbara (1999): Friedrich Carl von Mosers Reformprogramm für Hessen-Darmstadt. In: Heidenreich, Bernd: Aufklärung in Hessen. Facetten ihrer Geschichte. Herausgegeben von Hessische Landeszentrale für Politische Bildung. Wiesbaden (Kleine Schriftenreihe zur hessischen Landeskunde, 7), S. 151–162.

Donahue, M. P. (1985): Nursing, the finest art. An illustrated history. St. Louis.

Dorffner, Gabriele (1998): Männer und Frauen in der Krankenpflege. In: Seidl, Elisabeth (Hg.): Rückblick für die Zukunft. Beiträge zur historischen Pflegeforschung. Wien (Pflegewissenschaft heute, Bd. 5), S. 98–114.

Dorffner, Gabriele (2001): „ … ein edler und hoher Beruf". Zur Professionalisierung der österreichischen Krankenpflege. 2. Aufl. Strasshof (Visite, 1).

Dörner, Klaus (1975): Bürger und Irre. Zur Sozialgeschichte und Wissenschaftssoziologie der Psychiatrie. Frankfurt am Main.

Dross, Fritz (2004): Krankenhaus und lokale Politik 1770–1850. Das Beispiel Düsseldorf. Essen (Düsseldorfer Schriften zur neueren Landesgeschichte und zur Geschichte Nordrhein-Westfalens, 67).

Droste, Heiko (2007): Die Hospitalverwaltung zwischen ständischer Ordnung und moderner Organisation. Zu den Bedingungen von Professionalisierung im 18. Jahrhundert. In: Aumüller, Gerhard; Grundmann; Kornelia; Vanja, Christina (Hg.): Der Dienst am Kranken. Krankenversorgung zwischen Caritas, Medizin und Ökonomie vom Mittelalter bis zur Neuzeit; Geschichte und Entwicklung der Krankenversorgung im sozioökonomischen Wandel. Marburg (Veröffentlichungen der Historischen Kommission für Hessen, 68), S. 177–199.

Dülfer, Kurt (1953): Fürst und Vewaltung. Grundzüge der hessischen Verwaltungsgeschichte im 16.–18. Jahrhundert. In: Hessisches Jahrbuch für Landesgeschichte, H. 3, S. 150–223.

Dülmen, Richard van (1999): Der ehrlose Mensch. Unehrlichkeit und soziale Ausgrenzung in der frühen Neuzeit. Köln.

Dürr, Renate (1995): Mägde in der Stadt. Das Beispiel Schwäbisch Hall in der Frühen Neuzeit. Frankfurt am Main.

Eckart, Christel (2004): Vom Arbeitspaar zum Gender Mainstreaming. In: Flemming, Jens; Puppel, Pauline; Troßbach, Werner; Vanja, Christina; Wörner-Heil, Ortrud (Hg.): Lesarten der Geschichte. Ländliche Ordnungen und Geschlechterverhältnisse: Festschrift für Heide Wunder zum 65. Geburtstag. Kassel (Kasseler Semesterbücher / Studia Cassellana, 14), S. 120–123.

Eckart, Wolfgang U.; Jütte, Robert (2007): Medizingeschichte. Eine Einführung. Köln.

Eder, Franz (1995): Gesindedienst und geschlechtsspezifische Arbeitsorganisation in Salzburger Haushalten des 17. und 18. Jahrhunderts. In: Frühsorge, Gotthardt; Gruenter, Rainer; Freifrau Wolff Metternich, Beatrix (Hg.):

Gesinde im 18. Jahrhundert. Hamburg (Studien zum achtzehnten Jahrhundert, 12), S. 41–68.

Erckenbrecht, Marieluise (1983): Merxhausen damals. Emstal-Merxhausen.

Ernst, Katharina (1999): Patientengeschichte. Die kulturalistische Wende in der Medizinhistoriographie. In: Bröer, Ralf (Hg.): Eine Wissenschaft emanzipiert sich. Die Medizinhistoriographie von der Aufklärung bis zur Postmoderne. Paffenweiler (Neuere Medizin- und Wissenschaftsgeschichte, 9), S. 97–108.

Falkenstein, Dorothe (2000): „Ein guter Wärter ist das vorzüglichste Heilmittel …". Zur Entwicklung der Irrenpflege vom Durchgangs- zum Ausbildungsberuf. Frankfurt am Main (Mabuse-Verlag Wissenschaft, 47).

Falkenstein, Dorothe (2007): „Ein guter Wärter ist das vorzüglichste Heilmittel …" – die Entwicklung der Irrenpflege vom Durchgangs- zum Ausbildungsberuf. In: Schriftenreihe der Deutschen Gesellschaft für Geschichte der Nervenheilkunde, H. 13, S. 151–164.

Fandrey, Walter (1990): Krüppel, Idioten, Irre. Zur Sozialgeschichte behinderter Menschen in Deutschland. Stuttgart (Silberburg Wissenschaft Geschichte, 277).

Fees, Irmgard (1979): Wirtschaft und Wirtschaftsreformen. In: Gercke, Peter: Aufklärung und Klassizismus in Hessen-Kassel unter Landgraf Friedrich II. 1760–1785; die Ausstellung wird veranstaltet aus Anlaß des 200jährigen Bestehens des Museum Fridericianum 1779–1979; Kassel Orangerie 7. Juli bis 7. Oktober 1979. Herausgegeben von Museum Fridericianum und Staatliche Kunstsammlungen. Kassel, S. 23–33.

Fetz, Bernhard (Hg.) (2009): Die Biographie, 2 Bde. Berlin.

Fleck, Peter (1982): Agrarreformen in Hessen-Darmstadt. Agrarverfassung Reformdiskussion und Grundlastenablösung (1770–1860). Darmstadt (Quellen und Forschungen zur hessischen Geschichte, 43).

Foucault, Michel (1973): Wahnsinn und Gesellschaft. Eine Geschichte des Wahns im Zeitalter der Vernunft. Frankfurt am Main.

Francillon, Denise (1999): Construction et évolution du rôle de la garde malade (XVIIIe–XIXe siècles). De l'émerge d'un nouveau rôle aux structures d'apprentissage. In: Head-König, Anna-Lise; Mottu-Weber, Liliane (Hg.): Les femmes dans la société européenne. Genf, S. 107–121.

Franz, Albert K. (1951): Aus vier Jahrhunderten innerer Geschichte des Bürgerspitals zum Hl. Geist in Würzburg. Würzburg (Mainfränkische Hefte, 13).

Franz, Eckhard G.; Fleck, Peter; Kallenberg, Fritz (2003): Großherzogtum Hessen (1800) 1806–1918. In: Heinemeyer, Walter (Hg.): Handbuch der Hessischen Geschichte. Bd. 4: Hessen im Deutschen Bund und im neuen Deutschen Reich (1806) 1815–1945. Marburg (Veröffentlichungen der Historischen Kommission für Hessen, 63, 4).

Freitag, Werner (2004): Landesgeschichte als Synthese – Regionalgeschichte als Methode. In: Westfälische Forschungen, H. 54, S. 291–305.

Frevert, Ute (1984): Krankheit als politisches Problem 1770–1880. Soziale Unterschichten in Preußen zwischen medizinischer Polizei und staatlicher Sozialversicherung. Göttingen (Kritische Studien zur Geschichtswissenschaft, 62).

Friedrich, Arnd (1983): Die Hohen Samthospitäler in Hessen vom Tode Landgraf Philipps des Großmütigen im Jahre 1567 bis zum Beginn des 19. Jahrhunderts. In: Heinemeyer, Walter; Pünder, Tilman (Hg.): 450 Jahre Psychiatrie in Hessen. Marburg (Veröffentlichungen der Historischen Kommission für Hessen, 47), S. 135–161.

Friedrich, Arnd (1983): Die Seelsorgeämter im Hospital Haina. Pfarrer – Lektor – Vorsänger. In: Walter Heinemeyer und Tilman Pünder (Hg.): 450 Jahre Psychiatrie in Hessen. Marburg (Veröffentlichungen der Historischen Kommission für Hessen, 47), S. 161–183.

Friedrich, Christoph (2008): Arzneimittelanwendungen im Hohen Hospital von Merxhausen 1760. In: Friedrich, Arnd; Sahmland, Irmtraut; Vanja, Christina (Hg.): An der Wende zur Moderne. Die hessischen Hohen Hospitäler im 18. und 19. Jahrhundert; Festschrift zum 475. Stiftungsjahr. Petersberg (Historische Schriftenreihe des Landeswohlfahrtsverbandes Hessen / Quellen und Studien, 14), S. 139–159.

Friedrich, Wolfgang (2004): Vom Kloster zum Hospital. Rechtsgrundlagen geistlicher Stiftungen in Hessen vor und nach der Reformation. In: Friedrich, Arnd; Heinrich, Fritz; Vanja, Christina (Hg.): Das Hospital am Beginn der Neuzeit. Soziale Reform in Hessen im Spiegel europäischer Kulturgeschichte. Zum 500. Geburtstag Landgraf Philipps des Großmütigen; [Beiträge des interdisziplinären Kolloquiums vom 27. bis 29. September 2003 in Haina (Kloster) und Frankenberg (Eder)]. Petersberg (Historische Schriftenreihe des Landeswohlfahrtsverbandes Hessen / Quellen und Studien, 11), S. 63–77.

Fritzschi, Alfred (1989): Zur Prägung der sozialen Rolle der weiblichen Krankenpflege bis zum Ersten Weltkrieg in der Schweiz. In: Labisch, Alfons; Spree, Reinhard (Hg.): Medizinische Deutungsmacht im sozialen Wandel des 19. und frühen 20. Jahrhunderts. Bonn, S. 157–169.

Fuchs, Ralf-Peter; Schulze, Winfried (2002): Zeugenverhörprotokolle als historische Quellen – einige Vorüberlegungen. In: Fuchs, Ralf-Peter (Hg.): Wahrheit, Wissen, Erinnerung. Zeugenverhörprotokolle als Quellen für soziale Wissensbestände in der Frühen Neuzeit. Münster (Wirklichkeit und Wahrnehmung in der frühen Neuzeit, 1), S. 7–40.

Geppert, Karlheinz (1999): Arbeit statt Almosen. Der Rottenburger Spital zum Hl. Geist im 19. Jahrhundert. Rottenburg am Neckar.

Ginzburg, Carlo (1979): Der Käse und die Würmer. Die Welt eines Müllers um 1600. Frankfurt am Main.

Ginzburg, Carlo (1993): „Mikro-Historie". Zwei oder drei Dinge, die ich von ihr weiß. In: Historische Anthropologie 1, S. 169–192.

Ginzburg, Carlo; Poni, Carlo (1985): Was ist Mikrogeschichte? In: Geschichtswerkstatt (6), S. 48–52.

Göckenjan, Gerd (1985): Kurieren und Staat machen. Gesundheit und Medizin in der bürgerlichen Welt. Frankfurt am Main.

Goffman, Erving (1972): Asyle. Über die soziale Situation psychiatrischer Patienten und anderer Insassen. Frankfurt am Main.

Göttsch, Silke (1991): Zur Konstruktion schichtenspezifischer Wirklichkeit. Strategien und Taktiken ländlicher Unterschichten vor Gericht. In: Bönisch-Brednich, Brigitte; Brednich, Rolf Wilhelm (Hg.): Erinnern und Vergessen. Vorträge des 27. Deutschen Volkskundekongresses Göttingen 1989. Göttingen (Beiträge zur Volkskunde in Niedersachsen, 5), S. 443–452.

Gøtzsche, Inger (1978): Sygeplejens udvikling og kulturhistoriske baggrund. Kopenhagen.

Grebe, Hermann (1983): Über die Chirurgi und Wundärzte am Hospital Merxhausen (1696–1881). In: Heinemeyer, Walter; Pünder, Tilman (Hg.): 450 Jahre Psychiatrie in Hessen. Marburg (Veröffentlichungen der Historischen Kommission für Hessen, 47), S. 281–295.

Greyerz, Kaspar von (2010): Passagen und Stationen. Lebensstufen zwischen Mittelalter und Moderne. Göttingen.

Gribaudi, Maurizio; Chiappori, Pierre-André (2001): La notion d'individu en microéconomie et en micro-histoire. In: Jean-Yves Grenier, Claude Grignon und Pierre-Michel Menger (Hg.): Le modèle et le récit. Paris, S. 283–314.

Hähner-Rombach, Sylvelyn (2003): Pflicht, die zweckmäßige Behandlung der Gemüths- und Geisteskranken wahrzunehmen. Der Ausbau des Medizinalwesens nach 1803 am Beispiel des Klosters Zwiefalten. In: Rudolf, Hans Ulrich

(Hg.): Alte Klöster, neue Herren. Die Säkularisation im deutschen Südwesten bis 1803. Große Landesausstellung Baden-Württemberg 12.04.–05.10.2003. Band 2.2: Aufsätze: Die Mediatisierung. Auswirkung von Säkularisation und Mediatisierung. Ostfildern.

Hähner-Rombach, Sylvelyn (2009): Einführung. In: Sylvelyn Hähner-Rombach (Hg.): Alltag in der Krankenpflege: Geschichte und Gegenwart. Everyday Nursing Life: Past and Present. Stuttgart (Medizin, Gesellschaft und Geschichte Beiheft, 32), S. 7–14.

Harders, Levke; Schweiger, Hannes (2009): Kollektivbiographische Ansätze. In: Klein, Christian (Hg.): Handbuch Biographie. Methoden, Traditionen, Theorien. Stuttgart, S. 194–198.

Hardy, Anne I. (2005): Ärzte, Ingenieure und städtische Gesundheit. Medizinische Theorien in der Hygienebewegung des 19. Jahrhunderts. Frankfurt (Kultur der Medizin, 17).

Hareven, Tamara K. (1997): Familie, Lebenslauf und Sozialgeschichte. In: Ehmer, Josef (Hg.): Historische Familienforschung. Ergebnisse und Kontroversen. Michael Mitterauer zum 60. Geburtstag. Frankfurt, S. 17–37.

Hatje, Frank (2002): Gott zu Ehren, der Armut zum Besten. Hospital zum Heiligen Geist und Marien-Magdalenen-Kloster in der Geschichte Hamburgs vom Mittelalter bis in die Gegenwart. Hamburg.

Heggen, Alfred (1988): Alkohol und bürgerliche Gesellschaft im 19. Jahrhundert. Eine Studie zur deutschen Sozialgeschichte. Berlin (Einzelveröffentlichungen der Historischen Kommission zu Berlin, 64).

Heinemeyer, Walter (1983): Armen- und Krankenfürsorge in der hessischen Reformation. In: Heinemeyer, Walter; Pünder, Tilman (Hg.): 450 Jahre Psychiatrie in Hessen. Marburg (Veröffentlichungen der Historischen Kommission für Hessen, 47), S. 1–20.

Helmstadter, Carol (2002): Early Nursing Reform in Nineteenth-Century London. A Doctor-Driven Phenomenon. In: Medical History, H. 46, S. 325–350.

Hess, Volker (2010): Die Alte Charité, die moderne Irrenabteilung und die Klinik (1790–1820). In: Bleker, Johanna; Hess, Volker (Hg.): Die Charité. Geschichte(n) eines Krankenhauses. Berlin, S. 44–69.

Hilber, Marina (2012): Institutionalisierte Geburt. Eine Mikrogeschichte des Gebärhauses. Bielefeld (Histoire, 33).

Hinrichs, Ernst (1980): Regionale Sozialgeschichte als Methode der modernen Geschichtswissenschaft. In: Hinrichs, Ernst; Norden, Wilhelm; Menssen

Brigitte; Taube, Anna-Margarete (Hg.): Regionalgeschichte. Probleme und Beispiele. Hildesheim (Veröffentlichungen der Historischen Kommission für Niedersachsen und Bremen. Quellen zur Wirtschafts- und Sozialgeschichte Niedersachsens in der Neuzeit, 34, 6), S. 1–20.

Hirschfelder, Gunther (2003): Alkoholkonsum am Beginn des Industriezeitalters (1700–1850). Vergleichende Studien zum gesellschaftlichen und kulturellen Wandel. Band 2: Die Region Aachen. Köln.

Höll, Thomas; Schmidt-Michel, Paul-Otto (1989): Irrenpflege im 19. Jahrhundert. Die Wärterfrage in der Diskussion der deutschen Psychiater. Bonn (Werkstattschriften zur Sozialpsychiatrie, 44).

Hollenberg, Günther (Hg.) (1994): Hessische Landtagsabschiede. 1526–1603. Marburg (Vorgeschichte und Geschichte des Parlamentarismus in Hessen, 9).

Hollenberg, Günther (Hg.) (2007): Hessische Landtagsabschiede. 1605–1647. Marburg (Politische und parlamentarische Geschichte des Landes Hessen, 33).

Holthausen, Paul (1907): Das Landeshospital Haina in Hessen. Eine Stiftung Landgraf Philipps des Grossmütigen von 1527–1907. Frankenberg.

Houston, R. A. (1999): „Not simple boarding“: care of the mentally incapacitated in Scotland during the long eighteenth century. In: Bartlett, Peter; Wright, David (Hg.): Outside the Walls of the Asylum. The History of Care in the Community 1750–2000. London, S. 19–44.

Huerkamp, Claudia (1985): Der Aufstieg der Ärzte im 19. Jahrhundert. Vom gelehrten Stand zum professionellen Experten. Das Beispiel Preußens. Göttingen (Kritische Studien zur Geschichtswissenschaft, 68).

Hugo, Kurt von (1933): Zum 400jährigen Jubiläum der Landesheilanstalten Haina und Merxhausen 1533–1933. In: Zeitschrift für das gesammte Krankenhauswesen, H. 17, S. 353–357.

Hummel, Eva-Cornelia (1986): Krankenpflege im Umbruch (1876–1914). Ein Beitrag zum Problem der Berufsfindung „Krankenpflege“. Freiburg i. Br. (Freiburger Forschungen zur Medizingeschichte, N. F. 14).

Hummel, Eva-Cornelia (1989): Zur Prägung der sozialen Rolle der weiblichen Krankenpflege bis zum Ersten Weltkrieg in Deutschland. In: Labisch, Alfons; Spree, Reinhard (Hg.): Medizinische Deutungsmacht im sozialen Wandel des 19. und frühen 20. Jahrhunderts. Bonn, S. 141–155.

Huntsman, R. G.; Bruin, Mary; Holttum, Deborah (2002): Twixt Candle and Lamp. The Contribution of Elizabeth Fry and the Institution of Nursing Sisters to Nursing Reform. In: Medical History, H. 46, S. 351–380.

Ingram, Allan (1991): The madhouse of language. Writing and reading madness in the eighteenth century. London.

Internationale statistische Klassifikation der Krankheiten und verwandter Gesundheitsprobleme, 10. Revision, German Modification (ICD-10-GM), Version 2010, Kapitel V: Psychische und Verhaltensstörungen, F70–79: Intelligenzstörung.URL: http://www.dimdi.de/static/de/klassi/diagnosen/icd10/htmlgm2010/index.htm [Stand 1.12.2010]

Jetter, Dieter (2005): Hundert Höhepunkte historischer Hospitalsarchitektur in alten Graphiken und neuen Farblichtbildern. Ausstellung im Deutschen Medizinhistorischen Museum in Ingolstadt, vom 16. November 2005 bis 12. Februar 2006. Ingolstadt.

Jütte, Robert (1984): Obrigkeitliche Armenfürsorge in deutschen Reichsstädten der frühen Neuzeit. Städtisches Armenwesen in Frankfurt am Main und Köln. Köln (Kölner historische Abhandlungen, 31).

Jütte, Robert (1986): Disziplinierungsmechanismen in der städtischen Armenfürsorge der Frühneuzeit. In: Christoph Sachße und Florian Tennstedt (Hg.) Soziale Sicherheit und soziale Disziplinierung. Beiträge zu einer historischen Theorie der Sozialpolitik. Frankfurt am Main, S. 101–118.

Jütte, Robert (1996): Vom Hospital zum Krankenhaus. 16.–19. Jahrhundert. In: Labisch, Alfons; Spree, Reinhard (Hg.): „Einem jeden Kranken in einem Hospitale sein eigenes Bett". Zur Sozialgeschichte des Allgemeinen Krankenhauses in Deutschland im 19. Jahrhundert. Frankfurt, S. 31–50.

Kaiser, Wolfgang (2000): Regionalgeschichte, Mikro-Historie und segmentierte Öffentlichkeiten. Ein vergleichender Blick auf die Methodendiskussion. In: Brakensiek, Stefan (Hg.): Regionalgeschichte in Europa. Methoden und Erträge der Forschung zum 16. bis 19. Jahrhundert. Paderborn (Forschungen zur Regionalgeschichte, 34), S. 25–44.

Kappelhof, A. C. M. (2007): Hospitäler in den Niederlanden in der frühen Neuzeit (1530–1820). In: Mitteilungen des Instituts für österreichische Geschichtsforschung, H. 115, S. 312–342.

Kaufmann, Doris (1995): Aufklärung, bürgerliche Selbsterfahrung und die „Erfindung" der Psychiatrie in Deutschland, 1770–1850. Göttingen (Veröffentlichungen des Max-Planck-Instituts für Geschichte, 122).

Kinzelbach, Annemarie (1995): Gesundbleiben, Krankwerden, Armsein in der frühneuzeitlichen Gesellschaft. Gesunde und Kranke in den Reichsstädten Überlingen und Ulm. 1500–1700. Stuttgart (Medizin, Gesellschaft und Geschichte / Beiheft, 8).

Klein, Christian (Hg.) (2009): Handbuch Biographie. Methoden, Traditionen, Theorien, Stuttgart.

Klein, Walter (2002/2003): „Sie sehen mir alle mit freundlichen Gesichtern entgegen". Die Beziehung zwischen Patienten und Krankenschwestern im Saarbrücker Bürgerhospital in der Mitte des 19. Jahrhunderts. In: Medizin, Gesellschaft und Geschichte, H. 21, S. 63–90.

Knefelkamp, Ulrich (1989): Das Heilig-Geist-Spital in Nürnberg vom 14.–17. Jahrhundert. Geschichte, Struktur, Alltag. Nürnberg (Nürnberger Forschungen, 26).

Knefelkamp, Ulrich (2005): Über die Pflege und medizinische Behandlung von Kranken in Spitälern vom 14. bis 16. Jahrhundert. In: Matheus, Michael (Hg.): Funktions- und Strukturwandel spätmittelalterlicher Hospitäler im europäischen Vergleich. Stuttgart (Geschichtliche Landeskunde, 56), S. 175–194.

Kruse, Anna-Paula (1995): Krankenpflegeausbildung seit Mitte des 19. Jahrhunderts. 2., überarb. Aufl. Stuttgart.

Kutzer, Michael (1998): Anatomie des Wahnsinns. Geisteskrankheit im medizinischen Denken der frühen Neuzeit und die Anfänge der pathologischen Anatomie. Hürtgenwald (Schriften zur Wissenschaftsgeschichte, 16).

Kutzer, Michael (1999): Die therapeutischen Intentionen in der Irrenanstalt des 19. Jahrhunderts. Das Beispiel „Kloster Eberbach" (1815–1849). In: Vanja, Christina (Hg.): Wissen und irren. Psychiatriegeschichte aus zwei Jahrhunderten – Eberbach und Eichberg. Kassel (Historische Schriftenreihe des Landeswohlfahrtsverbandes Hessen / Quellen und Studien, 6), S. 46–59.

La Bella, Andrea (1995): Absolutismus und ländliche Gesellschaft gegen Ende des 18. Jahrhunderts in Hessen-Kassel. Dargestellt am Beispiel der Institution des Landrats. In: Hessisches Jahrbuch für Landesgeschichte, H. 45, S. 77–100.

Labisch, Alfons (1992): Homo hygienicus. Gesundheit und Medizin in der Neuzeit. Frankfurt am Main.

Labisch, Alfons; Spree, Reinhard (1996): Entwicklung, Stand und Perspektiven einer Sozialgeschichte des Allgemeinen Krankenhauses in Deutschland – eine Einführung. In: Labisch, Alfons; Spree, Reinhard (Hg.): „Einem jeden Kranken in einem Hospitale sein eigenes Bett". Zur Sozialgeschichte des Allgemeinen Krankenhauses in Deutschland im 19. Jahrhundert. Frankfurt, S. 13–28.

Labouvie, Eva (2001): Frauenberuf ohne Vorbildung? Hebammen in den Städten und auf dem Land. In: Christine Loytved (Hg.): Von der Wehemutter zur Hebamme. Die Gründung von Hebammenschulen mit Blick auf ihren politischen Stellenwert und praktischen Nutzen. Osnabrück (Frauengesundheit, 1), S. 19–34.

Lachmund, Jens; Stollberg, Gunnar (1995): Patientenwelten. Krankheit und Medizin vom späten 18. bis zum frühen 20. Jahrhundert im Spiegel von Autobiographien. Opladen.

Lange, Thomas (1990): Auf dem Weg zum modernen Staat. Französische Revolution und Rheinbundreform in Hessen-Darmstadt; Dokumente 1789–1815. Darmstadt (Geschichte im Archiv, 2).

Lasch, Manfred (Hg.) (1969): Untersuchungen über Bevölkerung und Wirtschaft der Landgrafschaft Hessen-Kassel und der Stadt Kassel vom 30jährigen Krieg bis zum Tode Landgraf Karls 1730. Ein Beitrag zur Geschichte des deutschen Merkantilismus. Kassel (Hessische Forschungen zur geschichtlichen Landes- und Volkskunde, 9).

Leidinger, Barbara (1994): Vom Hospital zum Allgemeinen Krankenhaus. Die Herausbildung der bremischen Krankenanstalt bis 1823. In: Bremisches Jahrbuch, H. 73, S. 48–86.

Lerche, Eva-Maria (2009): Alltag und Lebenswelt von heimatlosen Armen. Eine Mikrostudie über die Insassinnen und Insassen des westfälischen Landarmenhauses Benninghausen (1844–1891). Münster (Beiträge zur Volkskultur in Nordwestdeutschland, 113).

Leven, Karl-Heinz (1998): Krankheiten – historische Deutung versus retrospektive Diagnose. In: Paul, Norbert; Schlich, Thomas (Hg.): Medizingeschichte: Aufgaben, Probleme, Perspektiven. Frankfurt am Main, S. 153–185.

Levi, Giovanni (2007): On microhistory. In: New perspectives on historical writing. University Park, Pa, S. 97–119.

Lindemann, Mary (1999): Medicine and society in early modern Europe. Cambridge.

Linnemeier, Bernd-Wilhelm (1992): Ein Gut und sein Alltag. Neuhof an der Weser. Münster (Beiträge zur Volkskultur in Nordwestdeutschland, 78).

Linzbach, Barbara (2001): Von Wehemüttern und Geburtshelferinnen. Zur Geschichte der Hebammen in Lippe. In: Christine Loytved (Hg.): Von der Wehemutter zur Hebamme. Die Gründung von Hebammenschulen mit Blick auf ihren politischen Stellenwert und praktischen Nutzen. Osnabrück (Frauengesundheit, 1), S. 107–121.

Louis-Courvoisier, Micheline (2000): Soigner et consoler. La vie quotidienne dans un hôpital à la fin de l'Ancien Régime (Genève 1750–1820). Chêne-Bourg.

Loytved, Christine (2001): Zur Gründung der Hebammenschule an der Berliner Charité 1751. In: Christine Loytved (Hg.): Von der Wehemutter zur Hebamme. Die Gründung von Hebammenschulen mit Blick auf ihren politischen Stellenwert und praktischen Nutzen. Osnabrück (Frauengesundheit, 1), S. 63–78.

Lutz, Alexandra (1997): Von rasenden Dirns und tiefsinnigen Schiffern. Ein Lübecker Irrenhaus und seine Insassen, 1693–1828. In: Dülmen, Richard van; Chvojka, Erhard; Jung, Vera (Hg.): Neue Blicke. Historische Anthropologie in der Praxis. Wien, S. 249–274.

Lutz, Alexandra (1997): Von rasenden Dirns und tiefsinnigen Schiffern. Ein Lübecker Irrenhaus und seine Insassen, 1693–1828. In: Richard van Dülmen, Erhard Chvojka und Vera Jung (Hg.): Neue Blicke. Historische Anthropologie in der Praxis. Wien, S. 249–274.

Lutz, Alexandra (2005): Zwischen Andacht und Aderlass. Der Umgang mit Geisteskranken im Lübecker „Haus der armen Unsinnigen“ 1693 bis 1828. In: Pelc, Ortwin; Ibs, Jürgen H. (Hg.): Arme, Kranke, Außenseiter. Soziale Randgruppen in Schleswig-Holstein seit dem Mittelalter. Neumünster (Studien zur Wirtschafts- und Sozialgeschichte Schleswig-Holsteins, 36) S. 113–139.

Magnússon, Sigurdur Gylfi (2003): The Singularization of History. Social History and Microhistory within The Postmodern State of Knowledge. In: Journal of Social History (36, 3), S. 701–735.

Malchau, Susanne (2005): Et historiografisk blik på sygeplejens faghistorie. In: Ugeskr Laeger, H. 167/50, S. 4731–4733.

Marz, Ilona (2010): Das Charité-Lazarett (1710–1790). In: Bleker, Johanna; Hess, Volker (Hg.): Die Charité. Geschichte(n) eines Krankenhauses. Berlin, S. 18–43.

Mayer, Rudolf (1904): Das Großherzogliche Landeshospital Hofheim. Eine Stiftung Philipps des Großmütigen von 1533–1904. Mainz.

Medick, Hans (1989): „Missionare im Ruderboot“? Ethnologische Erkenntnisweisen als Herausforderung an die Sozialgeschichte. In: Lüdtke, Alf (Hg.): Alltagsgeschichte. Zur Rekonstruktion historischer Erfahrungen und Lebensweisen. Frankfurt am Main, S. 48–84.

Medick, Hans (1996): Weben und Überleben in Laichingen 1650–1900. Lokalgeschichte als allgemeine Geschichte. Göttingen (Veröffentlichungen des Max-Planck-Instituts für Geschichte, 126).

Meiwes, Relinde (2008): Katholische Frauenkongregationen und die Krankenpflege im 19. Jahrhundert. In: L'homme. Zeitschrift für feministische Geschichtswissenschaft, H. 19, S. 39–60.

Melchior, Florence (2004): Feminist Approaches to Nursing History. In: Western Journal of Nursing Research, H. 26,3, S. 340–355.

Mettenleiter, Andreas (2004): Das Juliusspital in Würzburg. Entwicklungslinien vom frühneuzeitlichen Pfründnerspital über Armen- und Universitätsklinik zum modernen Stadtkrankenhaus. In: Friedrich, Arnd; Heinrich, Fritz; Vanja, Christina (Hg.): Das Hospital am Beginn der Neuzeit. Soziale Reform in Hessen im Spiegel europäischer Kulturgeschichte. Zum 500. Geburtstag Landgraf Philipps des Großmütigen; [Beiträge des interdisziplinären Kolloquiums vom 27. bis 29. September 2003 in Haina (Kloster) und Frankenberg (Eder)]. Petersberg (Historische Schriftenreihe des Landeswohlfahrtsverbandes Hessen Quellen und Studien, 11), S. 163–174.

Metzger, Martina; Zielke-Nadkarni, Andrea; Metzger, Martina; Zielke-Nadkarni, Andrea (1998): Lehrerbegleitmaterial: Von der Heilerin zur Pflegekraft. Stuttgart.

Metzler, Irina (2006): Disability in medieval Europe. Thinking about physical impairment during the high Middle Ages c. 1100–1400. London (Routledge research in medieval studies, 5).

Meumann, Markus (2000): Kinderfürsorge in nordwestdeutschen Städten des 17. und 18. Jahrhunderts zwischen landesherrlicher Reglementierung und kommunalem Eigeninteresse. In: Johanek, Peter (Hg.): Städtisches Gesundheits- und Fürsorgewesen vor 1800. Köln (Städteforschung / A, 50), S. 181–198.

Midelfort, Hans C. Erik (1999): A history of madness in sixteenth century Germany. Stanford Calif.

Mixa, Elisabeth (1996): „Tolle, tobende Weiber". Die ersten Wiener Irren-Anstalten und das andere Geschlecht. In: Mixa, Elisabeth; Malleier, Elisabeth; Springer-Kremser, Marianne; Birkhan, Ingbild (Hg.): Körper – Geschlecht – Geschichte. Historische und aktuelle Debatten in der Medizin. Innsbruck, S. 96–115.

Möller, Caren (2005): Medizinalpolizei. Die Theorie des staatlichen Gesundheitswesens im 18. und 19. Jahrhundert. Frankfurt am Main.

Mortimer, Barbara (2005): Introduction. The history of nursing: yesterday, today and tomorrow. In: Mortimer, Barbara; McGann, Susan (Hg.): New Directions in the History of Nursing. International perspectives. London, S. 1–21.

Müller, Christian (2009): Aufsätze zur Psychiatriegeschichte. Hürtgenwald (Schriften zur Wissenschaftsgeschichte, 26).

Murken, Axel Hinrich (1995): Vom Armenhospital zum Großklinikum. Die Geschichte des Krankenhauses vom 18. Jahrhundert bis zur Gegenwart. 3., veränd. Aufl. Köln.

Murken, Axel Hinrich (2007): „Ich war krank und ihr habt mich besucht ..." Von den Unterkunftsstätten für Arme, Pilger und Sieche in leibseelischer Not zu den Krankenanstalten für heilbare Kranke in der Mark Brandenburg. In: Hübener, Kristina; Rose, Wolfgang (Hg.): Krankenhäuser in Brandenburg. Vom mittelalterlichen Hospital bis zum Krankenhaus in der Moderne. Berlin (Einzelveröffentlichung des Brandenburgischen Landeshauptarchivs, 5), S. 11–36.

Noll, Natascha (2008): Die Arbeit von Hospitalitinnen im Hospital Merxhausen (1764–1810). In: Friedrich, Arnd; Sahmland, Irmtraut; Vanja, Christina (Hg.): An der Wende zur Moderne. Die hessischen Hohen Hospitäler im 18. und 19. Jahrhundert; Festschrift zum 475. Stiftungsjahr. Petersberg (Historische Schriftenreihe des Landeswohlfahrtsverbandes Hessen / Quellen und Studien, 14), S. 199–225.

Nolte, Karen (2003): Gelebte Hysterie. Erfahrung, Eigensinn und psychiatrische Diskurse im Anstaltsalltag um 1900. Frankfurt am Main.

Nolte, Rüdiger (1996): Pietas und Pauperes. Klösterliche Armen-, Kranken- und Irrenpflege im 18. und frühen 19. Jahrhundert. Köln.

Nußbeck, Susanne (2008): Der Personenkreis der Menschen mit geistiger Behinderung. In: Nußbeck, Susanne; Biermann, Adrienne; Adam, Heidemarie (Hg.): Sonderpädagogik der geistigen Entwicklung. Göttingen (Handbuch Sonderpädagogik, 4), S. 5–17.

Nutting, Mary Adelaide; Dock, Lavinia (2000): A History of Nursing. Herausgegeben von Lori Williamson. Bristol.

Nutting, Mary Adelaide; Dock, Lavinia L. ((1907–1912) 1937): A History of nursing. The Evolution of Nursing Systems from the Earliest Times to the Foundation of the First English and Americain Training Schools for Nurses. 9. Aufl. 2 Bände. New York.

Olbrich, Christa (1986): Die Anfänge der Krankenpflegeausbildung, dargestellt an der Krankenwartschule Franz Anton Mais und den ersten Lehrbüchern des 16. bis 19. Jahrhunderts. Diplomarbeit. Würzburg.

Paul, Norbert (1996): „Zum Zwecke der Verpflegung dürftiger Kranker, Erziehung geschickter Ärzte und Beförderung und Erweiterung der Heilwissenschaft". Arztinitiativen bei der Gestaltung des Krankenhauses in der Zeit des Aufgeklärten Absolutismus. In: Labisch, Alfons; Spree, Reinhard (Hg.): „Einem jeden Kranken in einem Hospitale sein eigenes Bett". Zur Sozialgeschichte des Allgemeinen Krankenhauses in Deutschland im 19. Jahrhundert. Frankfurt, S. 91–121.

Paul, Norbert (1998): Zwischen „christlichem Frauenamt" und professioneller Krankenversorgung. Zur Entstehung der institutionellen Krankenpflege am Beispiel der Diakonissenanstalt in Kaiserswerth. In: Medizinhistorisches Journal, H. 33, S. 143–160.

Paul, Norbert (1999): Das Programm einer „Sozialgeschichte der Medizin" in der jüngeren Medizinhistoriographie. In: Bröer, Ralf (Hg.): Eine Wissenschaft emanzipiert sich. Die Medizinhistoriographie von der Aufklärung bis zur Postmoderne. Paffenweiler (Neuere Medizin- und Wissenschaftsgeschichte, 9), S. 61–71.

Pechaček, Petra (2003): Scharfrichter und Wasenmeister in der Landgrafschaft Hessen-Kassel in der Frühen Neuzeit. Frankfurt am Main (Europäische Hochschulschriften 3, 953).

Peltonen, Matti (2001): Clues, Margins, and Monads. The Micro-Macro Link in Historical Research. In: History an Theory (40), S. 347–359.

Peters, Jan (1999): Neue Ansätze zur Erforschung der Geschichte der ländlichen Gesellschaft. In: Lieselotte Enders (Hg.): Brandenburgische Landesgeschichte heute. Potsdam (Brandenburgische historische Studien, 4), S. 33–68.

Philippi, Hans (2007): Die Landgrafschaft Hessen-Kassel. 1648–1806. Marburg (Veröffentlichungen der Historischen Kommission für Hessen, 46).

Press (1986): Hessen im Zeitalter der Landesteilung. In: Heinemeyer, Walter (Hg.): Das Werden Hessens. Marburg (Veröffentlichungen der Historischen Kommission für Hessen, 50), S. 287–317.

Reddig, Wolfgang F. (1998): Bürgerspital und Bischofsstadt. Das St. Katharinen- und das St. Elisabethenspital in Bamberg vom 13.–18. Jahrhundert; vergleichende Studie zu Struktur Besitz und Wirtschaft. Bamberg (Spektrum Kulturwissenschaften, 2).

Reicke, Siegfried (1932): Das deutsche Spital und sein Recht im Mittelalter. Erster Teil: Das deutsche Spital. Geschichte und Gestalt. Stuttgart.

Reuchlein, Georg (1986): Bürgerliche Gesellschaft, Psychiatrie und Literatur. Zur Entwicklung der Wahnsinnsthematik in der deutschen Literatur des späten 18. und frühen 19. Jahrhunderts. München.

Riesenberger, Dieter (2003): Das Deutsche Rote Kreuz. Eine Geschichte 1864–1990. Paderborn.

Ritzmann, Iris (2006): „Die der Welt und sich selbst zur Last sind". Behinderte Kinder und Jugendliche in der Frühen Neuzeit. In: Traverse, H. 3, S. 73–86.

Ritzmann, Iris (2008): Sorgenkinder. Kranke und behinderte Mädchen und Jungen im 18. Jahrhundert. Köln.

Röschner, Matthias (2002): Hospital und Residenz. Kranken- und Armenversorgung in Darmstadt, Wiesbaden und Karlsruhe vom Ende des 18. bis in die Mitte des 19. Jahrhunderts. Aachen.

Rothschuh, Karl (Hg.) (1978): Konzepte der Medizin in Vergangenheit und Gegenwart. Stuttgart.

Sabean, David W. (2006): Reflections on Microhistory. In: Gunilla-Friederike Budde, Sebastian Conrad und Oliver Janz (Hg.): Transnationale Geschichte. Themen, Tendenzen und Theorien. Göttingen, S. 275–289.

Sabean, David Warren (1998): Kinship in Neckarhausen, 1700–1870. Cambridge.

Sachße, Christoph; Tennstedt, Florian (Hg.) (1986): Soziale Sicherheit und soziale Disziplinierung. Beiträge zu einer historischen Theorie der Sozialpolitik. Frankfurt am Main.

Sahmland, Irmtraut (2006): „Welches ich hiermit auf begehren Pflichtmäßig attestieren sollen". Geisteskrankheiten in Physikatsgutachten des 18. Jahrhunderts. In: Medizin, Gesellschaft, Geschichte. Jahrbuch für die Sozialgeschichte der Medizin, H. 9–57.

Sahmland, Irmtraut (2007): Fürsorge zwischen Ordnung, Ökonomie und Moral. Ausweisungen von Hospitalitinnen aus Merxhausen im 18. Jahrhundert. In: Aumüller, Gerhard; Grundmann; Kornelia; Vanja, Christina (Hg.): Der Dienst am Kranken. Krankenversorgung zwischen Caritas, Medizin und Ökonomie vom Mittelalter bis zur Neuzeit; Geschichte und Entwicklung der Krankenversorgung im sozioökonomischen Wandel. Marburg (Veröffentlichungen der Historischen Kommission für Hessen, 68), S. 202–225.

Sahmland, Irmtraut (2008a): Krise oder Aufbruch in die Moderne? – Die Aufhebung der hessischen Hohen Hospitäler im Jahr 1810. In: Friedrich, Arnd; Sahmland, Irmtraut; Vanja, Christina (Hg.): An der Wende zur Moderne. Die hessischen Hohen Hospitäler im 18. und 19. Jahrhundert; Festschrift zum 475. Stiftungsjahr. Petersberg (Historische Schriftenreihe des Landeswohlfahrtsverbandes Hessen / Quellen und Studien, 14), S. 321–344.

Sahmland, Irmtraut (2008b): Zwischen Pflege und Heilung. Hospitalmedizin in Haina um 1800. In: Friedrich, Arnd; Sahmland, Irmtraut; Vanja, Christina (Hg.): An der Wende zur Moderne. Die hessischen Hohen Hospitäler im 18. und 19. Jahrhundert; Festschrift zum 475. Stiftungsjahr. Petersberg (Historische Schriftenreihe des Landeswohlfahrtsverbandes Hessen / Quellen und Studien, 14), S. 15–47.

Sahmland, Irmtraut (2011): Geistige Behinderung und Geisteskrankheit – Coping im Dorf des 18. Jahrhunderts. In: Schriftenreihe der Deutschen Gesellschaft für Geschichte der Nervenheilkunde, H. 17, S. 79–109.

Sahmland, Irmtraut (2012): Leben mit geistiger Behinderung in der zweiten Hälfte des 18. Jahrhunderts. In: Virus. Beiträge zur Sozialgeschichte der Medizin, H. 11, S. 53–74.

Sahmland, Irmtraut; Trosse, Sabine; Vanja, Christina, et al. (Hg.) (2004): Haltestation Philippshospital. Ein psychiatrisches Zentrum: Kontinuität und Wandel 1535–1904–2004. Eine Festschrift zum 500. Geburtstag Philipps von Hessen. Marburg (Historische Schriftenreihe des Landeswohlfahrtsverbandes Hessen / Quellen und Studien, 10).

Sammet, Kai (2004): Gute Arbeit. „Pflichtmäßige Führung" und „Höhere Anforderungen". Beurteilungsmuster des Wärterverhaltens und die Einführung des non restraint in der Charité in den 1860er Jahren. In: Sudhoffs Archiv, H. 88,2, S. 210–226.

Sander, Sabine (2000): Dulle und Unsinnige. Irrenfürsorge in norddeutschen Städten des Spätmittelalters und der frühen Neuzeit. In: Johanek, Peter (Hg.): Städtisches Gesundheits- und Fürsorgewesen vor 1800. Köln (Städteforschung / A, 50), S. 111–124.

Schaper, Hans-Peter (1987): Krankenwartung und Krankenpflege. Tendenzen der Verberuflichung in der ersten Hälfte des 19. Jahrhunderts. Opladen (Sozialwissenschaftliche Studien, 22).

Schattner, Angela (2008): Zwischen „Raserey" und „Feuers Noth" – Fallsüchtige Patienten in Haina und Merxhausen im 18. und beginnenden 19. Jahrhundert im Spiegel ihrer Bittgesuche. In: Friedrich, Arnd; Sahmland, Irmtraut; Vanja, Christina (Hg.): An der Wende zur Moderne. Die hessischen Hohen Hospitäler im 18. und 19. Jahrhundert; Festschrift zum 475. Stiftungsjahr. Petersberg (Historische Schriftenreihe des Landeswohlfahrtsverbandes Hessen / Quellen und Studien, 14), S. 173–197.

Scheutz, Martin; Weiß, Alfred Stefan (2008): Spitäler im bayerischen und österreichischen Raum in der Frühen Neuzeit (bis 1800). In: Scheutz, Martin (Hg.): Europäisches Spitalwesen institutionelle Fürsorge in Mittelalter und Früher

Neuzeit. – Hospital and institutional care in medieval and early modern Europe. Wien (Mitteilungen des Instituts für Österreichische Geschichtsforschung, Ergänzungsband, 51), S. 185–229.

Schilling, Johannes (1997): Klöster und Mönche in der hessischen Reformation. Gütersloh (Quellen und Forschungen zur Reformationsgeschichte, 67).

Schlenkrich, Elke (2002): Von Leuten auf dem Sterbestroh. Sozialgeschichte obersächsischer Lazarette in der frühen Neuzeit. Beucha (Schriften der Rudolf-Kötzschke-Gesellschaft, 8).

Schlieper, Edith (1983): Die Ernährung in den Hohen Hospitälern Hessens 1549–1850 mit einigen kulturgeschichtlichen Betrachtungen. In: Heinemeyer, Walter; Pünder, Tilman (Hg.): 450 Jahre Psychiatrie in Hessen. Marburg (Veröffentlichungen der Historischen Kommission für Hessen, 47), S. 211–265.

Schlumbohm, Jürgen (1994): Lebensläufe, Familien, Höfe. Die Bauern und Heuerleute des Osnabrückischen Kirchspiels Belm in proto-industrieller Zeit, 1650–1860. Göttingen.

Schlumbohm, Jürgen (1998): Mikrogeschichte – Makrogeschichte: Zur Eröffnung einer Debatte. In: Schlumbohm, Jürgen (Hg.): Mikrogeschichte Makrogeschichte: komplementär oder inkommensurabel. Göttingen, S. 7–32.

Schmidt, Franz (2004): „Das ihn betroffene Unglück des Irrseins im Geiste der Humanität und Milde zu erleichtern …". Die Anfänge der Irrenpflege in der Pfalz. In: Mitteilungen des historischen Vereins der Pfalz, H. 101, S. 299–352.

Schmidt, H. J. (1977–1999): Vogt, Vogtei. In: Lexikon des Mittelalters. 10 Bände, Bd. 8, S. 1811–1814.

Schmidt, Sebastian (2010): „Scandalös und intolerabel". Zur Verwaltungspraxis und Kontrolle frühneuzeitlicher Hospitäler am Mittelrhein und an der Mosel. In: Ammerer, Gerhard (Hg.): Orte der Verwahrung. Die innere Organisation von Gefängnissen Hospitälern und Klöstern seit dem Spätmittelalter. Leipzig (Geschlossene Häuser, 1), S. 255–267.

Schnabel-Schüle, Helga (1996): Ego-Dokumente im frühneuzeitlichen Strafprozeß. In: Schulze, Winfried (Hg.): Ego-Dokumente. Annäherungen an den Menschen in der Geschichte. Wien (Selbstzeugnisse der Neuzeit, 2), S. 295–317.

Schneble, Hansjörg (1987): Krankheit der ungezählten Namen. Ein Beitrag zur Sozial-, Kultur- und Medizingeschichte der Epilepsie anhand ihrer Benennungen vom Altertum bis zur Gegenwart. Mit einem Geleitwort von Prof. A. Matthes. Bern.

Schneck, Peter (1998/1999): Charitè: Ein Name als Programm? Zur Sozialgeschichte eines Berlinder Universitätsklinikums. In: Historia Hospitalium, H. 19, S. 91–110.

Schneider-Ludorff, Gury (2004): Die Hospitalstiftung Landgraf Philipps des Großmütigen – Theologisches Programm und politische Legitimation. In: Friedrich, Arnd; Heinrich, Fritz; Vanja, Christina (Hg.): Das Hospital am Beginn der Neuzeit. Soziale Reform in Hessen im Spiegel europäischer Kulturgeschichte. Zum 500. Geburtstag Landgraf Philipps des Großmütigen; [Beiträg des interdisziplinären Kolloquiums vom 27. bis 29. September 2003 in Hain (Kloster) und Frankenberg (Eder)]. Petersberg (Historische Schriftenreih des Landeswohlfahrtsverbandes Hessen / Quellen und Studien, 11), S. 49–60

Schott, Heinz; Tölle, Rainer (2006): Geschichte der Psychiatrie. Krankheitslehren Irrwege, Behandlungsformen. München.

Schröder, Rainer (1992): Das Gesinde war immer frech und unverschämt. Gesinde und Gesinderecht vornehmlich im 18. Jahrhundert. Frankfurt am Main.

Schröder, Rainer (1995): Gesinderecht im 18. Jahrhundert. In: Frühsorge, Gothardt; Gruenter, Rainer; Freifrau Wolff Metternich, Beatrix (Hg.): Gesinc im 18. Jahrhundert. Hamburg (Studien zum achtzehnten Jahrhundert, 12 S. 13–39.

Schulze, Winfried (1996): Ego-Dokumente: Annäherung an den Menschen in de Geschichte? Vorüberlegungen für die Tagung „Ego-Dokumente“. In: Schulze Winfried (Hg.): Ego-Dokumente. Annäherung an den Menschen in der Geschichte. Berlin (Selbstzeugnisse der Neuzeit, 2), S. 11–30.

Schweiger, Hannes (2009): Die soziale Konstituierung von Lebensgeschichten Überlegungen zur Kollektivbiographik. In: Fetz, Bernhard (Hg.): Die Biographie – zur Grundlegung ihrer Theorie. Berlin, S. 317–352.

Schweikardt, Christoph (2004): Entwicklungen und Trends in der deutschen Krankenpflege-Geschichtsschreibung des 19. und 20. Jahrhunderts. In: Medizinhistorisches Journal, H. 39 2/3, S. 197–218.

Schweikardt, Christoph (2008): Die Entwicklung der Krankenpflege zur staatlich anerkannten Tätigkeit im 19. und frühen 20. Jahrhundert. Das Zusammenwirken von Modernisierungsbestrebungen, ärztlicher Dominanz, konfessioneller Selbstbehauptung und Vorgaben preußischer Regierungspolitik. München.

Schweikardt, Christoph; Wieking, Ralf (2004/2005): Pflege von Männern durch Schwestern? Die Auswirkungen der Skandalschriften über unsittlich Handlungen von Krankenschwestern an männlichen Patienten in der

Hamburger Staatskrankenanstalten von 1901/1902. In: Historia Hospitalium, H. 24, S. 129–156.

Seidler, Eduard; Leven, Karl-Heinz (2003): Geschichte der Medizin und der Krankenpflege. 7., überarb. und erw. Aufl. Stuttgart.

Seier, Hellmut (2003): Das Kurfürstentum Hessen 1803–1866. In: Heinemeyer, Walter (Hg.): Handbuch der Hessischen Geschichte. Bd. 4: Hessen im Deutschen Bund und im neuen Deutschen Reich (1806) 1815–1945. Marburg (Veröffentlichungen der Historischen Kommission für Hessen, 63, 4), S. 1–184.

Seymer, Lucy Ridgely (1936): Geschichte der Krankenpflege. Stuttgart.

Sieder, Reinhard (1987): Sozialgeschichte der Familie. Frankfurt am Main.

Snyder, Sharon L.; Albrecht, Gary L. (Hg.) (2006): Encyclopedia of disability. 5 Bände. Thousand Oaks, Calif.

Sponheimer, M. (1928): Eine Gronauer Hospitalsordnung aus dem 16. Jahrhundert. In: Nassauische Heimatblätter, H. 29, S. 139–143.

Stahler-Gey, Sigrid (2002): Die Entwicklung der Ausbildung von Pflegepersonal für die Psychiatrie, Neurologie und Psychotherapie in Deutschland. Eine wissenschafts-historische Darstellung und Reflexion des Zeitraumes 19. und 20. Jahrhundert unter besonderer Berücksichtigung der Verhältnisse in der Stadt Halle a. S. Halle.

Stanislaw-Kemenah, Alexandra-Kathrin (2008): Frühneuzeitliche Supplikationen von Frauen zur Aufnahme in das Dresdner Bartholomäihospital. In: Neues Archiv für sächsische Geschichte, H. 79, S. 215–227.

Stein, Claudia (2007): Die Augsburger Blatterhäuser als frühmoderne Kliniken. In: Aumüller, Gerhard; Grundmann; Kornelia; Vanja, Christina (Hg.): Der Dienst am Kranken. Krankenversorgung zwischen Caritas, Medizin und Ökonomie vom Mittelalter bis zur Neuzeit; Geschichte und Entwicklung der Krankenversorgung im sozioökonomischen Wandel. Marburg (Veröffentlichungen der Historischen Kommission für Hessen, 68), S. 101–112.

Steppe, Hilde (1997): „… den Kranken zum Troste und dem Judenthum zur Ehre …". Zur Geschichte der jüdischen Krankenpflege in Deutschland. Frankfurt am Main.

Steppe, Hilde (1998): Mrs. Gamp und die Folgen. Von der Wärterin zur Krankenschwester. In: Seidl, Elisabeth (Hg.): Rückblick für die Zukunft. Beiträge zur historischen Pflegeforschung. Wien (Pflegewissenschaft heute, Bd. 5), S. 23–41.

Stevenson, Christine (2000): Medicine and magnificence. British hospital and asylum architecture 1660–1815. New Haven.

Sticker, Anna (1960): Die Entstehung der neuzeitlichen Krankenpflege. Deutsche Quellenstücke aus der ersten Hälfte des 19. Jahrhunderts. Stuttgart.

Stolberg, Michael (2003): Homo patiens. Krankheits- und Körpererfahrung in der Frühen Neuzeit. Köln.

Stolberg, Michael (2008): Medizin und Krankheit in der Frühen Neuzeit. Eine Einführung. In: Geschichte in Wissenschaft und Unterricht, H. 59, S. 85–95.

Tallberg, M. (1990): On nursing in the turn from 18th to the 19th century. In: Bernabeo, Raffaele A. (Hg.): Actes / Proceedings / Atti. XXXI International Congress on the History of Medicine. Bologna 30.08.–04.09. 1988. Bologna, S. 1031–1036.

Tanner, Jakob (2004): Historische Anthropologie zur Einführung. Hamburg.

Theibault, John (1995): German villages in crisis. Rural life in Hesse-Kassel and the Thirty Years' War 1580–1720. Atlantic Highlands NJ.

Thießen, Malte (2013): Medizingeschichte in der Erweiterung. Perspektiven für eine Sozial- und Kulturgeschichte der Moderne. In: Archiv für Sozialgeschichte (53), S. 535–600.

Troßbach, Werner (2000): Von der Dorfgeschichte zur Mikrohistorie. Transformationen in der Historik „kleinster Teilchen". In: Stefan Brakensiek (Hg.): Regionalgeschichte in Europa. Methoden und Erträge der Forschung zum 16. bis 19. Jahrhundert. Paderborn (Forschungen zur Regionalgeschichte, 34), S. 171–197.

Ulbricht, Otto (1994): Mikrogeschichte. Versuch einer Vorstellung. In: Geschichte in Wissenschaft und Unterricht (45), S. 347–367.

Ulbricht, Otto (1997): Aus Marionetten werden Menschen. Die Rückkehr der unbekannten historischen Individuen in die Geschichte der Frühen Neuzeit. In: Richard van Dülmen, Erhard Chvojka und Vera Jung (Hg.): Neue Blicke. Historische Anthropologie in der Praxis. Wien, S. 13–32.

Ulbricht, Otto (2009): Mikrogeschichte. Menschen und Konflikte in der Frühen Neuzeit. Frankfurt am Main.

Ulbricht, Otto (2012): Divergierende Pfade der Mikrogeschichte. Aspekte der Rezeptionsgeschichte. In: Ewald Hiebl und Ernst Langthaler (Hg.): Im Kleinen das Große suchen. Mikrogeschichte in Theorie und Praxis. Hanns Haas zum 70. Geburtstag. Innsbruck (Jahrbuch für Geschichte des ländlichen Raumes, 2012), S. 22–36.

Ullmann, Hans Peter (1995): Finanzreformen im Königreich Westfalen 1807–1813. In: Speitkamp, Winfried (Hg.): Konflikt und Reform. Festschrift für Helmut Berding. Göttingen, S. 118–135.

Ulshöfer, Kuno (1982): Menschen im Spital. Eine Analyse des Haller Hospitalkirchenbuchs 1703–1752. In: Zeitschrift für Württembergische Landesgeschichte, H. 41, S. 104–130.

van Dülmen, Richard (2001): Historische Anthropologie. Entwicklung, Probleme, Aufgaben. 2. Aufl. Köln.

Vanja, Christina (1992a): Amtsfrauen in den Hospitälern des Mittelalters und der Frühen Neuzeit. In: Lundt, Bea (Hg.): Vergessene Frauen an der Ruhr. Von Herrscherinnen und Hörigen, Hausfrauen und Hexen 800–1800. Köln, S. 195–209.

Vanja, Christina (1992b): Aufwärterinnen, Narrenmägde, Siechenmütter. Frauen in der Krankenpflege der Frühen Neuzeit. In: Medizin, Gesellschaft, Geschichte. Jahrbuch für die Sozialgeschichte der Medizin, H. 11, S. 9–24.

Vanja, Christina (1994): „Und könnte sich groß Leid antun". Zum Umgang mit selbstmordgefährdeten psychisch kranken Männern und Frauen am Beispiel der frühneuzeitlichen,Hohen Hospitäler' Hessens. In: Signori, Gabriela (Hg.): Trauer, Verzweiflung und Anfechtung. Selbstmord und Selbstmordversuche in spätmittelalterlichen und frühneuzeitlichen Gesellschaften. Tübingen (Forum Psychohistorie, 3), S. 210–232.

Vanja, Christina (1995): Care of the Insane in the Hospitals of Hesse from the 16th to the 18th Century. In: Vijselaar, Joost; Kappelhof, A. C. M. (Hg.): Dolhuizen, madhouses. Chapters from the history of madhouses in Europe; 1400–1800. Utrecht (NcGv-reeks, 95–10), S. 67–77.

Vanja, Christina (1996): Auf Geheiß der Vögtin. Amtsfrauen in hessischen Hospitälern der Frühen Neuzeit. In: Wunder, Heide; Vanja, Christina (Hg.): Weiber, Menscher, Frauenzimmer. Frauen in der ländlichen Gesellschaft 1500–1800. Göttingen, S. 76–95.

Vanja, Christina (2001): Leben und Arbeiten in Haina um 1750. In: Friedrich, Arnd (Hg.): Johann Heinrich Wilhelm Tischbein (1751–1829). Das Werk des Goethe-Malers zwischen Kunst Wissenschaft und Alltagskultur. Petersberg, S. 33–45.

Vanja, Christina (2002): Macht Stadtluft krank? Gemütskranke Stadtbewohner der Landgrafschaft Hessen in den Hospitälern Haina und Merxhausen. In: Zeitschrift des Vereins für Hessische Geschichte und Landeskunde, H. 107, S. 83–104.

Vanja, Christina (2006): Nur „finstere und unsaubere Clostergänge“? Die hessischen Hohen Hospitäler in der Kritik reisender Aufklärer. In: Fangerau, Heiner; Nolte, Karen (Hg.): „Moderne“ Anstaltspsychiatrie im 19. und 20. Jahrhundert – Legitimation und Kritik. Stuttgart (Medizin Gesellschaft und Geschichte / Beiheft, 26), S. 23–42.

Vanja, Christina (2008a): Ein hessischer „Trade in Lunacy“? – Hospitaliten und Hospitalitinnen von Stande in den Hohen Hospitälern. In: Friedrich, Arnd; Sahmland, Irmtraut; Vanja, Christina (Hg.): An der Wende zur Moderne. Die hessischen Hohen Hospitäler im 18. und 19. Jahrhundert; Festschrift zum 475. Stiftungsjahr. Petersberg (Historische Schriftenreihe des Landeswohlfahrtsverbandes Hessen / Quellen und Studien, 14), S. 227–243.

Vanja, Christina (2008b): Offene Fragen und Perspektiven der Hospitalsgeschichte. In: Scheutz, Martin (Hg.): Europäisches Spitalwesen institutionelle Fürsorge in Mittelalter und Früher Neuzeit. – Hospital and institutional care in medieval and early modern Europe. Wien (Mitteilungen des Instituts für Österreichische Geschichtsforschung, Ergänzungsband, 51), S. 19–41.

Vanja, Christina (2008c): Supplikationen als Quelle der Patientengeschichte. In: Friedrich, Arnd; Sahmland, Irmtraut; Vanja, Christina (Hg.): An der Wende zur Moderne. Die hessischen Hohen Hospitäler im 18. und 19. Jahrhundert; Festschrift zum 475. Stiftungsjahr. Petersberg (Historische Schriftenreihe des Landeswohlfahrtsverbandes Hessen / Quellen und Studien, 14), S. 163–172.

Vanja, Christina (2009): Psychiatriemuseum Haina. Haina Psychiatry Museum. Petersberg (Historische Schriftenreihe des Landeswohlfahrtsverbandes Hessen / Kataloge, 3).

Voltmer, Rita (2008): Von den Kindern des Saturn und dem Kampf mit dem Schicksal. Lebenswege und Überlebensstrategien kleiner Leute im Spiegel von Strafgerichtsakten. In: Schmidt, Sebastian (Hg.): Arme und ihre Lebensperspektiven in der Frühen Neuzeit. Frankfurt am Main (Inklusion, Exklusion, 10), S. 237–294.

Wagnitz, Heinrich Balthasar (1792/1794): Historische Nachrichten und Bemerkungen über die merkwürdigsten Zuchthäuser in Deutschland. Nebst einem Anhange über die zweckmäßige Einrichtung der Gefängnisse und Irrenanstalten. 2 Bände. Halle.

Waldschmidt, Anne: Soziales Problem oder kulturelle Differenz? Zur Geschichte von „Behinderung“ aus der Sicht der „Disability Studies“. In: Traverse, Jg. 2006, H. 3, S. 31–46.

Walter, Ilsemarie (1994): Entwicklungstendenzen der Pflege. Österreich und die Tschechoslowakei im Vergleich. In: Seidl, Elisabeth (Hg.): Ende der Pflegekrise.

Ein interkultureller Vergleich zur Arbeitssituation im Krankenhaus. Wien (Pflegewissenschaft heute, 2), S. 75–97.

Walter, Ilsemarie (2004a): Pflege als Beruf oder aus Nächstenliebe. Die Wärterinnen und Wärter in Österreichs Krankenhäusern im „langen 19. Jahrhundert". Frankfurt am Main (Mabuse-Verlag Wissenschaft, 77).

Walter, Ilsemarie (2004b): Zur beruflichen Pflege in Österreich 1784 bis 1914. Wärterinnen und Wärter in öffentlichen Krankenhäusern. In: Walter, Ilsemarie (Hg.): Wider die Geschichtslosigkeit der Pflege. Wien, S. 25–44.

Walter, Ilsemarie (2006): Krankenpflege in Österreich 1784–1938. Wunschbilder und Realität. In: Braunschweig, Sabine (Hg.): Pflege – Räume, Macht und Alltag. Beiträge zur Geschichte der Pflege; [7. Internationaler Kongress zur Geschichte der Pflege am 17. März 2006 an der Universität Basel]. Zürich, S. 29–38.

Watzka, Carlos (2005): Vom Hospital zum Krankenhaus. Zum Umgang mit psychisch und somatisch Kranken im frühneuzeitlichen Europa. Köln (Menschen und Kulturen, 1).

Watzka, Carlos (2007): Arme, Kranke, Verrückte. Hospitäler und Krankenhäuser in der Steiermark vom 16. bis zum 18. Jahrhundert und ihre Bedeutung für den Umgang mit psychisch Kranken. Graz (Veröffentlichungen des Steiermärkischen Landesarchivs, 36).

Watzka, Carlos (2008): Mehr als bloss Exorzismus. Zugänge der katholischen Kirche zur Therapeutik psychischer Erkrankungen im Österreich des 17. und 18. Jahrhunderts. In: Watzka, Carlos; Chahrour, Marcel (Hg.): VorFreud. Therapeutik der Seele vom 18. bis zum 20. Jahrhundert. Wien (Tagungsband der Wiener Gespräche zur Sozialgeschichte der Medizin 2006), S. 21–44.

Watzka, Carlos (2010): Totale Institutionen und/oder „Disziplinar-Anstalten" in der Frühen Neuzeit? Das Problem der sozialen Kontrolle in Hospitälern und deren Funktionen der „Verwahrung" und „Versorgung" am Beispiel des Herzogtums Steiermark. In: Ammerer, Gerhard (Hg.): Orte der Verwahrung. Die innere Organisation von Gefängnissen Hospitälern und Klöstern seit dem Spätmittelalter. Leipzig (Geschlossene Häuser, 1), S. 235–253.

Weber-Kellermann, Ingeborg (Hg.) (1996): Die Familie. Eine Kulturgeschichte der Familie. Frankfurt am Main.

Weber-Reich, Traudel (2002): „Eine würdige Berufstätigkeit für das weibliche Geschlecht". Der Frauenverein zu Göttingen seit 1840. Sonderdruck. Göttingen.

Weber-Reich, Traudel (2003): „Wir sind die Pionierinnen der Pflege …“. Krankenschwestern und ihre Pflegestätten im 19. Jahrhundert am Beispiel Göttingen. Bern.

Weiß, Alfred Stefan (2010): Österreichische Hospitäler in der Frühen Neuzeit als „kasernierter Raum“? Norm und Praxis. In: Ammerer, Gerhard (Hg.): Orte der Verwahrung. Die innere Organisation von Gefängnissen Hospitälern und Klöstern seit dem Spätmittelalter. Leipzig (Geschlossene Häuser, 1), S. 217-234.

Wellschmied, Karl (1963): Die Hospitäler der Stadt Göttingen. Ihre Entwicklung, Verwaltung und Wirtschaft von den Anfängen bis zum Beginn des 19. Jahrhunderts. Göttingen (Studien zur Geschichte der Stadt Göttingen, 4).

Wickel, Karl (1922): Aus der Geschichte des Landeshospitals Haina in Hessen. Ein Beitrag zur Geschichte des Irrenwesens. VII. Fortsetzung. In: Die Irrenpflege, Jg. 26, H. 3, S. 47–53.

Williams, Katherine (1980): From Sarah Gamp to Florence Nightingale. A critical Study of Hospital Nursing Systems from 1840 to 1897. In: Davies, Celia (Hg.): Rewriting nursing history. London, S. 41–75.

Winnige, Norbert (1999): Alphabetisierung in Althessen. Zum Stand der Signierfähigkeit in Hessen-Kassel um 1800. In: Bödeker, Hans Erich; Hofmeister, Andrea; Hinrichs, Ernst (Hg.): Alphabetisierung und Literalisierung in Deutschland in der frühen Neuzeit. Tübingen (Wolfenbütteler Studien zur Aufklärung, 26), S. 33–67.

Wischhöfer, Bettina (1991): Krankheit, Gesundheit und Gesellschaft in der Aufklärung. Das Beispiel Lippe 1750–1830. Frankfurt am Main (Forschungsberichte des Instituts für Bevölkerungsforschung und Sozialpolitik (IBS) Universität Bielefeld, 19).

Wittern, Renate (1983): Vom Tollhaus zur psychiatrischen Klinik – zur staatlichen Irrenpflege im Württemberg des 19. Jahrhundert. In: Schadewaldt, Hans; Wolf, Jörn Henning (Hg.): Krankenhausmedizin im 19. Jahrhundert. Verhandlungen des Medizinhistorischen Symposiums aus Anlaß des 65. Geburtstages von Prof. Goerke. München (Schriftenreihe der Münchener Vereinigung für Geschichte der Medizin e. V., 10), S. 112–127.

Wolff, Fritz (1983): Absolutismus und Aufklärung in Hessen-Kassel 1730–1806. In: Schultz, Uwe (Hg.): Die Geschichte Hessens. Stuttgart, S. 133–144.

Wolff, Horst-Peter; Kastner, Adelhaid (2002): Das Karlsruher Krankenwärterinstitut. In: Wolff, Horst-Peter; Wolff, Jutta (Hg.): Studien zur deutschsprachigen Geschichte der Pflege. Frankfurt am Main, S. 48–61.

Wolff, Horst-Peter; Wolff, Jutta (2002): Krankenpflege im Berufsbild der „Subchirurgen“ zwischen 1750 und 1850. In: Wolff, Horst-Peter; Wolff, Jutta (Hg.): Studien zur deutschsprachigen Geschichte der Pflege. Frankfurt am Main, S. 37–47.

Wolff, Horst-Peter; Wolff, Jutta (2008): Krankenpflege. Einführung in das Studium ihrer Geschichte. Frankfurt am Main.

Wolff, Wilhelm (1913): Die Säkularisierung und Verwendung der Stifts- und Klostergüter in Hessen-Kassel unter Philipp dem Grossmütigen und Wilhelm IV. Ein Beitrag zur deutschen Reformationsgeschichte. Gotha.

Wunder, Heide (1993): „Jede Arbeit ist ihres Lohnes wert“. Zur geschlechtsspezifischen Teilung und Bewertung von Arbeit in der Frühen Neuzeit. In: Hausen, Karin (Hg.): Geschlechterhierarchie und Arbeitsteilung. Zur Geschichte ungleicher Erwerbschancen von Männern und Frauen. Göttingen, S. 19–39.

Wunder, Heide (1995): Das Selbstverständliche denken. Ein Vorschlag zur vergleichenden Analyse ländlicher Gesellschaften in der Frühen Neuzeit, ausgehend vom „Modell ostelbischer Gutsherrschaft“. In: Peters, Jan (Hg.): Gutsherrschaft als soziales Modell. Vergleichende Betrachtungen zur Funktionsweise frühneuzeitlicher Agrargesellschaften. München (Historische Zeitschrift / Beiheft, N.F., Bd. 18), S. 23–49.

Zillinger, Waldemar (1983): Die Vögte von Merxhausen. Aufgaben und Probleme während des 18. Jahrhunderts. In: Heinemeyer, Walter; Pünder, Tilman (Hg.): 450 Jahre Psychiatrie in Hessen. Marburg (Veröffentlichungen der Historischen Kommission für Hessen, 47), S. 267–280.

Zückert, Hartmut (2001): Verfassungsgeschichtliche, volkskundliche und historisch-anthropologische Zugänge. In: Rudert, Thomas (Hg.): Gemeindeleben. Dörfer und kleine Städte im östlichen Deutschland (16. - 18. Jahrhundert). Köln (Potsdamer Studien zur Geschichte der ländlichen Gesellschaft, 1), S. 1–9.

Beiträge zur Wissenschafts- und Medizingeschichte
Marburger Schriftenreihe

Herausgegeben von Irmtraut Sahmland

Band 1 Sabine Eckhardt: Die Gefäßchirurgie im Ersten Weltkrieg. 2014.

Band 2 Natascha Noll: Pflege im Hospital. Die Aufwärter und Aufwärterinnen von Merxhausen (16. - Anfang 19. Jh.). 2015.

www.peterlang.com

www.ingramcontent.com/pod-product-compliance
Ingram Content Group UK Ltd.
Pitfield, Milton Keynes, MK11 3LW, UK
UKHW021832290926
8980IPUK00004B/400